检验结果临床解读

（第4版）

主　编　胡成进　陈英剑　刘晓斐

科学出版社

北 京

内 容 简 介

　　本书是在第3版的基础上，依据新诊疗指南、诊疗规范、专家共识、行业标准及多年医疗从业经验和科学文献数据等进行了大范围修订，尤其是对第4章和第6章进行了重新编写，体现了检验新技术及新项目在疾病诊疗过程中的最新应用。

　　全书共7章58节，着重对检测项目、检测方法、标本要求、参考区间（结果判读），影响检测结果准确性的因素及其在疾病中的变化进行了解读。内容新、实用性好，可供临床检验、医师、护理、学生、患者及社会相关人员参阅。

图书在版编目（CIP）数据

检验结果临床解读 / 胡成进，陈英剑，刘晓斐主编 . 4 版 . -- 北京：科学出版社，2025. 6. -- ISBN 978-7-03-082579-7

Ⅰ . R446.1

中国国家版本馆 CIP 数据核字第 2025QF7132 号

责任编辑：路　弘 /责任校对：张　娟
责任印制：师艳茹 /封面设计：龙　岩

科学出版社 出版

北京东黄城根北街16号
邮政编码：100717
http://www.sciencep.com

三河市春园印刷有限公司印刷

科学出版社发行　各地新华书店经销

*

2005年8月第　一　版　由人民军医出版社出版
2025年6月第　四　版　开本：880×1230　1/32
2025年6月第十二次印刷　印张：19 3/8
字数：600 000

定价：115.00 元
（如有印装质量问题，我社负责调换）

编委名单

主　编　胡成进　陈英剑　刘晓斐

副主编　王延群　张　华　李继霞　司海燕

　　　　吴艳花　朱　良

编　委　（以姓氏笔画为序）

　　　　丁志功　丁春梅　于翠芸　王　琳

　　　　李　文　吴雪源　闵　彦　张小钰

　　　　张玮玮　邵行健　武　静　姚　飞

　　　　曹荷清　盛珂珂　逯优美　韩　凝

　　　　薛　炼　魏欢欢

第 4 版前言

在过去的20年里，《检验结果临床解读》这部专业参考书已出版了3版，6次印刷，先后新增近15万字。尤其是此新版（第4版）内容多依据新的行业"诊疗指南、诊疗规范、专家共识、行业标准、医疗从业经验及科学文献数据"等进行了大范围修订或重写约30万字，删除了部分临床不常用的项目，更新增补了领域内新动态、新技术及新项目。体现了医学检验在现代诊疗活动与健康管理中参与疾病预防、诊断、治疗、预后监测和保健等过程中发挥的重要作用，也反映了近年来医学检验的快速发展与进步。

本书共7章58节，着重对检测项目、检测方法、标本要求、参考区间（结果判读），影响检测结果准确性的因素及检测项目在疾病中的病理生理变化进行了解读。其中参考区间因检测系统、种族、性别、年龄及地域差异等因素而不同，本书的参考区间主要来源于国家行业标准、全国检验操作规程、项目说明书及本地域多中心实验室的调查数据，临床实际应用以所在诊疗机构出具的参考区间为准。

本书作为检验医学的工具书、参考书，内容新，实用性好，可为临床检验、医师、护理、学生、患者及社会相关人员参阅。鉴于本书涉及多个亚学科，面广、项目多，编者水平有限，书中不足之处祈望专家、读者批评指正。

编　者
2025年4月于济南

第3版前言

    随着基因测序、大数据、分子生物学技术等学科的快速发展，检验医学在临床疾病诊疗中的作用日显突出。从循证医学到精准医学的新医学模式转变已经到来，精准治疗的前提条件是精准诊断，精准的检验结果是精准诊断和治疗的重要依据。检验结果的临床解读和合理应用是临床医务工作者需要熟知的知识，也是部分患者迫切想要了解的知识。本书第1版于2005年出版，第2版于2010年出版。第3版主要删减了检验方法落后和不常用的检验项目，使本书尽量做到针对性和实用性更强。但鉴于时间仓促、编者水平有限，书中疏漏和不足之处在所难免，祈望专家、读者批评指正。

编　者

2019年7月于济南

第 2 版前言

检验医学在临床疾病预防、诊断、治疗和康复过程中的作用日显重要，新的检验技术和方法不断涌现，掌握临床检验方法、影响因素及结果正常参考范围，便于临床合理选择试验、正确分析结果及准确地做出诊断。为此，我们在人民军医出版社的大力支持下，查阅资料，并结合自己实验室的工作实践，于2005年8月组织编写了《检验结果临床解读》一书，共7章49节。该书已出版印刷2次，仍不能满足读者需求。为了适应检验医学新形势的发展，为方便广大读者更好更全面地了解各类检验项目，分析判断各项检验结果与临床疾病的关系。我们在第1版的基础上再次修订出版。

本书共分8章54节，内容涉及临床血液学、临床体液学、临床细胞学、临床生物化学、临床微生物学、临床免疫学检验，增加了遗传与分子生物学、常用治疗性药物浓度监测新内容，同时对第1版的部分章节内容进行了补充和删减。每一检验项目包括名称、方法、正常参考范围、影响因素及临床解读。重点介绍了影响检验结果的因素，被测物质浓度的变化与相关疾病的关系，正常生理情况下引起检验结果异常的原因。本书可为医学实验室、临床医疗及护理人员、医学院校学生、医保及社会有关人员参阅。

感谢丛玉隆教授在百忙中给予细心指导并作序。本书涉及面广、项目多，编者水平有限，书中疏漏和不足之处在所难免，祈望专家、读者批评指正。

编　者
2009年10月于济南

目　　录

第1章 临床血液学检验

第一节 一般检验

一、白细胞（**white blood cell，WBC**）

【参考区间】

仪器法，静脉血

成人：（3.5～9.5）×10⁹/L。

28天～＜6月龄：（4.3～14.2）×10⁹/L；

6月龄～＜1岁：（4.8～14.6）×10⁹/L；

1岁～＜2岁：（5.1～14.1）×10⁹/L；

2岁～＜6岁：（4.4～11.9）×10⁹/L；

6岁～＜13岁：（4.3～11.3）×10⁹/L；

13～18岁：（4.1～11.0）×10⁹/L。

【影响因素】

1.血细胞分析仪：严格按仪器说明书的要求选择远离电磁干扰源及热源的安装环境，室内温度及湿度控制在仪器说明书允许范围，保证仪器的正常工作状态。同时定期做好仪器的校准、室内质控及室间质评。

2.静脉血：使用EDTA-K2抗凝静脉血，不能用肝素或枸橼酸盐抗凝。抽血后立即轻轻颠倒混匀5～8次，防止血小板黏附和聚集，切勿用力振摇，防止产生气泡或造成标本溶血；标本抽取后应及时送检，2h内进行测定，抗凝血在室温储存不宜超过6h。

3.婴幼儿末梢血：标本采集时采血针穿刺过浅会使血液不能自然流至所需用血量，挤压会造成大量组织液的混入，使计数结果偏低；气温变化影响末梢循环，炎热时，易混入汗液，寒冷时，末梢循环不良，均易使细胞计数有较大偏差；采血应避开冻疮、炎症、水肿及有瘢痕的部位。预稀释模式人工加入稀释液的量要掌握好，以免影响计数结果的准确性。

4.不宜在剧烈运动后抽血，住院患者最好在清晨空腹采血。

5.病理因素影响

（1）多发性骨髓瘤、巨球蛋白血症、淋巴系统增殖性疾病、自身免疫性疾病、感染等患者血中含有自身免疫性抗体（主要为IgM），恶性肿瘤、白血病、妊娠、血栓疾病、糖尿病患者血中含有冷纤维蛋白，可使血液中非晶体物质聚集导致白细胞计数假性升高。此时将稀释标本放在37℃水浴，30min后立即计数即可。

（2）血液中有核红细胞过多；当M蛋白增多时，在低pH情况下，M蛋白与溶血素发生反应；低色素贫血或红细胞内含有大量HbS或HbCO，某些初生儿或某些肝病患者红细胞膜异常具有抵抗溶血剂作用，导致红细胞溶血不完全等均可使白细胞计数假性升高。

6.药物影响

（1）增多：苯妥英钠、甲基多巴、新生霉素、万古霉素、卡那霉素、异烟肼、氨苄西林、头孢噻吩钠等能致嗜酸性粒细胞增加从而导致白细胞总数升高；乙醚和氯仿等麻醉药，丙米嗪、泼尼松龙等激素类药物可引起一时性白细胞增多；阿托品可引起儿童的白细胞增多；红霉素、汞化合物、铜、磷中毒时均可致白细胞升高；口服避孕药、促皮质素等也可使白细胞升高。

（2）减少：常见的有磺胺制剂、解热镇痛药、抗甲状腺药、抗肿瘤药物等。

【临床解读】

1.生理变化　由于生理因素，同一监测对象白细胞计数甚至可波动30%（甚至50%），在临床诊断上无意义，只有通过定时和连续随访观察才有意义。

（1）年龄：新生儿计数较高，可达（15～30）×10⁹/L，通常在3～4d降至$10×10^9$/L。

（2）日间变化：一般安静放松时白细胞较低，活动和进食后较高；早晨较低，下午较高，一日之内可相差1倍。

（3）运动、疼痛和情绪影响：剧烈运动、剧痛、极度恐惧等均可使白细胞短时升高。

（4）妊娠与分娩：妊娠期特别是最后1个月白细胞升高，分娩时可达34×10⁹/L，产后2～5d恢复正常；女性绝经期、月经期则可降低。

（5）饮酒、大量吸烟、冷浴后亦可升高。

2.病理变化

（1）增多：①各种球菌引起的急性感染及化脓性炎症，如中耳炎、扁桃体炎、阑尾炎、脓肿等；②全身感染，如肺炎、败血症、猩红热等；③中毒，如慢性肾功能不全尿毒症期、糖尿病酮症酸中毒、汞中毒、铅中毒；④急性出血、急性溶血、手术后；⑤恶性肿瘤、粒细胞血液病等；⑥类白血病反应：以感染和恶性肿瘤最多见。

（2）减少：①病毒感染，如重症肝炎、流行性感冒、麻疹等；②某些传染病，如伤寒、副伤寒、疟疾等；③某些血液病，如再生障碍性贫血、非白血性白血病、粒细胞缺乏症；④化学药品及放射损害，如X线照射、镭照射、晚期砷中毒等；⑤自身免疫性疾病及脾功能亢进等。

（一）中性粒细胞（neutrophil，N）

【参考区间】

1.仪器法，静脉血，绝对值　成人（1.8～6.3）×10^9/L。

2.仪器法、显微镜分类计数法，百分率　成人40%～75%。

【影响因素】

1.需镜检的标本制片要及时，因为抽血2h后粒细胞形态即有所改变。其他同白细胞计数。

2.药物影响

（1）增多：激素类如皮质激素、肾上腺素、可的松和氢化可的松；周围血管扩张药如烟酸可使中性粒细胞增加。

（2）减少：抗心律失常药如苯妥英钠、普鲁卡因胺；解热镇痛药如对乙酰氨基酚、吲哚美辛、利尿药；抗生素类如氨苄西林、青霉素、头孢菌素、氯霉素；抗结核药如异烟肼；抗甲状腺药如卡比马唑；乙醇等可使中性粒细胞减少；多种抗肿瘤药物；常见引起中性粒细胞一过性减少的药物有普鲁卡因胺、羟苄西林、四环素等。

【临床解读】

1.生理变化

（1）增多：初生儿外周血以中性粒细胞为主，6～9d逐渐下降至与淋巴细胞大致相等。体力劳动、妇女妊娠5个月以上及分娩时、女性黄体期、吸烟、情绪激动、严寒、暴热等均可升高。

（2）减少：4～14岁儿童、女性月经期及绝经期。

2.病理变化

（1）增多：①急性感染和化脓性炎症，尤其是各种球菌感染最明显，如丹毒、败血症、猩红热、白喉、中耳炎、疖、痈、扁桃体炎、阑尾炎等；②急性中毒如代谢紊乱所致的代谢性中毒如糖尿病酮症酸中毒、痛风危象、慢性肾功能不全尿毒症期和妊娠等；③急性大出血（特别是内出血时）；④较严重的组织损伤及大量的血细胞破坏，如严重的烧伤、较大手术后、急性心肌梗死和急性溶血后均可见白细胞增高，增多的细胞成分以中性粒细胞为主；⑤白血病及恶性肿瘤。

（2）减少：①革兰阴性杆菌感染，如伤寒、副伤寒；②某些病毒感染，如流感病毒；③慢性理化损伤，如机体长期接触铅、汞、苯等，某些药物如氯霉素等，长期接受放射线及放化疗患者；④系统性红斑狼疮等自身免疫性疾病；⑤再生障碍性贫血等血液病；⑥脾功能亢进、甲状腺功能亢进症；⑦某些寄生虫病，如疟疾、黑热病。

（二）淋巴细胞（lymphocyte，L）

【参考区间】

1.仪器法，静脉血，绝对值 成人（1.1～3.2）×10^9/L。

2.仪器法、显微镜分类计数法，百分率 成人20%～50%。

【临床解读】

1.生理变化 出生1周的新生儿外周血白细胞以中性粒细胞为主，以后淋巴细胞逐渐上升，整个婴儿期淋巴细胞均较高，可达70%。4～6岁后淋巴细胞逐渐下降，中性粒细胞逐渐上升。整个婴幼儿期淋巴细胞百分率较成人高，属生理性淋巴细胞增多。

2.病理变化

（1）增多：①某些病毒或杆菌所致的急性传染病，如风疹、流行性腮腺炎、传染性淋巴细胞增多症、传染性单核细胞增多症、百日咳等；②某些血液病，如急、慢性淋巴细胞白血病；③组织器官移植术后排异反应期；④多数急性传染病恢复期；⑤再生障碍性贫血、粒细胞缺乏症等因中性粒细胞明显减少导致淋巴细胞百分率相对增高。

（2）减少：①接触放射线及应用肾上腺皮质激素或促肾上腺皮质激素等；②粒细胞明显增加时，淋巴细胞相对减少；③长期化疗及免疫缺陷病等。

（三）单核细胞（monocyte，M）

【参考区间】

1.仪器法，静脉血，绝对值 成人（0.1～0.6）×10^9/L。

2.仪器法、显微镜分类计数法，百分率 成人3%～10%。

【临床解读】

1.生理变化

（1）增多：健康儿童单核细胞可较成人稍高，2周内的新生儿可达15%或更高，属生理性增多。

（2）减少：临床意义不明显。

2.病理变化

（1）增多：①某些感染，如亚急性细菌性心内膜炎、急性感染恢复期、活动性肺结核；②某些血液病，如单核细胞白血病、淋巴瘤及骨髓增生异常性肿瘤等。

（2）减少：临床意义不明显。

（四）嗜酸性粒细胞（eosinophil，E）

【参考区间】

1.仪器法，静脉血，绝对值　成人（0.02～0.52）×10⁹/L。

2.仪器法、显微镜分类计数法，百分率　成人0.4%～8%。

【影响因素】

青霉素等药物过敏可使嗜酸性粒细胞升高。

【临床解读】

1.生理变化　在劳动、寒冷、饥饿、精神刺激等情况下，外周血中嗜酸性粒细胞减少。健康人嗜酸性粒细胞白天较低，夜间较高，上午波动大，下午较恒定。

2.病理变化

（1）增多：①超敏反应性疾病，如支气管哮喘、荨麻疹、食物过敏、血管神经性水肿等；②各种寄生虫病；③某些皮肤病，如银屑病、湿疹、疱疹样皮炎、真菌性皮肤病等；④某些血液病，如慢性粒细胞白血病；⑤某些恶性肿瘤，特别是淋巴系统的恶性肿瘤，如霍奇金病及某些上皮恶性肿瘤，如鼻咽癌、肺癌及宫颈癌等；⑥其他，如肾移植术后排异反应、脾切除后、感染恢复期等；⑦内分泌疾病，如肾上腺皮质功能减退、垂体前叶功能减退；⑧结缔组织病，如皮肌炎、结节性周围动脉炎等。

（2）减少：见于伤寒或副伤寒初期、大手术、烧伤等应激状态，或应用肾上腺素和促肾上腺皮质激素后。

（五）嗜碱性粒细胞（basophil，B）

【参考区间】

1.仪器法，静脉血，绝对值　成人（0～0.06）×10⁹/L。

2.仪器法、显微镜分类计数法，百分率　成人0～1%。

【临床解读】

病理变化

（1）增多：①血液系统疾病，如慢性粒细胞白血病、嗜碱性粒细胞白血病及骨髓纤维化等；②某些铅、铋、锌等金属中毒；③过敏性疾病，如溃疡性结肠炎、超敏反应等；④某些转移癌。

（2）减少：临床意义不明显。

（六）白细胞形态

【影响因素】

制片是否及时，染色时间过长或过短，染料渣子是否冲洗干净等均影响白细胞形态的观察。

【临床解读】

白细胞的常见形态变化有以下几种。

1. 中性粒细胞的核象变化（nuclear shift）

（1）核左移：外周血中杆状核粒细胞增多并出现晚幼粒、中幼粒甚至早幼粒细胞。常见于感染，尤以急性化脓性感染最常见，其他如急性中毒、急性溶血时也可出现。核左移伴白细胞总数增多表示骨髓功能旺盛，常见于急性炎症，如大叶性肺炎；核左移但白细胞总数不增多或降低表示骨髓释放功能受抑制，常见于严重感染、机体抵抗力下降，如伤寒、败血症等。

（2）核右移：外周血中中性粒细胞出现5叶核及5叶核以上的中性粒细胞＞3%。主要见于巨幼细胞贫血、应用抗代谢药物治疗后、感染恢复期等。炎症恢复期常一过性核右移是正常现象。疾病进展期突然出现核右移提示预后不良。

2. 中性粒细胞的毒性变化

（1）中毒颗粒（toxic granulations）：细胞质中部分或全部颗粒变粗、深染，颗粒的分布不同、大小不等。常见于严重的化脓性感染、大面积烧伤等。

（2）空泡（vacuoles）：常为多个，可在细胞质或细胞核中出现，多因粒细胞受损发生脂肪变性所致。常见于严重感染，特别是败血症时。

（3）核变性（degeneration of nucleus）：包括核固缩、核溶解、核碎裂等，常见于细胞衰老后，严重感染时该类细胞增多。

（4）杜勒小体（Döhle bodies）：为细胞质内出现的嗜碱性斑块状、梨形或云雾状成分，是胞质局部不成熟的表现。

（5）大小不均（anisocytosis）：即中性粒细胞体积大小悬殊。可能是在内毒素等因素作用下骨髓内幼稚中性粒细胞发生不规则分裂的结果。常见于一些病程较长的化脓性感染。

3. 中性粒细胞的其他异常形态

（1）棒状小体（Auer body）：见于急性髓细胞性白血病细胞中，但在急性淋巴细胞白血病中则不出现棒状小体，可鉴别急性白血病的类型。

（2）巨多核中性粒细胞：成熟中性粒细胞胞体增大，核分叶过多，常为5～9叶，甚至10叶以上，各叶大小差别很大，核染色质疏松。常见于巨幼细胞贫血或应用抗代谢药物治疗后。

（3）与遗传因素相关的中性粒细胞形态改变：与遗传因素相关的中性粒细胞形态改变有Pelger-Huët畸形、Chediak-Higashi畸形、Alder-Reilly畸形和May-Hegglin畸形等。

4. 淋巴细胞形态变异　反应性淋巴细胞（reactive lymphocyte）又称异型淋巴细胞（atypical lymphocyte）：在根据形态特点分为3型：Ⅰ型（空泡型）、Ⅱ型（不规则型）、Ⅲ型（幼稚型），见于传染性单核细胞增多症、病毒性肝炎、流行性出血热、湿疹等病毒性疾病和过敏性疾病。正常人血涂片中可偶见此种细胞。一般病毒感染反应性淋巴细胞＜5%，而传染性单核细胞增多症时反应性淋巴细胞常＞10%。

二、红细胞（red blood cell，RBC）

（一）红细胞计数（red blood cell count）

【参考区间】

仪器法，静脉血

成年男性：（4.3～5.8）×10^{12}/L。

成年女性：（3.8～5.1）×10^{12}/L。

28天～＜6月龄：（3.3～5.2）×10^{12}/L。

6月龄～＜6岁：（4.0～5.5）×10^{12}/L。

6岁～＜13岁：（4.2～5.7）×10^{12}/L。

13～18岁男性：（4.5～5.9）×10^{12}/L。

13～18岁女性：（4.1～5.3）×10^{12}/L。

【影响因素】

1. 采血部位　最好选择静脉血，婴幼儿可采末梢血，耳垂血所得结果偏高且波动大，故不宜采用。

2. 采血时间　宜选择安静空腹时，不宜在食后消化旺盛、情绪波动或剧烈运动后采血。激动、兴奋、恐惧、寒冷等刺激及剧烈运动均可使红细胞升高。

3. 药物影响

（1）增多：毛果芸香碱、肾上腺素、钴、糖皮质激素、促皮质素、雄激素等可致红细胞增加。

（2）减少：①可引起全血细胞减少的药物，如抗癫痫药、抗肿瘤药、吲哚美辛、洋地黄、金霉素、避孕药、白消安、四氯化碳、砷剂、锑化合物等。②可引起再生障碍性贫血的药物，如催眠药、苯妥英钠、羟布宗、甲基多巴、洋地黄、甲巯咪唑、氯霉素、链霉素、苯、金、氟化物等。③可引起巨幼细胞贫血的药物，如格鲁米特、苯妥英、雌激素、口服避孕药、呋喃啶、环丝氨酸、苯、砷剂。新霉素和秋水仙碱、抗叶酸药和抗肿瘤药及异烟肼等。④可引起溶血性贫血的药物，有抗心律失常药、甲基多巴、抗组胺药、抗生素、抗结核药、哌嗪、避孕药、亚硝酸盐、煤焦油、苯胺、硝基苯、锑化合物、铅、煤酚等。⑤引起骨髓抑制的药物，如阿司匹林、保泰松、噻嗪类、抗真菌药、抗代谢药、一氧化氮等。⑥汞利尿药、抗凝血药、维生素A（超剂量时）、头孢噻啶、庆大霉素可引起贫血，氨苄西林和环酰胺可引起可逆性贫血。吲哚美辛和皮质类固醇可引起胃肠道出血。

4.其他

（1）进行预稀释末梢血细胞计数时，人工加入稀释液的量应准确，否则影响计数结果。

（2）大量巨/大血小板的存在，影响红细胞计数。

（3）如有冷凝集素存在，红细胞计数结果将显著降低，对血红蛋白检测影响较小，需将标本置于37℃水浴至少30min后迅速检测，并对结果进行综合分析。

【临床解读】

1.生理变化

（1）年龄与性别差异：新生儿红细胞较高，出生2周后降至正常；男性在6～7岁最低，25～30岁时达最高值，30岁以后随年龄增长有所下降；女性在13～15岁时达最高值，21～35岁维持最低水平，后又与男性水平相接近。

（2）高山居民、登山运动员红细胞高于正常。

（3）长期多次献血者红细胞代偿性增加。

（4）婴幼儿生长发育迅速、妊娠中后期孕妇血浆量增加致造血原料相对性不足，可出现生理性贫血。

2.病理变化

（1）红细胞增多：①相对增多，如连续呕吐、严重腹泻、出汗过多、大面积烧伤等情况，由于大量失水，血浆量减少，血液浓缩致红细胞相对增多；②代偿性或继发性增多，多见于慢性肺源性心脏病、先天性心脏病、肾癌、肾上腺肿瘤等患者；③真性红细胞增多症，红细胞可达（7.0～12.0）×10^{12}/L；④反应性红细胞增多症，如肾小球肾炎、高铁血红蛋白血症。

（2）红细胞减少：①相对减少，血中红细胞总数并不减少，仅血浆增多所致，如肝硬化；②各种原因引起的贫血，如急、慢性失血性贫血，营养不足或吸收不良使造血物质缺乏而致的贫血，红细胞破坏过多如溶血性贫血，骨髓造血功能障碍如再生障碍性贫血等；③继发性贫血，多种疾病如炎症、内分泌疾病及结缔组织病等都可致贫血。

（二）血红蛋白（hemoglobin，Hb/HGB）

【参考区间】

仪器法，静脉血

成年男性：130～175g/L。

成年女性：115～150g/L。

28天～＜6月龄：97～183g/L。

6月龄～＜1岁：97～141g/L。

1岁～＜2岁：107～141g/L。

2 岁～＜ 6 岁：112 ～ 149g/L。

6 岁～＜ 13 岁：118 ～ 156g/L。

13 ～ 18 岁男性：129 ～ 172g/L。

13 ～ 18 岁女性：114 ～ 154g/L。

【影响因素】

1. 大量吸烟，血内 HbCO 升高，患者 HGB 会升高。

2. 高脂血症可使 HGB 假性升高。

3. 药物影响：常见引起贫血的药物有苯妥英钠、口服避孕药、雌激素、苯乙双胍、维生素 K（仅维生素 K_3 和维生素 K_4）、伯氨喹、氯喹、奎宁、阿司匹林（致骨髓抑制和胃肠道出血）、非那西丁、氯苯那敏、苯海拉明、磺胺类药、抗生素、癌宁、苯胺、锑化合物、亚硝酸盐、铅、苯、氟化物、考来烯胺、二硫化碳、吲哚美辛、皮质类固醇、利福平、呋塞米、铜等均可引起贫血。

【临床解读】

血红蛋白增减的意义基本上与红细胞增减相似，其能更好地反映贫血程度。各种不同类型贫血时，血红蛋白量减少与红细胞数减少程度不一定呈平行关系。小红细胞性贫血（如缺铁性贫血）时，血红蛋白量减少程度较红细胞数减少明显；而大红细胞性贫血（如巨幼红细胞贫血）时，红细胞数减少程度较血红蛋白量减少明显。

1. 增多　见于真性红细胞增多症、血氧减少性红细胞增多症（如慢性支气管、肺病、心功能不全和家族性红细胞增多症）、肿瘤性红细胞增多症、反应性红细胞增多症（如肾小球肾炎和高铁血红蛋白血症）和脱水。

2. 减少　见于各种类型贫血。结合 RBC、MCV、MCH、MCHC、RDW 等指标综合分析，可大致确定贫血类型。

（1）正细胞正色素性贫血：①白血病、再生障碍性贫血；②急性溶血性疾病；③急性出血等。

（2）小细胞低色素性贫血：①铁缺乏、铁粒幼红细胞贫血；②慢性失血性贫血，如溃疡病、月经过多；③珠蛋白生成障碍性贫血。

（3）大细胞性贫血：叶酸、维生素 B_{12} 缺乏或吸收障碍、骨髓增生异常性肿瘤等。

（4）单纯小细胞性贫血：慢性炎症、尿毒症等。

（三）血细胞比容（hematocrit，HCT）

【参考区间】

仪器法，静脉血

男性：0.40 ～ 0.50。

女性：0.35 ～ 0.45。

【影响因素】

1.待测标本不能溶血。

2.测定前一定要充分混匀标本，混匀时用力太大，易发生溶血及产生气泡，影响测定结果。

【临床解读】

HCT的临床意义与红细胞计数相似。HCT减低是诊断贫血的指标，若红细胞数量正常，血浆量增加，为假性贫血；HCT增加可因红细胞数量绝对增加或血浆量减少所致。HCT＜0.2，可导致心力衰竭和死亡；HCT＞0.6，则与自发性凝血有关。HCT的主要应用价值如下。

1.临床补液量的参考　各种原因导致脱水时，HCT都会增高，补液时可监测HCT，HCT恢复正常表示血容量得到纠正。

2.真性红细胞增多症的诊断指标　HGB＞165g/L（男性），＞160g/L（女性）或HCT＞49%（男性），＞48%（女性）或红细胞容量升高是真性红细胞增多症的主要诊断之一。

3.计算红细胞平均指数的基础　红细胞平均指数（MCV、MCH、MCHC）可用于贫血的形态学分类。

（四）平均红细胞体积（mean corpuscular volume，MCV）

【参考区间】

仪器法，静脉血　82～100fl。

【临床解读】

1.增大　见于巨幼细胞贫血，骨髓增生异常性肿瘤等。

2.减小　见于严重缺铁性贫血，遗传性球形细胞增多症，铁粒幼细胞贫血，珠蛋白生成障碍性贫血等。

（五）平均红细胞血红蛋白含量（mean corpuscular hemoglobin，MCH）

【参考区间】

仪器法，静脉血　27～34pg。

【临床解读】

1.增多　见于巨幼细胞贫血。

2.减少　见于缺铁性贫血、铁粒幼细胞贫血、珠蛋白生成障碍性贫血。

（六）平均红细胞血红蛋白浓度（mean corpuscular hemoglobin concentration，MCHC）

【参考区间】

仪器法，静脉血　316～354g/L。

【影响因素】

RBC、HGB、HCT测定的因素均会影响MCV、MCH、MCHC数值的准确性。

【临床解读】

依据MCV、MCH、MCHC三项指标可对贫血进行形态学分类（表1-1）。

表1-1　基于MCV、MCH、MCHC的贫血分类

类别	MCV	MCH	MCHC	常见疾病
正常细胞性贫血	—	—	—	急性失血、急性溶血、再生障碍性贫血、白血病等
大细胞性贫血	↑	↑	—	叶酸、维生素B_{12}缺乏或吸收障碍
小细胞低色素性贫血	↓	↓	↓	铁缺乏、珠蛋白生成障碍性贫血、慢性失血等
单纯小细胞性贫血	↓	↓	—	慢性炎症、尿毒症等

注："—"无变化；↑增大；↓减低。

（七）红细胞体积分布宽度（red cell volume distribution width，RDW）

【参考区间】

仪器法，静脉血　11.0%～15.5%。

【临床解读】

反映红细胞大小不均程度的指标，增大多见于缺铁性贫血及营养不良性贫血。缺铁性贫血时RDW增大，当给予铁剂治疗有效时RDW一过性增大，随后逐渐降至正常。RDW与MCV的变化可对贫血进行进一步分类（表1-2）。

表1-2　RDW、MCV变化与贫血的分类

类别	常见疾病	MCV	RDW
正细胞均一性贫血	慢性病所致贫血、急性失血、溶血	—	—
正细胞不均一性贫血	早期缺铁性或营养性贫血	—	↑
大细胞不均一性贫血	巨幼细胞贫血、慢性肝病	↑	↑
小细胞均一性贫血	轻型地中海贫血、慢性病	↓	—
小细胞不均一性贫血	缺铁性贫血、铁粒幼细胞贫血	↓	↑

注："—"无变化；↑增大；↓减低。

（八）网织红细胞（reticulocyte，RET）

【参考区间】

仪器法，静脉血

绝对值：成人，（24～84）×10^9/L。

百分率：成人、儿童，0.5%～1.5%；新生儿，2.0%～6.0%。

【影响因素】

同白细胞计数。

【临床解读】

1.增多　提示骨髓造血功能旺盛，见于各种增生性贫血（溶血性贫血、缺铁性贫血、巨幼细胞贫血、急性失血性贫血）及经相应药物治疗有效时。

2.减少　提示骨髓造血功能低下，见于再生障碍性贫血、溶血性贫血再生危象。网织红细胞绝对值＜20×10^9/L是重型再生障碍性贫血的诊断依据之一。

3.观察贫血疗效　网织红细胞是贫血患者随访检查的项目之一。缺铁性贫血或巨幼细胞贫血经有效治疗2～3d后，网织红细胞开始上升，7～10d达到最高峰（约10%），2周后逐渐降至正常水平。

4.骨髓移植后监测骨髓造血恢复　骨髓移植后第21天，如网织红细胞＞15×10^9/L，常无移植并发症；若骨髓开始恢复造血，网织红细胞成熟指数的改变更为灵敏。

5.放疗和化疗效果的监测　网织红细胞的动态观察可指导临床适时调整治疗方案，避免造成严重的骨髓抑制。

（九）红细胞形态

1.红细胞大小异常

（1）小红细胞（microcyte）：直径＜6μm，厚度薄，常见于缺铁性贫血、珠蛋白生成障碍性贫血、遗传性球形红细胞增多症。

（2）大红细胞（macrocyte）：直径＞10μm，巨红细胞（megalocyte）直径＞15μm，常见于维生素B_{12}或叶酸缺乏或吸收障碍引起的巨幼细胞贫血。

（3）红细胞大小不均症（anisocytosis）：红细胞大小相差悬殊（常在1倍以上），常见于各种增生性贫血，特别是巨幼细胞贫血。

2.红细胞形态异常

（1）球形红细胞（spherocyte）：直径缩小（常＜6μm），厚度增加，常见于遗传性球形红细胞增多症（＞20%）、自身免疫性溶血性贫血、异常血红蛋白病。

（2）靶形红细胞（target cell）：呈靶形，主要见于珠蛋白生成障碍性贫血、阻塞性黄疸、脾切除术后及肝病等。

（3）椭圆形红细胞（elliptocyte）：RBC短径/长径＜0.78，呈椭圆形，见于遗传性或获得性椭圆形红细胞增多症（＞25%），也可见于各种溶血性贫血。

（4）镰形红细胞（sickle cell）：如镰刀状、柳叶状等，主要见于镰状红细胞性贫血。

（5）泪滴形红细胞（teardrop cell/dacrocyte）：见于骨髓纤维化。

（6）裂片红细胞（schistocyte）：多见于弥散性血管内凝血（DIC）、微血管病性溶血性贫血、严重烧伤等。

（7）棘形红细胞（acanthocyte）：见于先天性无β-脂蛋白血症、酒精性肝硬化合并溶血状态、肾衰竭、红细胞丙酮酸激酶缺乏症（PKD）、某些患者使用肝素后等。

（8）口形红细胞（stomatocyte）：见于遗传性口形红细胞增多症、酒精中毒等。

（9）咬痕红细胞（bite cell，degmacyte）：见于Heinz小体贫血、不稳定血红蛋白病、地中海贫血等。

（10）新月形红细胞：见于疟疾、某些增生性贫血等。

3.红细胞染色异常　　红细胞染色深浅反映血红蛋白的含量。

（1）低色素性（hypochromia）：红细胞内含血红蛋白减少，见于缺铁性贫血及其他低色素性贫血。

（2）高色素性（hyperchromia）：红细胞内含血红蛋白较多，多见于巨幼细胞贫血。

（3）嗜多色性（polychromasia）：是未完全成熟的红细胞，呈灰蓝色，体积稍大，见于骨髓造红细胞功能旺盛的增生性贫血。

4.红细胞结构异常及排列异常

（1）嗜碱性点彩红细胞（basophilic stippling cell）：见于铅中毒、珠蛋白生成障碍性贫血等。

（2）卡波环（Cabot ring）：见于溶血性贫血、脾切除术后、某些增生性贫血。

（3）豪−乔小体（Howell-Jolly body）：常与卡波环同时存在，见于巨幼细胞贫血、溶血性贫血及脾切除术后。

（4）红细胞缗线状形成（erythrocye rouleaux formation）：红细胞呈平行叠串状排列，见于多发性骨髓瘤、巨球蛋白血症等。

（5）红细胞自凝（self-agglutinating）：冷凝集素或免疫因素导致红细胞出现聚集、凝集成团现象，见于冷凝集素综合征、自身免疫性溶血性贫血。

三、血小板（platelet，PLT）

（一）血小板计数（platelet count）

【参考区间】

仪器法，静脉血

成人：（125～350）$\times 10^9$/L。

28天~<6月龄：（183～614）×10^9/L。

6月龄~<1岁：（190～579）×10^9/L。

1岁~<2岁：（190～524）×10^9/L。

2岁~<6岁：（188～472）×10^9/L。

6岁~<12岁：（167～453）×10^9/L。

12～18岁：（150～407）×10^9/L。

【影响因素】

1.采血应顺利，采血不畅可导致血细胞破坏使PLT假性减低。采血后应立即轻轻颠倒混匀5～8次，防止血小板黏附和聚集而使血小板计数假性降低。

2.肝素抗凝血不能用于计数PLT。

3.血标本应保存于室温，低温可激活血小板；存储时间过久可导致计数偏低。

4.各种原因引起的血栓前状态使血小板易于聚集。

5.大量巨大血小板或小红细胞的存在，影响血小板检测。

【临床解读】

1.生理变化

（1）血小板数量随时间和生理状态的不同而变化，一般晨间较低，午后略高；春季较低，冬季略高；平原居民较低，高原居民略高；静脉血平均值较末梢血略高。

（2）月经前PLT降低，月经后增高；妊娠中晚期升高，分娩后降低。

（3）剧烈活动和饱餐后PLT升高，休息后恢复至原来水平。

（4）急性酒精中毒时可降低。

2.病理变化

（1）增多：①持续性增多，见于血小板增多症（血小板≥450×10^9/L）、慢性粒细胞性白血病、真性红细胞增多症等；②一过性增多，见于急性化脓性感染、急性大失血、急性溶血等；③脾切除术后或脾大、脾发育不全或脾萎缩、肝硬化及外科手术后。

（2）减少：①生成减少，如急性白血病、再生障碍性贫血、骨髓肿瘤、放射性损伤、巨幼细胞贫血等。②破坏过多，如原发性免疫性血小板减少性紫癜、脾功能亢进及体外循环等。③消耗过多，见于血栓性血小板减少性紫癜、弥散性血管内凝血。④某些病毒感染（风疹、肝炎、传染性单核细胞增多症、水痘、流行性腮腺炎等）。⑤当血小板计数为（20～50）×10^9/L时，可有轻度出血或手术出血；低于20×10^9/L时，可有较严重出血；低于5×10^9/L时，可导致严重出血。

（二）血小板压积（plateletcrit，PCT）

【参考区间】

仪器法，静脉血

男性：0.108%～0.272%。

女性：0.114%～0.282%。

【临床解读】

1.增多　见于血小板增多症、慢性粒细胞白血病等。

2.减少　见于再生障碍性贫血、肿瘤化疗后、血小板减少症等。

（三）血小板形态

1.大小异常

（1）大血小板（giant platelet）：直径为4～7μm，巨型血小板直径＞7μm，常为7～20μm，也可＞20μm，胞质中的嗜天青颗粒细小或融合为大颗粒，主要见于原发性免疫性血小板减少症（primary immune thrombocytopenia，ITP）、粒细胞白血病、血小板无力症、巨大血小板综合征、骨髓增生异常性肿瘤和脾切除后等。病理情况下，年轻血小板数量增加，见于血小板破坏增加的血小板减少症、骨髓移植后、血栓性血小板减少性紫癜治疗后等。

（2）小血小板（small platelet）：直径＜1.5μm，主要见于缺铁性贫血、再生障碍性贫血、ITP等。

2.形态异常　血小板可以出现杆状、逗点状、蝌蚪状、蛇形和丝状突起等异常形态，健康人偶见。影响血小板形状改变的因素很多，各种形状异常又无特异性。因此，不规则和畸形的血小板比值超过10%时才有临床意义。

3.聚集性和分布异常　血小板聚集、分布状态可间接反映其功能。聚集功能正常的血小板在非抗凝的外周血涂片中常可见3～5个聚集成簇或者成团，聚集与散在的血小板之比为20：1。在EDTA抗凝血的血涂片中，可见血小板不聚集而呈散在分布状态或出现诱发的血小板聚集现象。

（1）血小板卫星现象（platelet satellitism）：血小板黏附、围绕于中性粒细胞周围（或偶尔黏附于单核细胞）的现象，是血液分析仪血小板计数假性减少的原因之一。

（2）血小板片状聚集：多见于原发性血小板增多症和血小板增多的慢性细胞白血病。

（3）血小板减少：再生障碍性贫血和ITP因血小板数量少，血小板聚集成团的情况明显减少。

（4）血小板功能异常：血小板无力症时血小板无聚集功能，且散在分布，不出现聚集成团的现象。

四、红细胞沉降率
（erythrocyte sedimentation rate，ESR）

【参考区间】

仪器法、魏氏（Westergren）法

男性：0 ～ 15mm/h。

女性：0 ～ 20mm/h。

【影响因素】

1.采用枸橼酸盐抗凝，抗凝剂与血液比例为1∶4，严格防止凝血并于采血后2h内检测完毕。

2.魏氏法及血沉仪法最适温度为18 ～ 25℃，夏天温度高血沉增快应进行温度校正后报告。

3.血沉管必须干燥且内径符合要求，必须垂直放置。

【临床解读】

1.生理变化

（1）新生儿因纤维蛋白原低而血沉减慢，12岁以下的儿童血沉可略快。

（2）妇女月经期和妊娠3个月后血沉可增快。

（3）老年人因纤维蛋白原的增高血沉可增快，可达30mm/h。

2.病理变化

（1）增快：①急性细菌性炎症常于感染2 ～ 3d时增快。②组织损伤如较大手术创伤时，若无并发症时多于2 ～ 3周恢复正常。③用于观察结核病、结缔组织病及风湿病的病情变化和疗效。血沉增快，表示病症复发和活动，当病情好转或静止时血沉逐步恢复正常。④某些疾病的鉴别诊断，如心肌梗死（常于发病1周见血沉增快，并持续2 ～ 3周）和心绞痛，胃癌和胃溃疡等的鉴别。前者血沉明显增快，后者正常或略有增快。但应注意不少疾病可继发红细胞形态改变，从而掩盖了原发性疾病血沉增快的本质。⑤增长迅速的恶性肿瘤血沉增快，而良性者血沉多正常。恶性肿瘤手术切除或治疗较彻底时血沉可趋于正常，复发或转移时又见增快。⑥各种原因所致的高球蛋白血症均可见血沉增快，如多发性骨髓瘤患者，血浆中出现大量异常免疫球蛋白，血沉明显增快，为重要诊断指标之一。系统性红斑狼疮、巨球蛋白血症、亚急性感染性心内膜炎、黑热病、肝硬化、慢性肾炎等也见血沉增快。⑦贫血（HGB＜90g/L）时因红细胞数量稀少，下沉摩擦阻力减小而致血沉增快。⑧高胆固醇血症时血沉亦可增快。

（2）减慢：见于红细胞明显增多及纤维蛋白原含量减低时，如真性红细胞增多症、DIC晚期。

五、红斑狼疮细胞
（lupus erythematosus cell，LE cell）

【参考区间】

脱纤维法、血块法　阴性。

【影响因素】

1.取血后应立即检查，不能搁置过久。

2.孵育时间为2h，若时间过短则阳性率低，时间过长则细胞易退变，不容易识别。

3.注意与血涂片中其他吞噬现象区别，中性粒细胞或单核细胞吞噬衰老退变的细胞核时，不能误认为LE细胞。

4.应尽可能在用激素治疗前采血送检。

5.服用某些药物，如肼屈嗪、盐酸普鲁卡因胺、甲基多巴等可造成假阳性。

【临床解读】

1.未经治疗的系统性红斑狼疮患者LE细胞阳性检出率可达70%～90%，其活动期较缓解期阳性率高。

2.其他自身免疫性疾病如类风湿关节炎、硬皮病、结节性动脉炎等也可偶见LE细胞。

3.未找到狼疮细胞并不能排除红斑狼疮，应进一步做其他有关免疫学检查。

第二节　骨髓细胞学检验

一、骨髓涂片检查

骨髓细胞形态学检查是观察骨髓中各种血细胞的数量、比例、形态及有无异常细胞，有助于疾病（尤其是血液病）的诊断、疗效观察和病情判断。

【参考区间】

1.骨髓增生程度：根据成熟红细胞与有核细胞之比，可将骨髓增生程度分为5个等级：增生极度活跃、增生明显活跃、增生活跃、增生减低、增生极度减低。正常骨髓象为增生活跃。

2.有核细胞分类：涂片体尾交界处或分布均匀处油镜分类计数200～500个有核细胞，计算粒/红细胞比值及各种细胞相对比例，成人粒红细胞比例为（2～4）：1。如比值在正常范围内也不能排除骨髓病变。

3.巨核细胞计数：计数全片或1.5cm×3cm的血膜上巨核细胞并分类，通常全片巨核细胞为7 ～ 35个，分类：原始型0，幼稚型＜5%，颗粒型10% ～ 27%，产板型44% ～ 60%，裸核型8% ～ 30%。

4.正常骨髓涂片中各个系统的骨髓细胞按一定的比例组合在一起，细胞形态均无明显异常，并能见到少量正常非造血细胞，成熟红细胞大小均匀，染色正常，成簇血小板均可见到，无其他异常细胞和血液寄生虫。

【影响因素】

1.制骨髓涂片：应结合实际情况，若是再生障碍性贫血，可涂厚些，涂片要求头、体、尾分明，骨髓小粒丰富，脂肪滴可见。

2.染色：勿偏酸或偏碱，染色时间可根据室温不同做相应调整，染液冲洗要干净，勿留残渣于涂片上。

3.观察：涂片要求全面、仔细，对整张涂片用低倍镜或高倍镜认真观察，特别对尾部和边缘部分，用油镜分类时须选择细胞分布均匀、互不重叠、结构清楚的区域以不重复走向进行。

4.由于计数方法上的缺陷，误差较大，故对同一份标本应至少观察2 ～ 3张骨髓涂片，取其均值。

5.在辨认细胞过程中，对每个细胞均应由表及里、全面分析，分清系列、阶段有无异常，如遇分类不明细胞，则要多观察几张涂片，并结合其他辅助检测手段综合分析。

6.根据形态出报告时，应结合患者临床情况、外周血检查及有关检测报告结果综合考虑，不能单凭经验和主观推断。

【临床解读】

1.骨髓有核细胞计数变化

（1）骨髓增生程度：增生极度活跃，常见于各种类型急、慢性白血病。增生明显活跃常见于各类型白血病、增生性贫血、原发性血小板减少性紫癜、脾功能亢进等。增生活跃见于正常骨髓象或某些增生性贫血、淋巴瘤早期、多发性骨髓瘤等疾病。增生减低可见于再生障碍性贫血和部分低增生性白血病，各种恶性肿瘤、白血病等在化疗过程中骨髓增生被抑制。增生极度减低常见于重型再生障碍性贫血。

（2）骨髓粒红比例：比例增大常见于粒细胞白血病、纯红细胞再生障碍性贫血、类白血病反应等；比例减少常见于急性或慢性失血、溶血性贫血、巨幼细胞贫血、粒细胞缺乏症、白细胞减少症、脾功能亢进、真性红细胞增多症、骨髓增生异常性肿瘤（MDS）等；粒/红比例正常见于正常骨髓象、再生障碍性贫血、原发性血小板减少性紫癜、多发性骨髓瘤。

2.粒细胞系统数量改变

（1）粒细胞增多：①原始粒细胞增多为主见于急性粒细胞白血病、慢性髓细胞性白血病急变期、急性粒-单核细胞白血病等。②早幼粒细胞增多为主见于急性早幼粒细胞白血病、粒细胞缺乏症恢复期等。③中性中幼粒细胞增多为主见于急性粒细胞白血病 M2b 型、慢性髓细胞性白血病及粒细胞型类白血病反应。④中性晚幼粒、杆状核粒细胞增多为主见于慢性髓细胞性白血病、粒细胞型类白血病反应、汞中毒、洋地黄中毒、严重烧伤、急性失血、大手术后等。⑤嗜酸性粒细胞为主见于变态反应性疾病、寄生虫感染、嗜酸性粒细胞白血病、慢性髓细胞性白血病、淋巴瘤、高嗜酸性粒细胞综合征及某些皮肤疾病等。⑥嗜碱性粒细胞为主见于慢性髓细胞性白血病、嗜碱性粒细胞白血病及放射线照射反应等。

（2）粒细胞减少：见于粒细胞缺乏症、再生障碍性贫血、急性造血停滞、单核细胞白血病、淋巴细胞白血病等。

3.红细胞系统数量改变

（1）有核红细胞增多：①原始红细胞和早幼红细胞增多见于急性红血病。②中幼红细胞和晚幼红细胞增多见于溶血性贫血、缺铁性贫血、巨幼细胞贫血、真性红细胞增多症及铅中毒等。③巨幼红细胞或巨幼样变幼红细胞增多见于巨幼细胞贫血、骨髓增生异常性肿瘤等。④铁粒幼红细胞增多见于铁粒幼红细胞贫血、骨髓增生异常性肿瘤。

（2）有核红细胞减少：多见于纯红细胞性再生障碍性贫血、再生障碍性贫血、急性造血停滞、慢性白血病及肿瘤化疗后等。

4.巨核细胞系统数量改变

（1）巨核细胞的数量增多：骨髓增殖性肿瘤、急性巨核细胞白血病、免疫性血小板减少症、Evans综合征、脾功能亢进、急性大出血及急性血管内溶血等。

（2）巨核细胞的数量减少：见于急慢性再生障碍性贫血、各种急性白血病、化疗后等。

5.单核细胞系统的细胞数量改变

（1）原始及幼稚单核细胞增多为主：见于急性单核细胞白血病、慢性髓细胞性白血病急单变及急性粒-单核细胞白血病。

（2）成熟单核细胞增多为主：见于慢性单核细胞白血病、慢性粒-单核细胞白血病及某些感染等。

6.淋巴细胞系统的细胞数量改变

（1）原始及幼稚淋巴细胞增多为主：见于急性淋巴细胞白血病、慢性髓细胞性白血病急淋变及慢性淋巴细胞白血病急性变等。

（2）成熟淋巴细胞增多为主：见于慢性淋巴细胞白血病、淋巴瘤、再生障碍性贫血、传染性单核细胞增多症、某些病毒感染、巨球蛋白血症及淀粉样变等。

7.其他血细胞数量改变

（1）浆细胞增多：见于多发性骨髓瘤、浆细胞白血病、再生障碍性贫血、过敏性疾病、巨球蛋白血症及寄生虫感染等。

（2）组织细胞增多：见于感染性疾病、噬血细胞综合征、真性红细胞增多症、多发性骨髓瘤及免疫性血小板减少症等。

8.骨髓细胞形态学变化

（1）胞体异常：①大小异常。体积增大常见于巨幼细胞贫血、骨髓增生异常肿瘤、白血病、传染性单核细胞增多症、感染等；体积变小常见于缺铁性贫血、珠蛋白生成障碍性贫血及球红细胞增多症等。②形态异常。原始及幼稚细胞形态畸形显著，多见不规则、多形性及瘤状突起，常见于急性白血病；成熟细胞，如红细胞呈椭圆形、口形、球形、靶形、镰刀形、泪滴形、盔形及不规则形等，常见于各类贫血、骨髓纤维化及血栓性微血管病等。

（2）胞核异常：①数目的异常。多个核改变常见于急性白血病、严重贫血、多发性骨髓瘤等。②形态异常。奇形怪状，不规则，常见于急性白血病、骨髓增生异常肿瘤、巨幼细胞贫血等。③核仁异常。大小不一、数目增多、色泽改变等，常见于急性白血病。④异常核分裂。血细胞核分裂相形态不规则，排列紊乱，常见于急性白血病。

（3）胞质异常：①胞质量异常。较正常减少或增多。常见于急性白细胞、多发性骨髓瘤、缺铁性贫血、巨幼细胞贫血等。②内容物异常。Auer小体常见于急性髓红细胞性白细胞；中毒颗粒及空泡常见于感染。红细胞出现Cabot环、Howell-Jolly小体常见于溶血性贫血；Russell小体常见于多发性骨髓瘤。③着色异常。出现嗜多色性红细胞常见于溶血性贫血；高色素大红细胞常见于巨幼细胞贫血；低色素小红细胞常见于缺铁性贫血。④颗粒异常。异常早幼粒细胞嗜天青颗粒明显增多，见于急性早幼粒细胞白细胞。中、晚幼粒细胞颗粒减少常见于慢性髓细胞性白细胞、骨髓增生异常肿瘤等。⑤内外浆现象。指胞质内外带发育不平衡，在色泽、颗粒大小及分布方面有明显差别，常见于急性早幼粒细胞白血病。

二、骨髓细胞化学染色

骨髓细胞化学染色以骨髓细胞形态学为基础，有助于血液病的诊断、鉴别诊断及急性白血病细胞系列判断。随着免疫学技术的发展，血细胞系列分析已经更大程度上由流式细胞学的检验来完成，但对于某些特定酶的鉴定及部分较难鉴别的白血病诊断，细胞化学染色依然有重要的诊断价值和意义。

（一）过氧化物酶（peroxidases，POX）染色

【结果判读】

细胞质中有蓝黑色颗粒者为阳性。过氧化物酶主要存在于粒细胞中，除早期粒细胞外，其余各阶段均呈阳性反应，细胞越成熟，POX 阳性程度越强。单核细胞从幼单核细胞起呈弥散细颗粒状弱阳性。各阶段淋巴细胞、巨核细胞、红细胞等均呈阴性。

【影响因素】

1. 标本要求新鲜，放置过久细胞内过氧化物酶易消失。

2. 溶血的标本易使背景产生许多难以去除的杂质颗粒。

3. 标本在未染色前不能沾甲醇和氧化剂类试剂，以免细胞内的过氧化物酶被抑制和破坏。

4. 过氧化物酶反应的最佳 pH 一般在 6.5 左右，若将试剂应用液控制在此 pH，则染色效果较佳。

5. 过氧化氢液体浓度过高会抑制酶作用，过低则失去应起的作用，使阳性程度减弱。过氧化氢的浓度以将其滴在血膜上产生微小气泡为准。

6. 标本中成熟中性粒细胞为强阳性，证明标本染色成功。

【临床解读】

过氧化物酶染色是急性白细胞形态分型中最重要的、首选的常规细胞化学染色。主要用于鉴别白血病的类型：急性粒细胞白血病多呈阳性，急性单核细胞白血病多呈弱阳性，急性淋巴细胞白血病则呈阴性。通常将 POX 染色阳性率 3% 作为淋巴细胞与非淋巴细胞的分界标准，小原粒细胞白血病与急性淋巴细胞白血病细胞在形态上很难鉴别，前者 POX 阳性率常 > 10%，后者 < 3%。异常组织细胞和单核细胞，前者呈 POX 染色阴性，后者多呈弱阳性。

（二）中性粒细胞碱性磷酸酶（neutrophil alkaline phosphatase，NAP）染色

【结果判读】

中性粒细胞碱性磷酸酶积分参考范围：阳性率为 30% ～ 70%，阳性积分为 35 ～ 100 分，由于试剂及判断标准等不同，各医院的参考区间相差很大，建议建立本实验室的参考区间。

【影响因素】

1. 应选取新鲜血涂片进行 NAP 染色，尽可能在制片后 12h 之内固定，染色效果最佳。

2. NAP 染色应观察血涂片体尾交界、红细胞分布均匀处，并计数 100 个成熟中性粒细胞，其余细胞不在计数范围内。

3. 基质液必须新鲜配制，pH 以 9.5 为宜，pH < 9 时酶活力下降，pH > 10 时细胞易破碎，酶扩散，造成假阴性。

4. NAP染色需要做正常对照，以排除试剂因素导致的积分假性下降。

【临床解读】

1. 生理变化　NAP活性受肾上腺皮质激素、雌激素影响较大，因此新生儿NAP活性较高，以后逐渐下降；妊娠和月经周期的变化也可使NAP的活力有所差异；应激状态下（紧张、恐惧、激烈运动等）NAP积分可增高。

2. 病理变化

（1）NAP积分增加：见于细菌性感染（包括类白血病反应）、再生障碍性贫血、某些骨髓增殖性肿瘤、骨髓转移癌、肾上腺糖皮质激素及雄激素治疗后、妊娠等。

（2）NAP积分下降：见于慢性髓细胞性白血病慢性期、阵发性睡眠性血红蛋白尿症、骨髓增生异常性肿瘤等。

（3）疾病鉴别：①慢性髓细胞性白血病与类白血病反应。前者NAP活性明显降低且常为零，后者NAP活性显著增加。②感染类型。细菌感染时NAP活性增加明显（尤其是化脓性感染），而病毒、支原体、衣原体或寄生虫、立克次体感染NAP常无明显变化或略低。

（三）过碘酸希夫反应（periodic acid Schiff reaction，PAS）

【结果判读】

糖原在细胞质中为红色或紫红色，呈弥散状、颗粒状或块状。细胞质内无色或无颗粒为阴性。

1. 粒细胞系统原始粒细胞呈阴性，自早幼粒细胞以后随细胞成熟阳性反应逐渐增强，中性分叶核粒细胞最强。嗜碱性粒细胞呈阳性，嗜酸性粒细胞颗粒不着色，但颗粒间的细胞质呈现红色。

2. 单核细胞系可见细胞质内呈弥散伴细小颗粒状红色阳性。

3. 淋巴细胞系T细胞仅一小部分可呈粗颗粒和小块状阳性，但B细胞绝大部分呈阳性反应。

4. 红细胞系正常人红细胞系的各个阶段皆呈阴性反应，病理性幼红细胞为阳性。

5. 巨核细胞呈阳性。

6. 巨噬细胞可呈阳性反应，浆细胞呈阴性反应。

【影响因素】

1. 标本和使用器材应避免带醛基和还原基团的物质污染，以免出现假阳性。

2. 染色后的标本不能久置，8d后逐渐退色，应及时观察结果。

3. 标本中成熟中性粒细胞是强阳性，证明标本染色成功。

【临床解读】

PAS染色主要用于血液病的鉴别诊断。

1.红细胞系血液病　红血病及部分重型珠蛋白生成障碍性贫血、缺铁性贫血等疾病中可呈强阳性反应，其他类型的贫血如巨幼细胞贫血、再生障碍性贫血为阴性反应。

2.白细胞系血液病　急性粒细胞白血病呈阴性或弱阳性反应，急性单核细胞白血病呈阳性反应，颗粒小而多，弥散分布，胞质边缘伪足处颗粒明显。淋巴系统恶性增生性疾病，如淋巴瘤、急、慢性淋巴细胞白血病等淋巴细胞PAS积分明显增加。

3.鉴别不典型巨核细胞和霍奇金细胞　前者呈粗大紫红色颗粒或块状阳性，后者弱阳性或阴性。

4.用于戈谢细胞与尼曼－匹克细胞的鉴别　前者多呈强阳性，后者呈阴性或弱阳性。

5.骨髓转移腺癌　细胞呈强阳性。

（四）酸性磷酸酶（acid phosphatases，ACP）染色

【结果判读】

细胞质内出现紫红色颗粒为阳性。正常粒细胞除原始粒细胞阴性外，其余各阶段呈弱至中度阳性，单核细胞为弱至强阳性，红系为阴性，淋巴细胞可呈弱阳性，浆细胞和巨核细胞可呈中度阳性，网状细胞、吞噬细胞、组织嗜碱性细胞可呈阳性。

【影响因素】

1.血液细胞内酸性磷酸酶的反应最佳pH为4.5～5.5，由于方法不同，工作液的配制须用酸度计进行测定，以免阳性强度受影响，甚至无阳性出现。

2. ACP染色结果以弥散状阳性出现的细胞较多。如为弱阳性反应，在复染时应注意在涂片纵向复染一半，另一半不复染，以利弱阳性的观察。

【临床解读】

1.帮助诊断毛细胞性白血病　毛细胞性白血病可呈较强的阳性反应，且不被L-酒石酸所抑制，淋巴瘤细胞和慢性淋巴细胞白血病淋巴细胞ACP染色也呈阳性反应，但被L-酒石酸所抑制。

2.鉴别T淋巴细胞和B淋巴细胞　前者呈阳性反应，后者阴性。

3.鉴别戈谢细胞和尼曼－皮克细胞　前者强阳性，后者阴性。

（五）铁染色（ferric stain）

【结果判读】

骨髓铁可染成蓝色颗粒、小珠及小块。细胞外铁正常为（＋）～（＋＋）。

细胞内铁正常阳性率为25%～90%，平均值为65%，细胞质内常见1～5个铁染色颗粒，无环形铁粒幼红细胞。

【影响因素】

1.标本取材要满意。外铁检查要选择含有骨髓小粒的涂片，不要把凝块当成骨髓小粒，以免影响外铁的分级判断。

2.所用玻片一定要清洁无污，需经无铁处理，除去载玻片上可能存在的污染铁。

3.试剂要新鲜配制，浓盐酸与亚铁氰化钾的比例要准确。

4.最好用放骨髓液的原片做铁染色，观察时要仔细。

5.细胞内铁计算积分时以中晚幼红细胞为准，原红和早幼红细胞不计入百分比内。

【临床解读】

1.**诊断缺铁性贫血**　细胞外铁减低或消失，细胞内铁在缺铁早期不减少或轻度减少，重症贫血时，内铁明显减少甚至为阴性。经铁剂治疗有效后，外铁迅速增加。

2.**诊断铁粒幼细胞性贫血**　出现环形铁粒幼细胞量增多，常＞15%，细胞外铁增多。骨髓增生异常性肿瘤（MDS）伴环形铁粒幼红细胞（MDS-RS），环形铁粒幼红细胞常＞15%。

3.**非缺铁性贫血**　溶血性贫血、巨幼细胞贫血、再生障碍性贫血、骨髓增生异常性肿瘤、白血病等，均可引起细胞内外铁的增多。感染、肝硬化、慢性肾炎、尿毒症及多次输血者骨髓外铁增加。

（六）酯酶染色

1.**氯乙酸AS-D萘酚酯酶**（naphthol AS-D chloroacetate esterase，NAS-DCE）**染色**

【结果判读】

粒细胞系统分化差的原始粒细胞呈阴性，分化好的原始粒细胞呈阳性，自早幼粒细胞至成熟中性粒细胞均呈阳性或强阳性反应。但酶活性并不随着细胞的成熟而增强。嗜酸性粒细胞呈阴性或弱阳性，嗜碱性粒细胞呈阳性。单核细胞系统绝大多数为阴性，仅个别单核细胞呈弱阳性。淋巴细胞、浆细胞、巨核细胞、有核红细胞、血小板等均呈阴性，肥大细胞呈阳性。

【影响因素】

标本必须新鲜，取材后如无法及时染色可先行固定。酶的活性随标本采集后的时间而逐渐下降，应取材2d内染色。严格按照说明书规范操作：各种基质试剂由于其产品衍生物较多，染色效果可随产地、生产厂商及批号不同等因素相差甚远，所以每次操作应设阴、阳性对照。在酯酶染色反应中切忌基质浓度过高，以防引起背景污染，冲洗困难，特别在冬天，易使涂片表面产生脂质沉淀，影响结果观察。

【临床解读】

NAS-DCE 几乎仅出现在粒细胞内,特异性高,故又称为"粒细胞酯酶",可将此酶视为中性粒细胞的标志酶。①辅助鉴别急性白血病细胞类型,急性粒细胞白细胞呈阳性,急性单核细胞白细胞多呈阴性。②常与 POX 染色一起共同构成粒系细胞阳性反应的细胞化学特征,是急性白血病形态学分型的常规染色法。③NAS-DCE 染色呈阳性,可以确定白血病细胞中有粒系细胞存在,但阴性反应不能排除有粒系细胞存在的可能。

2. α- 醋酸萘酚酯酶（α-naphthol acetate esterase,α-NAE）染色

【结果判读】

分化差的原始单核细胞呈阴性,分化好的原始单核细胞呈阳性（常较强）,幼稚单核及单核细胞也常呈阳性,阳性反应能被氟化钠抑制。粒细胞系可呈阴性、弱阳性或阳性,但阳性不能被氟化钠抑制。淋巴细胞系少数呈弱阳性,阳性不能被氟化钠抑制。巨核细胞和血小板呈阳性,少数有核红细胞呈弱阳性,阳性反应不能被氟化钠抑制;浆细胞呈阴性。

【影响因素】

同 NAS-DCE 染色。

【临床解读】

主要用于辅助鉴别急性白血病细胞类型。①急性单核细胞白血病中的白血病细胞大多数呈阳性且阳性程度较强,阳性能被氟化钠抑制;②急性粒细胞白血病中的原始粒细胞呈阳性或阴性,阳性反应不能被氟化钠抑制;③急性粒 – 单核细胞白血病中的原始粒细胞呈阴性或阳性,阳性不被氟化钠抑制,原始及幼稚单核细胞呈阳性,阳性能被氟化钠抑制,因此急性粒 – 单核细胞白血病时,α-NAE 染色呈现出部分阳性被氟化钠抑制。

3. 醋酸 AS-D 萘酚酯酶（naphthol AS-D acetate esterase,NAS-DAE）染色

【结果判读】

粒细胞系统中,原始粒细胞阴性或阳性,早幼粒细胞至中性成熟粒细胞各阶段均阳性,且不被氟化钠抑制。其他血细胞染色结果基本同 α-NAE 染色。

【影响因素】

同 NAS-DCE 染色。

【临床解读】

醋酸 AS-D 萘酚酯酶存在于单核细胞、粒细胞和淋巴细胞中,是一种中性非特异性的酯酶。临床意义基本同 α-NAE 染色,用以辅助鉴别急性白血病细胞类型。

（七）苏丹黑B（Sudan black B，SB）染色

【结果判读】

粒细胞除原粒细胞外，均可见阳性颗粒，嗜酸性粒细胞呈泡状阳性；单核细胞大多呈弱阳性反应，其颗粒细小，散在分布；淋巴细胞、幼红细胞、巨核细胞和血小板呈阴性反应。

【影响因素】

1. 苏丹黑B储存液配好后，染料充分溶解后再用。

2. 苏丹黑B储存液为无水乙醇所配，易挥发，所以容器封闭性能要好，并置4℃冰箱保存。

3. 苏丹黑B染色液可用1～2个月，如发生沉淀、由蓝色变为褐色，则不宜再用，缓冲液在临用前应混匀。

4. 避免部分脂肪溶解，涂片在染色前勿沾上丙酮、乙醚、氯仿等溶剂。

【临床解读】

SB染色与POX结果相似，但SB较POX更敏感。

SB染色主要应用于各种急性白血病的鉴别。①急性粒细胞白血病原粒细胞呈阴性反应，少数阳性；早幼粒细胞呈阳性反应。②急性淋巴细胞白血病各期淋巴细胞均为阴性。③急性单核细胞白血病的原单核细胞为阴性，少数为少而细小的阳性。④再生障碍性贫血时成熟中性粒细胞的阳性程度增高；慢性粒细胞白血病、霍奇金病、恶性贫血可见阳性减弱；戈谢细胞呈弱阳性；尼曼-皮克细胞呈中等阳性。

三、骨髓活检（bone marrow biopsy）

【结果判读】

正常骨髓活检切片中可见到造血细胞、非造血细胞及血管间质三大类成分。其中造血细胞主要是指各阶段幼稚细胞及成熟血细胞。正常情况下，粒系幼稚细胞多靠近骨小梁分布，且随着成熟度的增加逐渐远离骨小梁，进入骨小梁之间的中央区。红系细胞常靠近血窦旁生长，幼稚红细胞一般围绕巨噬细胞形成幼稚红细胞岛，且成熟度由内到外逐渐增加。巨核细胞多分布在窦样结构旁，距骨小梁有一定距离，正常情况下，所有巨核细胞均与窦样结构相连，位于后者外侧，正常值为4～12个/HP。单核细胞在骨髓中数量较少，无特定的分布位置。幼稚及成熟淋巴细胞均可见到，分布情况不一，可呈弥散或聚集分布。浆细胞多散在于骨髓细胞之间。肥大细胞在正常骨髓中少见。

【影响因素】

取材部位以髂后上棘为最好，如在骨髓活检同时做骨髓涂片细胞学检查，应当

先抽取髓液涂片，之后再将活检针另换角度取骨髓组织。操作过程中应尽量避免过多出血，防止人为因素的影响。骨髓活检中的细胞形态不如骨髓涂片舒展、清晰，原始粒细胞、原始红细胞、原始淋巴细胞、原始单核细胞、甚至原始巨核细胞不容易被识别，必要时需做免疫标记检查。

【临床解读】

1.骨髓活检可较全面而准确地了解骨小梁与造血组织、脂肪细胞或纤维组织所占的容积或比例，进而准确判断骨髓增生程度；了解粒/红比值及骨髓内铁储存情况，对于某些疾病（如再生障碍性贫血及骨髓增生异常性肿瘤）及化疗后骨髓抑制程度有明确诊断价值。

2.可发现骨髓穿刺涂片检查不易发现的病理变化，当骨髓增生极度活跃或极度低下、纤维组织增多及骨质增生导致的"干抽"或骨髓稀释时活检显得格外重要，如低增生白血病、骨髓纤维化、毛细胞白血病、骨髓坏死、恶性肿瘤累及骨髓等。

3.骨髓活检比涂片能更早、更全面地发现骨髓早期的病理改变，对各种急、慢性白血病和骨髓增生异常性肿瘤有确诊和判定预后的价值，对骨髓转移癌、戈谢病和尼曼-皮克病等诊断的阳性率比骨髓涂片高。

4.骨髓活检可协助诊断慢性骨髓增殖性肿瘤，如真性红细胞增多症、原发性血小板增多症、骨髓纤维化等。

第三节 溶血性贫血检验

一、筛查试验

（一）红细胞寿命测定（erythrocyte life span determination）

【参考区间】

核素标记法 正常人红细胞 ^{51}Cr $T_{1/2}$ 为 25～32d。

【影响因素】

1.检查前3周及检查期间要避免输血，以保证 ^{51}Cr 标记的是自身红细胞及标记红细胞不被非标记红细胞所稀释，否则会影响测定结果。

2.标记红细胞时所加入 ^{51}Cr 的浓度应 ＜2μg/ml 红细胞，过量会影响红细胞存活期。

3.检查前1周停服维生素C，因其可使六价 ^{51}Cr 还原成三价而降低标记率。

【临床解读】

1.溶血性贫血患者红细胞寿命缩短，$T_{1/2}$ 约为 14d。

2.再生障碍性贫血和脾功能亢进患者红细胞寿命缩短，$T_{1/2}$ 为 15～29d。

3.真性红细胞增多症患者，红细胞寿命明显延长。

4.缺铁性贫血患者，红细胞寿命多数正常，少数缩短。

（二）血浆游离血红蛋白（plasma free hemoglobin）

【参考区间】

比色法　0～40mg/L。

【影响因素】

1.试验器皿要避免血红蛋白的污染。

2.血标本要避免体外溶血。

【临床解读】

正常人血浆中仅含微量游离血红蛋白，且大部分与结合珠蛋白结合。

1.血浆游离血红蛋白增高是判断血管内溶血最直接的证据。

2.体外循环、心脏手术、血液透析、心脏瓣膜置换术后等所致的溶血，血浆游离血红蛋白可有不同程度增高。

3.血管外溶血、红细胞膜缺陷症血浆游离血红蛋白含量一般正常，如遗传性球形红细胞增多症。自身免疫性溶血性贫血、珠蛋白生成障碍性贫血可轻度增高。

（三）血清结合珠蛋白（serum haptoglobin，Hp）

【参考区间】

1.醋酸纤维素膜电泳法　0.5～1.5g/L HB。

2.免疫比浊法　0.16～2.0g/L。

【影响因素】

标本要避免体外溶血。

【临床解读】

1.各种溶血都可使Hp减低，尤其是血管内溶血。

2.肝病、传染性单核细胞增多症和先天性无结合珠蛋白血症时，结合珠蛋白亦降低，因此在诊断溶血性贫血时应排除上述疾病。

3.感染、创伤、恶性肿瘤、系统性红斑狼疮、糖皮质激素治疗、肝外阻塞性黄疸、口服避孕药等可使Hp升高。

（四）血浆高铁血红素白蛋白测定

【参考区间】

分光光度计法　阴性。

【影响因素】

标本要避免体外溶血。

【临床解读】

可用于判断溶血严重程度，阳性提示严重血管内溶血。血管内溶血时，血浆中游离血红蛋白明显增高，可检测出高铁血红素白蛋白。

只有在严重的血管内溶血时，高铁血红素才与白蛋白结合形成高铁血红素白蛋白，故本试验是检测血管内溶血的重要指标，但阴性不能排除血管内溶血。

（五）尿含铁血黄素试验（urine hemosiderin test）

【参考区间】

罗斯（Rous）法 阴性。

【影响因素】

1.所有试管、玻片、试剂均应防止被铁污染，否则易出现假阳性。

2.试剂要新鲜配制，否则易失效。如亚铁氰化钾与盐酸混合后即显蓝色，表示试剂已被污染高铁，不宜再用。

3.用首次晨尿标本检查阳性率较高。由于结果存在假阳性和假阴性的可能，故应该同时做正常对照。

4.溶血初期未形成含铁血黄素，本试验可为阴性，所以尿液含铁血黄素阴性不能完全排除有血管内溶血。

5.由于慢性血管内溶血含铁血黄素间断性出现，故定量测定尿铁水平有助于诊断慢性血管内溶血。

6.由于尿含铁血黄素是随脱落的肾小管上皮细胞排出，而且为数较少，所以必须用足够的尿量离心沉淀后再对沉渣进行染色检查。对可疑的结果应当重复检查确定。

【临床解读】

尿含铁血黄素试验，又称尿Rous试验，阳性提示有慢性血管内溶血，尿中有铁排出。临床上常见于阵发性睡眠性血红蛋白尿（PNH），阳性可持续数周。但在溶血初期，虽然有血红蛋白尿，但肾小管上皮细胞尚未脱落，或上皮细胞内尚未形成可检出的含铁血黄素颗粒，本试验可呈阴性。

二、红细胞膜缺陷检验

（一）红细胞渗透脆性试验（erythrocyte osmotic fragility test）

【参考区间】

简易半定量法

开始溶血：4.2 ～ 4.6g/L NaCl。

完全溶血：2.8 ～ 3.4g/L NaCl。

【影响因素】

1.所用的器械必须清洁干燥，防止血标本在体外溶血，否则影响试验的准确性。

2.NaCl溶液浓度要准确，应干燥称量。

3.应用新鲜静脉血，忌用抗凝血，特殊情况下可用去纤维蛋白血或肝素作为抗凝剂。

4.黄疸或严重贫血的患者开始溶血时不易观察，可用等渗盐水将红细胞配成50%的悬液后再行试验。

5.每次试验均应做正常对照，被检者与对照相差0.4g/L有临床意义。

【临床解读】

1.脆性增加　主要见于遗传性球形红细胞增多症、遗传性椭圆形红细胞增多症、部分自身免疫性溶血性贫血、遗传性口形红细胞增多症等。

2.脆性降低　主要见于珠蛋白生成障碍性贫血，血红蛋白C病，血红蛋白D病，血红蛋白E病，低色素性贫血，以及阻塞性黄疸、脾切除术后等。

（二）红细胞孵育渗透脆性试验（erythrocyte incubation osmotic fragility test）

【参考区间】

1.未孵育　50%溶血为4.00～4.45g/L NaCl。

2.37℃孵育　24h 50%溶血为4.65～5.90g/L NaCl。

【影响因素】

1.所用的器械必须清洁干燥，防止血标本在体外溶血，否则影响试验的准确性。

2.NaCl溶液浓度要准确，应干燥称量。

3.应用新鲜静脉血，忌用抗凝血。

4.每次试验均应做正常对照，与被检查者相差0.4g/L有临床意义。

【临床解读】

本试验用于轻型遗传性球形红细胞增多症、先天性非球形红细胞溶血性贫血的鉴别诊断。

1.脆性增加　见于遗传性椭圆形红细胞增多症、先天性非球形红细胞溶血性贫血。

2.脆性降低　见于珠蛋白障碍性贫血、缺铁性贫血、镰状红细胞贫血、脾切除术后。

（三）红细胞自身溶血（autohemolysis）及纠正试验

【参考区间】

分光光度计法　健康人血在无菌条件下孵育48h后不加葡萄糖或ATP管，溶血率＜4.0%，加葡萄糖或加ATP纠正物，溶血率＜0.6%。

【影响因素】

1.本试验注意无菌操作。

2.空白对照管溶血程度应该在正常参考范围内。

【临床解读】

1. 遗传性球形红细胞增多症自身溶血率增加，能被葡萄糖或 ATP 纠正。

2. 葡萄糖 -6- 磷酸脱氢酶（G-6-PD）缺乏症等戊糖旁路代谢缺陷的患者自身溶血率增加，能被葡萄糖纠正。

3. PK 缺乏症时，不能利用葡萄糖产生 ATP，其自身溶血率明显增加，不能被葡萄糖纠正，但能被 ATP 纠正。

4. 获得性溶血性贫血如 PNH、自身免疫性溶血性贫血及药物性溶血等加葡萄糖后效果不定，但是加 ATP 可明显纠正。

（四）酸化甘油溶血试验（acidified glycerin hemolysis test，AGLT）

【参考区间】

分光光度法　正常人 $AGLT_{50} > 290s$。

【影响因素】

1. 试验中所用的试剂必须新鲜配制。

2. 标本应防止体外溶血。

【临床解读】

缩短见于遗传性球形红细胞增多症、肾衰竭、慢性白血症、自身免疫性溶血性贫血和妊娠妇女。

（五）红细胞膜蛋白电泳（protein electrophoresis of erythrocyte membrane）

【参考区间】

红细胞各种膜蛋白组分百分率变化较大，多与正常红细胞膜蛋白电泳图谱作比较，或以区带 3 蛋白为基准，以各膜蛋白含量与区带 3 蛋白的比例表示。

【影响因素】

1. 电泳过程中应注意电泳时间、点样量、电流强度、染色和漂洗时间等因素。

2. 应同时做正常人和必要的已知异常蛋白的标本进行对照。

【临床解读】

1. 许多先天性和后天性溶血性贫血都伴有红细胞膜蛋白异常，各种膜缺陷病如遗传性球形红细胞增多症有收缩蛋白等含量减低或结构异常。

2. 某些血红蛋白病骨架蛋白等可明显异常。

三、红细胞酶缺陷检验

（一）葡萄糖 -6- 磷酸脱氢酶（glucose 6-phosphate dehydrogenase，G-6-PD）测定

【参考区间】

1. 荧光斑点法　5min 和 10min 斑点出现荧光，10min 斑点荧光最强。

2.高铁血红蛋白还原试验　G-6-PD活性正常者，还原率75%以上。

3.G-6-PD活性测定　（4.97±1.43）U/gHb。

4.G-6-PD/6-PGD比值法　儿童及成人正常值为比值≥1.0，缺乏者比值＜1.0。新生儿界值为1.1。

【影响因素】

1.pH、温度等影响蛋白质的一切因素均能影响酶的活性，故配制缓冲液时需用pH计校正至要求范围。

2.在测定中所有试剂必须准确复温至室温才能进行测定。

3.待测标本必须新鲜，操作应尽快进行。

4.在溶血液制备过程中要尽量减少白细胞、血小板及网织红细胞的数量，否则结果偏高。

5.每次都要有葡萄糖-6-磷酸脱氢酶正常和缺陷者的标本做对照。

【临床解读】

正常人有很强的荧光，葡萄糖-6-磷酸脱氢酶缺陷症患者荧光很弱或无荧光，杂合子型葡萄糖-6-磷酸脱氢酶缺陷症或某些变异型可有轻度或中度荧光。

（二）丙酮酸激酶（pyruvate kinase，PK）荧光筛选试验和活性测定

【参考区间】

1.荧光斑点法　无荧光点。正常荧光在25min内消失。

2.紫外分光光度法　PK活性（15±1.99）U/gHb。

【影响因素】

1.试剂的pH、温度要准确。

2.每次试验都应有正常人血液做阴性对照。

【临床解读】

1.荧光斑点不消失或时间延长提示PK缺乏，是PK缺乏症的筛检试验。如疑为阳性，应做活性定量测定。

2.PK活性下降或缺乏，见于先天性PK缺乏症。严重缺乏（纯合子）时，PK活性为正常的25%以下；中间缺乏（杂合子）时，为正常的25%～50%。PK活性下降也可见于继发性PK缺乏症，如再生障碍性贫血、白血病、MDS等。

3.PK活性荧光斑点试验是PK缺乏症的筛检试验，必要时需做活性定量加以确认。PK活性测定特异性高且可定量，是诊断PK缺乏症直接和可靠的指标。PK活性检测应注意是否处于急性溶血期。由于急性溶血期外周血新生红细胞增多，酶活性可能不减低或减低不明显，应在2～3个月后复查。

（三）高铁血红蛋白还原试验（methemoglobin reduction test）

【参考区间】

比色法　高铁血红蛋白还原率＞75%。

【影响因素】

1.对于贫血患者应将血细胞比容调整在0.35～0.40。

2.草酸盐抗凝剂具有还原性，不宜使用。

3.试剂的比例要准确，否则易产生假阳性或假阴性。

4.标本不应有凝块或溶血，以免影响测定结果。

5.患者如存在高铁血红蛋白（HbH）、不稳定血红蛋白、高脂血症、巨球蛋白血症等均可造成假阳性。NADPH-MHb还原酶缺乏（罕见）也可出现阳性结果。

【临床解读】

本试验用于红细胞葡萄糖-6-磷酸脱氢酶（G-6-PD）缺陷症的过筛试验。

（四）变性珠蛋白小体生成试验（Heinz body test）

【参考区间】

体外试验含5个及以上变性珠蛋白小体的红细胞＜30%（煌焦油蓝染色）。

【影响因素】

试验过程中严格控制加入乙酰苯肼的量，制片后立即计数，久置会降低阳性率。且要做正常对照，同时注意含变性珠蛋白小体的红细胞与网织红细胞的鉴别。

【临床解读】

变性珠蛋白小体生成试验是诊断G-6-PD缺乏症的筛检试验之一。试验特异性较差，对G-6-PD缺乏症的诊断还应进一步作确诊试验。

1.G-6-PD缺乏症阳性细胞常＞45%，随病情好转，阳性细胞减少甚至消失。

2.不稳定血红蛋白病患者阳性细胞常＞45%，还原型谷胱甘肽缺乏症也增高。

3.阳性细胞增高也可见于接触苯肼、硝基苯、苯胺等化学物质者。

四、自身免疫性溶血性贫血检验

（一）抗球蛋白试验（antiglobulin test，AGT，Coombs试验）

【参考区间】

阴性。

【影响因素】

1.标本应新鲜。

2.试管洁净，避免血浆蛋白污染，以防假阴性。

3.抗球蛋白血清在制备后，需用阳性红细胞或致敏的Rh阳性O型红细胞鉴定。

4.抗体多属于温抗体型（即37℃条件下作用最强，主要为IgG型自身抗体），试验应在37℃下进行。但有少部分属于冷抗体（4℃条件下作用最强，主要为IgM型自身抗体），故必要时应在4℃条件下进行试验，以排除假阴性。

5.洗涤红细胞时，需用多量生理盐水洗3次，以使血清蛋白充分洗净，才可排除其抑制阳性结果的因素。

【临床解读】

1.抗球蛋白试验直接试验阳性是自身免疫性溶血性贫血（autoimmune hemolytic anemia，AIH）的诊断依据。

2.抗球蛋白试验阳性主要见于冷凝集素综合征、阵发性冷性血红蛋白尿症、药物性免疫性溶血、新生儿同种免疫性溶血、溶血性输血反应、系统性红斑狼疮、传染性单核细胞增多症、类风湿关节炎、淋巴细胞增殖性疾病、恶性肿瘤及某些慢性肝、肾疾病等。

3.新生儿同种免疫溶血病直接和间接试验均呈强阳性，可持续数周，输血或换血数天后可变成阴性。由ABO血型不合引起的溶血，常为阴性或弱阳性。

（二）冷凝集素（cold agglutinin）

【参考区间】

健康人血清中抗红细胞抗原的IgM冷集素效价＜1∶16（4℃）。

【影响因素】

1.患者未分离的血清标本不放冰箱，标本应在37℃环境下保存，以防冷凝集素被红细胞吸收而呈假阴性。

2.分离的血清应尽快进行试验，因长时间冷藏可致冷凝集素消失。

【临床解读】

冷凝集素增加见于冷凝集素综合征，效价可达1∶1000以上。流行性感冒、支原体肺炎、传染性单核细胞增多症、淋巴瘤、疟疾等可引起冷凝集素效价继发性增高。

（三）冷热溶血试验（Donath-Landsteiner test）

【参考区间】

免疫法　正常人为阴性。

【影响因素】

制备纤维蛋白血离心时应低速。

【临床解读】

1.冷热溶血试验是诊断阵发性冷性血红蛋白尿症的主要指标。患者D-L抗体效价可高于1∶40。但若患者近期正处于溶血发作，由于补体已被消耗，可出现假阴性结果。

2.某些病毒感染如麻疹、流行性腮腺炎、水痘、传染性单核细胞增多症等也可出现阳性反应。

五、血红蛋白异常检验

（一）抗碱血红蛋白（alkali resistant hemoglobin，HbF）

【参考区间】

正常情况下出生3个月后HbF比例迅速下降，2岁以上至健康成人一般在1.0%～3.1%，新生儿可达55%～85%。

【影响因素】

血红蛋白液必须新鲜，碱化时间要准确，过滤后须在1h内比色测定。

【临床解读】

抗碱血红蛋白又称胎儿血红蛋白（fetal hemoglobin，HbF），在新生儿时期约占Hb组成的90%，随个体发育HbF减少，逐渐被HbA所取代。

1. HbF 绝对增多　见于珠蛋白生成障碍性贫血，重型者达30%～90%，中间型常为5%～30%，轻型小于5%。遗传性胎儿血红蛋白持续综合征患者，HbF可高达100%。

2. HbF 相对增多　可见于骨髓纤维化、白血病、浆细胞瘤、再生障碍性贫血、阵发性睡眠性血红蛋白尿症、卟啉病等。

3. HbF 生理性增多　常见于孕妇及新生儿。

（二）血红蛋白电泳（hemoglobin electrophoresis）

【参考区间】

1. pH 8.6的TEB缓冲液醋酸纤维膜电泳正常血红蛋白电泳区带：HbA＞95%，HbF＜2%，HbA_2为1%～3.1%。pH8.6的TEB缓冲液适合于检出HbA、HbA_2、HbS、HbC，但HbF不易与HbA分开，HbH与HbBarts不能分开和显示，应再选择其他缓冲液进行电泳分离。

2. pH 6.5的TEB缓冲液醋酸纤维膜电泳主要用于HbH与HbBarts的检出。HbH等电点为5.6，在pH 6.5的TEB缓冲液中电泳时泳向阳极，HbBarts则在点样点不动，而其余的血红蛋白都向阴极移动。

【影响因素】

1. 电泳时间不能太长，电泳时醋酸纤维膜不能变干，故应该观察到HbA和HbA_2清晰分开就停止电泳，电泳时间太长区带反而扩散模糊。

2. 点样量不能太多，如血红蛋白液太多，色带易脱落或染色不透，则可出现HbA_2相对增高的假阳性结果。

3. 避免醋酸纤维膜被蛋白质污染。

4. 电流不应过大，否则血红蛋白分不开带。

【临床解读】

1.通过与健康人的血红蛋白电泳图谱比较，可发现异常血红蛋白电泳区带。如HbH、HbE、HbBarts、HbS、HbD和HbC等异常血红蛋白。

2. HbA_2增多见于珠蛋白生成障碍性贫血，为杂合子的重要实验室诊断指标。HbE病时也在HbA_2区带位置重叠，HbA_2区带处增宽，含量增幅在10%以上。

（三）血红蛋白A_2测定（HbA_2）

【参考区间】

健康成人HbA_2为1.05%～3.12%。

【影响因素】

1.所用标本应新鲜。

2.在整个操作过程中应该注意加入缓冲液，不能让制好的柱干涸。

3.如有异常蛋白存在时，某些异常血红蛋白的等电点和HbA_2接近，注意防止假阳性结果的出现。

【临床解读】

1. HbA_2增高　见于β珠蛋白合成障碍性贫血，某些血液病、肿瘤、肝病等HbA_2也有轻度增加。

2. HbA_2减低　见于α珠蛋白和δ珠蛋白合成障碍性贫血及重度缺铁性贫血和遗传性HbF持续存在综合征等。

（四）血红蛋白F酸洗脱试验（hemoglobin F acid elution，Hb F）

【参考区间】

酸洗脱法　健康成人血涂片中含HbF红细胞＜2%，新生儿可达55%～85%。

【影响因素】

1.应严格掌握缓冲液的pH、酸洗脱的温度和时间，以保证测定结果的准确性。

2.标本必须用新鲜的或4℃冰箱保存3d以内的枸橼酸钠抗凝血，血片制成需2h内染色，否则可出现假阳性结果。

3.如观察时不好区分白细胞与红细胞，可先用苏木素染液对白细胞进行染色。

【临床解读】

1.珠蛋白生成障碍性贫血着色细胞增加，重型患者大多数红细胞染成红色，轻型患者可见少数染成红色的细胞。

2.遗传性胎儿血红蛋白持续综合征全部红细胞均染为红色。

3.再生障碍性贫血和其他溶血性贫血可出现少量着色的红细胞。

（五）红细胞包涵体试验（red blood cell inclusion body test）

【参考区间】

煌焦油蓝染色法　健康人含包涵体红细胞＜1%。

【影响因素】

1.不典型的包涵体应与网织红细胞相鉴别，包涵体形态为在红细胞内均匀分布的蓝色球形小体，有折光性。而网织红细胞内网状物质是呈颗粒或网状不均匀排列。

2.HbH病红细胞内包涵体一般在10min至2h形成，观察温育2h含包涵体的红细胞是否比温育10min的阳性细胞多，可了解是否有HbH等不稳定的血红蛋白的存在。

3.推好片后宜即及时风干，否则红细胞形态不清楚，影响观察。

4.制片后应及时计数。否则放置过久变性的血红蛋白小体可褪色消失。

【临床解读】

1.HbH病患者孵育1h就可出现包涵体，也称HbH包涵体，其阳性红细胞可达50%以上；轻型α珠蛋白生成障碍性贫血时，偶见HbH包涵体。

2.红细胞包涵体还见于不稳定血红蛋白病，不同型的不稳定血红蛋白需要的温育时间以及形成包涵体的形态、数量等各不相同，但孵育3h后多数红细胞内可出现包涵体。

3.G-6-PD缺乏或细胞还原酶缺乏及化学物质中毒等，红细胞中也可出现包涵体。

六、阵发性睡眠性血红蛋白尿症有关检验

（一）酸化血清溶血试验（acidified-serum hemolysis test，Ham试验）

【参考区间】

阴性。

【影响因素】

1.血清酸化后试管必须塞紧，否则CO_2逸出使血清酸度降低。

2.试验中所用的弱酸溶液必须新鲜配制。

3.本试验不能使用抗凝标本，可用脱纤维蛋白血。

4.为保证补体充分，最好用混合血清，但正常对照RBC须用O型血。

【临床解读】

1.Ham试验阳性主要见于阵发性睡眠性血红蛋白尿症（paroxysmal nocturnal hemoglobinuria，PNH）患者，是诊断PNH的重要依据。但阴性并不能排除PNH的可能。

2.某些自身免疫性溶血性贫血患者发作严重时可呈阳性反应，此时，如果将血清加热破坏补体后，试验结果由阳性转变为阴性，则更支持PNH的诊断。

3.球形红细胞在酸化血清内可呈假阳性反应，遗传性球形红细胞增多症者，在

加热灭活补体后的血清中再做试验，仍呈阳性反应。

4.多次输血的PNH患者，因血中所含补体敏感红细胞的数量相对减少，试验可呈弱阳性或阴性反应，此时可延长保温时间（4～6h），再观察有无溶血现象。

（二）蔗糖溶血试验（sucrose hemolysis test）

【参考区间】

1.定性　健康人无溶血。

2.定量　溶血率＜5%。

【影响因素】

1.患者自身的血清可出现假阳性。

2.正常血清中所含补体系统异常时出现假阴性。

3.所用器械必须干燥无水，避免影响结果。

【临床解读】

1.阳性　见于阵发性睡眠性血红蛋白尿（PNH）患者。此试验可作为PNH的筛选试验，但特异性差，阴性可基本排除PNH，如阳性应再做酸溶血试验证实。

2.轻度阳性　见于巨幼红细胞贫血、再生障碍性贫血、自身免疫性溶血性贫血和遗传性球形红细胞增多症。

（三）蛇毒因子溶血试验（venom hemolysis test）

【参考区间】

健康人溶血率＜5%，溶血率＞10%为阳性。

【影响因素】

1.试剂必须新鲜配制，保证蛇毒因子的有效性。

2.AB型血清应新鲜，如为干粉配成溶液，则必须当天使用。

3.所用器具必须清洁干燥，以免溶血造成假阳性。

4.对照管吸光度应该控制在5%左右，一般不超过10%，否则应检查血清有无溶血现象或血清与红细胞血型是否不合。

【临床解读】

1.蛇毒因子为特异性PNH的试验，特异性比Ham试验高。

2.PNH Ⅲ型红细胞对本试验敏感性最高，PNH Ⅱ型次之，PNH Ⅰ型不敏感。

（四）热溶血试验（heat hemolysis test）

【参考区间】

阴性。

【影响因素】

所用器械必须无水、干燥，避免溶血。

【临床解读】

阳性主要见于PNH，HS和自身免疫性溶血性贫血阳性率比PNH为低，本试验用于PNH的筛选。

（五）CD55和CD59检测

参见第6章临床免疫学检验相关内容。

第四节　出、凝血检验

一、血管及内皮功能检验

（一）血管性血友病因子（von Willebrand factor，vWF）测定

【参考区间】

免疫比浊法

活性：O型血健康人为38.0%～125.2%；其他血型健康人为49.2%～169.7%。

抗原：107.5%±29.6%。

不同品牌仪器及试剂间结果差异较大，需要各实验室自行制订。

【影响因素】

1.采血时穿刺尽量一针见血，采血后立即与抗凝剂混合，尽快送往实验室，标本要及时检测，使用枸橼酸钠抗凝血浆。

2.分离血浆时，离心速度和时间要够，务必除去血小板，并且最好用塑料管收集血液。

3.类风湿因子可能会对测试结果产生干扰，使检测结果偏高。

【临床解读】

vWF是血管内皮细胞的促凝指标之一。它由血管内皮细胞合成和分泌，参与血小板的黏附和聚集反应，起促凝血作用。

1.增高　见于血栓前状态和血栓性疾病，如急性冠脉综合征（ACS）、心肌梗死、心绞痛、脑血管病变、糖尿病、妊娠高血压综合征、肾小球疾病、大手术后、恶性肿瘤、免疫性疾病、感染性疾病、骨髓增殖性疾病等。

2.减低　见于血管性血友病（vWD），是诊断vWD及其分型的指标。

（二）6-酮-前列腺素F1α（plasma 6-keto-prostalandin F1α，6-keto-PGF1α）测定

【参考区间】

酶联免疫吸附测定（ELISA）法　（17.9±7.2）pg/ml。

【影响因素】

1.试验前10d停用阿司匹林类药物。

2.标本和标准品应低温保存。

3.试管等需涂硅处理或使用塑料制品。

【临床解读】

6-酮-前列腺素F1α是血管内皮细胞的抗凝指标之一。它由血管内皮细胞合成和分泌，由抗血小板聚集和扩张血管的作用，起抗凝血作用。减低见于血栓性疾病，如急性心肌梗死、心绞痛、脑血管病变、糖尿病、动脉粥样硬化、肿瘤转移、肾小球病变、周围血管血栓形成及血栓性血小板减少性紫癜（TTP）。

（三）血浆凝血酶调节蛋白（thrombomodulin，TM）抗原测定

【参考区间】

酶联免疫吸附测定（ELISA）法　血浆TM：Ag为25～52μg/L。

【临床解读】

TM又称血栓调节素，是反映血管内皮损伤的指标。其抗原表达于血管内皮细胞表面并参与内皮细胞的抗凝过程。TM：Ag水平增高反映血管内皮细胞的抗凝作用增强，见于血栓性疾病，如糖尿病、心肌梗死、脑梗死、深静脉血栓形成、肺栓塞、DIC、TTP、SLE等。

（四）血浆内皮素-1（ET-1）测定

【参考区间】

血浆ET-1＜5ng/L。

【临床解读】

血浆内皮素是反映血管内皮损伤的标志，增高见于心绞痛、心肌梗死、缺血性脑血管病、原发性高血压、高脂蛋白血症、肾衰竭、弥散性血管内凝血（DIC）等。

二、血小板检验

（一）血小板计数

见本章第一节。

（二）血小板生存时间测定

【参考区间】

丙二醛（MDA）法　9～12d。

【影响因素】

1.最好采用硅化或塑料注射器，玻璃试管等需涂硅处理，因为玻璃可以激活凝血反应。

2.要注意标本的保存，最好为新鲜标本。

【临床解读】

血小板生存时间缩短见于免疫性血小板减少症、药物免疫性血小板减少性紫癜、输血后紫癜、脾功能亢进和SLE、DIC、血栓性血小板减少性紫癜（TTP）、溶血尿毒症综合征、心肌梗死、心绞痛、糖尿病伴血管病变、高脂血症、外科手术后、脑血管病变、肺栓塞、深静脉血栓形成（DVT）、恶性肿瘤、心瓣膜修复术后、冠状动脉移植术后和妊娠期高血压疾病等。

（三）血小板黏附试验（platelet adhesiveness test，PAdT）

【参考区间】

玻珠柱法　62.5%±8.6%。

【影响因素】

1.取静脉血4.5ml，以109mmol/L枸橼酸钠抗凝，血液与抗凝剂之比为9∶1，应严格按照此比例进行抗凝。

2.将玻珠柱两端分别与针头及注射器相连，行肘静脉穿刺，当血液接触玻珠时立即开动秒表。

3.过程必须顺利，不可混入气体或产生凝块。掌握血液通过玻珠柱的速度，流速太快，黏附率降低，流速太慢会使黏附率增高。

4.玻珠柱应置于干燥器内储存，受潮后黏附率降低。

【临床解读】

1.增高　见于血栓前状态和血栓性疾病，如心肌梗死、心绞痛、脑血管疾病、糖尿病、深静脉血栓形成、妊娠高血压综合征、肾小球肾炎、动脉粥样硬化、肺栓塞、口服避孕药等。

2.降低　见于血管性血友病（vWD）、巨血小板综合征（BBS）、血小板无力症、尿毒症、肝硬化、骨髓增生异常性肿瘤、急性白血病、服用抗血小板药物、低（无）纤维蛋白原血症等。

（四）血小板聚集试验（platelet aggregation test，PAgT）

【参考区间】

光学比浊法（LTA）

血小板最大聚集率：二磷酸腺苷（ADP）30%～70%。

花生四烯酸（AA）40%～80%。

各实验室应建立自己的参考区间。

【影响因素】

1.最好采用硅化或塑料注射器，玻璃试管等需涂硅处理，因为玻璃可以激活凝血反应。

2.不宜使用止血带，如需使用止血带，在针插入血管见回血后应立即释放止血带，采血过程不超过1min，强调采血顺利，以防激活凝血反应。

3.多项目采血先抽其他抗凝管，使用第二管以后的采血管进行血小板活化检测，若只要该项目，可采集两管血，第一管弃用。

4.应空腹采血，采血前一餐宜避免进食高脂食物；采血前2h内禁饮咖啡或含咖啡因饮料，采血前30min内禁止吸烟；采血前2h内避免剧烈运动。

5.阿司匹林、双嘧达莫、肝素、双香豆素类药物在检测前1周内不能使用。

6.血小板聚集试验受当日的环境和试剂影响较大，最好每次以正常人血小板做对照。

7.血小板聚集作用随血浆中枸橼酸钠浓度的降低而增高，如血细胞比容（HCT＜35%或＞55%）异常时，需要调整抗凝剂比例。

8.使用某些药物如阿司匹林、右旋糖酐、保泰松等后，可使聚集性减低，故在本试验前应停用有关药物。

【临床解读】

1.血小板聚集性增强　血小板聚集功能增强见于血栓前状态和血栓性疾病，如心肌梗死、心绞痛、糖尿病、脑血管疾病、妊娠高血压综合征、深静脉血栓形成、肺栓塞、口服避孕药、晚期妊娠、高脂血症、抗原抗体反应、人工心脏和瓣膜置换术等。

2.血小板聚集性降低　血小板聚集性降低见于血小板无力症、血小板储存池病、尿毒症、肝硬化、骨髓增生性疾病、原发免疫性血小板减少症、急性白血病、服用抗血小板药物、低（无）纤维蛋白原血症等。

（五）血小板膜糖蛋白检测

参见第6章临床免疫学检验相关内容。

（六）血小板第3因子有效性测定（platelet factor 3 availability test，PF3aT）

【参考区间】

流式细胞术测定　阳性率为30%。

【影响因素】

1.最好采用硅化或塑料注射器，玻璃试管等需涂硅处理，因为玻璃可以激活凝血反应。

2.较理想的抗凝剂应首选枸橼酸钠。

3.止血带不应扎得太紧，最好不超过1min，并强调采血顺利，以防激活凝血反应。

4.PF3有效性测定的准确性取决于富含血小板血浆（PRP）及乏血小板血浆（PPP）的制备是否符合要求，其中PRP必须保证血小板数在（250～350）×10^9/L，而 PPP 则需＜20×10^9/L。

5.鉴于红细胞膜与血小板 PF3 有某些相近之处,因此血浆中不能混有红细胞,也不可造成溶血。

【临床解读】

血小板第3因子有效性测定,又称血小板促凝活性测定。

1.增高　见于糖尿病、动脉粥样硬化、急性心肌梗死等疾病。

2.降低　见于血小板无力症、巨大血小板综合征、某些血小板病及Ⅰ型糖原贮积症、尿毒症、慢性肝脏疾病、异常蛋白血症(巨球蛋白血症、多发性骨髓瘤等)、系统性红斑狼疮、骨髓增殖性疾病(真性红细胞增多症、原发性出血性血小板增多症、慢性粒细胞白血病)、急性白血病、再生障碍性贫血、恶性贫血及先天性心脏病等。还见于服用阿司匹林类非甾体抗炎药或先天性血小板环氧化酶缺陷等。

(七)血小板相关抗体(platelet associated antibodies,PAIg)

【参考区间】

酶联免疫吸附测定(ELISA)法,血浆　阴性。

【影响因素】

1.最好采用硅化或塑料注射器,玻璃试管等需涂硅处理,因为玻璃可以激活凝血反应。

2.因肾上腺皮质激素可影响结果,故应停药2周以上才能抽血检测。

3.多次输血患者由于同种免疫抗体升高易吸附于血小板表面而致 PAIgG 升高而产生假阳性。

4.血清中免疫球蛋白、免疫复合物增高也可使 PAIgG 升高而产生假阳性。

【临床解读】

PAIg 是免疫性血小板减少症诊断的指标之一。90%以上免疫性血小板减少症患者的 PAIgG 水平增高。免疫性血小板减少症经激素治疗有效者,PAIgG 水平下降。如 PAIgG 在2周内下降者提示预后较好。

(八)血小板膜糖蛋白自身抗体(auto antibodies of platelet membrane glucoprotein)

【参考区间】

血小板表面:抗原抗体复合物法:阴性。血清:抗原抗体复合物法:阴性。

【影响因素】

1.选择的正常对照血小板必须是 O 型血的供者,以免过多的干扰。

2.O 型血混合血小板的准备要十分重视,需20人以上的供者,不然将无可比性。

【临床解读】

血小板膜糖蛋白GPIb-Ⅲa和（或）GPIb-Ⅸ阳性主要见于ITP，并可作为ITP疗效和预后的评价指标。

（九）肝素诱导的血小板减少症抗体（heparin-induced thrombocytopenia antibodies）

【参考区间】

免疫比浊法，血浆 ＜1.0U/mL。

【影响因素】

采血时穿刺尽量一针见血，采血后立即与抗凝剂混合，尽快送往实验室，标本要及时检测。使用枸橼酸钠抗凝血浆。

【临床解读】

检测结果呈阳性，结合患者使用肝素类药物史和临床症状，可确诊肝素诱导的血小板减少症，从而及时调整治疗方案，避免因继续使用肝素类药物导致病情恶化。

三、凝血因子相关检验

（一）血浆凝血酶原时间（prothrombin time，PT）

【参考区间】

凝固法

PT：9.4～12.5s；

INR：0.80～1.20；

PT活动度：70%～140%。

不同品牌仪器及试剂间结果差异较大需要各实验室自行制订。

【影响因素】

1.采血时穿刺尽量一针见血，采血后立即与抗凝剂混合，尽快送往实验室，标本要及时检测，使用枸橼酸钠抗凝血浆。

2.分离血浆时，离心速度和时间要够，务必除去血小板，并且最好用塑料管收集血液。

【临床解读】

1.延长：见于凝血因子Ⅱ、凝血因子Ⅴ、凝血因子Ⅶ、凝血因子Ⅹ因子缺乏症和低（无）纤维蛋白原血症、严重肝病、DIC、原发性纤维蛋白溶解症、维生素K缺乏症、血液中有抗凝物质、口服抗凝剂等。

2.缩短：见于口服避孕药、高凝状态，如DIC早期和血栓性疾病等。

3.用于香豆素类等口服抗凝剂的监控一般应维持PT值在参考值的1.5～2倍，

INR为1.5～2.5为宜。

（二）活化凝血时间（activated clotting time，ACT）

【参考区间】

凝固法　59.2～117s。

不同品牌仪器及试剂间结果差异较大，需要各实验室自行制订。

【影响因素】

同PT检测。

【临床解读】

1.延长　可见于因子Ⅷ（血友病A）、因子Ⅸ（血友病B）、因子Ⅻ和因子Ⅺ缺乏症、凝血因子抑制物或肝素水平增高、肝病、DIC及大量输入库存血等，也可以见于部分血管性血友病（vWD）。

2.缩短　见于DIC、血栓前状态及血栓性疾病。

（三）活化部分凝血活酶时间（activated partial thromboplastin time，APTT）

【参考区间】

凝固法　25.4～38.4s。

不同品牌仪器及试剂间结果差异较大，需要各实验室自行制订。

【影响因素】

同PT检测。

【临床解读】

1.延长APTT结果超过正常对照10s以上即为延长。APTT延长可见于因子Ⅷ（血友病A）、因子Ⅸ（血友病B）、因子Ⅻ和因子Ⅺ缺乏症、凝血因子抑制物或肝素水平增高、肝病、DIC及大量输入库存血等，也可以见于部分血管性血友病（vWD）。

2.缩短见于DIC、血栓前状态及血栓性疾病。

3.一般在肝素治疗期间，APTT维持在正常对照的1.5～2.0倍为宜。

（四）APTT纠正试验

【结果判读】

1.即刻APTT纠正试验

（1）正常参考范围/正常参考区间方法：将检测结果与正常参考范围或正常参考区间进行比较，结果在正常参考范围/正常参考区间内即为"纠正"。

（2）循环抗凝物指数（ICA）方法：此法也称为罗斯纳指数（Rosnerindex，RI）方法。RI的计算公式为RI＝［（APTT3-APTT2）/APTT1］×100%，通常临界值范围为10%～15%。

（3）百分比纠正法：也称为Chang法，以该方法的倡导者命名。百分比纠正法的公式为纠正（%）＝［（APTT1-APTT3）/（APTT1-APTT2）］×100%，关于临界值的文献报道略有差异。

（4）其他方法：①超过正常混合血浆APTT 5s以内（或延长＜15%）为"纠正"；②超过正常混合血浆APTT 5s以上（或延长＞15%）为不纠正。

2.孵育APTT纠正试验

（1）正常参考范围/正常参考区间方法：将检测结果与正常参考范围/正常参考区间进行比较，结果在正常参考范围/正常参考区间内即为"纠正"。超过正常混合血浆APTT 5s以内（或延长＜15%）为"纠正"；超过正常混合血浆APTT 5s以上（或延长＞15%）为不纠正。

（2）"时间依赖差"的判断方法：通常该差值≥3s则提示存在时间和温度依赖性抑制物（如FⅧ抑制物）。

【临床解读】

1.当纠正试验结果为"纠正"时，提示待测血浆缺乏凝血因子，可进行特殊凝血因子的检查以确定哪一个缺乏。。

2.当纠正试验结果为"不纠正"时，意味着存在抗凝物质或其他类型的干扰物，如高剂量的类肝素等抗凝物质、狼疮样抗凝物、特殊凝血因子抑制物或其他类型抑制物。

（五）凝血酶时间（thrombin time，TT）

【参考区间】

凝固法　10.3～16.6s。

不同品牌仪器及试剂间结果差异较大，需要各实验室自行制订。

【影响因素】

同PT检测。

【临床解读】

1.延长见于低（无）纤维蛋白原血症、SLE、肝病、肝素治疗、肿瘤、DIC、使用达比加群等抗凝药物。

2.缩短见于异常纤维蛋白原血症或巨球蛋白血症。

3.使用链激酶、尿激酶溶栓治疗时，一般应控制在1.5～2.5倍。

（六）纤维蛋白原（plasma fibrinogen，FIB）测定

【参考区间】

凝固法　2～4g/L。

不同品牌仪器及试剂间结果差异较大，需要各实验室自行制订。

【影响因素】

1.血中存在副蛋白和纤维蛋白（原）降解产物（FDP）等都可以影响检测值，

尤其是当FIB＜1.5g/L时，应与血清FDP检测同时检测。当FIB＜0.75g/L时，误差较大，应与APTT、PT、TT等结果一同分析。

2.其他同PT检测。

【临床解读】

1.增多　见于糖尿病及其酸中毒、动脉粥样硬化、急性肾炎、尿毒症、休克，外科手术后及轻度肝炎等。

2.减少　见于先天性纤维蛋白原缺乏症、异常纤维蛋白原血症、DIC、肝损伤、严重结核病、烧伤、纤维蛋白原溶解活性增高等。

（七）凝血因子Ⅱ、Ⅴ、Ⅶ、Ⅹ的促凝活性测定

【参考区间】

凝固法

因子Ⅱ：79%～131%；

因子Ⅴ：62%～139%；

因子Ⅶ：50%～129%；

因子Ⅹ：77%～131%。

不同品牌仪器及试剂间结果差异较大，需要各实验室自行制订。

【影响因素】

同PT检测。

【临床解读】

1.血浆中凝血因子Ⅱ、Ⅴ、Ⅶ、Ⅹ增高　见于高凝状态和血栓病，尤其是静脉血栓形成、肾病综合征、妊娠期高血压疾病、恶性肿瘤等。

2.血浆中凝血因子Ⅱ、Ⅴ、Ⅶ、Ⅹ减低　见于先天性因子Ⅱ、Ⅴ、Ⅶ、Ⅹ缺乏症，但较少见，获得性减低者见于维生素K缺乏症、肝脏疾病、DIC和口服抗凝剂等。

（八）凝血因子Ⅷ、Ⅸ、Ⅺ、Ⅻ的促凝活性测定

【参考区间】

凝固法

因子Ⅷ：50%～150%；

因子Ⅸ：65%～150%；

因子Ⅺ：65%～150%；

因子Ⅻ：50%～150%。

不同品牌仪器及试剂间结果差异较大，需要各实验室自行制订。

【影响因素】

同PT检测。

【临床解读】

主要用于内源性凝血因子缺乏筛查。

1.血浆Ⅷ、Ⅸ、Ⅺ、Ⅻ增高　主要见于高凝状态和血栓性疾病，尤其是静脉血栓形成性疾病，如深静脉血栓形成、肺栓塞、肾病综合征、口服避孕药、妊娠高血压综合征、恶性肿瘤等。

2.血浆中凝血因子Ⅷ减低　见于血友病A和血管性血友病（vWD）；凝血因子Ⅸ降低，见于血友病B、肝脏疾病和口服抗凝剂等。凝血因子Ⅺ减低，见于凝血因子Ⅺ缺乏症、肝脏疾病和DIC等。凝血因子Ⅻ减少，见于先天性凝血因子Ⅻ缺乏症（Hageman特征）、DIC和肝脏疾病等。

（九）凝血因子ⅩⅢ检测

【参考区间】

免疫比浊法　75.2%～154.8%。

不同品牌仪器及试剂间结果差异较大，需要各实验室自行制订。

【影响因素】

同PT检测。

【临床解读】

1.增多　见于闭塞性动脉粥样硬化、糖尿病性血管病变和慢性白血病等。

2.减少　见于DIC、重症肝病特别是失代偿性肝硬化、恶性肿瘤特别是有肝转移时、白血病、溃疡性结肠炎、糖尿病、淋巴瘤、原发性纤溶等。

（十）抗Xa因子活性（anti-Xa factor activity）

【参考区间】

发色底物法　应在肝素生产商推荐的范围内。

【影响因素】

结果受采血时间影响，使用普通肝素（或低分子肝素），开始用药后4～6h采集样本送检。建议每24小时至少监测一次。

【临床解读】

1.降低见于肝脏疾病。

2.低分子肝素治疗监测指标，可评估药物疗效及调整剂量。肝素可增强抗凝血因子X活性，若活性过高可能增加出血风险，过低则抗凝不足。

四、新型血栓分子标志物检验

（一）凝血酶-抗凝血酶复合物（thrombin-antithrombin complex，TAT）

【参考区间】

化学发光法　＜4ng/ml。

【影响因素】

1.采血时穿刺尽量一针见血，采血后立即与抗凝剂混合，尽快送往实验室，标本要及时检测。使用枸橼酸钠抗凝血浆。

2.分离血浆时，应按照试剂说明书要求离心，务必除去血小板，并且最好用塑料管收集血液。

【临床解读】

1.增高见于DIC、血栓前状态、血栓性疾病如深静脉血栓、肺栓塞、急性白血病、急性心肌梗死、肺癌、卵巢癌等。

2. TAT升高，提示患者凝血启动，可能处于高凝状态。尤其当TAT＞10ng/ml时，需格外警惕新发血栓风险。

3.抗凝治疗时，TAT降低提示治疗有效。

4.陈旧性深静脉血栓或肺栓塞时TAT可正常或轻度升高。

（二）纤溶酶抗纤溶酶复合物（plasmin antiplasmin complex，PIC）

【参考区间】

化学发光法　＜0.8μg/ml。

【影响因素】

同TAT。

【临床解读】

1.增多见于DIC、原发性纤溶亢进、急性心肌梗死、脑血栓形成、深静脉血栓形成，以及系统性红斑狼疮和肾病综合征、溶栓治疗等。

2. TAT/PIC 比值评估凝血和纤溶系统平衡状态：①TAT/PIC≈5∶1时，凝血和纤溶处于平衡状态；②TAT/PIC＞5∶1时，提示凝血系统占优，机体易发新发血栓；③TAT/PIC＜5∶1，提示机体存在纤溶亢进，易发出血。通过TAT和PIC比值可将DIC分为纤溶平衡型DIC、纤溶抑制型DIC和纤溶亢进型DIC。

（三）组织型纤溶酶原激活物-纤溶酶原激活抑制物-1复合物（tissue plasminogen activator-inhibitor complex，tPAI-C）

【参考区间】

化学发光法

男性：＜17.0ng/ml；

女性：＜10.5ng/ml。

【影响因素】

同TAT。

【临床解读】

tPAI-C升高表明内皮损伤同时提示组织低灌注，见于DIC、血管内皮损伤、心肌梗死、脑血栓，持续升高预示预后不良。

（四）血栓调节蛋白（thrombomodulin，TM）

【参考区间】

化学发光法　3.8～13.3TU/ml。

【影响因素】

同TAT。

【临床解读】

1.增多　见于糖尿病、系统性红斑狼疮、DIC、心肌梗死、脑血栓、脓毒症、肾功能受损、急性肺损伤等。

2.减少　见于TM缺乏症。

五、抗凝系统检验

（一）血浆抗凝血活酶Ⅲ（plasma antithrombin Ⅲ，AT-Ⅲ）测定

【参考区间】

发色底物法　83%～128%。

不同品牌仪器及试剂间结果差异较大，需要各实验室自行制订。

【影响因素】

1.进行发色底物法测定时必须同时做正常对照，不然标本条件将难以控制，无法与先前的正常参考范围比较。

2.其他同PT检测。

【临床解读】

1.减少　见于先天性AT缺陷、肝脏疾病、DIC、重症感染、多器官衰竭、肾病综合征、大面积烧伤、外科手术后，以及血栓前状态或血栓性疾病。

2.增多　可见于血友病、白血病和再生障碍性贫血等疾病的急性出血期以及口服抗凝血药及黄体酮治疗过程中。

3.AT-Ⅲ活性　＜70%时，提示肝素效能减低；AT-Ⅲ活性＜50%时，提示肝素效能明显降低；AT-Ⅲ活性＜40%时，提示肝素效能下降50%；AT-Ⅲ活性＜30%时，提示肝素无效。

（二）血浆蛋白C（protein C，PC）测定

【参考区间】

发色底物法　70%～140%。

新生儿及婴儿水平较低，青春期可达成人水平。

不同品牌仪器及试剂间结果差异较大，需要各实验室自行制订。

【影响因素】

同PT检测。

【临床解读】

PC是一种维生素K依赖性酶原，其主要作用是活化后可灭活Ⅷa因子与Ⅴa因子，抑制血液凝固。降低见于遗传性PC缺陷或获得性PC缺陷，如深静脉血栓、肺梗死、DIC、严重肝脏疾病、急性白血病及口服香豆素类抗凝药物诱导的皮肤紫癜等。

（三）活化蛋白C抵抗试验（activated protein C resistance assay，APC-R）

【参考区间】

发色底物法　APC-R比值＞1.96（95%范围，平均比值2.36）。

【影响因素】

同PT检测。

【临床解读】

增高见于多种血栓性疾病，如静脉血栓、卒中、心肌梗死、心律失常及孕妇。

（四）血浆蛋白S（protein S，PS）测定

【参考区间】

凝固法　63.5%～149%。

不同品牌仪器及试剂间结果差异较大，需要各实验室自行制订。

【影响因素】

1.标本溶血和浑浊影响结果，不建议检测。

2.其他同PT检测。

【临床解读】

PS也是一种维生素K依赖性酶原。可协同活化蛋白C（APC），消除Ⅹa对Ⅴa、Ⅸa、Ⅷa的保护作用，使之被水解。减低可见于先天性PS缺陷及获得性PS减低如肝脏疾病、皮肤血栓性坏死性静脉炎、妊娠、SLE、肾病综合征及口服香豆素类抗凝血药物后。

（五）血浆组织因子途径抑制物（plasma tissue factor pathway inhibitor，TFPI）检测

【参考区间】

发色底物法　78%～154%。

不同品牌仪器及试剂间结果差异较大，需要各实验室自行制订。

【影响因素】

同PT检测。

【临床解读】

1.升高 见于70岁以上的老年人、妊娠晚期妇女、败血症及血管内皮广泛受损者。

2.下降 见于大手术后、DIC等。

（六）狼疮抗凝物质（lupus anticoagulant，LAC）测定

【参考区间】

凝固法 确认试验比值（CR）<1.2时，血浆LAC阴性。

【影响因素】

1.依据不同实验要求，抽取空腹血。

2.立即分离血清，避免溶血、脂血、污染。标本存放24h以上应置于-20℃冰柜中。

3.接受维生素K拮抗药如华法林治疗的患者，建议在停药1周后送检LAC；接受口服抗凝药物如利伐沙班、达比加群治疗的患者，建议在停药至少24h后（如有肾功能损伤者还需延长时间），采样送检LAC。

【临床解读】

确认试验阳性可见于自身免疫性疾病（如SLE）、病毒感染、骨髓增殖性肿瘤、复发性流产等。如果狼疮抗凝物阳性，需结合临床判断，建议间隔12周复查，排除狼疮抗凝物一过性阳性。

（七）抗心磷脂抗体测定

参见第6章免疫学检验相关内容。

（八）凝血因子抑制物（blood clotting factor inhibitors）测定

【参考区间】

阴性。

【影响因素】

同APTT检测。

【临床解读】

凝血因子抑制物是一类可影响凝血因子活性、具有抗凝作用的活性物质。增多见于感染、肿瘤及血友病患者反复接受外源性血浆和凝血因子产品输注后。

六、纤溶系统检验

（一）血浆D-二聚体（plasma D-dimer，DD）

【参考区间】

免疫比浊法 0～0.5mg/L。

不同品牌仪器及试剂间结果差异较大，需要各实验室自行制订。

【影响因素】

同血浆纤溶酶原激活物抑制物活性测定。

【临床解读】

D- 二聚体反映高凝状态以后发生的纤溶，可用于鉴别原发性与继发性纤溶亢进。随年龄增长，D- 二聚体有升高趋势。

D- 二聚体增高常见于 DIC 继发纤溶亢进、深静脉血栓形成、肺栓塞、先兆子痫、冠心病、慢性肾病、重症肝炎、肝硬化和慢性活动性肝炎等。

当 D- 二聚体 ＜ 0.5mg/L 时血栓形成的可能性较小，但如临床上已有明显的血栓形成所致的症状与体征时，D- 二聚体仍 ＜ 0.5mg/L，则应考虑患者有无纤溶活性低下的可能。

（二）纤维蛋白（原）降解产物（fibrinogen degradation product，FDP）

【参考区间】

免疫比浊法　0 ～ 2.01mg/L。

不同品牌仪器及试剂间结果差异较大，需要各实验室自行制订。

【影响因素】

同血浆纤溶酶原激活物抑制物活性测定。

【临床解读】

FDP 是综合反映纤溶亢进的指标，纤维蛋白（原）降解时呈阳性反应。增高见于原发性与继发性纤溶症（如 DIC）、恶性肿瘤、白血病、肺栓塞、深静脉血栓形成及溶栓治疗时。

（三）血浆纤溶酶原测定（plasma plasminogen，PLG）

【参考区间】

发色底物法　（85.55±27.83）%。

不同品牌仪器及试剂间结果差异较大，需要各实验室自行制订。

【影响因素】

同 PT 检测。

【临床解读】

1.增多　见于血栓前状态或血栓性疾病及高凝状态。

2.减少　可见于先天性纤溶酶原缺乏症、肝硬化、外科手术（如胸腔手术、肾切除术、前列腺手术、脾切除术）后及白血病、肿瘤、前置胎盘、胎盘早期剥离、羊水栓塞，特别是 DIC 所致的消耗性凝血障碍等。

（四）组织纤溶酶原激活物（tissue-type plasminogen activator，t-PA）

【参考区间】

发色底物法　0.3 ～ 0.6U/ml。

不同品牌仪器及试剂间结果差异较大，需要各实验室自行制订。

【影响因素】

1.采血时最好不用止血带，加压后会引起t-PA进入血液，取血后尽快在低温分离血浆。

2.较理想的抗凝剂应首选枸橼酸钠。

【临床解读】

1.增多表明纤溶亢进，见于应激反应、剧烈运动、先天性增高及DIC、感染、脑出血、肝功能障碍、急性早幼粒细胞白血病等时。

2.减少见于冠心病、心肌梗死、糖尿病、深部静脉血栓等。

3.t-PA也可用于溶栓治疗监测。

（五）血浆纤溶酶原激活物抑制物活性（plasma plasminogen activator inhibitor activity）

【参考区间】

发色底物法　100～1000AU/L。

不同品牌仪器及试剂间结果差异较大，需要各实验室自行制订。

【影响因素】

1.最好采用硅化或塑料注射器，玻璃试管等需涂硅处理，因为玻璃可以激活凝血反应。

2.采血时穿刺尽量一针见血，采血后立即与抗凝剂混合，尽快送往实验室，标本要及时检测。使用枸橼酸钠（抗凝）血浆。

【临床解读】

血浆中的PAI主要包括PAI-1和PAI-2，PAI-1含量较高，一般主要检测PAI-1。

1.增多　见于高凝状态和血栓性疾病、阻塞性黄疸、肝动脉栓塞术凝血亢进时、恶性肿瘤、大手术后、感染症、血小板增多症、高脂血症、糖尿病。

2.减少　见于原发性和继发性纤维蛋白溶解症。

（六）血浆 α_2-抗纤溶酶活性及抗原（plasma α_2-antiplasmin activity and antigen）

【参考区间】

发色底物法　0.8～1.2U/ml。

不同品牌仪器及试剂间结果差异较大，需要各实验室自行制订。

【影响因素】

同血浆纤溶酶原激活物抑制物活性测定。

【临床解读】

1.增多　见于动脉或静脉血栓形成、恶性肿瘤和女性月经期、妊娠、分娩后。

2.减少　见于先天性 α_2-AP 缺乏症、肝病、DIC、大手术、感染性疾病和使用溶栓药物后。

（七）血浆硫酸鱼精蛋白副凝固试验（3P试验）（plasma protamine paracoagulation test，3P）

【参考区间】

手工定性法　阴性。

【影响因素】

同血浆纤溶酶原激活物抑制物活性测定。

【临床解读】

1.阳性　见于弥散性血管内凝血（DIC）的早期和中期、严重创伤、大手术后、咯血、呕血，久置冰箱的样品及局限性血管内凝血、人工流产、分娩等。

2.阴性　见于正常人、DIC晚期和原发性纤维蛋白溶解症。

七、血栓弹力图（thrombelastography，TEG）

【参考区间】

应用不同激活剂时TEG各参数的参考范围不同。

R时间：5～10min；

K时间：1～3min；

Angle角（α角）：55°～78°；

MA值：50～70mm；

LY30：0～8%。

【影响因素】

1.红细胞的聚集状态、红细胞的脆性、凝血速度及纤溶系统活性的高低都可能影响TEG的检测结果。

2.试管等需涂硅处理或使用塑料制品。

【临床解读】

TEG记录血栓形成的全过程，包括血凝块形成和发展、血凝块回缩和溶解，呈现血栓形成速度、强度和稳定性等血栓形成过程的信息。

1. R时间（凝血反应时间），R时间＜10min为活性正常，R时间＞10min为凝血因子活性低。

2. K时间和a角（血凝块形成动力指数）反映纤维蛋白水平，K时间＜1min，a角＞72°为纤维蛋白水平高；1min＜K时间＜3min，53°＜a角＜72°为纤维蛋白水平正常；K时间＞3mim，a角＜53°为纤维蛋白水平低。

3. MA（血块强度）直接反映纤维蛋白与血小板相互作用的最强的动力学特性，

MA＞70mm为血小板功能高，50mm＜MA＜70mm为血小板功能正常，MA＜50mm为血小板功能低。

4. CI（凝血综合指数），CI＜-3为低凝状态，CI＞3为高凝状态。

5. LY30（反映血块稳定性）是指MA后30min振幅减少百分率，LY30升高提示存在纤溶亢进。

6. EPL（预测纤溶指数）是指MA出现后预计的血块消融百分率，正常值＜15%，EPL升高提示存在纤溶亢进。

八、抗血栓和溶血栓治疗监测

（一）普通肝素和低分子量肝素治疗的监测

应用普通肝素（unfractionated heparin，uFH）的出血发生率为7%～10%，血小板减少发生率为0～5%。较大剂量的低分子量肝素（lower molecular weight heparin，LMWH）也存在着出血的可能性。

1. uFH　首选APTT作为监测指标，使APTT测定值维持在正常对照的1.5～2.5倍（国人以1.5～2.0倍为宜）；也可选用uFH血浆浓度测定，使其维持在0.2～0.4U/ml。但在体外循环和血液透析中应用uFH抗凝时，需选用活化凝血时间（ACT），使其维持在250～360s为宜。

2. LMWH　一般常规剂量无须做实验室监测，但使用较大剂量的LMWH，可选用因子Ⅹa抑制试验（抗因子Ⅹa活性测定）。预防性用药使其维持在0.2～0.4AFⅩa IU/ml；治疗用药使其维持在0.5～0.7AFⅩa IU/ml（AFⅩa IU/ml＝抗活化因子Ⅹ国际单位/ml）。

3. 血小板计数　无论应用uFH或LMWH，均需观察血小板计数，使其维持在参考区间内，若低于$50×10^9$/L需暂停用药，并检查血小板减少的原因。

4. 血浆AT活性测定　由于肝素作用依赖于AT-Ⅲ，因此AT活性维持在80%～120%为宜。AT-Ⅲ活性＜70%时，提示肝素效能减低；AT-Ⅲ活性＜50%时，提示肝素效能明显降低；AT-Ⅲ活性＜40%时，提示肝素效能下降50%；AT-Ⅲ活性＜30%时，提示肝素无效。

（二）抗凝血药治疗的监测

由于剂量、食物、药物相互作用和个体差异等原因，应用抗凝剂（如华法林、阿加曲班、比伐卢定等）可能引起药物相关性出血，某些患者需要监测出凝血功能。WHO推荐应用国际标准化比值（INR），作为首选口服抗凝剂的监测试验，建议INR维持在2.0～2.5，一般不超过3.0，＜1.5提示抗凝无效。

（三）溶血栓治疗的监测

溶栓治疗的主要并发症是出血，轻度出血的发生率为5%～30%，重度出血为

1%～2%。可选用纤维蛋白原（FIB）、TT和FDPs作为出血监测的实验室指标。目前多认为维持FIB在1.2～1.5g/L，TT维持在正常对照值的1.5～2.5倍，FDPs在300～400mg/L最为适宜。

（四）抗血小板药治疗的监测

临床上常用阿司匹林、氯吡格雷、阿昔单抗、奥扎格雷等药物作为血小板功能的抑制剂。治疗监测可选用：血小板聚集试验（PAgT），阿司匹林须选用花生四烯酸或胶原为诱导剂，氯吡格雷须选用ADP为诱导剂，使PAgT的最大振幅降至患者基础对照值的40%～50%为宜。

（五）降纤药治疗的监测

临床上常用的降纤药有尿激酶（UK）、链激酶（SK）、蛇毒类抗栓酶和组织型纤溶酶原激活剂（t-PA）等。它们可以激活或代替纤维蛋白溶酶原降解纤维蛋白，达到溶栓效果。治疗监测可选用①FIB测定：使其维持在1.0～1.5g/L为宜；②血小板计数：使其结果维持在（50～60）×10^9/L为宜。

第2章 临床体液学检验

第一节 尿液理学检验

一、尿量（urine volume）

【参考区间】

成人：1.0～2.0L/24h，即1ml/（h·kg）。

儿童：按体重计算尿量，为成人的3～4倍。

昼夜尿量之比为（2～4）：1。

【影响因素】

1.大量饮水或大量摄入有利尿作用的食物可使尿量增多。

2.摄入水量过少或出汗过多可使尿量减少。

3.尿量测定应与尿比重测定同时进行，要了解患者的饮食特别是饮水和服药情况，排除生理性因素；必须连续数天收集24h的全部尿液进行检测，才能客观准确。

【临床解读】

1.病理性多尿（成人24h尿量＞2500ml，儿童24h尿量＞3000ml）

（1）肾脏疾病：如肾源性尿崩症、慢性肾盂肾炎、慢性肾炎后期、急性肾衰竭、高血压性肾损害、失钾性肾病。

（2）内分泌与代谢疾病：如糖尿病、尿崩症、甲状旁腺功能亢进症、原发性醛固酮增多症等。

（3）精神神经疾病：如精神性烦渴、癔症性多尿等。

（4）药物性多尿：氨基糖苷类抗生素、青霉素、庆大霉素、排钾利尿剂、糖皮质激素、噻嗪类利尿药等。

2.病理性少尿（成人24h尿量＜400ml）或每小时尿量持续＜17ml（儿童＜0.8ml/kg）

（1）肾前性少尿：严重脱水与电解质紊乱（腹泻、呕吐、大面积烧伤、大出血等）、心力衰竭、休克、低血压、肾动脉栓塞或受压迫、进行性水肿、渗出液或漏出液水肿潴留期、重症肝病与肝硬化腹水、急性发热性疾病。

（2）肾性少尿：①急性肾小球肾炎、急性肾盂肾炎、急性间质性肾炎、慢性肾炎急性发作等；②慢性疾病，如高血压性和糖尿病性肾血管硬化、慢性肾小球肾炎、多囊肾等导致的肾衰竭；③肌肉损伤（肌红蛋白尿）、溶血（血红蛋白尿）和肾移植（急性排斥反应）等。

（3）肾后性少尿：输尿管结石、损伤、肿瘤、前列腺肥大、膀胱功能障碍等。

3.无尿　成人24h尿量少于100ml或12h无尿排出，儿童24h少于30～50ml为无尿。病情发展到不能排出尿液时称为尿闭。其发生原因与少尿相同。

二、尿色（urine color）

【参考区间】

目测法或尿液分析仪法　黄色或淡黄褐色。

【影响因素】

1.尿液标本留取后需及时送检。采集标本前3d禁服溴化物、碘化物等药物，以免影响尿液颜色，防止出现假阳性。

2.正常尿液颜色与尿色素、尿胆原、卟啉等物质有关，尤与尿色素的关系最大。大量饮水，尿量增多时尿色淡或无色；反之尿少、尿浓缩呈深黄色或浓茶色。

3.多种因素能改变尿液颜色，如食物（胡萝卜、甜菜及食物色素等）、药物、运动、出汗等。

4.红色尿液需结合尿沉渣镜检和隐血试验，以区别血尿和血红蛋白尿。深黄色尿液应结合尿三胆（即胆红素、尿胆原及尿胆素）检查，以利于黄疸类型的鉴别。

【临床解读】

1.红色　是最常见的尿液颜色变化。

（1）血尿（hematuria）：尿液内含有一定量的红细胞称为血尿。由于含血量不同，尿液可呈淡红色云雾状、洗肉水样或混有血凝块。①在排除女性月经血污染之外，常见于泌尿生殖系统疾病如炎症、损伤、结石、出血或肿瘤等；②出血性疾病如血小板减少性紫癜、血友病等；③其他如感染性疾病、结缔组织疾病、心血管疾病、内分泌代谢疾病、某些健康人剧烈运动后的一过性血尿等。

（2）血红蛋白尿（hemoglobinuria）：尿液呈暗红色、棕红色、酱油色。主要见于蚕豆病、阵发性睡眠性血红蛋白尿（paroxysmal nocturnal hemoglobinuria，PNH）及血型不合的输血反应、阵发性寒冷性血红蛋白尿（paroxysmal cold hemoglobinuria，PCH）、行军性血红蛋白尿、免疫性溶血性贫血等。

（3）肌红蛋白尿（myoglobinuria）：尿液呈粉红色或暗红色，常见于肌肉组织广泛损伤、变性，如挤压综合征、缺血性肌坏死、大面积烧伤、创伤等。健康人剧烈运动后，也可偶见肌红蛋白尿。

（4）卟啉尿（porphyrinuria）：尿液呈红葡萄酒色，常见于先天性卟啉代谢异常等。

2.深黄色　最常见于胆红素尿（bilirubinuria），外观呈深黄色，振荡后泡沫亦呈黄色。见于阻塞性黄疸和肝细胞性黄疸。服用一些药物如呋喃唑酮、维生素B_2等尿液可呈黄色或棕黄色外观，但深黄色尿液振荡后泡沫呈乳白色。

3.白色

（1）乳糜尿（chyluria）和脂肪尿（lipiduria）：乳糜尿主要见于丝虫病，也可见于结核、肿瘤、腹部创伤或由手术等引起肾周围淋巴循环受阻。妊娠或分娩可诱发间歇性乳糜尿。糖尿病合并高脂血症、肾病综合征、长骨骨折骨髓脂肪栓塞也可引起乳糜尿。脂肪尿是指尿中出现脂肪小滴。脂肪尿见于脂肪组织挤压损伤、骨折和肾病综合征等。

（2）脓尿（pyuria）：尿液中含有大量的脓细胞，外观可呈不同程度的白色或黄白色浑浊，静置后可有白色云雾状沉淀。见于泌尿生殖系统化脓性感染及前列腺炎、精囊炎等。显微镜检查可见大量的脓细胞，蛋白定性常为阳性。

（3）结晶尿（crystalluria）：外观呈黄白色、灰白色或淡粉红色。由于尿液中含有较高浓度的盐类，尿液刚排出体外时透明，当外界温度下降后，盐类溶解度降低，盐类结晶很快析出使尿液浑浊。可通过加热、加乙酸来判断是否为结晶尿。若为尿酸盐结晶，加热后浑浊消失；若为磷酸盐和碳酸盐结晶，加热后浑浊增加，加乙酸后均变清澈，有气泡者为碳酸盐结晶，无气泡者为磷酸盐结晶。盐类结晶尿的蛋白与隐血定性试验通常为阴性。

4.黑褐色　见于重症血尿、变性血红蛋白尿，也可见于酪氨酸血症、酚中毒、黑尿酸症或黑色素瘤等。

5.蓝色　主要见于尿布蓝染综合征（blue-diaper syndrome），由于尿液内含有过多的尿蓝母衍生物靛蓝所致，也可见于尿蓝母、靛青生成过多的某些胃肠疾病。

6.淡绿色　见于铜绿假单胞菌感染。

第二节　尿液化学检验

一、尿比重（specific gravity，SG）

【参考区间】

成人：随机尿1.003～1.030；晨尿＞1.020。

新生儿：1.002～1.004。

【影响因素】

1.生理情况下尿比重与饮水量、饮食性质有关，正常尿比重取决于尿中尿素、氯化钠的含量，前者主要反映食物中蛋白质的含量，后者则反映盐的含量。

2.尿液标本必须新鲜，不能污染强碱、强酸性等物质，这些物质的存在直接影响试剂带测定尿比重的准确性。

3.尿蛋白浓度增高时，蛋白质分子本身对尿比重检测有影响。

4.盐类析出比重下降，应待盐类溶解后测比重；尿素分解比重下降。

5.干化学法不宜用于新生儿尿比重检查，这是由于新生儿尿比重太低，仅为1.002～1.004的缘故。

6.由于干化学法所测尿比重结果间隔较大，不能反映较小的比重变化，且对过高或过低的尿比重不敏感，因此只能用于过高比重或过低尿比重患者的筛选，对于病理性特别是系统观察的患者仍以折射法检测更为理想。

7.尿比重计法、折射仪法和干化学法采用不同的原理测定尿比重，前两种方法测定尿中固体物质浓度，干化学法测定尿液中的离子浓度。因此，测定结果必然存在一定差异。

【临床解读】

尿比重可粗略反映肾脏的浓缩与稀释功能。

1.高比重尿　尿比重＞1.025时，称为高渗尿或高比重尿。①尿量少、比重高：见于急性肾炎、心力衰竭、休克、高热、脱水或大量排汗、肝脏疾病等；②尿量多、比重高：见于糖尿病、使用放射造影剂等。

2.低比重尿　尿比重＜1.015时，称为低渗尿或低比重尿。见于慢性肾小球肾炎、肾盂肾炎等由于肾小管浓缩功能减退而比重降低。尿崩症患者因下丘脑－垂体受损，抗利尿激素分泌减少，或由于肾小管的上皮细胞对抗利尿激素的灵敏度降低，大量水分从体内排出而使比重减低，常出现严重的低比重尿（＜1.003，可低至1.001）。药物影响右旋糖酐、造影剂、蔗糖等可引起尿比重增高；氨基糖苷类、锂、甲氧氟烷可使尿比重减低。

3.等渗尿　因肾实质破坏而丧失浓缩功能时，尿比重常固定在1.010±0.003（与肾小球滤过液比重接近）。可见于急性肾衰竭多尿期、慢性肾衰竭、肾小管间质疾病、急性肾小管坏死等。

二、尿渗量（urine osmolarity，Uosm）

【参考区间】

冰点渗透压计法　600～1000mOsm/（kg·H_2O）（相当于 SG 1.015～1.025）。

【影响因素】

1.尿渗量与溶质颗粒数量有关，不受大分子物质及尿液的温度影响。

2.尿液标本应收集于洁净、干燥、无防腐剂的带盖容器内，并立即送检。

3.离心除去标本中的不溶性颗粒，但注意不能丢失盐类结晶。

4.若不能立即测定，则应将标本保存于冰箱内，测定前置于温水浴中，使盐类结晶复溶。

【临床解读】

尿渗透浓度测定主要应用于肾浓缩和稀释功能的评价，较尿比重更理想，更能反映真实的情况。但应结合血液电解质考虑，如糖尿病、尿毒症时，血液渗量升高，但尿Na^+浓度下降。

1.评价肾脏浓缩稀释功能　健康人禁饮12h后，尿量与血浆渗量之比>3，尿渗量>800mOsm/（kg·H_2O）则为正常。若低于此值，说明肾脏浓缩功能不全。等渗尿或低尿可见于慢性肾小球肾炎、多囊肾、阻塞性肾病等慢性间质性病变等。

2.鉴别肾性和肾前性少尿　肾小管坏死导致肾性少尿时，尿渗量降低［<350mOsm（kg·H_2O）］。肾前性少尿肾小管浓缩功能无明显降低，故尿渗量较高［>450mOsm/（kg·H_2O）］

三、尿液电导率（urinary conductivity）

【参考区间】

流式仪器法　5～38mS/cm。

【影响因素】

电导率代表溶液中带电质点的电荷，与饮食的种类、性质有关系，并且变化很大。

【临床解读】

由于尿电导率与尿渗透浓度之间存在一定的相关性，可以间接反映尿液的渗透压情况。

1.电导率对尿崩症、糖尿病的鉴别诊断有重要价值。尿崩症时抗利尿激素严重分泌缺乏或部分缺乏、习惯性多饮或渴感异常而长期大量饮水抑制了抗利尿激素分泌或抗利尿激素作用减弱而导致排泄大量的稀释尿，尿液电导率偏低。糖尿病时电导率多增高。

2.电导率不受糖尿、蛋白尿影响，可补充渗透压判断肾功能的不足。

3.高血压患者随血压上升电导率下降，因此可作为肾损害敏感指标之一。

四、尿浓缩稀释试验（urine concentration dilution test）

【参考区间】

昼夜尿比重试验

24h尿量为1000～2000ml，昼夜尿量之比为（3～4）：1。

12h尿量＜750ml；尿量最高比重＞1.020；最高比重与最低比重之差＞0.009。

3h尿比重试验：白天的尿量占24h尿量的2/3～3/4，其中必有一次尿比重＞1.025；一次＜1.003。

【影响因素】

1.最好采用折射仪法测定尿比重，并校准仪器。

2.每次留尿必须排空，准确测量尿量及尿比重记录。

3.测尿量的精确度应在2ml内。

4.水肿患者服用利尿药时不能做此试验，尿毒症患者也不宜进行本试验。

【临床解读】

尿浓缩稀释试验用于评价远端肾小管的浓缩稀释功能。尿比重降低常见于：

1.肾小管功能受损　早期如慢性肾炎晚期或慢性肾盂肾炎、高血压、糖尿病、肾动脉硬化晚期，常表现为多尿，夜尿增多，低比重尿。当进入尿毒症晚期时，尿比重恒定在1.010左右，称为等渗尿。

2.肾外疾病　如尿崩症、妊娠高血压、严重肝脏疾病和低蛋白水肿等。

五、尿液酸碱度（urine pH）

【参考区间】

常规饮食条件下　随机尿pH4.5～8.0；晨尿，多偏弱酸性，一般为5.5～6.5。

【影响因素】

1.尿标本必须新鲜，否则放置过久细菌分解尿液成分可导致pH改变，或因尿中的碳酸氢盐分解产生的二氧化碳会自然扩散到空气中，使pH升高。细菌和酵母菌可使尿葡萄糖降解为酸和乙醇，则pH减低。

2.测定过程中，试剂带浸尿时间过长，尿pH呈降低趋势。

3.饮食影响：饮食以动物性为主，pH降低。以植物性为主，pH＞6。餐后胃液分泌增多，尿液酸分泌减少，pH升高，夜间睡眠时，有轻度的呼吸性酸中毒，尿pH降低。

4.生理活动：剧烈运动、大汗、应激、饥饿时尿pH降低。

5.服用药物：如服用碳酸氢盐和有机酸盐使尿pH升高，服用氯化铵、氯化钙、氯化钾、稀盐酸等使尿pH降低。

【临床解读】

尿酸碱度检测主要用于了解机体酸碱和电解质平衡情况，是临床上诊断呼吸性或代谢性酸/碱中毒的重要指标。

1.生理性变化　尿pH受食物摄取、机体进餐后碱潮状态、生理活动和药物的影响。进餐后，因胃黏膜分泌盐酸以助消化、通过神经体液调节使肾小管的泌H^+作用减低和Cl^-重吸收作用增高，尿pH呈一过性增高，即为碱潮（alkaline tide）。

2.病理性升高　①碱中毒如呼吸性碱中毒；②肾小管性酸中毒；③尿路感染如膀胱炎、肾盂肾炎等；④其他如尿结石、严重呕吐等。

3.病理性降低　①酸中毒、发热、慢性肾小球肾炎等；②代谢性疾病如糖尿病、痛风等。

六、尿蛋白（urine protein）

【参考区间】

1.定性　干化学法：阴性。

2.定量　＜100mg/L，或≤0.15g/24h。

【影响因素】

1.试带法　主要用于尿液分析仪，也可肉眼观察。不同类型试带的灵敏度可有一定差异，一般为70～100mg/L。试带法对白蛋白灵敏，对球蛋白的灵敏度仅为白蛋白1/100～1/50，可能漏检本周蛋白，故试带法不适用于肾脏疾病的疗效观察及预后判断。

假阳性见于：尿pH≥9.0，如服用奎宁、奎宁丁、嘧啶等药物或尿中含聚乙烯、吡咯酮、氯己定、磷酸盐、季铵盐消毒剂等，致尿液呈强碱性。假阴性见于大剂量滴注青霉素或用庆大霉素、磺胺、含碘造影剂等。

2.磺基水杨酸法　操作简便、反应灵敏、结果显示快，与白蛋白、球蛋白、糖蛋白和本周蛋白均能发生反应。检测灵敏度达50mg/L，有一定的假阳性。CLSI将其作为干化学法检查尿蛋白的参考方法，并推荐为检查尿蛋白的确证试验。

3.加热乙酸法　方法经典而准确，但操作烦琐复杂。检测尿蛋白特异性强、干扰因素少，与白蛋白和球蛋白均能反应，灵敏度为150mg/L。

【临床解读】

1.生理性蛋白尿

（1）功能性蛋白尿，可因一时的高热、严寒、剧烈运动等引起。生理性蛋白尿的特点是一过性，且尿蛋白一般＜0.5g/24h，很少超过1g/24h。

（2）体位性蛋白尿又称直立性蛋白尿。其特点为夜间无蛋白尿，起床活动若干时间后出现蛋白尿，再平卧后蛋白尿消失。见于青春发育期少年，如站立时间过长，行军性蛋白尿。

（3）偶然性见于尿中混入了白带、月经血、精液、前列腺液等。

（4）摄入性：见于输注成分血浆、白蛋白及其他蛋白制剂、摄入过多蛋白食品后。

（5）妊娠性：见于妊娠期妇女，与机体处于妊娠状态有关，分娩后可消失。

2.病理性蛋白尿

（1）肾前性蛋白尿：①浆细胞病，如骨髓瘤、巨球蛋白血症等；②血管内溶血性疾病，如阵发性睡眠性血红蛋白尿；③急性肌肉损伤，如心肌梗死、挤压综合征等；④酶类增高性疾病，如急性单核细胞性白血病、胰腺炎等

（2）肾性蛋白尿：①肾小球性蛋白尿，如肾病综合征、原发性肾小球肾炎（急性肾炎、慢性肾炎、膜性肾炎等）、继发性肾小球疾病（糖尿病肾病、狼疮性肾炎）；②肾小管性蛋白尿，如肾小管间质病变（间质性肾炎、肾盂肾炎、肾小管酸中毒等）、重金属中毒（汞、铋、砷）、药物中毒、苯等有机溶剂中毒、器官移植。

（3）肾后性蛋白尿：①泌尿、生殖系统炎症反应，如膀胱炎、尿道炎、前列腺炎、精囊炎等；②泌尿系统结石、结核、肿瘤等；③泌尿系统邻近器官疾病，如急性阑尾炎、慢性盆腔炎、宫颈炎、盆腔肿瘤等，泌尿系统邻近器官炎症或肿瘤刺激。

七、尿葡萄糖（urine glucose）

【参考区间】

干化学法（试带法）、班氏法　阴性。

【影响因素】

尿标本必须新鲜，标本久置，细菌繁殖消耗尿中葡萄糖，造成假阴性。

1.试带法　试带法采用葡萄糖氧化酶-过氧化物酶法，检测特异性强，灵敏度高。试剂带易失效，不可暴露于空气中及阳光下。干扰因素：假阳性可见于：尿标本容器残留漂白粉、次氯酸等强氧化性物质或尿液比密过低。假阴性可见于：①标本久置后；②尿液酮体浓度过高（>0.4g/L）。当尿液在低葡萄糖浓度（14mmol/L）时，维生素C>500mg/L与试带中的试剂发生竞争性抑制反应。原因是维生素C可与试剂带中的试剂发生竞争性抑制反应，使尿糖出现假阴性。

2.班氏法　为非特异性测定葡萄糖的试验，可测定尿中所有还原性物质，包括：①还原性糖类，如半乳糖、果糖、乳糖；②非糖还原性药物，如水合氯醛、氨基比林、阿司匹林、青霉素、链霉素、维生素C、异烟肼等。灵敏度低于试带法，当葡萄糖浓度达8.33mmol/L时才呈弱阳性。

【临床解读】

1.尿糖增高 ①代谢性糖尿如糖尿病。②内分泌性糖尿如甲状腺功能亢进，餐后血糖增高，餐后尿糖阳性。腺垂体功能亢进、嗜铬细胞瘤、Cushing综合征，均可致血糖增高，尿糖阳性。③血糖正常性糖尿，因肾小管重吸收葡萄糖能力减低、肾糖阈减低所致如家族性糖尿、新生儿糖尿、妊娠期或哺乳期。

2.尿糖暂时性增高 ①摄入性：如进食大量含糖食品、碳水化合物、饮料或静脉输注大量高渗葡萄糖溶液后。②应激性：情绪激动、脑血管意外、颅脑外伤、脑出血、急性心肌梗死时，延髓血糖中枢受刺激或肾上腺素、胰高血糖素分泌过多，呈现暂时性高血糖和一过性糖尿。

八、尿酮体（urine ketone bodies）

【参考区间】

干化学法、亚硝基铁氰化钠法（改良Rothera法）阴性。

【影响因素】

1.由于尿酮体中的丙酮和乙酰乙酸都具有挥发性，乙酰乙酸更易受热分解成丙酮，尿液被细菌污染后，酮体消失。因此尿液必须新鲜，及时送检，以免酮体的挥发或分解导致假阴性或结果偏低。

2.含色素样本或含有大量左旋多巴代谢产物的样本易出现假阳性。

3.注意干化学法与酮体粉法（亚硝基铁氰化钠法）的灵敏度差异。亚硝基铁氰化钠法不与酮体中β-羟丁酸成分发生反应。同一病理标本两种方法可能出现截然不同的结果，在分析结果时应注意。

4.不同病程酮体成分的变化会给检测结果带来差异。不同病因引起的酮症，酮体的成分可不同，即使同一患者的不同病程也可能有差异。因此检测人员必须注意病情发展与临床医师共同分析结果的可靠性。

【临床解读】

酮体阳性见于：

1.不能有效利用碳水化合物 如糖尿病酮症酸中毒。尿酮体检查有助于糖尿病酮症酸中毒早期诊断（尿酮体阳性），并能与低血糖、心脑疾病、乳酸中毒或高血糖高渗透性糖尿病昏迷相区别（尿酮体阴性）。应注意的是，糖尿病酮症酸中毒早期的主要酮体成分是β-羟丁酸，而乙酰乙酸很少或缺乏，此时测得结果可导致对总酮体量估计不足。而当糖尿病酶症酸中毒症状缓解之后，β-羟丁酸转变为乙酰乙酸，反而使乙酰乙酸含量比急性期早期增高，此时易造成对病情估计过重。

2.碳水化合物摄入不足 如饥饿、饮食疗法、剧烈运动、寒冷等。

3.碳水化合物丢失 如频繁呕吐（妊娠、疾病）、肾脏重吸收功能障碍、消化系统疾病等。

九、尿胆红素（urine bilirubin）

【参考区间】

干化学法 阴性。

【影响因素】

1.尿液标本必须新鲜，以免胆红素在阳光照射下成为胆绿素。标本不能及时测定时，须避光保存。

2.偶氮法（偶联反应）：试带法多采用此原理。尿液颜色过深会影响结果判断，试带在使用和保存过程中不能接触酸碱物质和气体，也不能用手触摸模块。假阳性可见于：患者接受大剂量氯丙嗪治疗或尿中含有盐酸苯偶氮吡啶代谢产物时。假阴性见于：①尿维生素C浓度达1.42mmol/L和存在亚硝酸盐时，可抑制偶氮反应。②尿标本保存不当，尿胆红素遇光氧化。

3.氧化法（Harrison法）：灵敏度较高（胆红素0.9μmol/L或0.5mg/L），但操作稍烦琐。假阳性见于：尿中存在水杨酸盐、阿司匹林、牛黄等，易使尿呈现紫红色，干扰结果。标本未避光保存可出现假阴性。

【临床解读】

1.尿胆红素阳性：见于肝实质性病变，如病毒性肝炎、酒精性肝炎、中毒性肝炎、肝硬化、Dubin-Johnson综合征、Roter综合征、肝细胞坏死、肝癌、胆道阻塞（胆石症、胆道肿物、胰头癌）和新生儿黄疸、家族性黄疸等。

2.尿胆红素阴性：除见于正常人外，还可见于各种溶血性黄疸，如疟疾、溶血性贫血、大面积烧伤、溶血性尿毒症、DIC、阵发性睡眠性血红蛋白尿等，血中以非结合胆红素升高为主。

3.尿胆红素检测可作为黄疸实验室鉴别的一个项目，但它是非特异性试验，应与血清胆红素、尿胆原、粪胆原、红细胞计数、网织红细胞计数等检查项目一起综合分析。

十、尿胆原（urobilinogen）

【参考区间】

Ehrlich法、干化学法 阴性或弱阳性。

【影响因素】

1.尿液必须新鲜避光，否则尿胆原可被氧化成尿胆素而呈假阴性结果。

2. Ehrlich法试剂与一些内源性物质产生颜色反应，如与卟胆原、吲哚类化合物等产生红色，与粪臭素产生蓝色，与一些药物如磺胺类及对氨基水杨酸盐类产生黄色，这些均易使检测结果出现假阳性。

3.尿中含大量维生素C或使用广谱抗生素（抑制了肠道菌群，使尿胆原减少）可出现假阴性。

4.尿胆原检测与尿胆红素一样，均可作为临床上黄疸鉴别的实验室指标，但也须与血清胆红素、粪胆原等检测指标一起综合分析。

5.试纸条的反应随温度的升高而增强，反应的最适温度为22～26℃。

6.正常人尿胆原排泄量每天波动很大，夜间和上午量少，午后迅速增加，在午后2～4h达到高峰；同时尿胆原的清除率与尿的pH相关，因此尿胆原的检测结果应综合分析。

【临床解读】

1.尿胆原阳性　主要见于肝细胞性黄疸和溶血性黄疸的各种疾病，如病毒性肝炎、药物性肝炎、中毒性肝炎、肝硬化、溶血性贫血、充血性心力衰竭、巨幼细胞性贫血（在骨髓中幼红细胞破坏）。尿胆原阳性也见于顽固性便秘、肠梗阻、发热等。

2.尿胆原阴性　除正常人外，还见于阻塞性黄疸疾病，如胆总管结石，肿瘤压迫（如胰头癌）所致的阻塞性黄疸。在肝细胞性黄疸极期，也可因胆红素肠肝循环受阻，尿胆原生成减少，出现尿胆原阴性。

十一、尿亚硝酸盐（nitrite，NIT）

【参考区间】

干化学法　阴性

【影响因素】

1.高比重的尿液能降低亚硝酸盐试验的灵敏度，可出现假阴性。

2.当体内缺少硝酸盐（<13μmol/L）时，尽管尿液中所存在的细菌含还原酶，但也将出现假阴性结果。当尿液在膀胱内停留时间不足4h，尿液中的维生素C浓度>1.42μmol/L时也可产生假阴性结果。

3.粉红色斑点或粉红色反应为阳性结果，并提示尿中所存在的细菌数在10^5个/ml以上，但颜色的强度与所存在的细菌数不成正比例关系。

4.标本放置过久或污染均可以呈假阳性。

【临床解读】

1.亚硝酸盐定性阳性　常见于大肠埃希菌引起的泌尿系统感染，其检出敏感度为0.3～0.6mg/L。同时符合以下3个条件：①感染的细菌含硝酸盐还原酶；②食物中含有适量的硝酸盐；③尿液标本在膀胱停留间隔4h以上，并排除药物的干扰。

2.阴性　并不表示尿液中无细菌存在。阴性结果可见于非硝酸盐转化型细菌的尿道感染。

十二、尿隐血（urine occult blood，BLD）

【参考区间】

干化学法　阴性。

【影响因素】

尿血红蛋白测定方法众多，如试带法，还有免疫法、湿化学法等。各种方法既能与完整红细胞反应，也能与游离血红蛋白反应，一般认为血红蛋白0.3mg/L相当于红细胞数为5～10个/μl。

1.试带法：试带法为血红蛋白亚铁血红素过氧化物酶法。该法操作简单、快速，可作为尿液血红蛋白的筛检试验。试带法目测时，应按规定时间判读结果，随时间延长其反应颜色会加深，影响正确判断结果。推荐常规筛检中使用仪器分析尿隐血，对阳性结果应进行显微镜复检。

试带法的假阳性：尿液中含有易热性触酶、尿液被氧化剂污染或尿路感染时某些细菌产生过氧化物酶。试带法的假阴性：尿液中含大量维生素C或其他还原物质、过量甲醛、大量亚硝酸盐（反应延迟）。

2.免疫法：采用胶体金标记抗人血红蛋白单克隆抗体，用双抗夹心酶联免疫法测定标本血红蛋白，测定的灵敏度为0.1～0.2μg/ml，特异性强，只与人血红蛋白反应，不受动物血和辣根过氧化物酶影响，可作为确证试验。

3.化学法：尿血红蛋白测定化学法有邻甲苯胺法、氨基比林法等，邻联甲苯胺法灵敏度为0.3～0.6mg/L。虽然方法简便，但试剂稳定性差，特异性低，干扰物质多。

4.肌红蛋白、月经血污染、前列腺感染可导致假阳性结果。

【临床解读】

当血管内溶血时，红细胞大量破坏，可形成大分子游离血红蛋白（Hb），其超过结合珠蛋白的结合能力，由肾小管滤出，当滤过的Hb量超过了肾小球重吸收的量时，Hb就出现在尿中，尿隐血试验即可出现阳性反应。

引起溶血和尿隐血的病因见于：①红细胞直接损伤，心脏瓣膜修复、严重烧伤、剧烈运动、行军、肌肉或其他血管组织严重损伤；②微血管性贫血（溶血性尿毒症、肾皮质坏死、DIC）；③动物所致溶血，蛇毒、蜘蛛毒、蜂毒等；④感染，疟疾、黄热病、斑疹伤寒；⑤免疫介导，血栓性血小板减少性紫癜、血型不合的溶血性输血反应、阵发性寒冷性血红蛋白尿、阵发性睡眠性血红蛋白尿；⑥服氧化性药物，阿司匹林、磺胺、伯氨喹、硝基呋喃类等；⑦所有引起血尿的病因均可出现尿隐血阳性，如急慢性肾盂肾炎、泌尿道外伤、急性膀胱炎、肾结石等。

十三、尿白细胞酯酶（urine leukocyte esterase，LEU）

【参考区间】

干化学法　阴性。

【影响因素】

1.干化学法检测尿内白细胞是基于粒细胞内含有酯酶，可与试剂带模块中的吲哚酚酯反应而显色，而淋巴细胞中酯酶含量很低，因此干化学法只能检测粒细胞，淋巴细胞不被检出。在肾移植患者发生排异反应的尿液中，以淋巴细胞为主时，干化学会出现阴性结果。此类患者应以显微镜检验法为主。

2.尿液中葡萄糖浓度升高或高比重尿、尿蛋白＞5g/L及尿中含有大量头孢菌素类、庆大霉素等药物时，可使结果偏低或出现假阴性。

3.尿液内污染甲醛、尿中含高浓度胆红素或使用某些药物（如呋喃妥因）时，可产生假阳性反应。

4.任何引起尿液颜色异常的结果均可影响试验颜色的反应。呋喃妥因所引起的尿液黄色可掩盖试纸条的反应颜色。

5.尿液标本必须新鲜，留尿2h内完成测定，以免白细胞破坏，导致干化学法与镜检法出现人为的误差。

【临床解读】

1.尿白细胞阳性提示泌尿系统有化脓性炎症，如肾盂肾炎、膀胱炎、尿道炎或肾结核等。

2.肾移植手术后1周内，尿中可出现较多的中性粒细胞，引起尿白细胞阳性，随后可逐渐减少而恢复至正常。如出现排斥反应，尿中白细胞可再出现阳性。

十四、尿妊娠试验（urine pregnancy test）

【参考区间】

胶体金免疫层析法

非妊娠妇女：阴性。

妊娠妇女：阳性。

【影响因素】

1.标本应新鲜，以清晨第一次尿标本为好。

2.容器必须清洁，避免污染。

3.严重的蛋白尿、血尿、菌尿标本不适做此试验，前列腺素和抗孕激素类药物可影响测定结果。

4.采用胶乳法时应同时做阳性、阴性对照。

【临床解读】

1.早期妊娠诊断　妊娠时尿中人绒毛膜促性腺激素（hCG）含量增高，一般孕后35～40d为2500U/L以上，80d左右出现高峰，可达8.0万～32万U/L，常用的hCG检验法均能呈阳性反应，早早孕检测在受精卵着床后5～7d即能检测出hCG。

2.对异常妊娠及与妊娠有关情况的观察　异位妊娠时，一般试验有60%的阳性率，有助于与其他急腹症的鉴别。完全流产者子宫内尚有胎盘组织存活时妊娠试验仍可呈阳性，完全流产或死胎，可由阳性转为阴性。

3.保胎治疗效果监测　如尿中hCG不断下降，表示保胎无效，反之如明显上升，说明保胎是成功的。

4.先兆流产预后判断　如尿中hCG含量正常则可能不发生流产，即预后良好；如hCG＜1000U/L，则发生流产的可能性大，治疗往往无效。

5.其他　葡萄胎、恶性葡萄胎、绒毛膜癌及睾丸畸胎瘤的患者，尿中hCG显著增高。

十五、尿本周蛋白（urine Bence-Jones protein）

【参考区间】

热沉淀反应法　阴性。

【影响因素】

1.本-周蛋白（Bence-Jones protein，BJP）具有特异的热凝固特性（在40℃时浑浊，56℃时凝固，100℃时又溶解），因此又称为凝溶蛋白。BJP对疾病诊断缺乏特异性，如多发性骨髓瘤，应配合其他检查如X线、骨髓穿刺、病理活检等检验才能确诊。

2. BJP检查方法有热沉淀法、对-甲苯磺酸法、免疫电泳法等。①热沉淀法：若尿液含清蛋白和球蛋白，可呈假阳性，BJP浓度高时，则易出现假阴性。②对-甲苯磺酸法：慢性肾炎伴有肾小管功能障碍时，本试验可出现假阳性。③免疫电泳法：如果尿中BJP含量＜5～10g/L，需将尿液浓缩100倍才能显示出BJP的单峰。④乙酸纤维素电泳和SDS-PAGE电泳：基于蛋白电泳分离的检测原理。

3.脓尿标本或尿液中混入精液可导致假阳性。

【临床解读】

尿BJP检测主要用于多发性骨髓瘤（MM）、原发性淀粉样变性、巨球蛋白血症及其他恶性淋巴增殖性疾病的诊断和鉴别诊断。

1. MM　99%的患者在诊断时有血清M-蛋白或尿M-蛋白，早期尿BJP可呈间歇性排出，50%患者大于4g/24h。

2.巨球蛋白血症　80%患者尿中有单克隆轻链。

3.系统性淀粉样变性　80%～90%患者血清或浓缩尿中发现单克隆免疫球蛋白轻链。

4.其他　大多数重链病患者尿中有BJP。

十六、尿乳糜试验（chyluria test）

【参考区间】

乙醚抽提法　阴性。

【影响因素】

1.由于食物的影响，尿液内有时可有大量的非晶形磷酸盐结晶或尿酸盐结晶，易被误认为乳糜尿，应注意区分。

2.脓液尿有时易与乳糜尿混淆，应通过显微镜镜检来区分脓细胞与乳糜尿。

3.萃取剂与尿液的混匀应彻底，否则可能出现假阴性。

【临床解读】

1.丝虫病或其他原因（腹内结核、肿瘤等）引起淋巴管阻塞，使尿路淋巴管破裂形成乳糜尿。

2.其他如胸腹部创伤或手术，先天性淋巴管畸形及肾盂肾炎等也可引起乳糜尿。

3.妊娠、包虫病、疟疾等偶可引起乳糜尿。

4.如果乳糜尿含有较多的血液称为乳糜血尿。如果患者合并泌尿系感染时，可出现乳糜脓尿。

十七、尿含铁血黄素（urine hemosiderin）

见第1章第三节。

十八、尿卟啉定性试验（uroporphyrin）

【参考区间】

荧光法　阴性。

【影响因素】

1. Haining法为定性或半定量试验，根据紫色、粉红色、红色判断（＋）、（＋＋）、（＋＋＋），在30s内报告结果。荧光色泽随时间延长将逐渐加深。阳性需加盐酸证实，如为干扰物，荧光不移至底层酸性溶液中，仍在上层乙酸乙酯中。

2.尿液要新鲜，并用棕色瓶留取。因胆色素原不稳定，易转变为红黑色的胆色素。

【临床解读】

1.卟啉病的诊断和鉴别诊断　卟啉病是参与卟啉和亚铁血红素生物合成中特定酶缺陷所致的一种先天性或获得性卟啉代谢紊乱性疾病。

（1）阳性：见于迟发性皮肤型卟啉病、肝性红细胞生成型卟啉病、先天性红细胞生成型卟啉病、三羧基卟啉病、遗传性粪卟啉病。

（2）弱阳性：见于急性间歇性卟啉病、δ-氨基酮戊酸缺陷性卟啉病、混合型卟啉病。

2.其他疾病　慢性铅中毒、溶血性贫血、霍奇金病、肝硬化等亦可出现卟啉尿。

十九、尿肌红蛋白定性（urinary myoglobin）

【参考区间】

阴性。

【影响因素】

1.尿标本必须新鲜。氧合肌红蛋白久置后还原，在硫酸铵溶解试验时（被沉淀）可出现假阴性。

2.尿液外观是对被测标本在检测其他相关项目之前的第一印象，典型的肌红蛋白尿特点是深红色，不透明的酱油色、深褐色，但镜检无红细胞。

3.硫酸铵溶解试验加入硫酸铵时要缓慢加入，勿使局部浓度过高，以免将肌红蛋白沉淀，注意振摇溶解。

【临床解读】

肌红蛋白尿症可见于下列疾病：

1.遗传性肌红蛋白尿。磷酸化酶缺乏、未知的代谢缺陷，可伴有肌营养不良、皮肌炎或多发性肌炎等。

2.散发性肌红蛋白尿。当在某些病理过程中发生肌肉组织变性、炎症、广泛性损伤及代谢紊乱时，大量肌红蛋白自受损伤的肌肉组织中渗出，从肾小球滤出而成肌红蛋白尿。

二十、尿血红蛋白定性（urinary hemoglobin）

【参考区间】

阴性。

【影响因素】

1.标本必须新鲜，尿液中大量维生素C可干扰检测结果，导致假阴性。

2.检验前煮沸尿标本，以破坏白细胞过氧化物酶和其他对热不稳定酶。

【临床解读】

尿液中含有游离血红蛋白称为血红蛋白尿，为透明的鲜红色或暗红色，严重者呈浓茶色或酱油色，离心后颜色不变。沉渣中无红细胞，隐血试验呈阳性。当体内大量溶血时，血液中游离血红蛋白可大量增加，而出现血红蛋白尿。常见于：

1.血型不合输血、阵发性睡眠性血红蛋白尿、急性溶血性疾病等。

2.各种病毒感染、疟疾等。

3.大面积烧伤、体外循环、术后所致的红细胞大量破坏等。

第三节　尿液有形成分检验

一、尿沉渣红细胞（red blood cell in urine sediment）

【参考区间】

1.显微镜检验法　男性：$0 \sim 2$个/HP；女性：$0 \sim 5$个/HP。

2.流式仪器法　男性：$0 \sim 11$个/μl；女性：$0 \sim 25$个/μl。

【影响因素】

1.尿沉渣检查的标本以清晨第一次尿液为佳，尿液非冷藏条件下2h内完成测试。标本量不得 $< 10 ml$。

2.在 $> 12 ml$ 的离心管中倒入混匀的尿液至10ml，离心5min，相对离心力400g（1500r/min），离心后倾倒或吸去上清液，离心管底部残留的液体量应在0.2ml处，使之浓缩50倍。否则会直接影响细胞计数。

3.妇女尿中可混有阴道分泌物，必要时应冲洗外阴后取中段尿再做尿沉渣检验。

【临床解读】

尿沉渣红细胞增多可见于以下几种情况。

1.肾病　急性和慢性肾小球肾炎、急性膀胱炎、肾结核、肾结石、肾盂肾炎、与药物有关的间质性肾炎、肾肿瘤、肾静脉栓塞、损伤（肾活检）、多囊肾、狼疮性肾炎等。

2.移植术后　尿中常发现较多的红细胞，1周后可逐渐减少而至消失。发生排斥反应时，尿中红细胞可再度增多。

3.下尿道疾病　急慢性感染、结石、肿瘤、尿道狭窄和药物（如环磷酰胺）治疗后膀胱出血。

4.肾外疾病　急性胰腺炎、输卵管炎、结肠及盆腔肿瘤、急性发热期、疟疾、亚急性细菌性心内膜炎、恶性高血压、白血病和维生素C缺乏症。

5.药物引起的中毒 磺胺药物治疗、水杨酸及不合适的抗凝治疗。

二、尿沉渣红细胞信息（urinary RBC information）

【参考区间】

流式仪器法 阴性。

【影响因素】

1.仪器根据RBC-SSC-FSC直方图判断红细胞是否存在损坏。如果红细胞为20个以下或红细胞参数被附上一个低可靠性标记，则系统将不执行红细胞信息判断，并且此处空白。

2.从广泛意义上讲，凡是能使红细胞计数产生假性增高的因素，均可以导致红细胞信息错误的产生。

（1）草酸钙结晶、非晶形无机盐类、药物结晶等出现并增多时，可能因其中大量的测定参数与红细胞的测定参数相近或相重叠，误将一些结晶等计数为红细胞，其中以草酸钙结晶最为多见。

（2）酵母样细胞存在时，因此菌与红细胞大小、形态极为相似而造成红细胞计数增高。在实际工作中较为多见，特别是住院患者的尿液标本中或者是慢性糖尿病患者的尿液标本更易见到。

（3）大量细菌、脂肪滴、卵磷脂小体存于尿液标本中时，可能是由于其大小、形态等与红细胞相似，故可影响尿沉渣红细胞的检测结果。

【临床解读】

尿沉渣红细胞信息可用于肾源性和非肾源性红细胞血尿的区分，无统一标准，但多数认为：

1.肾小球（源）性血尿 尿中红细胞＞8000/ml，多形性红细胞≥80%，且大部分（＞70%）为2种以上异形改变。常伴有尿蛋白及管型，见于肾小球肾炎、肾病综合征、肾盂肾炎、红斑狼疮性肾炎等。

2.非肾小球（源）性血尿 尿中红细胞＞8000/ml，但多形性红细胞≤50%，大部分（＞70%）为正常红细胞或单一型红细胞，尿蛋白增多不明显，管型少见。见于：①一过性镜下血尿。健康人特别是青少年在剧烈运动、急行军、冷水浴或重体力劳动后，可出现暂时性血尿。应动态观察加以区别。②泌尿道疾病。泌尿道炎症、肿瘤、结核、结石、创伤，肾移植排斥反应及先天畸形等。③其他。出血性疾病、泌尿系统附近器官的疾病（前列腺炎、盆腔炎等）。

三、尿沉渣白细胞（white blood cell in urine sediment）

【参考区间】

1. 显微镜法　男性: 0 ～ 3个/HP; 女性、儿童: 0 ～ 5个/HP。

2. 流式仪器法　男性: 0 ～ 11个/μl; 女性: 0 ～ 25个/μl。

【影响因素】

同尿沉渣红细胞。

【临床解读】

正常尿液中可有少数白细胞，健康成人24h排出的白细胞不超过200万个，偶然一次离心沉淀的尿内每高倍视野见到1 ～ 2个白细胞仍属正常。如显微镜检超过5个/HP即为增多，主要见于以下疾病。

1. 肾小球肾炎　尿内白细胞可轻度增多。若发现大量白细胞，则表示泌尿系统有化脓性炎症，如肾盂肾炎、膀胱炎、尿道炎或肾结核等。

2. 肾移植术后　术后1周内，尿中可出现较多的中性粒细胞，随后可逐渐减少而恢复至正常。如出现排异反应，尿中可见大量淋巴细胞和单核细胞。

3. 发热期和剧烈运动后　也可见尿中白细胞增多。

4. 尿内嗜酸性粒细胞增多　见于对药物高度敏感的肾小管间质性疾病及其他急性生殖泌尿道疾病。

四、尿沉渣上皮细胞（epithelial cell in urine sediment）

【参考区间】

1. 显微镜检验法　男性: 0 ～ 2个/HP; 女性: 0 ～ 5个/HP。

2. 流式仪器法　男性: 0 ～ 8个/μl; 女性: 0 ～ 20个/μl。

【影响因素】

1. 上皮细胞计数增高的影响因素　①大量白细胞，特别是大量中性粒细胞存在时，可能是由于其大小、形态、结构及核等测定参数与上皮细胞极其相近或相重叠，导致上皮细胞计数明显增高；②可能是因为滴虫的大小、形态、结构与上皮细胞相似，大量滴虫存在时，使上皮细胞计数增高。

2. 上皮细胞计数降低的影响因素　由于上皮细胞体积较小，导致上皮细胞计数降低。

【临床解读】

1. 肾小管上皮细胞增多　见于肾小管病变，成堆出现提示肾小管有急性坏死性病变。肾移植术后约1周，尿液内出现较多的肾小管上皮细胞，随后逐渐减少至恢复正常。当发生排异反应时尿中可再度出现肾小管上皮细胞，并可见上皮细胞管型。

2.移行上皮细胞增多 提示相应部位的病变，如膀胱炎时可见大量的大圆上皮细胞；肾盂肾炎时可见大量的尾行上皮细胞。

3.鳞状上皮细胞大量增多并伴白细胞增多 提示有炎症。女性患者应排除阴道分泌物混入的位于阴道表层的扁平上皮细胞。

五、尿沉渣小圆上皮细胞（small epithelial cell in urine sediment）

【参考区间】

流式仪器法 0～3个/μl。

【影响因素】

尿沉渣分析仪能报告上皮细胞的定量结果，并标出小圆上皮细胞，显示出每微升尿液中小圆上皮细胞数。这些细胞的大小与白细胞相近，形态较圆，其散射光、荧光及电阻抗的信号变化较大。因这类上皮细胞多为病理性的，故当提示这类细胞达到一定数量时，必须按尿沉渣规范化操作离心镜检。

【临床解读】

底层移行上皮细胞与肾小管上皮细胞统称为小圆上皮细胞。正常尿液中可见少量鳞状上皮细胞和移行上皮细胞，这两种细胞增多并可见小圆上皮细胞，提示存在泌尿系统炎症。

六、尿沉渣诱饵细胞（decoy cell in urine sediment）

【参考区间】

显微镜法 0个/HP。

【影响因素】

按尿沉渣规范化操作离心镜检。

【临床解读】

BK病毒是一种人群普遍易感的多瘤病毒，对于免疫功能健全的人群来说，BK病毒可以终身潜伏在泌尿系统的上皮细胞中，不会出现明显的感染症状。但当患者免疫系统受损时，有可能会激活病毒。诱饵细胞来自多瘤病毒感染并脱落的尿路上皮细胞和肾小管上皮细胞，细胞核内含有碱性的包涵体。

尿检一旦发现诱饵细胞时建议在尿液有形成分结果报告中加以描述，尤其是肾移植后并长期服用免疫抑制剂患者的尿液。

七、尿沉渣管型（casts in urine sediment）

【参考区间】

显微镜检验法、流式仪器法　偶见透明管型（0～2个/HP）。

【影响因素】

1.标本最好用第一次晨尿并避免阴道分泌物、前列腺液或粪便等污染。标本如需保存，宜用40%的甲醛，并使尿呈酸性，否则管型在碱性尿中迅速溶解。

2.管型观察和计数可用标准的尿沉渣计数板，其重复性大大优于传统玻片涂片法。

3.注意辨别透明管型，防止把类圆柱体、黏液丝、假管型、非晶型尿酸盐团和磷酸盐团误认为透明管型。

【临床解读】

1.透明管型　可见于：①正常人清晨浓缩尿、剧烈运动后等；②发热、心力衰竭、肾实质病变如肾小球肾炎等疾病，治疗中的原发性高血压、痛风性肾炎、非进行性肾炎和其他非活动性疾病；③可使透明管型增多的药物，如头孢噻啶、利尿药等。

2.颗粒管型　反映肾单位有淤滞现象。常见于：①肾间质疾病、肾移植排斥反应、肾盂肾炎、病毒感染、慢性铅中毒、恶性高血压、淀粉样变及阻塞型黄疸等疾病；②卡那霉素、两性霉素B、铋剂、降钙素、吲哚美辛、先锋霉素Ⅱ可使颗粒管型增多。

3.红细胞管型　反映肾小管疾病和实质出血。常见于急性肾小球肾炎、慢性肾小球肾炎急性发作、急性肾小管坏死、肾移植后急性排异反应等。

4.白细胞管型　反映肾化脓性炎症，常见于急性肾盂肾炎、间质性肾炎，也可见于非感染性炎症如肾病综合征、狼疮性肾炎。

5.肾小管上皮细胞管型　见于急性肾小管坏死、急性肾炎、病毒感染、重金属中毒。肾移植术后3d出现肾小管上皮细胞管型为急性免疫排斥反应的可靠指标。

6.肾衰竭管型　又称宽大管型，见于急性肾功能不全多尿早期或慢性肾功能不全，提示预后不佳。

7.脂肪管型　见于肾病综合征、慢性肾小球肾炎、慢性肾炎急性发作、中毒性肾病及严重的骨创伤性疾病。

8.蜡样管型　提示局部肾单位有长期阻塞，见于慢性肾小球肾炎晚期、肾性肾衰竭、肾淀粉样变、急慢性肾移植排异反应等，出现蜡样管型反映了肾病的严重性。

9.混合管型　当管型中出现两种以上物质时称为混合管型。多见于肾移植排异反应、活动性肾小球肾炎等疾病。

10.泥棕色管型 可作为急性肾损伤和急性肾小管坏死的敏感性发现指标，应予以明确鉴别，当每低倍视野超过10个时，建议结合临床表现可选择作为危急值报告给临床并与临床沟通。

八、尿沉渣结晶、盐类（crystals in urine sediment）

【参考区间】

显微镜检验法 可见磷酸盐、尿酸盐、草酸钙等结晶。

【影响因素】

尿沉渣中的无机沉淀物，主要是结晶体，多来自食物或盐类代谢的结果。影响尿中结晶析出的因素有：①该物质的饱和度；②温度；③尿液pH；④胶体物质（黏液蛋白）的浓度。

【临床解读】

1.酸性尿液中的结晶、盐类 ①尿酸结晶：在新鲜尿液中大量出现且伴有红细胞时，又有肾或膀胱刺激症状，多为肾或膀胱结石的征兆；②尿酸盐结晶：常见于痛风；③草酸钙结晶：在新鲜尿液中大量出现且伴有红细胞时，又有肾或膀胱刺激症状，多为肾或膀胱结石的征兆；④亮氨酸和酪氨酸结晶：多见于急性肝萎缩、急性磷中毒、白血病等；⑤胱氨酸结晶：某些遗传性病、Fanconi综合征、肝豆状核变性可伴有胱氨酸结石，大量出现时多为肾或膀胱结石之征；⑥胆固醇结晶：见于膀胱炎、前列腺肥大、肾盂肾炎或乳糜尿等尿液中。

2.碱性尿液中的结晶、盐类 ①磷酸盐结晶：常见于碱性或近中性尿液中；②尿酸铵结晶：如在新鲜尿液中出现时，则表示膀胱已受细菌感染。

3.其他结晶 ①胆红素结晶：见于黄疸、急性肝萎缩、肝癌、肝硬化及磷中毒等；②磺胺类药物结晶：服用磺胺药物的患者，如尿中大量出现，表示输尿管、肾盂等处有形成沉淀阻塞尿路的危险，可形成无尿或伴有血尿。

九、尿沉渣细菌（bacteria in urine sediment）

【参考区间】

流式仪器法 0 ~ 4000个/μl；0 ~ 720个/HP。

【影响因素】

因为尿液标本中细菌计数以增高为有意义。凡是各种有形结晶、非晶形无机盐类结晶、药物结晶、灰尘、脂肪滴、气泡等均可以导致尿液标本中细菌计数增高。

【临床解读】

尿液中的细菌有革兰阴性杆菌和革兰阳性球菌，以大肠埃希菌、葡萄球菌、链球菌、变形杆菌等多见。其中膀胱炎、肾盂肾炎以革兰阴性杆菌为主要病原菌。

正常人的自然排尿中检出革兰阴性菌其菌落计数 $< 10^4/ml$ 时，多是污染，无临床意义，$> 10^5/ml$ 可考虑为泌尿系统感染。革兰阳性球菌的菌落计数 $\geqslant 10^4/ml$ 有诊断意义。

十、尿沉渣类酵母细胞（yeast cell in urine sediment）

【参考区间】

流式仪器法　0个/μl。

【影响因素】

1.类酵母细胞和精子细胞都含有核酸（RNA和DNA），具有很高的荧光强度，因为两者的散射光强度与红细胞和白细胞相差不多。

2.在低浓度时，区分精子细胞与类酵母细胞有一定的难度，精子可能干扰类酵母细胞的计数。

3.在高浓度时，类酵母细胞的Fsc与红细胞类似，这部分类酵母细胞对红细胞计数会产生交叉干扰作用。

4.女性应排除阴道分泌物的污染，多数为白色假丝酵母菌。

【临床解读】

类酵母细胞阳性多见于糖尿病患者、女性尿液及碱性尿中。

十一、尿路感染信息（urinary tract infection，UTI）

【参考区间】

流式仪器法　阴性。

【影响因素】

凡是影响白细胞计数和细菌计数检测的因素都可影响尿路感染信息。

1.影响白细胞计数的因素

（1）大量滴虫，大量上皮细胞，特别是小圆上皮细胞或大圆上皮细胞存在时，使尿液标本中白细胞计数不同程度增高。

（2）体积相对较大的酵母样细胞、部分管型、假管型等存在时致使白细胞计数增高。

（3）尿液标本放置时间过久或环境温度过高时，白细胞被溶解破坏，导致白细胞计数降低，尤其是住院患者的尿液标本，此类现象较为常见。

（4）黄疸尿液的标本，可能是由于胆红素的颜色与散射光及荧光的抵消作用的影响，使白细胞计数随黄疸程度的不同而有所不同，即黄疸越重，白细胞计数就会越低，甚至可低至零。

2.影响细菌计数的因素　因为尿液标本中细菌计数以增高为有意义。凡是各种有形结晶、非晶形无机盐类结晶、药物结晶、灰尘、脂肪滴、气泡等均可以导致尿液标本中细菌计数增高。

【临床解读】

通过白细胞与细菌数的组合，显示尿路感染信息（UTI）。尿路感染信息判断标准：WBC > 50个/μl，BACT > 10^4CFU/ml。

泌尿系统感染常见于肾盂肾炎、膀胱炎、尿道炎、前列腺炎。肾移植术后、新月形肾小球肾炎，应用抗生素、抗癌药物引起的间质性肾炎等。此外应排除女性生殖系统炎症污染尿液。

十二、尿沉渣黏液（mucus in urine sediment）

【影响因素】

排除一些纤维类污染因素。

【临床解读】

可见于正常尿液，尤其是妇女尿中可多量出现。若大量黏液存在表示尿道受刺激或有炎症反应。

第四节　脑脊液检验

一、脑脊液外观检验

【参考区间】

无色清晰透明的水样液体。

【影响因素】

1.标本采集后应立即送检、检验，一般不超过1h。

2.采集的脑脊液标本应尽量避免混入血液。

3.穿刺部位应避免有化脓性感染灶。

【临床解读】

正常脑脊液（CSF）为无色清晰透明的水样液体，放置12～24h后也无改变。病理情况下，当中枢神经系统感染、出血、肿瘤时，由于脑脊液中出现过多的白细胞或红细胞和其他色素，可使脑脊液的颜色发生改变，而且变为浑浊。

1.颜色的改变　①无色：见于正常脑脊液、病毒性脑炎、轻型结核性脑膜炎、脊髓灰质炎、神经梅毒；②红色：见于蛛网膜下腔或脑室出血、穿刺性损伤；③绿色：可见于铜绿假单胞菌、肺炎链球菌、甲型链球菌等引起的脑膜炎；④黄色：见于黄疸、淤滞和梗阻、黄色素、黑色素、脂色素、胡萝卜素增高、脑肿瘤、脑血栓、陈旧性出血等；⑤乳白色：由于白（脓）细胞增多导致，可见于脑膜炎球菌、肺炎球菌、溶血性链球菌引起的化脓性脑膜炎。⑥米汤样浑浊：常见于化脓性脑膜炎；⑦棕色或黑色：见于侵犯脑膜的中枢神经系统黑色素瘤、高胆红素血症。

2. 浑浊度的改变　正常情况下脑脊液清晰透明，如果脑脊液中白细胞数＞300×10^6/L 时即可浑浊。蛋白质含量增高或含有大量细菌、真菌等，亦可使其变得浑浊。结核性脑膜炎 CSF 呈磨玻璃样浑浊，化脓性脑膜炎时则呈脓样。穿刺损伤可带入红细胞引起脑脊液呈轻微的红色浑浊。

3. 薄膜形成及凝块　正常脑脊液放置 24h 不形成薄膜，无凝块和沉淀。凝块的出现与脑脊液中的纤维蛋白原增多有关。穿刺出血可出现凝块。化脓性脑膜炎往往 1～2h 形成薄膜、凝块或沉淀。结核性脑膜炎在 12～24h 可形成薄膜；神经梅毒可出现小絮状凝块而不形成薄膜；在脊髓肿瘤或蛛网膜下腔梗阻时，脑脊液可呈黄色胶冻样凝固状态；脑血栓形成，脑栓塞时脑脊液多为黄色。

二、脑脊液细胞计数和分类

【参考区间】

显微镜法

白细胞计数：成人（0～8）$\times 10^6$/L；儿童（0～15）$\times 10^6$/L；新生儿（0～30）$\times$ 10^6/L。

细胞多为淋巴细胞及单核细胞，两者之比为 7∶3。

内皮细胞偶见。

无红细胞。

【影响因素】

脑脊液采集后应在 1h 内进行计数，搁置过久可引起细胞破坏或纤维蛋白凝块，导致计数不准确。

【临床解读】

正常脑脊液中白细胞主要是单个核细胞，中性粒细胞较少，很少有红细胞。

1. 红细胞增多　见于穿刺损伤、脑出血、蛛网膜下腔出血、脑脊髓外伤、肿瘤、脑膜炎等。

2. 白细胞增多　显著增高见于化脓性脑膜炎；轻度或中度增高（早期以中性粒细胞为主，后期以淋巴细胞为主）见于结核性脑膜炎，且有中性粒细胞、淋巴细胞、浆细胞同时存在的现象。

3.白细胞分类异常　中性粒细胞占优势常见于急性细菌性感染或慢性感染急性发作时。淋巴细胞占优势常见于急性病毒性感染、急性细菌性感染的恢复期、慢性细菌性或真菌性感染、脑水肿、浆液性脑膜炎、梅毒螺旋体感染、肉芽肿和脑膜癌等。脑脊液中出现嗜酸粒细胞是少见的，主要见于寄生虫感染（如脑囊虫病、包虫病、血吸虫病、弓形虫病等），也可见于嗜酸粒细胞增多症、嗜酸粒细胞脑膜炎、淋巴瘤等。

三、脑脊液蛋白质

【参考区间】

1.Pandy 试验定性法　阴性（或极弱阳性）。

2.定量　腰穿 0.20～0.40g/L；小脑延髓池穿刺 0.10～0.25g/L；脑室穿刺 0.05～0.15g/L。

【影响因素】

1.检测时注意室温，标本宜离心，试验中所用试管和滴管需十分洁净，避免出现假阳性。

2.对标本进行新鲜测定或 4℃储存（＜72h），-20℃储存可稳定 6 个月，-70℃储存则不限时间。

3.标本穿刺混入血液时，易出现假阳性，故标本不宜污染血液。

【临床解读】

正常情况下，脑脊液中蛋白质含量极微，以白蛋白为主。脑膜、大脑或脊髓有炎症时可使脑脊液中蛋白质含量增加，增加的多为球蛋白。脑脊液蛋白含量增高，是血-脑脊液屏障被破坏的标志。脑脊液蛋白质含量增高常见于：

1.中枢神经系统炎症　脑部感染时，先是白蛋白增高，然后球蛋白和纤维蛋白增高，以化脓性脑膜炎结核性脑膜炎蛋白质增高最明显，可达 10～50g/L。病毒性脑炎则轻度增高。

2.神经根病变　如急性感染性多发性神经炎（Guillain-Barré 综合征），多种病例有蛋白质增高，而细胞数正常或接近正常，即蛋白-细胞分离现象。

3.椎管内梗阻　脑与脊髓、蛛网膜下腔互不相通，血浆蛋白由脊髓中的静脉渗出，脑脊液蛋白质含量显著增高，有时达 30～50g/L，此时脑脊液变黄，可自行凝固（Froin 综合征）。如脊髓肿瘤、转移癌、粘连性脊髓蛛网膜炎等。

4.早产儿脑脊液蛋白质　含量可达 2g/L，新生儿 0.8～1.0g/L，出生 2 个月后逐渐降至正常水平。

第五节 浆膜腔液检验

一、浆膜腔液理学检验

【参考区间】

健康人浆膜腔液体为淡黄色。

【影响因素】

由穿刺取得的标本为防止细胞变性出现凝块或细菌溶解等，送检及检查必须及时。

【临床解读】

健康人浆膜腔内均有少量的液体，在腔内主要起润滑作用，一般不易采集到。浆膜腔液可分为渗出液和漏出液，其理学检查通常包括积液的量、颜色、透明度、比重、有无凝块或沉淀物等。

1. 颜色 漏出液一般颜色较浅，渗出液颜色因疾病而不同。①黄色：多见于各种原因引起的黄疸；②红色：多为血性，可能为结核感染、肿瘤、风湿性疾病、出血性动脉瘤或穿刺损伤；③乳白色：多为化脓性胸膜炎、丝虫病、淋巴结肿瘤、淋巴结结核、肝硬化、恶性肿瘤等；④咖啡色：内脏损伤、恶性肿瘤、出血性疾病及穿刺损伤等；⑤黑色：曲霉菌、厌氧菌感染等；⑥绿色：多由铜绿假单胞菌感染引起。

2. 量 病理情况下增多，随部位、病情及抽取的目的不同而变化，可从数毫升至数千毫升不等。

3. 透明度 漏出液常为清亮透明的液体；渗出液因含大量细胞、细菌、乳糜等而有不同程度的浑浊。

4. 比重 漏出液多在1.015以下，而渗出液多在1.018以上。

5. 凝块 漏出液不易凝固；而渗出液易凝固，也可因蛋白质被细菌的酶类分解破坏而不发生凝固。

二、浆膜腔液细胞学检验

【影响因素】

标本必须及时送检，防止浆膜腔积液凝固或细胞破坏使结果不准确。

【临床解读】

浆膜腔积液检查的目的在于鉴别积液的性质和明确积液的原因。细胞分类计数异常可见下列原因：

1. 多形核白细胞增多　见于化脓性炎症或早期结核性积液。

2. 淋巴细胞增多　提示慢性炎症，见于结核性、肿瘤性积液、病毒感染等。

3. 嗜酸性粒细胞增多　常见于变态反应和寄生虫所致的渗出液，亦见于结核性渗出液的吸收期。

4. 间皮细胞　多见于渗出液中，可因浆膜刺激或受损呈异形而不规则，应注意与癌细胞相区别。

5. 癌细胞　见于相应组织来源的恶性肿瘤。

漏出液和渗出液的鉴别见表2-1。

表2-1　漏出液和渗出液的鉴别

	漏出液	渗出液
病因	非炎症所致	炎症、外伤、肿瘤或物理、化学刺激所致
外观	淡黄色，较稀薄	可黄色、红色、乳白色、乳酪色，较黏稠
透明度	透明或琥珀色	多浑浊或乳糜样
比重	＜1.015	＞1.018
pH	＞7.3	＜7.3
凝固性	不自凝	能自凝
黏蛋白定性 Rivalta试验	阴性	阳性
蛋白电泳	以白蛋白为主，球蛋白少。A/G高于血浆	电泳谱与血浆相似
蛋白质含量（g/L）	＜25	＞30
细胞分类	淋巴细胞为主，可见间皮细胞	依病因不同而异，急性炎症以中性粒细胞为主，慢性炎症或恶性积液以淋巴细胞为主
白细胞计数	＜100×10^6/L	＞500×10^6/L
细菌	无细菌发现	可找到病原菌
葡萄糖（mmol/L）	接近于血糖	＜3.33

第六节　胃液检查

一、胃酸分泌量

【参考区间】

酸碱滴定法

基础胃酸分泌量（BAO）：＜（3.90±1.98）mmol/h。

最大胃酸分泌量（MAO）：3～23mmol/h。

高峰胃酸分泌量（PAO）：（20.6±8.37）mmol/h。

【影响因素】

1.患者的精神因素、生理节律、神经反射、烟酒嗜好、体液因素、药物（如雷尼替丁等）、便秘及采集标本的方法等均影响胃酸分泌。

2.检查前24h，禁止食用高蛋白、高脂肪食物；检查前12h，禁食禁水。

3.体位对于抽取的胃液量有很大影响，坐、卧位时相差悬殊。为尽量取得全部胃液，患者应采取左侧卧位。

4.嘱患者抽取过程中当有痰或唾液时应吐在容器内，切勿咽下，以免影响胃液成分。

【临床解读】

了解胃分泌功能，有助于某些胃、十二指肠疾病的诊断和治疗。

1.胃酸分泌增加可见于

（1）十二指肠溃疡：大多数十二指肠溃疡的患者在消化期间，特别是夜间的分泌比正常人多。BAO超过5mmol/h时，对十二指肠溃疡有诊断意义。PAO＞40mmol/h时，高度提示十二指肠溃疡并有出血、梗阻、穿孔的危险。

（2）Zollinger-Ellison综合征：以BAO升高为特征，可以高达10～100mmol/h或更高。

2.胃酸分泌减少　与胃黏膜受损害的部位、程度及范围有关。可见于：

（1）胃癌：胃酸分泌减少或缺乏，但也可正常。BAO可为0～5mmol/h，MAO为0.2～15mmol/h。

（2）胃炎：MAO轻度降低，萎缩性胃炎时患者的胃酸分泌异常与否，取决于萎缩病变的部位及范围。胃体黏膜有弥散性萎缩时，胃酸分泌量可明显下降，严重者可无酸。

（3）恶性贫血：患者多伴有全胃黏膜萎缩、巨大肥厚性胃炎、白斑、风湿性关节炎等，胃酸分泌缺乏。

二、胃液 pH

【参考区间】

试纸法　0.9 ～ 1.8。

【影响因素】

采集胃液前 3d 停用影响胃酸分泌的各种药物，如奥美拉唑、西咪替丁等，以及影响胃液 pH 药物，如碳酸氢钠等。

【临床解读】

正常胃液含有盐酸，为酸性。

1. 病理情况下，当 pH 为 3.5 ～ 7.0（低酸）或 pH ＞ 7.0（无酸）时，常见于萎缩性胃炎、胃癌、继发性缺铁性贫血、胃扩张、甲状腺功能亢进。还常见于十二指肠溃疡、胃泌素瘤、卓 - 艾综合征、幽门梗阻、慢性胆囊炎等，十二指肠液反流也会使 pH 升高等。

2. 胃酸度减低见于十二指肠液反流、胃溃疡、胃癌、萎缩性胃炎、慢性胃炎、恶性贫血等；pH ＜ 1.5 为胃酸过多，其程度与胃癌的发展成正比，与癌的大小呈正相关，阳性率达 94%，可供过筛诊断用。

三、胃液隐血试验（occult blood test of gastric juice）

【参考区间】

免疫学方法（胶体金）　阴性。

【影响因素】

1. 胃液中若有过多的维生素 C，可使试验呈假阴性。

2. 试验前 2d 患者需停用含铁、钙、镁的药物和维生素 C、复合维生素等药物。

【临床解读】

胃液隐血是早期发现上消化道出血及肿瘤的一种筛查方法。

胃液隐血试验阳性可见于急性胃炎、胃溃疡、胃癌等。应注意胃溃疡时常使隐血试验呈间歇性阳性反应。胃内出血并伴有游离盐酸存在时，可形成正铁血红素，使胃液呈棕色咖啡渣样，此时需要隐血试验证实。吞咽胃管时的损伤出血或牙龈、鼻出血咽下也可造成隐血试验阳性。

第七节 十二指肠引流液检验

一、一般性状检验

【参考区间】

1.胆总管胆汁（A胆汁） 淡黄或金黄色液体，10～20ml，透明或略黏稠，pH 7.0，比重1.007～1.013。

2.胆囊胆汁（B胆汁） 棕褐色液体，30～60ml，透明或较黏稠，pH 6.8，比重1.016～1.032。

3.肝胆管胆汁（C胆汁） 柠檬黄色液体，当C胆汁流出量足够检查时即可终止引流，故量不定，透明略黏稠，pH 7.4，比重1.007～1.010。

【影响因素】

禁忌症同胃液采集术，术前禁食12h，一般多在晨间进行。

【临床解读】

十二指肠引流液的性状观察非常重要，应注意各部分胆汁是否分段明确，各段胆汁的量、颜色、性状、比重等均应注意。

1.无胆汁提示胆管阻塞，见于胆石症、胆道肿瘤。如仅无B液见于胆管梗塞、胆囊收缩不良或做过胆囊手术，如再次注入330g/L硫酸镁50ml后有排出，则是刺激不够所致。

2. B液黑绿色时见于胆道扩张或有感染，如在用硫酸镁前大量流出B液，常见于肝胰壶腹（奥狄）括约肌松弛，胆囊动力功能过强所致。

3.排出的胆汁异常黏稠，见于胆石症所致的胆囊积液；胆汁稀淡见于慢性胆囊炎，由于浓缩功能差所引起。胆汁加入氢氧化钠仍呈浑浊，见于十二指肠炎症和感染，如混有血液，见于急性十二指肠炎和肿瘤。

二、显微镜检查

【参考区间】

显微镜法

正常偶见白细胞，＜20个/HP，多为中性粒细胞；

正常引流液中不见红细胞；

不应有结晶体（可有少量胆固醇结晶，无胆红素结晶）、细菌及寄生虫或虫卵等异常成分；

可有少量十二指肠上皮细胞和胆道上皮细胞（0～1个/HP），多属柱状上皮细胞。

【影响因素】

1.禁忌证同胃液采集术，术前禁食12h，一般多在晨间进行。

2.留取十二指肠引流液应及时送检，以免细胞及有形成分被胰酶消化而破坏，造成镜检误差。

【临床解读】

1.细胞检查

（1）白细胞：伴大量上皮细胞可在十二指肠炎和胆道感染时可大量出现，常被染成淡黄色。慢性或病毒性肝胆病患者，经染色后可见小淋巴细胞和浆细胞。胆道炎、胆石症及急性肝炎等，A、B、C胆汁中均可见白细胞增多。

（2）红细胞：正常引流液中不见红细胞，少量出现可因引流管擦伤所致，十二指肠、肝、胆、胰等出血性炎症、消化性溃疡、结石或癌症时，红细胞可增多。血性标本应涂片检查有无癌细胞。十二指肠液的细胞学检查对胆囊癌、肝外胆管癌及胰头癌的诊断均有帮助。

（3）上皮细胞：十二指肠炎时，细胞大量增多，胆道细胞多呈栅栏样排列，淡黄色，核清楚、偏位。胆管炎时，常成堆出现，呈灰白色团块状。

2.寄生虫感染　寄生虫患者的十二指肠引流液中，尤其是B胆汁中可以检出寄生虫或虫卵，如蓝贾第鞭毛虫滋养体、蛔虫卵、钩虫卵、华支睾吸虫卵和粪类圆线蚴虫等。肝吸虫患者在胆汁中查出虫卵的概率比粪便中高。如高度怀疑寄生虫感染者，最好将胆汁离心后涂片镜检，可提高阳性率。

3.结晶　胆结石症时常出现大量胆固醇结晶或胆红素结晶，在胆酸缺乏时可析出无色透明缺角长方形状的结晶。若伴红细胞存在，则胆结石可能性更大。有时胆固醇与胆红素结晶同时出现，提示有混合性胆结石的可能。若见灰黑色的细颗粒状无定形结晶，可加氢氧化钠鉴别，如全部溶解，则为胆盐结晶。

4.黏液　黏液丝的出现及其排列状态对胆管炎症的诊断及定位有一定的参考价值。胆总管炎症时，黏液增多且呈螺旋状排列。

5.细菌　当胆道阻塞或发生胆石症时，胆囊内常有链球菌、大肠埃希菌侵入或发生感染。

第八节　关节腔液检查

一、关节腔液外观检查

【参考区间】

正常关节滑膜液为黄色或无色、清晰透明，有一定的黏稠度。

【影响因素】

1.穿刺点应选择关节明显饱满处，避免因损伤关节周围的重要解剖结构而使血液混入关节滑膜液。

2.关节穿刺部位的周围无破损、感染，以免穿刺时将细菌带入关节腔内，或引起关节继发性感染及关节培养标本被污染。严格掌握无菌操作技术。

3.抽取标本应及时送检，以免关节液中的细胞被破坏而影响结果。

【临床解读】

关节腔一般有0.1～2.0ml液体。

1.在关节发生炎症、创伤和化脓性感染时，关节腔积液增多。积液量多少可初步反映关节局部刺激、炎症或感染的严重程度。

2.关节腔积液浑浊主要与细胞成分、细菌、蛋白质增多有关。浑浊多见于炎性积液，炎性病变越重，浑浊越明显，甚至呈脓性积液。脓性滑膜液可浑浊，但非炎性关节液内含有滑膜液，也可显示浑浊不透明，如关节液内含有结晶体、纤维蛋白、类淀粉物、软骨碎屑或米粒样体等。

3.关节炎症越重，黏稠度越低。重度水肿或外伤性急性关节腔积液，因透明质酸被稀释，即使无炎症，黏稠度也降低。

4.病理情况下，关节腔积液可出现不同的颜色变化：类风湿关节炎或其他慢性重度炎症时，渗漏液可变为黄绿色，铜绿假单胞菌性关节炎亦为绿色。创伤、全身出血性疾病、恶性肿瘤、关节置换术后及血小板减少症呈红色；痛风性关节炎的滑膜液内含大量结晶体时，可出现白色关节液；结核性、慢性类风湿关节炎、痛风、系统性红斑狼疮、丝虫病、大量结晶等亦成乳白色。此外，穿刺损伤出血为淡黄色；积液内胆固醇增高呈金黄色；严重细菌感染性关节炎为脓性黄色；褐黄病呈黑色等。

二、关节腔液凝固试验（clotting test of joint cavity fluid）

【结果判读】

1.轻度　凝块占试管中积液体积的1/4。

2.中度　凝块占试管中积液体积的1/2。

3.重度　凝块占试管中积液体积的2/3。

【影响因素】

抽出的关节滑膜液应立即检查其容量、颜色、透明度和黏稠度。

【临床解读】

健康人滑膜液高度黏稠不含纤维蛋白原和其他凝血因子，因此不凝固。炎症时血浆凝血因子渗入关节腔积液中可形成凝块，凝块形成的速度、大小与炎症程度呈正相关。一般将凝块形成程度分为3度：轻度、中度和重度。轻度见于骨关节炎、系统性红斑狼疮、系统性硬化症及骨肿瘤；中度见于类风湿关节炎、晶体性关节炎；重度见于结核性、化脓性、类风湿关节炎。

三、关节腔积液白细胞计数（cell counting of joint cavity fluid）

【参考区间】

显微镜法　白细胞计数（200～700）$\times 10^6$/L；红细胞无。

【影响因素】

取得标本后滴于洁净玻片上，立即送检，以免白细胞自发凝集和产生假性晶体。

【临床解读】

虽然白细胞计数结果对诊断关节炎无特异性，但可初步区分炎症性和非炎症性积液。

急性痛风、类风湿关节炎属炎性滑膜炎，白细胞计数可达20×10^9/L，其中中性粒细胞可占70%；脓性关节炎白细胞计数常超过50×10^9/L，其中90%为中性粒细胞。

四、关节腔积液细胞分类（cell differential counting of joint cavity fluid）

【参考区间】

显微镜检查　健康人滑膜液中的细胞约65%为单核吞噬细胞，10%为淋巴细胞，20%为中性粒细胞，偶见软骨细胞和组织细胞。

【影响因素】

取得标本后滴于洁净玻片上，立即送检，以免白细胞自发凝集和产生假性晶体。

【临床解读】

1.中性粒细胞增高　①炎症性积液中性粒细胞＞80%；②化脓性关节炎积液的中性粒细胞高达95%；③风湿性关节炎、痛风、类风湿关节炎的中性粒细胞＞50%；④创伤性关节炎、退变性关节炎、肿瘤（非感染性疾病）等中性粒细胞＜30%。

2.淋巴细胞增高　主要见于类风湿关节炎早期、慢性感染、结缔组织病等。

3.单核细胞增高　主要见于病毒性关节炎、血清病、系统性红斑狼疮等。

4.嗜酸性粒细胞增高　主要见于风湿性关节炎、风湿热、寄生虫感染及关节造影术后等。

五、关节腔积液特殊细胞检查（special cell examination of joint cavity fluid）

【参考区间】

显微镜检查　阴性。

【影响因素】

取得标本后滴于洁净玻片上，立即送检，以免白细胞自发凝集和产生假性晶体。

【临床解读】

1. 类风湿细胞　主要见于类风湿关节炎，尤其是RF阳性者预后较差；也可见于化脓性关节炎等。

2. Reiter细胞　多见于Reiter综合征，也可见于痛风、幼年类风湿关节炎。

3. 狼疮细胞　特异性差，可见于系统性红斑狼疮、药物性狼疮关节炎、类风湿关节炎。

第九节　前列腺液检查

一、一般性状检验

【参考区间】

1. 颜色与透明度　白色、稀薄、不透明而有光泽的液体。

2. 量　数滴至2ml（按摩后）。

3. 酸碱度　pH为6.3 ~ 6.5，75岁以后pH可略增高。

【影响因素】

1. 检查前3d应禁止性活动。

2. 前列腺急性感染时，原则上禁止按摩前列腺，以防细菌进入血液而导致败血症。应足量应用抗生素后再进行前列腺按摩。

3. 取样时应弃掉第一滴腺液，再用玻璃片或玻璃管收集进行检查。

【临床解读】

前列腺液检验主要用于前列腺炎、前列腺结核和前列腺癌的辅助诊断和疗效观察及性传播性疾病的诊断。

1. 量　①减少：见于前列腺炎；若前列腺液减少至采集不到，提示前列腺分泌功能严重不足，常见于某些性功能低下和前列腺炎。②增多：见于前列腺慢性充血、过度兴奋时。

2.颜色和透明度　正常前列腺液呈乳白色稀薄液体。轻度前列腺炎时，外观常无明显改变。重症前列腺炎时，外观可呈不同程度的脓性或脓血性，但要结合显微镜检验排除按摩时对前列腺的损伤出血。前列腺癌时，腺液呈不同程度的血性。①红色：提示出血，见于精囊炎、前列腺炎、前列腺结核、结石及恶性肿瘤等，也可由按摩过重引起；②黄色浑浊、脓性黏稠：提示化脓性感染，见于化脓性前列腺炎或精囊炎。

3.酸碱度　pH增高见于前列腺炎或前列腺液中混入较多精液。

二、显微镜检验

【参考区间】

显微镜法

磷脂胆碱小体：多量均匀分布满视野。

红细胞：偶见，＜5个/HP。

白细胞：＜10个/HP。

精子：可偶见。

前列腺颗粒细胞：＜1个/HP。

淀粉小体：随年龄增长而增加。

滴虫：无。

【影响因素】

1.取样后应立即用显微镜进行高倍检查，以免干涸。不能加生理盐水以免稀释。

2.一次采集标本失败或检验结果阴性，而指征明确者，可隔3～5d再次取材送检。

【临床解读】

1.血细胞　正常情况下，前列腺液内红细胞极少，白细胞可有少量散在。当红细胞大量出现时，除排除按摩引起的人为出血外，可见于精囊炎、前列腺结石、前列腺化脓性炎症、前列腺结核或前列腺癌等。白细胞大量或成堆出现，可见于慢性前列腺炎。

2.磷脂酰胆碱小体　又称为卵磷脂小体，前列腺炎时卵磷脂小体减少且有成堆倾向。炎症较严重时卵磷脂小体被吞噬细胞吞噬而消失。

3.前列腺颗粒细胞　在老年人中多见，也可见于前列腺炎（可增加10倍，伴大量脓细胞）。

4.精子　若按摩时压迫到精囊，可以在前列腺液内检出精子。

5.滴虫 前列腺滴虫感染时，可检出滴虫。

6.癌细胞 如发现畸形巨大成片的细胞，需做细胞学检查识别，见于前列腺癌。

7.细菌 直接涂片革兰染色后观察，常见葡萄球菌、链球菌、大肠埃希菌、淋球菌等，如抗酸杆菌染色阳性，可见于前列腺结核。

8.淀粉样小体 一般无临床意义，可与胆固醇结合形成前列腺结石。

第十节 精液检查

一、精液外观

【参考区间】

呈均质性、灰白色或乳白色、不透明。

【影响因素】

1.标本采集前至少禁欲48h，但不超过7d。

2.需连续2～3次检查的，2次之间一般应间隔1～2周，但不超过3周。

3.标本采集最好在实验室附近，室温控制在20～35℃。

4.不能用避孕套作为容器，以免影响精子活力。

5.采集后需在1h内送检。冬季标本应在20～40℃保温送检。

【临床解读】

精液放置一段时间自行液化后呈半透明稍有混浊。久未排精者的精液可略显浅黄色。

1.黄色或棕色脓性精液 见于精囊炎或前列腺炎。

2.鲜红色、红色或酱油色、黑色的血性精液 见于生殖系统的炎症、结核、结石或肿瘤，如精囊腺炎、前列腺炎症或结核等。

二、精液量

【参考区间】

一次排精量2～6ml。

【影响因素】

1.精液的排出量与排精间隔时间长短有关。

2.精液量变化范围很大，当出现异常时应间隔1周后再反复复查2～3次，以得出正确结果。

【临床解读】

精液量检查是检查男性不育症的主要指标之一，应结合精液检查其他指标综合判断。

1.若 5 ～ 7d 未排精，精液量少于 1.5ml 为精液减少，应排除人为因素，如采集时部分精液丢失或禁欲时间过短等。病理性减少见于雄激素分泌不足、附属性腺感染等。

2.禁欲 3d 后精液量少于 0.5ml 或减少到数滴甚至排不出时为无精液症，见于生殖系统的特异性感染（如淋病、结核）、睾丸发育不良、内分泌疾病及非特异性炎症等。逆行射精时有射精动作，但无精液排出（逆行射入膀胱）。

3.精液量超过 6.0ml 为精液增多症。常见于附属腺功能亢进，如垂体促性腺激素分泌亢进，雄性激素水平过高所致；也可见于禁欲时间过长者。精液增多可致精子浓度减低，不利于生育。

三、精液黏稠度与液化（seminal fluid viscosity and liquefaction）

【参考区间】

射精后立即凝固，37℃时液化时间＜60min。

正常精液黏丝长度一般不超过 2cm。

【影响因素】

1.精液标本留取后，应立即送检，运送过程中温度应保持在 25 ～ 35℃。观察液化时间，应将标本置于 37℃环境下。

2.病理因素如前列腺炎等可使精液黏稠度与液化时间有所改变。

【临床解读】

健康人精液排出后，很快呈胶冻状，即精液凝固。

1.精液凝固障碍　多见于射精管缺陷或先天性精囊缺如，也可见于生殖系统炎症。

2.液化不完全　见于前列腺炎；超过 1h 或数小时仍不液化或者含不液化凝块称为精液迟缓液化症，常见于前列腺感染或病变者，其分泌的蛋白水解酶缺乏；也可见于精囊腺、尿道球腺的病变。精液不液化亦可影响精子活力而导致不育。

3.黏稠度增加　多与附属腺功能异常有关，如附睾炎、前列腺炎，且常伴有精液不液化，可引起精子活动力降低而影响生殖能力。另外，精液黏稠度增加可干扰精子计数、精子活动力和精子表面抗体的测定。

4.黏稠度减低　即新排出的精液呈米汤样，可见于先天性无精囊腺、精囊液流出管道阻塞，精子浓度太低或无精子症。

四、精液pH

【参考区间】

试纸法 正常精液呈弱碱性，pH为7.2～8.0。

【影响因素】

1.精液pH测定应在射精后1h内完成，放置时间延长，pH下降。

2.标本应避免尿液、细菌等污染。

【临床解读】

1.精液pH<7.0，并伴有精液量减少，见于慢性感染性疾病，射精管和精囊缺如或发育不良及输精管阻塞时，pH也可下降。

2.精液pH可>8.0，见于附属性腺或附睾有急性感染性疾病时，如急性前列腺炎、精囊炎或附睾炎。

五、精子计数

【参考区间】

显微镜检验法

精子计数≥$20×10^9$/L；

精子总数≥$40×10^6$/每次排精。

【影响因素】

1.精液标本的采集、保温、送检等质量控制同精液标本采集。

2.黏稠度或液化异常、精子聚集到黏液丝上或精子凝集，都可能导致标本的均匀程度降低，从而影响计数。计数前精液标本必须完全液化，吸取精液前必须充分混匀标本。吸取精液量必须准确。

3.精子数量变异较大，最好在2～3个月间隔2～3周分别取3份或以上的精液检查，方能得出较准确结果。

4.使用西咪替丁可使精子数减少30%，氮芥、长春新碱、甲氨蝶呤、丙卡巴肼（甲基苄肼）以及其他化疗药物均可使精子减少，雌激素和甲睾酮可抑制精子生成。

【临床解读】

1.精子密度<$20×10^9$/L或精子总数<$40×10^6$/每次排精为不正常，连续3次检查皆低下者可确定为少精子症。

2.精液多次未查到精子，应将标本离心，取沉淀物镜检，若连续检查3次仍无精子可确定无精子症。主要见于男性结扎术成功、先天性或获得性睾丸疾病（如睾丸畸形、萎缩、结核、淋病、炎症等）、先天性输精管、精囊缺陷或输精管阻塞（此类通过果糖含量测定可以鉴别），迷走神经切除术后、精索静脉曲张、逆行射精、有害金属中毒和放射线损害、老年人在50岁以上者精子生成减少等。

3.由于某种原因使精子在尿道内被破坏者称为假性无精症，见于淋病、附睾炎、精囊炎、丝虫病、尿道狭窄和外生殖道畸形等。

六、精子活动率和活动力（activity rate and motility of sperm）

【参考区间】

显微镜法

精子的活动力分级 WHO 将精子活动力分3级：

前向运动（PR）：精子运动积极，表现为直线或大圈运动，速度快。

非前向运动（NP）：精子所有的运动方式都缺乏活跃性，如小圈的游动，鞭毛力量难以带动头部，或只有鞭毛的抖动。

无运动（IM）：精子没有运动。

正常人精子活动力总活力（PR＋NP）≥40%，向前运动（PR）≥32%。

精子活动率：在排精后60min内应为80%～90%（至少＞60%）。

伊红染色法：精子存活率为在排精30～60min≥58%。

【影响因素】

1.标本采集后适当保温，并在25～35℃下观察精子的活动情况。

2.细菌污染可使精子不活动或产生凝集。应将精液排入清洁干燥的容器内。

3.不能用乳胶避孕套采集，因避孕套内含有滑石粉可影响精子活力。

4.留取标本后应及时送检，若超过2h后，大多数精子可死亡。

5.长期禁欲也可降低精子的活动力。

【临床解读】

精子活动率和精子活动力是活动精子的质量，是测定精子向前运动能力的定性方法。两者是诊断男性不育症的主要指标。

1.当精子活动率不足40%，且以C级活动力精子为主，常为男性不育症的原因；引起精子活动率下降的因素较多：①精索静脉曲张；②生殖系统感染，如淋病、梅毒等；③物理因素，如高温环境（热水浴）、放射线因素等；④化学因素，如某些药物（抗代谢药、抗疟药、雌激素）、乙醇等；⑤免疫因素，如存在抗精子抗体等。

2.精子活动力低下常见于：①精索静脉曲张、静脉血回流不畅，睾丸组织缺氧等；②生殖系统非特异性感染、使用某些药物（抗代谢药、抗疟药、雌激素、氧化氮芥等）。

3.精子存活率降低是男性不育症的重要原因之一。死精子超过50%，即可诊断为死精子症（可能与附属性腺炎症和附睾炎有关）。

七、精子形态学

【参考区间】

巴氏染色法　生育力正常男性中，正常形态精子比例应超过50%。

【影响因素】

1.生殖系感染。

2.化学药物作用。

3.遗传因素。

【临床解读】

畸形精子应<20%，>20%为异常，若异常精子>50%即可成为不育原因之一。

1.大量畸形精子的出现，与睾丸、附睾的功能异常密切相关，可见于精索静脉曲张，睾丸或附睾细菌、病毒感染，雄激素水平异常；呋喃类药物、遗传因素也可影响睾丸生精功能，导致畸形精子增多。阴囊温度过高或饮大量咖啡，精子畸形率亦增高。

2.此外畸形精子增加还可见于外伤、放射线、酒精中毒、药物、工业废物、环境污染等导致的睾丸异常和精索静脉曲张。

八、精子泳动速度（sperm speed test）

【参考区间】

血细胞计数板法、显微镜摄片法　>20μm/s。

【影响因素】

做精子泳动速度检查时，应将排精后（1h）的精液充分混匀，在27～34℃下进行检测。

【临床解读】

1.临床上常用观察精子的活动力和活动率来反映精子的质量，这种方法简便但主观性强，误差大。精子泳动速度的检测相对比较准确，客观地反映了精子活动力。

2.精子泳动速度下降的临床意义与精子活动力和活动率相同。

九、精液细胞学

【参考区间】

显微镜法　有少量未成熟的生殖细胞，小于1%；白细胞≤10个/HP，呈散在分布；红细胞偶见，少于5个/HP。

【临床解读】

1.白细胞增多　多见于生殖道炎症或恶性肿瘤，慢性前列腺炎常可出现多核上皮细胞，若同时见到较多的淋巴细胞应考虑前列腺结核。在输精管恶性肿瘤时，可查到癌细胞。

2.红细胞增多　见于前列腺炎、结核、结石、恶性肿瘤及用力过重按摩，如血精症、睾丸肿瘤、前列腺癌等。

3.其他细胞　正常精液中有少量生精细胞，当曲细精管的生精功能受到损害时，精液中可以出现较多的病理性幼稚细胞，这种细胞表现为形态、大小及核的形态和大小都不规则。

十、精液果糖（fructose in seminal fluid）

【参考区间】

1.间苯二酚比色法　9.11 ～ 17.67mmol/L。

2.吲哚比色法　≥13umol/次排精（WHO推荐）。

【影响因素】

严格控制留取送检时间和温度，防止其他糖类与试剂反应，影响测定结果。

【临床解读】

精液中富含果糖，果糖由精囊腺将血糖转化分泌而来，是精子能量的主要来源。其含量高低直接影响精子的活力。精液果糖含量不仅能反映精囊的分泌功能，而且还间接反映睾丸内分泌功能。

1.先天性精囊缺如、输精管或精囊发育不良所致的无精症及逆行射精者果糖为阴性。而单纯性输精管阻塞所致的无精症，果糖含量正常。

2.雄激素分泌不足和精囊腺炎时，果糖含量降低。

十一、精子顶体完整率（sperm acrosomal integrity）

【参考区间】

PSA-FITC染色法　正常生育男性顶体完整率＞75%。

【临床解读】

精子顶体完整率是判断男性生育能力的重要指标。精子顶体完整率小于正常，提示与男性不育相关。

十二、精子畸形率（sperm abnormal rate）

【参考区间】

1.湿片法　畸形精子＜20%。

2.H-E染色或Giemsa染色法（WHO推荐方法）　畸形精子＜20%。

【影响因素】

1.生殖系感染。

2.射线、化学药物作用。

3.遗传因素。

【临床解读】

精液畸形率＞40%则会影响到精液质量，＞50%者常可导致男性不育。畸形精子增加见于感染、外伤、高温、放射线、酒精中毒、药物、工业废物、环境污染、激素失调或遗传因素导致的睾丸异常和精索静脉曲张。如生殖系统感染、雄性激素水平失调、酗酒等都可导致畸形精子增多。

十三、精子低渗肿胀试验（sperm hypoosmotic swelling test，HOS）

【参考区间】

HOS试验应有60%以上精子出现尾部膨胀。

【影响因素】

严格控制标本留取送检及检测时间和温度。

【临床解读】

精子低渗肿胀试验观察精子在低渗溶液中的变化，以检测精子膜的完整性。可预测精子潜在的受精能力。精子尾部肿胀现象是精子膜功能正常表现，男性不育症的精子低渗肿胀试验肿胀率明显降低。

十四、精子顶体酶活性定量（activity of sperm acrasin）

【参考区间】

比色法　（36.72±21.43）U/L或48.2～217.7μU/10^6精子。

【临床解读】

1.精子顶体酶活性测定可作为精子受精能力和诊断男性不育症的参考指标，其对于精子的运动和受精过程都是不可缺少的，活性减低影响精子运动和受精过程，可导致男性不育。

2.精子顶体酶的活性与精子计数、精子活力、精子密度及顶体的完整性都呈正相关。

十五、精液乳酸脱氢酶 X 同工酶定量（semen lactate dehydrogenase X isoenzyme，LDH-X）

【参考区间】

1. 聚丙烯酰胺凝胶电泳法 LDH-X 相对活性 ≥42.6%；绝对活性（1430±940）U/L。

2. 2- 酮基己酸法 LDH-X 相对活性 ≥42.6%。

【临床解读】

LDH-X 活性与精子浓度，特别是活精子浓度呈良好线性关系。LDH 降低时生育力也下降。精子发生缺陷时则无 LDH-X 形成；睾丸萎缩、少精、无精和精子缺陷者可致 LDH-X 活性降低。

十六、精浆中性 α- 葡萄糖苷酶活性（neutral alpha-glucosidase of seminal fluid）

【参考区间】

比色法 每次射精 ≥20mU（WHO 推荐方法）。

【影响因素】

1. 检查前应调整好身体，禁欲时间为 2 ～ 7d。注意避免饮食和药物的干扰。

2. 检查时按照医师的指导，用适当的方法取精液。

【临床解读】

1. 精液 α- 葡萄糖苷酶活性与禁欲时间的长短密切相关。禁欲时间越长，α- 葡萄糖苷酶水平越高。禁欲 7d 以上的比禁欲 2 ～ 3d 的水平明显升高。精液 α- 葡萄糖苷酶测定的最佳禁欲时间为 4 ～ 7d。

2. 中性 α- 葡萄糖苷酶反映附睾功能，活性与精子密度、精子活动力呈正相关。可鉴别输精管阻塞（显著降低）和睾丸生精障碍所致的无精子症（无明显变化）。输精管阻塞时 α- 葡萄糖苷酶活性显著降低，其活力与精子密度和活力也存在正相关。当输精管结扎后，该酶活力显著降低。

十七、精浆锌（zinc in seminal fluid）

【参考区间】

1. 原子吸收光谱法 （2.12±0.95）mmol/L 或（163.02±45.26）μg/ml。

2. 比色法 （1.259±0.313）mmol/L 或一次射精精浆中含锌 ≥2.4μmol。

3. 中子活化法 （2.24±1.45）mmol/L。

【影响因素】

1.测定值与测定对象所处的地理环境、季节变化及不同的个人生活习性等因素有关。可能与测定方法和测定时间的不同有关。

2.精液中多种酶均富含锌，各种酶含量的差异可能会影响锌的测定结果。

【临床解读】

锌对精子的活动、代谢及其稳定性都具有重要作用，可直接参与精子的生成、成熟、激活和获能过程。

1.精液锌浓度增高，可能与死精子症或阻塞性无精子症有关。

2.精液锌浓度减低可能提示前列腺功能低下，这可能与感染或男性不育有关。可引起生育力下降、生殖器官发育不良等，最终导致睾丸萎缩、少精、弱精或死精。青春期缺锌则可影响男性生殖器官和第二性征的发育。

第十一节　粪便检查

一、粪外观

【参考区间】

成人：黄褐色；婴儿：黄绿色或金黄色糊状。健康成人100～250g/次，隔天1次或每天1～2次。

【影响因素】

1.粪便采集后应立即送检，若长时间放置，则会使其色泽加深，有形成分破坏。

2.粪便检查时应注意被检者的饮食和服药情况，以便排除非疾病因素。如：

（1）食物的影响：食肉类食品者，粪便易呈黑褐色；食绿叶类蔬菜者，粪便易呈暗绿色；食红辣椒、西红柿或西瓜等，粪便易呈红色；食动物血、肝或黑芝麻等，粪便易呈黑色。

（2）药物的影响：消化道钡剂造影、服用硅酸铝、金霉素，粪便易呈灰白色；服用活性炭、铁剂、铋剂、中草药粪便可呈无光泽灰黑色；食甘汞粪便易呈绿色；服用番泻叶、山道年、大黄等粪便易呈黄色。

3.应根据检验目的选取最有价值的标本，如含脓血、黏液或色泽异常部位标本送检。

4.选择合适采集寄生虫和虫卵检查的标本，送检量尽量多，避免因标本不足而漏检。

5.便盆或坐厕中的粪便常混有尿液、消毒剂及污水等，可破坏粪便的有形成分。

6.灌肠或服油类泻剂的粪便，影响检验结果。

【临床解读】

1.粪便量　肠道上部疾病可见排便次数减少、排便量增加；肠道下部疾病可见排便次数增多、每次排量减少。

2.性状　病理情况下形状和硬度发生改变。①黏液便见于各类肠道炎症、细菌性痢疾、阿米巴痢疾、急性血吸虫病、肿瘤等；②鲜血便见于痔、肛裂、直肠损伤、直肠息肉、结肠癌；③脓性及脓血便见于细菌性痢疾、溃疡性结肠炎、局限性肠炎、结肠或直肠癌、结核等；④米泔样便见于霍乱、副霍乱。

3.颜色　可因进食种类不同而异，但明显的粪便颜色改变具有临床意义。如①因肠蠕动过快呈绿色便；绿色因胆绿素尚未转变成粪胆素所致，亦可见于婴幼儿腹泻；②白陶土样便见于胆管阻塞时，胆汁减少或缺如，以致粪胆素减少及脂肪存在过多所致，见于各种病因的阻塞性黄疸等。

4.结石　粪便中排出的结石主要是胆结石，较大者肉眼可见，见于使用排石药物或碎石术后。

5.气味　主要因细菌作用的产物吲哚、硫化氢、粪臭素等引起。①粪便恶臭见于慢性肠炎、胰腺疾病、消化道大出血、结直肠癌溃烂或重症痢疾；②鱼腥味见于阿米巴性肠炎；③酸臭味见于脂肪酸分解或糖类异常发酵。

6.酸碱反应　细菌性痢疾、血吸虫病粪便常呈碱性，阿米巴痢疾便呈酸性。

7.寄生虫　肠道寄生虫感染可从粪便排出蛔虫、蛲虫、钩虫、绦虫等虫体或节片，粪便寄生虫检验有助于寄生虫感染的确诊。

二、粪胆原（stercobilinogen）

【参考区间】

1.定性　阳性。

2.定量　Ehrlich法：75～350mg/100g粪便。

【影响因素】

1.待检粪便必须新鲜，否则会氧化成粪胆素。如粪便中含较多的脂肪胨，则应先用乙醚抽提脂肪后再做试验。

2.口服广谱抗生素可影响胆红素转化为粪（尿）胆原的功能。

3.女性做粪便检测最好避开经期，以免血液混入。

【临床解读】

病理情况下，粪胆原对黄疸类型的鉴别具有一定价值。

1.粪胆原减少或缺如　见于阻塞性黄疸时，可随病情好转逐渐恢复正常。

2.粪胆原增加 溶血性疾病（如溶血性黄疸）或阵发性睡眠性血红蛋白尿症、恶性贫血、地中海贫血、再生障碍性贫血、组织内出血等红细胞破坏显著时。

3.肝细胞性黄疸 粪胆原可增加也可减少，视肝内梗阻情况而定。

三、粪显微镜检验

【参考区间】

红细胞：无；

白细胞：不见或偶见；

上皮细胞：偶见；

结晶：可有少量；

细菌：少量；

真菌：无或极少见；

寄生虫卵：无虫卵。

【影响因素】

1.粪便采集量必须足够、新鲜，采集后应在1h内及时检查，否则放置过久会破坏粪便中的有形成分。

2.粪便标本采集时特别注意要挑取粪便的不正常部分如脓血、黏液交界处，或挑取不同部位的粪便进行检查。

3.避免尿液、月经血混入标本。

4.查阿米巴滋养体应从粪便脓血部分取材，或采用肛拭法，保温送检。

5.怀疑蓝氏贾第鞭毛虫感染的患者，应连续检查3次以上。

6.一般不用灌肠后粪便做标本。

【临床解读】

粪便显微镜检查主要是检查粪便中有无病理成分，如各种细胞增多、寄生虫虫卵、异常细菌、真菌、原虫等。

1.白细胞 病理情况下，白细胞数量与炎症轻重及部位有关。①肠炎时，白细胞增多不明显，一般小于15个/HP，分散存在；②细菌性痢疾、溃疡性结肠炎时，可见大量白细胞或成堆出现的脓细胞，以及吞噬异物的小吞噬细胞；③肠易激综合征、肠道寄生虫病（尤其是钩虫病及阿米巴痢疾）时，粪便经涂片、染色，可见较多的嗜酸性粒细胞，可伴有夏科－莱登结晶。

2.红细胞 见于下消化道炎症出血时、痢疾、溃疡性结肠炎、结肠癌、直肠息肉、痔疮、急性血吸虫病等。消化道疾病时由于炎症损伤出血，白细胞、红细胞同时存在，细菌性痢疾时红细胞少于白细胞，常分散存在，形态正常；阿米巴痢疾时，红细胞远多于白细胞，多粘连成堆并有残碎现象。

3.吞噬细胞　增多可与脓细胞同时出现，主要见于急性出血性肠炎和急性细菌性痢疾，溃疡性结肠炎偶尔也可见。急性出血性肠炎有时可见多核巨细胞。

4.嗜酸性粒细胞　增高可见于肠易激综合征、过敏性肠炎、肠道寄生虫感染者。

5.上皮细胞　如见到大量柱状上皮细胞，是肠壁炎症的特征（如结肠炎、假膜性肠炎）。

6.结晶　正常粪便中可有多种少量结晶如磷酸盐、草酸钙、氧化镁、碳酸钙、胆固醇等少量结晶，一般无临床意义。特殊的结晶如血红素结晶，常见于肠道出血后的粪便中；夏科－莱登结晶见于肠道出血、过敏性肠炎、肠道溃疡、寄生虫感染、阿米巴痢疾等，还可见嗜酸性粒细胞。

7.真菌　可见于两种情况：①容器污染或粪便采集后在室温下久置污染；②长期大量使用广谱抗生素、激素、免疫抑制剂和放、化疗之后及各种慢性消耗性疾病的患者粪便引起真菌二重感染所致。如肠道菌群失调见于白念珠菌感染、假膜性肠炎；轻度腹泻可能由大量普通酵母菌引起；消化不良性水泻便中常见八联球菌；人体酵母菌，主要见于腹泻患者，其临床意义未明。

8.寄生虫卵及原虫　常见的寄生虫卵有蛔虫、鞭虫、钩虫、蛲虫、绦虫、华支睾吸虫、血吸虫、姜片虫卵等；致病性肠道原虫有痢疾阿米巴滋养体及包囊、贾第虫、人毛滴虫以及近年特别强调的与艾滋病相关的隐孢子虫。查到寄生虫卵、原虫即可确诊疾病。隐孢子虫已成为确认腹泻的主要病源并成为艾滋病的检测项目之一。

9.食物残渣　如大量出现淀粉颗粒，主要反映消化功能不良，多见于慢性胰腺炎、胰腺功能不全、肠道功能不全、糖类消化不良等。另外，肠蠕动亢进、腹泻或蛋白消化不良时可升高。最常见于胰腺外分泌功能减退。肌肉纤维增多，可见于胰蛋白酶缺乏、肠蠕动亢进、腹泻或蛋白质消化不良时；结缔组织如弹性纤维增多，可见于胃蛋白酶缺乏；脂肪增多，可见于胰腺分泌缺乏、阻塞性黄疸等。

10.病理性细胞　如癌细胞，见于乙状结肠癌、直肠癌患者的粪便中。

四、粪隐血试验（fecal occult blood test）

【参考区间】

免疫学方法（胶体金）　阴性。

【影响因素】

1.容器及玻片应避免血红蛋白污染。

2.挑取粪便时，应尽量选择可疑部分。不宜采集直肠指检标本和便池标本做粪便隐血试验。

3.标本应及时送检，否则久置将使血红蛋白被肠道细菌分解，造成假阴性。此外，造成假阴性的情况还有触酶法试剂失效、大量维生素C存在等。

4.以下物质可造成粪便隐血的假阳性：新鲜动物食品（如鱼、牛乳、鸡蛋、贝类、动物肉、肝脏等）、含过氧化物酶的叶绿素新鲜蔬菜水果（如萝卜、大量绿叶菜、香蕉、葡萄等）、某些药物如铁剂、铋剂、阿司匹林、皮质固醇、非类固醇抗炎药、引起肠炎药物、秋水仙素、萝芙木碱中药等，以及牙龈出血、鼻出血等。故如用化学法隐血试验应嘱受检者在检查前3d禁食动物血、肉、鱼、肝及富含过氧化物酶的蔬菜食物。粪便隐血试验应禁止服用引起消化道出血的药物、铁剂及中药，以免造成假阳性。

5.应用免疫学方法检测可提高试验的特异性，并可避免食物因素引起的非特异性反应。

【临床解读】

粪便隐血试验主要用于消化道出血、消化道肿瘤初筛试验和鉴别，也可作为流行性出血热的重要佐证。

1.见于消化道出血，如肠结核、伤寒、钩虫病等，均可呈阳性反应。消化性溃疡（胃、十二指肠溃疡）可呈间歇性阳性。另外，消化道大量出血，粪便血红蛋白浓度过高，即抗原过剩时，可出现假阴性。治疗后，粪便颜色趋于正常但隐血试验阳性可持续5～7d，故可作为临床判断出血是否完全停止的最可靠指标。

2.判断某些消化道出血病变的性质，如消化道肿瘤（胃癌、结肠癌等）隐血试验持续阳性；消化性溃疡呈间断阳性，治疗好转后即可转阴。

3.其他引起隐血试验阳性的疾病还有溃疡性结肠炎、结肠息肉、结肠癌、各种紫癜、急性白血病、血友病、回归热、克罗恩病等。此外，某些药物亦可致胃黏膜损伤（如服用阿司匹林、吲哚美辛、糖皮质激素等）引起隐血试验阳性。

五、粪便苏丹Ⅲ染色检查（fecal Sudan Ⅲ staining）

【参考区间】

正常人粪便苏丹Ⅲ染色　阴性。

【影响因素】

1.粪便检查时应注意被检者的饮食和服药情况，以便排除非疾病因素。

2.粪便采集后应迅速送检，采集标本之前要求患者素食3d。

【临床解读】

苏丹Ⅲ为一种脂肪染料，可将粪便中排出的中性脂肪染成朱红色，易于在显微镜下观察和辨认。

1.出现过多的中性脂肪，则提示胰腺的正常消化功能减退，或肠蠕动亢进，特别是在慢性胰腺炎和胰头癌时多见。

2.粪便中以游离脂肪酸为主，常见于阻塞性黄疸。

3.肝代偿功能失调、脂肪性痢疾、消化吸收不良综合征时也可出现阳性结果。

六、轮状病毒/肠道腺病毒检测（rota-adenovirus examination）

【参考区间】

1.胶体金法　阴性。

2.电镜检查、凝胶电泳、RT-PCR、乳胶凝集法、酶联免疫法　阴性。

【影响因素】

1.粪便标本病毒检测应在症状出现3～5d（粪便中排毒高峰期）收集有症状的样本进行。如果在腹泻发生很久后收集样本，抗原数量可能减少而影响检测结果。

2.粪便标本不应接触培养基保护剂、动物血清或洗涤剂，否则将干扰试验。

【临床解读】

用于A群轮状病毒和肠道腺病毒感染的辅助诊断，不能用于分型。肠道腺病毒属于腺病毒科成员，是导致婴幼儿病毒性腹泻的主要病原之一。A群轮状病毒是引起婴幼儿感染性腹泻最重要的病原体。

七、诺如病毒检测（norovirus examination）

【参考区间】

1.胶体金法　阴性。

2.电镜法、分子生物学法　阴性。

【影响因素】

1.检测时间过早　诺如病毒感染后存在潜伏期，在潜伏期内病毒载量可能较低。如果在感染后的12～48h过早进行检测，很可能得出阴性结果。

2.检测样本不合格　如果采集的样本量不足、采集样本的部位不准确或者样本在采集后保存、运输不当，都可能影响检测结果。例如粪便样本采集时没有取到含有足够病毒量的部分，或者在运输过程中温度不符合要求导致病毒失活等情况。

3.检测方法局限　不同的检测方法有其各自的灵敏度和特异性。一些传统的检测方法可能无法检测到诺如病毒的新型变异株或者低病毒载量的情况。

4.病毒变异　诺如病毒具有高度变异性。如果病毒发生变异，现有的检测试剂可能无法识别变异后的病毒。新的变异株在基因序列、抗原结构等方面可能与已知的诺如病毒存在差异，导致检测失败。

5.混合感染　当诺如病毒与其他病原体混合感染时，可能会干扰检测结果。

【临床解读】

诺如病毒（norovirus，NoV）又称诺瓦克病毒，已被欧美国家公认为导致成人病毒性腹泻及胃肠炎的首要病原体，是引起儿童病毒性腹泻中仅次于轮状病毒的第二位病原体。对于高度怀疑诺如病毒感染但检测阴性的情况，应结合临床症状进行综合判断。

在非细菌性胃肠炎的暴发流行中，诺如病毒占据重要地位，30%～50%的无菌性胃肠炎与之有关，而由食物造成的病毒性胃肠炎中，90%是由该病毒引起的。

八、钙卫蛋白检测（calprotectin test）

【参考区间】

1.胶体金法　阴性。

2.酶联免疫法　阴性。

【影响因素】

在留取粪便样本时，推荐使用清晨第一次排便标本，并在低温环境下尽快送检，以确保样本的稳定性和检测的准确性。

【临床解读】

钙卫蛋白是一种杂合性的钙结合蛋白，在许多炎症情况下升高。在肠道炎症发生时，钙卫蛋白的释放量会显著增加，导致血浆和粪便中的钙卫蛋白水平上升。粪便中的钙卫蛋白含量约是血浆中的6倍，并且不受性别因素的影响。不同类型的肠道疾病会对钙卫蛋白检测结果产生影响。

溃疡性结肠炎和克罗恩病等炎症性肠病会导致钙卫蛋白水平升高，而肠易激综合征等功能性肠病则不会引起钙卫蛋白的显著变化，可作为鉴别炎症性肠病和肠易激综合征的辅助诊断指标之一。

第十二节　阴道分泌物检验

一、阴道清洁度（evaluation of vaginal clearness）

【参考区间】

显微镜法　Ⅰ～Ⅱ度；无致病菌和特殊细胞。

【影响因素】

1.标本收集时必须防止污染，所用器具应清洁无菌、干燥、无化学药品或润滑剂。

2.取材24h内应无性交，无盆浴或阴道检查、阴道灌洗及局部拭药等。月经期间不宜进行阴道分泌物检查。

3.应用新鲜标本滴加1滴生理盐水涂片，如疑有滴虫感染时，还应注意标本保温。

【临床解读】

1.阴道清洁度与女性激素的周期变化有关：排卵前期，阴道趋于清洁；当卵巢功能不足（如经前及绝经期后）或感染病原体时，导致阴道清洁度下降，故阴道清洁度的最佳检查时间应为排卵期。

2.当清洁度为Ⅲ度及以上，但未发现病原菌，为非特异性阴道炎。常见链球菌、葡萄球菌、肠球菌、大肠埃希菌、感染等化脓性感染性阴道炎、嗜血杆菌性阴道炎、老年性或婴幼儿的阴道炎。

3.阴道清洁度Ⅲ～Ⅳ为异常，主要见于各种阴道炎。如细菌性、真菌性、滴虫性阴道炎、阿米巴性及加德纳菌性等，同时可发现有关病原体；阴道清洁度差还可见于：输卵管或子宫腔炎症、异物、赘生物、宫颈内管及宫颈的炎症，阴道本身的创伤（如流产、产后产道创伤等）。

二、阴道毛滴虫（trichomonas vaginalis，TV）

【参考区间】

1.显微镜检验法　无滴虫。

2.培养和免疫学方法　无滴虫。

【影响因素】

1.标本受药物和润滑剂等污染影响滴虫检出。

2.标本应保温，阴道毛滴虫生长繁殖的适宜温度为25～42℃，所以在检验时应注意迅速保温送检，不能冷藏，以便发现活动状态的滴虫。

3.做检查前48h内应避免阴道冲洗或性交，在采取标本时，阴道扩张器、手套等不要接触润滑剂或肥皂等，以免影响滴虫的活力。

【临床解读】

病理情况下，滴虫阳性，常见于滴虫阴道炎或阿米巴性阴道炎，可合并邻近器官如尿道、尿道旁腺、膀胱和肾盂的感染。男性常为携带者。对反复发作的患者，应常规检查患者性伴侣的尿道和前列腺液，如滴虫阳性，亦应及时治疗。一次阴性检查不能排除诊断。

三、阴道分泌物真菌检验（fungal examination of vaginal discharge）

【参考区间】

1.显微镜检验法　未找到真菌。

2.培养法　未找到真菌。

【影响因素】

容器应清洁，标本应无污染，送检应及时。

【临床解读】

阴道分泌物真菌检查阳性多见于真菌性阴道炎，诊断以找到真菌为依据。阴道真菌多为白念珠菌，可通过性交传播。阴道白念珠菌感染常见于糖尿病患者、孕妇、大量使用广谱抗生素或肾上腺皮质激素造成阴道菌群紊乱者。长期口服避孕药（超过1年）或长期使用含葡萄糖溶液维持营养的患者也易感染。此外，维生素 B 缺乏，免疫机制减弱或使用免疫抑制剂者也易发生阴道白念珠菌感染。

四、阴道微生态检验（vaginal microbiota testing）

【结果判读】

正常阴道微生态

阴道菌群的密集度：Ⅱ～Ⅲ级；

菌群多样性：Ⅱ～Ⅲ级；

乳杆菌为优势菌；

阴道 pH：3.8～4.5；

乳杆菌功能正常（H_2O_2 分泌正常）；

白细胞酯酶、唾液酸苷酶、β-葡萄糖醛酸酶和凝固酶、脯氨酸氨基肽酶、乙酰氨基葡糖苷酶：阴性。

【影响因素】

1.检查前 24～48h 避免性生活、阴道冲洗或使用栓剂，否则可能会影响结果的准确性。

2.避开月经期，最佳时间为月经结束后 3～5d。

3.需用干棉签或干燥洁净刮板从阴道后穹隆处取分泌物检测 pH，以免影响结果。

【临床解读】

阴道微生态检查，可精准判断阴道健康状况，评估阴道菌群平衡及是否存在炎症或感染的检查方法。

1.菌群增殖过度　健康阴道以乳酸杆菌为主，维持酸性环境（pH 3.8 ～ 4.5），抑制有害菌生长。pH升高提示菌群失调或感染。菌群增殖过度以形态类似乳杆菌的革兰阳性杆菌为优势菌，密集度和多样性均为Ⅲ～Ⅳ级，常见于细胞溶解性阴道病。

2.诊断感染类型　区分细菌、真菌或原虫感染，明确病原体（如加德纳菌、念珠菌、滴虫）。胺试验产生鱼腥味，提示细菌性阴道病；当镜检发现芽生孢子或假菌丝时，应报告为外阴阴道假丝酵母菌病（VVC）；发现滴虫，革兰染色阳性，可诊断为滴虫阴道炎。

3.阴道分泌物白细胞计数＞10个/HP　提示可能存在炎症，如滴虫阴道炎、需氧菌性阴道炎、宫颈炎及盆腔炎，需要仔细鉴别其原因。

4.白细胞酯酶检测　可作为阴道感染的筛查试验。白细胞酯酶与被破坏的白细胞数量成正比，能间接反映致病微生物的增殖水平。白细胞酯酶阳性提示阴道分泌物中有大量多核白细胞被破坏从而释放该酶，阴道黏膜受损，存在炎症反应。

5.唾液酸苷酶　主要来源于阴道加德纳菌等厌氧菌，其活性升高与细菌性阴道病显著相关，检测唾液酸苷酶活性可用于细菌性阴道病的诊断。

6.β-葡萄糖醛酸酶和凝固酶　可反映需氧菌数量，提示需氧菌性阴道炎。

7.脯氨酸氨基肽酶和乙酰氨基糖苷酶　阳性可提示假丝酵母菌和滴虫感染。

8.需氧菌性阴道炎及Donders评分　需氧菌性阴道炎（aerobic vaginitis，AV）是由需氧菌繁殖伴产H_2O_2的乳杆菌的减少或缺失，导致阴道黏膜充血、水肿，产生脓性分泌物的阴道炎症。常见的病原菌包括β族链球菌、葡萄球菌、大肠埃希菌及肠球菌等需氧菌。目前尚无规范化、公认的AV诊断标准。其诊断主要根据临床特征及Donders评分（表2-2），阴道分泌物显微镜下Donders评分≥3分。

表2-2　需氧菌性阴道炎（AV）显微镜湿片法Donders评分标准（相差显微镜，×400）

AV评分	LBG	白细胞数	含中毒颗粒的白细胞所占比例	背景菌落	PBC所占比例
0	Ⅰ或Ⅱa级	≤10个/HP	无或散在	无明显或溶胞性	无或＜1%
1	Ⅱb级	＞10个/HP或1个上皮细胞周围≤10个	≤50%的白细胞	大肠埃希菌类的小杆菌	≤10%且≥1%
2	Ⅲ级	1个上皮细胞周围＞10个	＞50%的白细胞	球菌类或呈链状	＞10%

注：LBG：乳杆菌分级；Ⅰ级：指多量多形性乳杆菌，无其他细菌；Ⅱa级：指混合菌群，但主要为乳杆菌；Ⅱb级：指混合菌群，但乳杆菌比例明显减少，少于其他菌群；Ⅲ级：乳杆菌严重减少或缺失，其他细菌过度增长。HP：高倍视野；PBC：基底旁上皮细胞。

第十三节　寄生虫检验

一、粪寄生虫虫镜检

【参考区间】

显微镜法　未找到成虫及虫卵。

【影响因素】

1.送检粪便应新鲜，以自然排出的粪便为佳。粪便放置不要超过24h，粪便不可混入尿液及其他体液等，以免影响检查结果。

2.盛标本的容器要求清洁、干燥、密封，防止水、尿、药品的污染。

3.受检粪量一般为5～10g，若做自然沉淀、尼龙袋集卵、血吸虫毛蚴孵化，则粪量不应少于30g，若检查成虫，需留24h全部粪便。

4.标本要及时检查，如查原虫滋养体，宜在粪便排出后30min内进行。若不能立即检查，则应将标本保存于4℃冰箱内，或将标本用固定液固定。

5.查痢疾阿米巴滋养体时应于排便后立即检查。从脓血和稀软部分取材，寒冷季节标本运送及检查均需保温。

6.检查日本血吸虫卵时应取黏液、脓血部分，孵化毛蚴时至少留取30g粪便，且需尽快处理。

7.检查蛲虫卵须用透明薄膜拭子于晚12:00或排便前自肛门皱襞处拭取，并立即镜检。

8.找寄生虫虫体及做虫卵计数时应采集24h粪便，前者应从全部粪便中仔细搜查或过筛，然后鉴别其种属；后者应混匀后检查。

【临床解读】

粪便检查是寄生虫病原检查的重要组成部分。主要是根据寄生虫排离阶段可随粪便排出体外，如蛔虫的虫卵、幼虫、成虫或节片，原虫的滋养体、包囊、卵囊或孢子囊，以及某些节肢动物。

1.寄生虫虫卵　粪便中常可见蛔虫虫卵、钩虫虫卵、鞭虫虫卵、蛲虫虫卵、血吸虫虫卵、姜片虫虫卵、肺吸虫虫卵、肝吸虫虫卵及绦虫虫卵等。

2.原虫滋养体和包囊　肠道原虫感染常见的有①阿米巴原虫：在阿米巴痢疾典型的酱红色黏液便中，可见到大滋养体，并同时可见到夏科-莱登结晶。在腹泻病人水样便中可见到小滋养体。在绦虫者或慢性患者成形粪便中只可查见包囊。②蓝氏贾第鞭毛虫：主要感染儿童和旅游者，引起腹泻。在稀薄粪便中可找到滋养体，在成形粪便中多能找到包囊。③隐孢子虫：引起免疫缺陷综合征和儿童腹泻的主要病原，已列为艾滋病重要检测项目之一。④人芽孢子虫：机会致病性寄生虫，正常人检出率为45%。

二、粪寄生虫虫卵计数（parasite eggs count）

【参考区间】

显微镜法　未找到成虫及虫卵。

【影响因素】

1.检查前不要吃抗寄生虫的药物，以免影响结果。

2.要取得准确的结果，粪便必须新鲜，送检时间一般不宜超过24h。如检查肠内原虫滋养体，最好立即检查，或暂时保存在35～37℃条件下待查。

3.盛粪便的容器须洁净、干燥，并防止污染；粪便不可混入尿液及其他体液等，以免影响检查结果。

【临床解读】

计数定量粪便中的虫卵数，以测定某些蠕虫的感染度，判断药物的疗效和考核驱虫效果等。

三、寄生虫虫卵孵化试验（parasite eggs hatching test）

【参考区间】

显微镜法　未找到成虫及虫卵。

【影响因素】

1.样本质量　检查前不要吃抗寄生虫的药物，以免影响结果。送检粪便应新鲜，以自然排出的粪便为佳，粪便放置不要超过24h，且不可混入尿液及其他体液，以免影响检查结果。

2.样本处理　盛标本的容器要求清洁、干燥、密封，防止水、尿、药品的污染。受检粪量一般为50g，若做自然沉淀、尼龙袋集卵、血吸虫毛蚴孵化，则粪量不应少于30g；若检查成虫，需留24h全部粪便。

3.检查时间　标本要及时检查，如查原虫滋养体，宜在粪便排出后30min内进行。若不能立即检查，则应将标本保存于4℃冰箱内，或将标本用固定液固定。

4.样本取材　查痢疾阿米巴滋养体时，应从脓血和稀软部分取材；查日本血吸虫卵时，应取黏液、脓血部分，孵化毛蚴时至少留取30g粪便，且需尽快处理。天气寒冷时注意保温送检。

【临床解读】

某些虫卵在适宜条件下能孵出幼虫，用肉眼或放大镜观察即可查见，从而确定诊断或提高检出率，并可用于某些虫种的进一步鉴定或做定量计数。毛蚴孵化法用于诊断血吸虫病，查到毛蚴表明患者体内有活的血吸虫，是血吸虫病原检查中最常用的方法。亦适用于钩虫的钩蚴培养检测。

四、血液疟原虫检验（examination of plasmodium）

【参考区间】

1.厚、薄血膜染色镜检　阴性，未查见疟原虫。

2.金标免疫层析技术为基础的快速诊断试纸　阴性。

3.分子生物学检测方法（PCR）　阴性。

【影响因素】

1.采血时间一般以发热前后为宜。间日疟或三日疟患者应在发作后数小时至10余小时采血；恶性疟患者，应在发作开始时采血。检查前，患者尽可能停止应用抗疟疾药物。

2.载玻片应清洁无油。血膜干燥过程中要平放，并防止蝇、蚁舐食。

3.厚血片的溶血要及时。厚血片的放置期限在夏季不超过48h，冬季不超过72h，否则溶血不完全会影响检验质量。

【临床解读】

从患者外周血液中检出疟原虫是确诊疟疾的依据。

1.先天性疟疾　是指疟原虫来自母体，新生儿在出生后4～12周发病。儿童疟疾主要发生于热带的疟疾流行区。先天性疟疾和儿童疟疾患儿的热型多不规则，患儿常有烦躁不安或行动迟钝、厌食、呕吐、腹泻、腹痛与腹胀、肝脾大、贫血、黄疸等，常有惊厥和脑膜刺激症状，伴有咳嗽，病死率较高，转为慢性后可出现严重贫血、腹胀、脾大、消瘦、水肿及发育停滞。输血型疟疾由输入带有疟原虫的血液引起。

2.间日疟和卵形疟　隔日发作一次，三日疟疾隔两天发作一次，恶性疟隔36～48h发作一次。初发患者多在发作3～4d后开始有脾大，若长期不愈或反复感染，则脾大可十分明显。疟疾发作几次后，患者可出现贫血，尤以恶性疟为甚，发作次数越多，病程越长，贫血越严重。复发和再燃的产生与种、株的遗传特性有关，恶性疟和三日疟不产生复发而只有再燃，间日疟和卵形疟既有再燃，又有复发。

3.凶险型疟疾　主要见于恶性疟，包括脑型、超高热型、厥冷型和胃肠型。

五、微丝蚴检验（examination of microfilaria）

【参考区间】

显微镜法 正常人血涂片检查为阴性。

【影响因素】

1.采血时间以晚9：00至次日晨2：00为宜。采血前让患者躺卧片刻。

2.未染色标本要与棉花纤维相鉴别，棉花纤维长短、大小不一致，且其中无体柱细胞，当然也不活动（鲜血片法）。

3.对夜间采血有困难的患者可采用诱出法，即在白天口服枸橼酸乙胺嗪（海群生）2～6mg/kg体重，30min后取血检查。此法检出率较低，只宜用于夜间采血不方便者。

4.微丝蚴亦可见于各种体液和尿液，故可于鞘膜积液、淋巴液、腹水、乳糜尿和尿液等查到微丝蚴。

【临床解读】

查到微丝蚴即可确诊丝虫病。我国仅曾有斑氏丝虫和马来丝虫流行。

六、回归热螺旋体检验（relapsing fever spirochetes test）

【参考区间】

显微镜法 正常人血涂片检查为阴性。

【影响因素】

1.必须在发热期采血检查，初次发热采血阳性检出率较高。

2.骨髓穿刺液中阳性率高于末梢血液。

【临床解读】

回归热螺旋体检验的结果可以帮助确诊回归热。回归热螺旋体经虫媒传播引起回归热，为急性传染病，临床特点为周期性高热伴全身疼痛、肝脾大和出血倾向，重症可有黄疸。根据传播媒介不同，可分为虱传回归热（流行性回归热）和蜱传回归热（地方性回归热）两种类型。

七、黑热病利－杜小体检验（examination of Leishmania Donovani body）

【参考区间】

显微镜法 阴性。

【影响因素】

1.采血时间　须在发热期采血检查，初次发热采血阳性检出率较高。

2.采样部位　骨髓穿刺液中阳性率高于末梢血液。肝、脾穿刺液涂片阳性率高，淋巴结次之。

【临床解读】

黑热病是一种由利什曼原虫感染引起的传染病，涂片查到利什曼原虫是确诊的最可靠方法，检出率可达80%～90%，利-杜小体是杜氏利什曼原虫的特定形态。此外，黑热病患者血液中有抗体，可用同源或异源性抗原做免疫学检查，大部分可出现阳性反应，而且具有较高的特异性和敏感性。

八、刚地弓形虫检验
（examination of Toxoplasma gondii）

【参考区间】

1.直接涂片法　阴性。

2.免疫血清学方法　正常人血清抗弓形虫抗体（IgG类、IgM类）为阴性。

【影响因素】

1.刚地弓形虫寄生于细胞内，且无组织器官选择性，病原检查较为困难，直接涂片法阳性率较低。

2.标本应避免溶血、脂血。

【临床解读】

弓形虫感染是一种人畜共患病，由猫与其他宠物感染人的可能性较大。

1.后天感染　轻型者常无症状，但血清中可查到抗体，一般不需要治疗；但若长期接受免疫抑制剂治疗时，则需严密观察。重型者可有各种症状，如高热、肌肉和关节疼痛、淋巴结肿大等。通过胎盘宫内感染可导致流产、早产、死胎和各种异常，患儿出生后可表现一系列中枢神经系统症状以及眼及内脏的先天损害。妊娠期初次感染者，弓形虫可通过胎盘感染胎儿，妊娠早期感染可引起流产、死胎、胚胎发育障碍；妊娠中、晚期感染，可引起宫内胎儿生长迟缓和一系列中枢神经系统损害（如无脑儿、脑积水、小头畸形、智力障碍等）、眼损害（如无眼、单眼、小眼等）以及内脏的先天损害（如食管闭锁）等，严重威胁胎儿健康。

2.血清抗弓形虫IgM抗体阳性　提示近期感染。血清抗弓形虫IgG抗体阳性提示既往感染。如在新生儿体内检测到血清抗弓形虫IgM抗体，则表示其有先天的弓形虫感染。

第3章　临床细胞学检验

第一节　呼吸系统细胞学检验

一、鼻咽部细胞学（cytology of nasopharynx）

【结果判读】

鼻咽部细胞学检查，正常情况下可见纤毛柱状细胞、杯状细胞、菱形细胞和储备细胞、鳞状上皮细胞和非上皮细胞（淋巴细胞、网状细胞和组织细胞等）。

【影响因素】

鼻咽部的解剖部位比较特殊，因此标本采集受到限制，影响阳性检出率。在鼻咽镜下经口腔采集标本阳性率较经鼻腔法高。此外，鼻咽癌经治疗后，涂片中的细胞形态发生较大改变，难以鉴别，操作时必须注意力度，防止出血和细胞变形。

【临床解读】

1.鼻咽部良性病变　鼻咽部的慢性炎症、鼻咽部结核，前者可见大量淋巴细胞及中性粒细胞，后者可见朗格汉斯巨细胞。

2.鼻咽部恶性病变　鼻咽癌为最常见，分为原位癌和浸润癌。其他还有淋巴瘤、软组织肉瘤等。

二、肺部细胞学（cytology of lung）

肺部细胞学所涉及的标本包括痰液、支气管肺泡灌洗液（BALF）、支气管刷片及各种穿刺液等。经皮肺穿刺主要用于肺周围型或弥散性病变的诊断，超声引导下经支气管细针穿刺主要适用于肺内肿瘤的诊断、肺癌患者淋巴结分期、诊断不明原因的肺门和（或）纵隔淋巴结肿大及纵隔肿瘤的诊断。

【结果判读】

肺部细胞学检查，其正常细胞以鳞状上皮细胞为主，主要为表层细胞；肺部咳出的痰液可见大量纤毛柱状上皮细胞和尘细胞；黏液柱状细胞（杯状细胞）和基底层细胞（储备细胞）均少见。血中细胞成分（包括红细胞、白细胞）及组织细胞/

巨噬细胞。标本来自下呼吸道时可见吞噬细胞。

支气管肺泡灌洗液健康非吸烟成年人参考值：有核细胞数（90～260）×10⁶/L，肺泡巨噬细胞85%～96%，淋巴细胞6%～15%，中性粒细胞≤3%，嗜酸性粒细胞＜1%，鳞状上皮细胞/纤毛柱状上皮细胞＜5%。

【影响因素】

1.痰液必须从肺深部咳出且新鲜送检。

2.对未发现癌细胞但临床高度提示肺癌的可疑患者应反复多次做痰液细胞学检查，以提高癌细胞的检出率。一般认为痰标本宜连续送检4～6次为宜。

3.痰液细胞学及支气管液细胞学检查均为阴性的可疑患者、肺转移灶患者和无痰液患者，应采取经胸壁细针穿刺（经皮肺穿刺）或经支气管细针穿刺吸取标本，要在CT或超声引导下做穿刺。

【临床解读】

1.肺部的良性病变

（1）急性呼吸道非特异性炎症：可见大量中性粒细胞，且常发生变性坏死，转为脓细胞。过敏性炎症可见大量嗜酸性粒细胞。

（2）慢性呼吸道非特异性炎症：可出现纤毛柱状上皮细胞增生、杯状细胞增多、基底细胞增生及腺上皮鳞化等改变，伴有淋巴细胞、浆细胞浸润。

（3）呼吸道病毒感染：病毒感染后的细胞核增大或出现多核细胞，可见胞质或胞核内包涵体。

（4）呼吸道真菌感染：上皮细胞没有特异性改变，除了炎性背景外，须找到病原体才能明确诊断。

（5）呼吸道结核：由结核分枝杆菌引起的慢性肉芽肿性炎涂片中可见类上皮细胞、朗格汉斯巨细胞及淋巴细胞等。

2.肺部的恶性病变　肺部恶性肿瘤以原发性肺癌最多见（95%以上），其次为转移癌，肉瘤少见。

（1）从细胞学角度，原发性肺癌主要分为鳞癌、腺癌、小细胞癌、大细胞癌、腺鳞癌和不能分型的未定型癌6个类型，以前3种类型最多见。

（2）转移性的肺恶性肿瘤多为鳞癌、腺癌及未分化癌等，仅从细胞形态上不能与原发性肺癌相鉴别，如不能确诊只需报告"查到恶性肿瘤细胞"即可。黑色素瘤、淋巴瘤等特殊形态的恶性细胞可以根据细胞学特征给予临床提示性诊断。

第二节　消化系统细胞学检验

一、口腔细胞学（cytology of oral cavity）

【结果判读】

口腔的正常细胞有复层鳞状上皮细胞、混合腺细胞及淋巴组织等。

【影响因素】

采集口腔内病变组织脱落细胞为标本有些情况下会出现假阴性。口腔早期鳞癌细胞直接向基底膜下浸润，口腔表层上皮细胞可正常，此时则需应用细针穿刺吸取黏膜下肿块组织检测。

【临床解读】

1. 良性病变　慢性炎症时可见大量鳞状上皮细胞。黏膜白斑是口腔黏膜复层鳞状上皮高度增生的表现，一般认为是癌前病变。

2. 恶性病变　口腔癌是头颊部较常见的恶性肿瘤，可发生于唇、舌、颊、扁桃体等处，黏膜下混合腺癌及淋巴瘤较少见。

二、食管细胞学（cytology of esophagus）

【结果判读】

正常食管细胞学可见鳞状上皮细胞（来自口腔、咽部和食管），多为表层细胞；柱状上皮细胞（来自贲门）；非上皮细胞（包括红细胞、白细胞和吞噬细胞等）。

【影响因素】

1. 标本采集　食管拉网法对晚期食管癌病例检出率较低。食管超声引导的内镜细针穿刺可以诊断纵隔病变、食管周围淋巴结病变、食管黏膜下和深部的病变。

2. 人为因素　因拉网充气不足、涂片不匀等造成取材不妥、染色欠佳，或由于诊断经验不足等造成假阴性或假阳性。

【临床解读】

1. 食管炎性疾病　涂片以炎症细胞为主，多见表层与中层鳞状上皮细胞，有时可见核异质细胞。

2. 食管癌　95% 以上是鳞癌，腺癌占 2% ～ 3%，未分化癌罕见。

三、胃细胞学（cytology of stomach）

【结果判读】

胃细胞学检查，其正常细胞主要有胃黏膜柱状上皮细胞、胃主细胞和壁细胞、鳞状上皮细胞、纤毛柱状细胞和吞噬细胞、十二指肠的上皮细胞、杯状细胞及血细胞等。

【影响因素】

1.胃细胞标本采集，应注意各种采集方法的不同要求，避免假阴性或假阳性诊断。对近期有消化道出血的患者或做过钡剂X线检查的患者不应进行细胞学检查，否则会干扰诊断的准确性；胃刷洗物的采取应先于胃镜的活检，以防止活检后出血干扰病变区而造成假阴性。

2.为了提高胃细胞学诊断的阳性率，应多次用多种方法检查。还应结合粪便隐血及癌胚抗原（CEA）等肿瘤标志物的检测。

【临床解读】

1.良性病变　常见的有胃炎、胃溃疡、胃息肉等。

2.恶性病变

（1）胃癌：多见腺癌（95%），如乳头状腺癌、黏液腺癌、类癌、未分化癌、鳞癌少见。

（2）其他恶性肿瘤，如胃原发性淋巴瘤（6%～8%）、平滑肌肉瘤（1%～3%）等。

四、肠道细胞学（cytology of intestine）

【结果判读】

肠道细胞学检查，正常情况下应很少见到细胞，偶可见上皮细胞、杯状细胞及血细胞等。

【影响因素】

1.为提高检出率应采用多种方法采集标本：对肛管和直肠下端，用指检法采集标本；其他部位，应在肛镜、直肠镜或乙状结肠镜直视下，选用灌洗法、刷取法及摩擦法获取病变表面的细胞，制成涂片；还可运用纤维结肠镜，对肠道的病变做细针吸取法采集标本。

2.对可疑的患者，可结合粪便隐血（OB）试验及癌胚抗原（CEA）等检查进行筛选。

【临床解读】

1.肠道的良性病变　肠炎、直肠血吸虫病、结肠息肉等。

2.肠道的恶性病变　主要是结肠癌和直肠癌，其中以直肠癌最为多见。

3.其他恶性肿瘤　大肠肉瘤、类癌、淋巴瘤、直肠肛管恶性黑色素瘤等。

五、肝细胞学（cytology of liver）

【结果判读】

正常可见多边形肝细胞（可有双核或多核）、胆小管细胞、肝窦内皮细胞、库普弗细胞（少见）。

【影响因素】

肝细胞学检查穿刺吸取肝病变组织的位置要正确才能避免假阴性诊断。

【临床解读】

1.良性病变　肝脓肿可见大量中性粒细胞；肝硬化可见增生活跃的异型性肝细胞。

2.恶性病变

（1）肝原发性肿瘤：最常见是肝细胞性肝癌，分为分化差、分化好两类；胆管癌，多为分化好的腺癌；肝母细胞癌主要见于婴幼儿；原发性肝肉瘤极少见。

（2）转移性肿瘤：可有来自结肠、胃、胰腺、乳腺、肺等转移性肿瘤，以胃肠道来源最为常见。

六、胰腺细胞学（cytology of pancreas）

【结果判读】

胰腺细针穿刺涂片可见胰腺腺泡上皮细胞和胰腺导管上皮细胞，如穿刺标本来自胰体或胰尾，还可见到胰岛细胞。

【影响因素】

胰腺细胞学检查目前常用超声内镜引导下细针穿刺，穿刺吸取病变组织的位置要正确才能避免假阴性诊断。

【临床解读】

1.良性病变　胰腺炎、胰腺囊肿等。

2.恶性病变

（1）原发性肿瘤：胰腺导管癌、胰腺腺泡细胞癌、高度恶性胰腺神经内分泌肿瘤等。

（2）转移性肿瘤：常见的胰腺继发性肿瘤有肺癌、乳腺癌、肾细胞癌及非霍奇金淋巴瘤等。

第三节　体液细胞学检验

一、浆膜腔积液细胞学（cytology of serous cavity fluid）

【结果判读】

生理情况下，浆膜腔内有少量液体，起润滑作用，胸腔积液<30ml；腹水<100ml；心包积液20～50ml。其中不存在肿瘤细胞等异常细胞。

【影响因素】

1.积液细胞学每次送检标本量10～15ml，特殊情况可增加送检量，可选用50ml或100ml专用抗凝瓶，以免细胞太少造成假阴性。

2.细胞学诊断准确率与积液的新鲜程度关系密切。积液采集后应30min内送检，不得超过2h。接收后的标本要及时处理，避免细胞及其他有形成分破坏，相对离心力400g，离心时间5～10min。未能及时处理的标本应放在2～8℃冰箱中储存，不超过48h。

3.制片要求片膜的头、体、尾层次清晰，厚薄适度。低倍镜下要浏览全片，尤其在片尾、两侧及头部观察有无体积较大的细胞、高核质比的细胞及成团细胞。

【临床解读】

1.浆膜腔积液中的良性细胞

（1）间皮细胞：由于慢性炎症、肿瘤或放射线等刺激，间皮细胞可发生不同程度的增生及形态变化；成团的反应性间皮细胞异型性明显，需与肿瘤细胞区别。

（2）非上皮细胞

①红细胞：大量新鲜红细胞出现常见于内脏器官或浆膜急性出血，也可见于穿刺损伤；陈旧红细胞提示出血时间较长。

②中性粒细胞：增多提示急性炎症；若伴大量坏死颗粒及细胞碎片出现，提示化脓性炎症。

③淋巴细胞：成熟淋巴细胞增多见于结核分枝杆菌感染、部分肿瘤细胞转移至浆膜腔、系统性红斑狼疮等免疫性疾病。当受到病毒或结核菌素等外来抗原强烈刺激时呈现反应性淋巴细胞改变。

④嗜酸性粒细胞：增多见于气胸、血胸、过敏反应，也可见于肿瘤、结核及寄生虫感染等疾病。

⑤嗜碱性粒细胞：增多提示存在变态反应性疾病。

⑥巨噬细胞：增多见于慢性非特异性炎症、急性炎症恢复期、肿瘤、病毒及寄生虫感染等疾病。

⑦浆细胞：增多见于各种炎症，如结核性胸膜炎、肾病综合征、肝硬化及多发性骨髓瘤等疾病。

⑧朗格汉斯巨细胞：结核性积液可见朗格汉斯巨细胞。

⑨检出含铁血黄素细胞：提示浆膜腔陈旧性出血。

⑩检出狼疮细胞：提示系统性红斑狼疮（SLE）或其他免疫性疾病可能。

2.其他有形成分

（1）结晶：胆固醇结晶可见包裹性浆膜腔积液、胸导管阻塞或破裂时的乳糜性积液；检出血红素结晶（橙色血质），提示浆膜腔陈旧性出血；检出夏科-莱登结晶，提示过敏性疾病或寄生虫感染可能。

（2）病原微生物：检出细菌及真菌，提示浆膜腔细菌或真菌感染（需排除污染）；检出寄生虫，提示寄生虫感染。

（3）脂肪滴：脂肪滴是由乳糜微粒从胸导管或淋巴管漏至浆膜腔所致，常见于外伤、肿瘤、感染或丝虫病等。

（4）其他：在一些消化道穿孔的浆膜腔积液中可见鳞状上皮细胞、淀粉颗粒或食物残渣等异物。

3.肿瘤细胞　浆膜腔积液中98%以上的肿瘤细胞是转移性的，原发性恶性间皮瘤较少见。侵犯浆膜的肿瘤以上皮性肿瘤最为常见，多数为腺癌，鳞状细胞癌及神经内分泌癌少见；在非上皮性肿瘤中最常见的是淋巴瘤及白血病细胞，其次是恶性黑色素瘤及生殖细胞肉瘤。

（1）检出间皮瘤细胞，提示浆膜腔原发性恶性肿瘤。

（2）检出腺癌细胞、鳞状上皮癌细胞、未分化（或低分化）癌细胞、骨髓瘤细胞、神经母细胞瘤细胞、恶性黑色素瘤细胞，提示肿瘤细胞浆膜腔转移。

（3）检出原始细胞、淋巴瘤细胞，提示白血病细胞或淋巴瘤细胞侵犯浆膜腔。

二、脑脊液细胞学（cytology of cerebrospinal fluid）

【结果判读】

正常脑脊液细胞学表现为外观呈无色透明，白细胞数不高于$5 \times 10^6/L$，由淋巴细胞和单核细胞组成，两者比值为7∶3或6∶4，细胞形态规整，无明显的细胞激活表现。

【影响因素】

1.穿刺过程中可能有周围血细胞混入CSF，影响细胞识别。穿刺可能带入一些非肿瘤性细胞成分，如鳞状上皮细胞、脂肪细胞、纤维组织、横纹肌细胞、软骨细胞和造血系统细胞等。采集量过少导致假阴性。

2.人为因素：标本放置过久，CSF中细胞发生退变，致使诊断阳性率降低，脑脊液细胞计数和分类宜在1h内完成。

【临床解读】

1.非肿瘤性病变

（1）感染性疾病：①细菌性感染。流行性脑脊髓膜炎（流脑）：脑脊液以中性粒细胞为主。结核性脑膜炎：早期脑脊液以中性粒细胞为主，治疗后中性粒细胞明显减少，而激活淋巴细胞、单核细胞和巨噬细胞增多，可见多核巨噬细胞。②病毒性感染。脑脊液涂片以淋巴细胞为主，占白细胞总数的80%以上，可见激活淋巴细胞。③新型隐球菌感染。瑞-吉染色荚膜结构不清晰，菌体呈绒球状。④脑寄生虫感染。弓形虫感染，还可能发现阿米巴原虫、锥虫或疟原虫等。

（2）蛛网膜下腔出血：蛛网膜下腔出血2～3h后，单核细胞被激活，可发生吞噬红细胞现象；约4d后，吞噬细胞内出现含铁血黄素颗粒；出血8d后，可见血红素结晶（橙色血质）。

2.肿瘤性病变　CSF中的恶性肿瘤细胞大多容易识别，其中转移性的肿瘤较为常见。

（1）中枢神经系统转移性肿瘤：以腺癌最为常见。常见于肺癌、乳腺癌、黑色素瘤、胃癌、白血病及淋巴瘤等向中枢神经系统转移。

（2）中枢神经系统原发性肿瘤原发性肿瘤：局限性星形细胞胶质瘤、胶质母细胞瘤、室管膜瘤、生殖细胞瘤、髓母细胞瘤、原发性中枢神经系统淋巴瘤、黑色素瘤。

第四节　妇科细胞学检验

一、子宫颈/阴道细胞学（cytology of cervix/vagina）

【结果判读】

正常细胞学涂片可见鳞状上皮细胞、柱状上皮细胞、非上皮来源的细胞（包括红细胞、中性粒细胞、淋巴细胞、各种形态的吞噬及组织细胞）和阴道杆菌等。

【影响因素】

1.阴道镜下活检加颈管刮片术诊断率最高。

2.反应性、炎症性甚至生理性的变化，可引起类似癌前或癌肿形态改变，从而造成假阳性。

3.口服避孕药者，子宫颈内膜腺体可呈类似腺癌细胞的变化。

4.放射线及全身化疗可引起细胞的形态学改变。

【临床解读】

1.非肿瘤性病变

（1）感染性病变：细菌、真菌、病毒、寄生虫感染。

（2）化生和修复：鳞状化生、输卵管上皮化生、修复细胞。

（3）子宫颈细胞反应性改变：①无特异性病因的非特异性炎症，如急性宫颈炎、慢性宫颈炎；②反应性细胞改变，如鳞状上皮细胞反应性改变、宫颈管腺上皮反应性改变；③医源性原因引起的细胞学改变，如宫内节育器导致的细胞反应性改变、放射反应性细胞改变。

2.肿瘤性病变　子宫颈细胞学TBS报告系统将子宫颈上皮细胞异常分为两大类：鳞状上皮细胞异常和腺上皮细胞异常。

（1）鳞状上皮异常：①非典型鳞状细胞，包括意义不明确的非典型鳞状细胞和不除外高级别鳞状上皮内病变的非典型鳞状细胞；②鳞状上皮内病变，包括低级别鳞状上皮内病变和高级别鳞状上皮内病变；③鳞状细胞癌，包括角化型鳞状细胞癌和非角化型鳞状细胞癌。

（2）腺上皮细胞异常：①非典型子宫颈管细胞、非典型子宫内膜细胞、非典型腺细胞、倾向于肿瘤的非典型腺上皮；②子宫颈管原位腺癌；③腺癌，包括子宫颈管腺癌和子宫内膜腺癌。

二、卵巢细胞学（cytology of ovary）

【结果判读】

正常可见单层立方上皮细胞。

【影响因素】

1.阴道脱落细胞学涂片检查对卵巢恶性肿瘤的检出率不高。

2.细针穿刺吸取卵巢肿块细胞学检查可因瘤体积过小、穿刺欠佳而出现假阴性诊断。

3.腹腔冲洗液细胞学检查时，如标本量过少或标本放置过久也可能出现假阴性结果。

【临床解读】

1.非肿瘤性　卵巢囊肿卵泡囊肿、黄体囊肿、卵巢浆液性囊肿、卵巢旁和输卵管旁浆液性囊肿等。浆液性囊腺瘤、浆液性囊腺纤维瘤、黏液性囊腺瘤、卵巢纤维上皮瘤、良性囊性畸胎瘤。

2.恶性病变　浆液性腺癌、黏液性囊腺癌、子宫内膜样肿瘤、透明细胞癌、无性细胞瘤、癌样瘤、转移性肿瘤。

第五节 泌尿系统细胞学检验

一、泌尿道细胞学（cytology of urinary tract）

【结果判读】

正常离心尿液标本中有形成分参考区间为红细胞0～3个/HP、白细胞0～5个/HP、透明管型0～1个/LP，可见少量尿路上皮细胞或鳞状上皮细胞。

【影响因素】

1.晨尿虽然可获得较多的细胞，但细胞在高渗的尿液中可引起变形，不易辨认；而24h尿或尿袋内的尿中细胞明显破坏，易受污染；导尿的细胞形态保存得较完整，效果较好，但细胞数量较少；膀胱冲洗液仅对获得膀胱憩室内癌、鳞癌、原位癌标本效果较满意；膀胱镜直接刷取的标本，细胞成分多，准确率高，但膀胱镜下往往不易发现肿瘤，易导致假阴性。

2.阴道分泌物、前列腺液或药物等物质对尿液均有干扰。

3.尿量过少也易导致假阴性的结果。

【临床解读】

1.泌尿道可见的良性病变

（1）感染：①细菌感染。急性炎症以中性粒细胞为主，可伴尿路上皮细胞增多；慢性炎症常见数量不等的巨噬细胞，偶见浆细胞和（或）淋巴细胞。②病毒感染。核内包涵体是诊断病毒感染的重要形态学线索。③其他病原生物感染。包括结核分枝杆菌、真菌及寄生虫感染，其中膀胱结核可见类上皮样细胞或朗格汉斯巨细胞，也可出现不典型尿路上皮细胞。

（2）尿路结石病可见大量新鲜红细胞，亦可见尿路上皮细胞，可伴各种类型的结晶出现。

（3）出血性膀胱炎等非感染性疾病以红细胞为主。

2.泌尿道可见的恶性病变 泌尿道恶性肿瘤中90%是尿路上皮癌，其余的10%包括鳞状上皮癌、腺癌、小细胞癌及其他肿瘤。

二、肾、肾上腺和腹膜后细胞学（cytology of kidney, adrenal gland and retroperitoneum）

【结果判读】

正常细胞学检查可见肾小球和肾小管上皮细胞、肾上腺皮质细胞。

【影响因素】

肾、肾上腺和腹膜后的细胞学检验标本的采集多用细针穿刺吸取，标本采集的准确率直接影响诊断结果。

【临床解读】

1.良性病变

（1）肾：炎症或感染性疾病、肾良性肿瘤、纤维瘤、平滑肌瘤、脂肪瘤等。

（2）肾上腺：皮质醇症、原发性醛固酮增多症、无功能性肾上腺皮质肿瘤等。

（3）腹膜后：脂肪瘤、纤维瘤、神经纤维瘤和畸胎瘤等。

2.恶性病变

（1）肾：肾细胞癌、肾母细胞瘤、未分化癌。

（2）肾上腺：肾上腺皮质癌、嗜铬细胞瘤、神经母细胞瘤。

（3）腹膜后：原发性的肿瘤（除肾脏、胰腺外）较少见，多为平滑肌肉瘤、横纹肌肉瘤、纤维肉瘤、恶性畸胎瘤、恶性间皮肉瘤等，而且腹膜后淋巴结转移的恶性肿瘤较多。

三、男性生殖器细胞学（cytology of male genital organs）

【结果判读】

男性生殖器细胞学检查一般可见精原细胞、支持细胞、间质细胞、附睾细胞、前列腺细胞、精囊腺上皮细胞等。前列腺液常见的细胞有血细胞、前列腺上皮细胞和前列腺颗粒细胞，精囊上皮细胞及尿路上皮细胞少见，还可见磷脂酰胆碱小体、淀粉样小体、结晶、精子及其他非细胞成分。

【影响因素】

1.前列腺按摩法采集标本时要避免精囊腺的液体或精子混入，以免干扰检查。

2.可以用细针穿刺前列腺、睾丸、附睾吸取标本，由于前列腺穿刺的局限性，炎症明显的患者应抗感染治疗后复查，以排除假阴性。

3.可刮取阴茎表面渗液涂片，但当癌肿发生于基底层时表层往往不易发现肿瘤细胞。

【临床解读】

1.良性病变

（1）急、慢性前列腺炎：上皮细胞和炎症细胞多见，可伴有淋巴细胞及巨噬细胞增多。

（2）前列腺肥大：可见较多腺上皮细胞。

（3）肉芽肿性前列腺炎：细胞学检查可见上皮样细胞构成的肉芽肿，背景可见大量嗜酸性粒细胞。

2.恶性病变　常见的有前列腺癌（以腺癌为多见）、睾丸的恶性肿瘤、阴茎癌等。

第六节　淋巴结细胞学检验

【结果判读】

正常淋巴结穿刺涂片内大多数是淋巴细胞，占85%～95%，多以成熟小淋巴细胞为主。其余5%为原始淋巴细胞、幼稚淋巴细胞、单核细胞、浆细胞和免疫母细胞等。

【影响因素】

淋巴结的细胞学检查标本由细针吸取法获取组织有限，如未吸取到病变组织或标本量过少，就可能出现假阴性；检查者对细胞学的形态检查缺乏经验，可人为造成假阳性结果，因而需结合临床和病理活检进行诊断。

【临床解读】

1.良性病变

（1）急性淋巴结炎：初期可见大量坏死颗粒及细胞碎片，混有淋巴细胞和中性粒细胞；后期在细胞碎片的背景中见大量退变的中性粒细胞，部分病例可见数量不等的巨噬细胞。

（2）亚急性坏死性淋巴结炎（组织细胞坏死性淋巴结炎）：可见大量反应性增生的组织细胞，无中性粒细胞浸润。

（3）慢性淋巴结炎：以小淋巴细胞为主。

（4）结核性淋巴结炎（淋巴结结核）：以干酪样坏死、类上皮细胞和朗格汉斯巨细胞为特征。

2.恶性病变

（1）恶性淋巴瘤：分为霍奇金淋巴瘤和非霍奇金淋巴瘤。霍奇金淋巴瘤涂片可见到R-S细胞，非霍奇金淋巴瘤按细胞来源分为B细胞淋巴瘤、T细胞和NK细胞淋巴瘤，以成熟B细胞肿瘤占绝大多数，T和NK细胞肿瘤约占NHL的12%，涂片见到的是单一类型的细胞。

（2）转移性恶性肿瘤：淋巴结转移性肿瘤主要包括上皮转移癌、肉瘤、恶性黑色素瘤等，以上皮转移癌最常见。

第七节 甲状腺细胞学检验

【结果判读】

正常甲状腺细针吸取细胞学主要成分包括片状分布的滤泡细胞及微滤泡结构、胶质、嗜酸细胞（极少见）、滤泡旁细胞、炎症细胞（极少见）和出血背景。

【影响因素】

1. 细针穿刺吸取法采集甲状腺的细胞学标本时，应避免甲状腺移位。

2. 抽吸时防止血液凝固、稀释。

3. 在检查时，通常至少要识别6组以上滤泡上皮细胞。

4. 细针穿刺吸取法对囊性病变诊断率较低。

【临床解读】

甲状腺结节细针穿刺细胞学诊断一般采用分类Bethesda报告系统。

1. Bethesda Ⅰ类 为穿刺样本"无法诊断"。需对每个甲状腺FNA样本进行充分评估，包括细胞数量、质量及胶质量。仅有囊液的FNA标本、无论有无多核巨细胞均定义为无法诊断。

2. Bethesda Ⅱ类 此类甲状腺结节恶性风险极低（2%～7%，平均4%），包括甲状腺滤泡结节性病变（原胶质性结节、增生性结节、腺瘤样结节或良性滤泡性结节）、桥本甲状腺炎、肉芽肿性甲状腺炎、急性化脓性甲状腺炎、Riedel甲状腺炎。

3. Bethesda Ⅲ类 意义不明确的异型性病变，用于诊断不足以诊断为"FN"或"可疑恶性"的异型性病变。此类甲状腺结节恶性风险为45.5%～74.1%。

4. Bethesda Ⅳ类 滤泡性肿瘤，鉴于具有乳头状核特征的非浸润性甲状腺滤泡性肿瘤为惰性低风险肿瘤，为惰性肿瘤，术前明确诊断有助于避免过度诊疗和不必要的手术干预。缺乏或罕见乳头和核内假包涵体、滤泡结构为主、细胞核温和的FNA样本，最好诊断为FN。对FN推荐单纯肿瘤切除，最常见的为甲状腺腺叶切除，分子检测有助于辅助风险评估。对于相应嗜酸细胞肿瘤，其恶性风险为25%～50%，鉴别诊断包括嗜酸细胞增生、伴嗜酸细胞特征的其他肿瘤，最常见的为甲状腺髓样癌和嗜酸细胞型甲状腺乳头状癌（papillary thyroid carcinoma，PTC）。

5. Bethesda Ⅴ类 可疑恶性肿瘤（suspicious for malignancy，SFM），提示PTC、甲状腺髓样癌、淋巴瘤或其他恶性肿瘤，但质和（或）量上不足以明确诊断恶性，具有明显异质性，以可疑PTC最常见。其中一部分可能为滤泡亚型PTC或非浸润性甲状腺滤泡性肿瘤，此时最好降级进行甲状腺腺叶切除而非甲状腺全切手术。

6. Bethesda Ⅵ类 恶性肿瘤。提示甲状腺乳头状癌、低分化癌、甲状腺髓样癌、未分化（间变性）癌、鳞状细胞癌、混合性癌等。转移性肿瘤以恶性黑色素瘤、乳腺癌、肺癌最常见。甲状腺淋巴瘤以非霍奇金B细胞淋巴瘤最常见。

第八节　乳腺细胞学检验

【结果判读】

正常乳腺穿刺涂片可见乳腺导管上皮细胞、泡沫细胞、少量巨噬细胞和血细胞等。

【影响因素】

1.干扰乳腺肿块细针吸取法诊断准确性的因素主要包括：乳腺硬结、结缔组织较多时致使得不到足够的细胞而出现假阴性。

2.乳腺癌位于体表，针吸细胞学标本获取可能不全面，应配合乳腺超声、乳腺肿瘤标志物等检查，以提高诊断率。

【临床解读】

1.非肿瘤性病变

（1）乳腺炎性病变：①急性乳腺炎可见大量中性粒细胞，可有淋巴细胞、组织细胞、巨噬细胞和坏死物；慢性乳腺炎病程较长，可见大量组织细胞、巨噬细胞、淋巴细胞等；浆细胞性乳腺炎可见大量淋巴细胞、浆细胞；结核性乳腺炎可见类上皮样细胞聚合形成结核结节，伴淋巴细胞浸润。②脂肪坏死：是一种非细菌感染所致的脂肪组织的慢性炎性病变。坏死的脂肪细胞及脂肪组织结构模糊，伴有吞噬脂质的泡沫样巨噬细胞及组织细胞。

（2）乳腺良性增生性疾病：①乳腺囊肿：可见多量泡沫细胞，有时可见顶泌汗腺化生细胞。②积乳囊肿：涂片见脂性蛋白物质及大量泡沫细胞。③乳腺增生（纤维性囊性乳腺病）：导管上皮细胞紧密排列成小团片或散在，大小较一致，常可见双极裸核细胞。背景为少量蛋白液体，为淡红色的无结构物。偶伴乳头溢液。④男性乳腺发育：细胞形态似女性乳腺增生，多成片分布，导管上皮细胞可出现一定的异型性。

2.乳腺良性肿瘤

（1）导管内乳头状瘤：本病为乳头溢液的主要原因，穿刺物常为血性，有时为浆液性。涂片以导管上皮细胞为主，黏着成团或大片分布，可呈乳头状排列，胞核可有轻度异型性，可见小核仁，亦可见泡沫细胞、顶泌汗腺化生细胞或双极裸核细胞。

（2）纤维腺瘤：是最常见的乳腺良性肿瘤。涂片细胞成堆成群存在，可呈蜂窝状、片状、分枝状或鹿角状，边缘排列整齐。双极裸核细胞多见，可见泡沫细胞，部分瘤细胞呈纤维样化。

（3）脂肪瘤：可见大量成团的脂肪细胞，几乎看不到导管上皮细胞或其他细胞。

3.乳腺恶性肿瘤　最常见的恶性肿瘤是乳腺癌，如浸润性导管癌、浸润性小叶癌、Paget病、黏液腺癌等。

第九节　骨与软组织细胞学检验

【结果判读】

软组织正常细胞学涂片可见纤维细胞、成纤维细胞、脂肪细胞、淋巴管内皮细胞、血管内皮细胞、血管外皮细胞、滑膜细胞、平滑肌细胞和横纹肌细胞。软骨与骨组织可见的正常细胞：软骨细胞、骨细胞、成骨细胞和破骨细胞。

【影响因素】

软组织细胞学检验以细针吸取获取标本时要保证获取病变组织足够的细胞成分，以防止出现假阴性诊断。骨化、显著纤维组织增生或纤维化等病变，可能不能获得足够的细胞成分。

【临床解读】

1.良性疾病　结节性筋膜炎、纤维瘤、脂肪瘤、平滑肌瘤、血管瘤（见大量红细胞和巨噬细胞）、骨囊肿、朗格汉斯细胞组织细胞增生症等。

2.恶性疾病　常见的骨恶性肿瘤包括骨肉瘤、多发性骨髓瘤、骨淋巴瘤、转移瘤等。常见的软组织恶性肿瘤包括滑膜肉瘤、纤维肉瘤、脂肪肉瘤、横纹肌肉瘤等。

第4章 临床遗传学与分子生物学检验

第一节 产前筛查

一、妊娠期血清学产前筛查（prenatal screening）

【结果判读】

1.低风险报告

唐氏综合征风险率（T21）＜1∶1000。

18-三体综合征风险率（T18）＜1∶1000。

开放性神经管缺陷风险（ONTD）＜2.5（APFMOM值）。

母龄风险＜35岁。

2.高风险报告

唐氏综合征风险率（T21）≥1∶270。

18-三体综合征风险率（T18）≥1∶350。

开放性神经管缺陷风险（ONTD）≥2.5（APFMOM值）。

母龄风险≥35岁。

3.中风险报告

唐氏综合征风险率（T21）风险值介于1∶270与1∶1000；

18-三体综合征风险率风险值介于1∶350与1∶1000，属于灰度区。

【影响因素】

1.妊娠早期筛查实验适用于9～13^{+6}周孕妇，妊娠中期筛查适用于14～20^{+6}周孕妇，均不适用于多胞胎孕妇。

2.年龄、当日体重、末次月经时间、抽血时间等必须准确。

3.月经不规律者用B超确定胎龄，明确抽血当日的胎龄。

4.严重脂血、严重黄疸、溶血或加热灭活的标本均有可能影响检测结果。

【临床解读】

唐氏综合征（也称先天愚型或21-三体综合征）和爱德华综合征（也称18-三体综合征）分别是由胎儿21号或18号染色体三体引起的出生缺陷，患儿表现为终身智力低下并伴有先天性心脏病等多种畸形。开放型神经管缺陷是一类中枢神经系统的出生缺陷，也是一种多基因遗传病，包括无脑儿、脊柱裂等，常导致胎死宫内或出生后夭折，能存活者通常伴有智力发育迟缓和多发畸形。目前对此类疾病无有效治疗方法，所以产前筛查和产前诊断是预防此类患儿出生的重要二级预防措施。

1.妊娠早期筛查在 $9 \sim 13^{+6}$ 周，检测孕妇血清中的妊娠相关血浆蛋白A（PAPP-A）、游离 β 人绒毛膜促性腺激素（Free-β hCG）的水平，B超测定胎儿CRL（头臀长）及NT（颈后透明带）。妊娠中期产前筛查方法为在妊娠 $14 \sim 20^{+6}$ 周，检测孕妇血清中的甲胎蛋白（AFP）、总 β 人绒毛膜促性腺激素（β-hCG），结合孕妇年龄、当日体重、孕周通过产前筛查软件系统（Apple-Tree）推算其风险值。

2.低风险报告表明孕妇怀有唐氏综合征患儿的概率较低，属于低危人群。但筛查并不能代替诊断，结果为低危的也有非常小的可能性为异常妊娠，建议临床动态观察。

3.中、高风险报告：唐氏综合征筛查试验准确性只能达到65% ～ 70%，所有年龄阶段妊娠妇女都存在一定风险，35岁以上是其高风险因素之一，所有年龄阶段妊娠妇女均应进行产前筛查。对于筛查出的高风险孕妇，需根据临床其他指征进一步进行无创DNA的筛查，以及羊水穿刺的确诊检查，以降低唐氏综合征患儿出生率。筛查并不是确诊，受当今医学技术水平、孕妇间的个体差异及某些已知和无法预知的因素所限。

二、无创产前基因检测（noninvasive prenatal testing，NIPT）

【结果判读】

21-三体、18-三体、13-三体检测风险指数参考范围-3.0 ～ 3.0，低风险。其他常染色体和性染色体非整倍体、染色体微缺失/微重复综合征，低风险；显性单基因遗传病，低风险。

【影响因素】

1.样本采集、运输和存储，血浆游离DNA提取、文库构建、杂交捕获、上机测序和数据分析严格按照标准操作规程操作，任一环节操作失误都可能影响最终结果。

2.NIPT适用于孕周为 12^{+0} 周及以上的单胎妊娠孕妇，最适宜的筛查孕周为 $12^{+0} \sim 22^{+6}$ 周。

3.孕妇的个体差异（如胎盘限制性嵌合、胎儿嵌合、孕妇近期曾接受输血或移植手术、孕妇本身为遗传病或恶性肿瘤患者或遗传变异携带者、胎儿DNA浓度过低）等原因，NIPT有可能产生假阳性或假阴性的结果。

4. NIPT仅针对检测范围内的标准型胎儿基因变异及染色体异常，检测范围之外的区域不排除有其他染色体或基因序列异常的可能性。

5. NIPT无法准确检测由以下因素所造成的异常：染色体嵌合型；染色体多倍体（三倍体、四倍体等）；染色体平衡易位、倒位、环状染色体；单亲二体等其他复杂遗传疾病。

6. 由于高通量测序技术的限制，基因组中的高度重复区域、富含GC的区域、高度复杂的区域或假基因干扰的区域存在漏检或假阳性的可能。

【临床解读】

NIPT是基于高通量测序技术对胎儿染色体非整倍体、染色体微缺失/微重复综合征和显性单基因遗传病进行同步无创产前检测的技术，通过采集孕妇外周血，对血浆中的游离DNA片段（包含胎儿游离DNA）进行测序，结合生物信息分析，计算出胎儿患染色体非倍体的疾病风险，可用于检测常见的21-三体、18-三体、13-三体、其他常染色体和性染色体非整倍体、染色体微缺失/微重复综合征、显性单基因遗传病。

1. 检测结果低风险　表示胎儿患21-三体、18-三体、13-三体、其他常染色体和性染色体非整倍体、染色体微缺失/微重复综合征、显性单基因遗传病的风险比较低，可以继续妊娠但仍不能完全排除胎儿染色体异常的可能，还需要结合后期B超检查等手段进一步排除胎儿异常。

2. 检测结果高风险　表示患有相关染色体异常疾病的概率较高，建议孕妇到产前诊断机构接受后续的遗传咨询和介入性产前诊断，高风险只是筛查结果，并不表示胎儿一定存在染色体异常。介入性检测获得的胎儿标本进行染色体核型分析是目前产前诊断的金标准。对于显性单基因遗传病高风险者，可选择Sanger测序等技术进行产前诊断，必要时可选择家系全外显子组测序（whole exome sequencing, WES）进行产前诊断。并依据结果提供遗传咨询和临床决策。

第二节　染色体检验

一、染色体核型分析（chromosome karyotype analysis）

【结果判读】

女性：46，XX；男性：46，XY。

【影响因素】

1. 细胞培养无菌操作不严密。

2. 试剂质量不佳、培养液的pH不符合要求、秋水仙素的浓度和加入量的适当与否均影响染色体数量及分散效果。

3. 显带过程中，缓冲液的pH、胰酶的浓度和作用时间及温度要适当。

4. 阅片时注意嵌合体、易位型等非常见核型，以免漏诊。

5. 染色体核型分析受到分辨率的限制。400条带时每一条带对应约10Mb长度的染色体片段，即1000万个碱基对的DNA长度。条带数提升到550，则可以把分辨率提高到5Mb。条带数提升到700或850，则相应的分辨率可以进一步提高到2～3Mb。分辨率越高，就越有机会捕捉到细微的结构异常，减少漏诊和误诊。

【临床解读】

人类染色体数目和结构的异常均可导致遗传性疾病的发生，称为染色体病。染色体核型分析是诊断染色体病的重要手段。可用于分析外周血、骨髓细胞、羊水细胞中染色体数目异常或大片段的染色体结构异常等（通常在5Mb以上）。常见的染色体数量异常疾病主要有以下几种：

1. 21- 三体综合征（trisomy 21 syndrome）　即唐氏综合征，正常人体细胞第21号染色体为1对，21- 三体综合征患者第21号染色体比正常人多一条，常见的染色体核型有3种：95%为单纯型21- 三体型，核型为47，XX（XY），＋21；异位型常见D/G易位，亦有G/G易位；嵌合型，核型以46，XX（XY）/47，XX（XY），＋21为常见。

21- 三体综合征人群中发病率为1/800～1/600，新生儿发病率约为1.4‰。主要临床表现为智力低下、发育不良、特殊面容（眼距增宽、鼻根低平、舌外伸等）、部分病例伴先天性心脏病。单纯型21- 三体综合征的发病率与母亲的生育年龄呈正相关，高龄孕妇生出该病患者的比例明显增高。

2. 18- 三体综合征（trisomy 18 syndrome）　即Edwards综合征，正常人体细胞18号染色体为1对，18- 三体综合征患者第18号染色体比正常人多一条。患者80%为三体型，核型为47，XX（XY），＋18；10%为嵌合型，核型为46，XX（XY）/47，XX（XY），＋18；其余10%病例情况复杂，包括各种易位，主要是18号染色体与D组染色体易位以及双重非整倍体，如48，XXY，＋18。

18- 三体综合征群体发病率为1/（4000～5000）。临床主要特征是：患儿严重的智力发育迟缓、生长发育延迟，低耳位、眼裂狭小、小口、手呈特殊握拳状，第3指和第4指紧贴手掌屈曲，第2指和第5指压在其上。90%～95%患者有心脏畸形，常成为死亡原因。90%于1岁内死亡，男孩平均生存期2～3个月，女孩为10个月。嵌合型患者因有正常细胞系，故生存期相对较长。

3. 13- 三体综合征（trisomy 13 syndrome）　即Patau综合征，正常人体细胞第13号染色体为1对，13- 三体综合征患者第13号染色体比正常人多一条。患者80%为三体型，核型为47，XX（XY），＋13；嵌合型和易位型少见，易位型核型中最常见的是D/D易位。

13-三体综合征群体发病率为1/（5000～7000）。临床主要表现为生长发育差、小头、小脑、唇裂、耳位低、耳聋、小或无眼球、先天性心脏病、小指和多指（趾）、生殖器官畸形。80%病例具有心脏畸形。约50%病例于出生后1个月内死亡。

4. 22-三体综合征（trisomy 22 syndrome） 正常人体细胞第22号染色体为1对，22-三体综合征患者第22号染色体比正常人多一条。多为易位型，核型为46，XX（XY），-D，＋t（Dq22q）。

患者生长迟缓，严重的智力障碍，伴有各种畸形，易感染，1/3儿童在1年内死亡，少有活至成人者。

5. 8-三体综合征（trisomy 8 syndrome） 正常人体细胞第8号染色体为1对，8-三体综合征患者第8号染色体比正常人多一条。患者2/3为嵌合体，常见核型为46，XY/47，XY，＋8和46，XX/47，XX，＋8；1/3为单纯型，核型为47，XX（XY），＋8。

8-三体综合征胎儿常自然流产，嵌合型因有正常细胞系可活到成人期但多有轻度和中度智力低下。8-三体典型临床表现为面部和骨关节畸形，且前额突出，偶有大头畸形，下唇厚而且外翻。

6. Turner综合征（X monosomy syndrome） 又称性腺发育不全综合征，患者性染色体只有一条X，比正常人少一条X染色体，为性染色体X单体型。X单体占55%，嵌合型占10%，等臂X染色体占20%。染色体核型有45，XO；45，XO/46，XX；46，X，i（Xp）；46，X，i（Xq）；46，X，Xq-和46，X，r（X）等。

Turner综合征在女性新生儿中的发生率约为1/2500，但在自发流产中发生率为7.5%，表明45，X胚胎多在胎儿期流产死亡。主要临床表现为女性身材矮小，有乳房间距增宽、乳腺发育不良、先天性卵巢发育不全、原发闭经、子宫小、外阴幼稚型、蹼颈等。部分病例智力常低于正常者，患者临床症状的轻重取决于正常与异常细胞系所占的比例。在X染色体结构中，X染色体短臂缺失，导致典型的身材矮小等Turner综合征症状，而X染色体长臂缺失，导致先天性卵巢发育不全与不育。

7. XYY综合征（XYY syndrome） 正常男性体细胞性染色体为XY。XYY综合征患者Y染色体比正常男性多一条。本病多数为47，XYY核型。嵌合型以45，XO/47，XYY多见，其他核型有46，XY/47，XYY；45，XO/46，XY/47，XYY；47，XYY/48，XXYY。

XYY综合征患者身材高大，大多表型正常，智力尚可或稍低，有生育能力，少数可见外生殖器发育不良，但多数有性格异常和行为异常的逆反心理，常因性情暴躁发生攻击性犯罪行为。

8.先天性睾丸发育不全综合征（klinefelter syndrome）　正常男性体细胞性染色体为XY，本病性染色体为XXY，比正常男性多一条X染色体，为性染色体三体型。本病80%核型为标准型47，XXY。其他核型有48，XXXY；48，XXYY；49，XXXXY；49，XXXYY；47，XXY/46，XY；47，XXY/46，XX；47，XXY/46，XY/45，X；47，XXY/46，XY/46，XX。

先天性睾丸发育不全综合征发生率约为1/800。标准型细胞内性染色体增加了一条额外X染色体，导致男性青春期开始，第二性征发育差，睾丸小而软，曲细精管玻璃样变性，体毛稀少、无胡须、无喉结，常有男性乳房发育，无精子产生，常不育。部分患者有智力低下，性征和智力发育障碍的严重程度与X染色体的数量多少呈正相关，本病嵌合型因有正常细胞系，故临床表现较标准型47，XXY轻微，且依异常细胞系所占的比例大小而有差异。

9.X-三体和多X体综合征（X trisomy and many X syndrome）　患者X染色体比正常人多一条或一条以上，为X染色体三体型或多体型。三体型主要核型为47，XXX，此外还有47，XXX/46，XX；47，XXX/45，X；47，XXX/46，XX/45，X；47，XXX/47，XX，＋21等。多体型核型主要有48，XXXX；49，XXXXX。

三体型虽比正常者多一条X染色体，大多数外表无异常表现，乳房发育不良，卵巢功能异常，月经失调或闭经，性功能和生育能力都正常，但常见智力发育稍低于正常人，部分患者患有精神神经症状，如精神、运动发育障碍，对话困难及被害妄想等精神分裂症。在新生女婴中，XXX综合征的发病率约为1/1000，在女性精神病患者中，发病率高约4/1000。多体型比正常者多2条或2条以上X染色体，通常X染色体数目愈多，智力损害和发育畸形愈严重，XXXX和XXXXX患者面容类似21-三体综合征，除了骨、关节等多发畸形外，还伴有程度不同的智力低下。

二、染色体微阵列分析（chromosomal microarray analysis，CMA）

【结果判读】

女性：46，XX；男性：46，XY。未发现全染色体非整倍体、致病性拷贝数变异（pathogenic copy number variations，pCNV）或临床意义明确的微缺失/微重复综合征。

【影响因素】

1.样本获取及处理、样本检测前评估、样本检测、数据分析、数据解读，每个环节都应包含相应的质量控制步骤，严格按照标准操作流程及试剂说明书要求进行。任一环节质控异常以及未按照标准操作流程及试剂说明书操作可能影响检验结果。

2. CMA用于检测基因组拷贝数变异，长期连续绵延纯合子及嵌合体（≥20%）。

3. CMA不能检测染色体平衡易位（相互易位，罗伯逊易位，倒位，平衡插入）；不能检测到低于芯片检测下限的基因组不平衡现象；不能检测探针未覆盖的区域；不能检测点突变；不能检测串联重复序列扩增导致的遗传病（如脆性X染色体综合征）；芯片检测不到的病变位点并不代表不存在致病性。

【临床解读】

基因组拷贝数变异（copy number variation，CNV）包括基因组片段的缺失和重复，是遗传病和出生缺陷的重要原因。CMA技术，也称染色体芯片，基于CNV诊断基因组缺失或重复导致的遗传综合征和染色体疾病，诊断纯合性区域（region of homozygosity，ROH）、不平衡易位等，检测范围覆盖全部染色体，能检测100kb以上的拷贝数变异。

1. 染色体非整倍体　针对染色体病，可参照染色体核型分析章节进行解读，应充分告知患者所对应疾病的临床表型及预后情况，对孕妇及其家属在充分知情后自主选择胎儿的取舍。对于常染色体非整倍体，可考虑终止妊娠。对于特纳综合征、克氏综合征及两性畸形应告知胎儿出生后可能存在性发育障碍、行为异常等，在孕妇及其家属充分知情后自主选择是否继续妊娠；对于47，XYY或47，XXX胎儿，在充分尊重孕妇及其家属自主选择的前提下可建议定期产前检查，继续妊娠。对于D组染色体（13、14、15号）及G组染色体（21、22号）非整倍体，应排除父母存在罗氏易位的可能性。

2. 染色体致病性及可能致病性缺失或重复异常　针对致病性及可能致病性CNV，应充分告知所对应疾病的临床表型及预后情况，提示相关风险，在孕妇及其家属充分知情后慎重选择是否继续妊娠。

3. 临床意义未明的CNV　受限于当前医学领域对疾病的认知，目前尚无法对所有的致病性未知结果给出准确的判断。建议加强监测胎儿的宫内发育及出生后情况，并长期随访。携带有临床意义未明的染色体CNV且超声等影像学评估均未见异常的胎儿，可在告知可能的风险基础上建议严密监测下继续妊娠和出生后随访。

4. 阴性结果　提示胎儿无CNV的异常或仅存在可能良性或良性CNV改变。胎儿发生染色体CNV相关疾病的可能性较小，告知CMA检测的相关局限性。若胎儿超声检查及其他临床检测结果未发现明显异常，建议继续妊娠，并进行常规产前检查；若胎儿超声检查或其他临床检测提示异常结果，建议进一步临床评估，必要时进行其他进一步的遗传学检查。

5.神经发育障碍类疾病易感性CNV　此类CNV主要与神经发育障碍类疾病相关，较多属于致病性CNV，但存在较大的外显不全和表现度差异，在不同患者中可出现轻重不同的表型。即使夫妇之间携带相关CNV异常但无明确表型，也无法准确预测胎儿出生后的表型。若选择继续妊娠，建议加强监测，出生后定期随访。并根据夫妇双方的CMA检测结果评估遗传概率。

6. ROH　如为单亲二倍体（uniparenta disomy，UPD），尤其是涉及6、7、11、14、15、20号染色体，需要关注区域内是否涉及与疾病明确相关的印记基因，完善CNV亲本来源情况，并告知相关预后，是否继续妊娠由孕妇及其家属自主知情选择。如不涉及致病性印记基因，一般预后较好，但区域内常染色体隐性遗传病的风险增加。ROH若为近亲关系导致，不引起印记基因的相关疾病，可进一步选择二代测序等检测以评估胎儿预后。需要注意的是，胎儿ROH的形成可能与胚胎染色体三体或单体自救有关，不排除合并限制性胎盘嵌合的可能，应密切监测胎儿生长发育情况及胎盘情况，判断胎儿预后。

7.其他额外发现的致病性CNV

（1）包含严重X连锁隐性遗传病基因的CNV，X连锁隐性遗传病女性携带者也可能会有临床表型及其潜在的生育风险。

（2）涉及隐性基因疾病表型与患者临床特征相关的CNV，可能需要对此基因进行进一步的测序分析。

（3）可能发现胎儿以及双亲存在成人期迟发性疾病或肿瘤易感性，根据检测前知情同意的选择决定是否报告和检测后咨询。

（4）嵌合体：检测结果中的嵌合比例并不能代表不同器官或组织中异常细胞所占比例，与胎儿出生后表型无明确的对应关系，出生后表型和预后无法准确预测。建议结合其他遗传学检测及影像学检查的结果进行综合判断，充分告知父母胎儿出生后可能出现的问题。

三、基因拷贝数变异分析（copy number variation sequencing，CNV-seq）

【结果判读】

女性：46，XX；男性：46，XY。未发现全染色体非整倍体、致病性拷贝数变异（pathogenic copy number variations，pCNV）或临床意义明确的微缺失/微重复综合征。

【影响因素】

1. CNV-seq的实验操作主要分为三步：样本基因组DNA提取、文库构建、上机测序。PCR-free建库方法无PCR扩增偏好性，检测更精准，推荐使用该方法进行文库构建。实验操作应严格按照临床基因扩增实验室标准执行。

2. CNV-seq无法检测三倍体及多倍体，无法发现染色体相互易位、倒位等染色体平衡性结构重排，也无法区分游离型三体（例如47，XX，＋21）和易位型三体［例如46，XX，der（14；21）］，建议结合核型分析进行诊断。

3. 在CNV-seq技术检测结果提示胎儿为13、14、15、21、22号染色体单体或三体时，建议对其父母行外周血染色体核型分析，以排除亲本存在染色体罗氏易位的可能。

4. 当CNV-seq提示性染色体拷贝数异常时，为了明确是否为嵌合体以及具体细胞系的组成情况建议进一步行荧光原位杂交检测。对于由47，XXX与45，X两种性染色体非整倍体构成的嵌合体，若其细胞比例各占50%，则CNV-seq会将其判断为X染色体拷贝数无异常。

5. CNV-seq无法对UPD在内的杂合性缺失LOH进行检测。若临床高度怀疑胎儿为单亲二倍体，则建议用短串联重复序列（short tandem repeats，STR）、单核苷酸多态性微阵列（single nucleotide polymorphism array，SNP array）等技术进行检测。

6. CNV-seq检测对人类基因组中的高度重复区域存在局限性，部分染色体微缺失/微重复无法完全被检出。CNV-seq无法对单个碱基突变及小片段缺失，重复所导致的单基因疾病进行检测。

【临床解读】

CNV-seq采用下一代测序（next generation sequencing，NGS）技术对样本DNA进行低深度全基因组测序，将测序结果与人类参考基因组碱基序列进行比对，通过生物信息分析以发现受检样本存在的CNV。

CNV-seq结果解读基本原则：①考虑基因组失衡区间的大小。基因组失衡的区间越大，越可能有临床意义。但人类基因组中也有一些大于1Mb的非致病性失衡；一些很小的CNV涉及关键基因或关键基因的一部分，也可能为致病性失衡。②考虑所包含及邻近的基因及数目。失衡区域包含的基因越多，越可能有临床意义。③与数据库资料进行比较。正常人群中出现类似的CNV变异越多，显示其临床意义良性的可能性就越大，但并不是在正常人群中出现过的变异就一定没有临床意义。④一般缺失比重复更有临床意义。基因组中也有一些3倍剂量敏感基因具有肯定的致病性。⑤新发（de novo）变异比父母传递下来的变异更可能具有致病性。

1. 致病性CNV 一段缺失或重复与一个已报道的微缺失/微重复综合征致病区域在位置和大小上匹配，或缺失中包含因单倍剂量不足而致病的基因或基因的一部分，或重复中包含3倍剂量敏感基因的全部。涉及多个基因的大片段缺失（通常远大于1Mb）或重复也为致病性，特别是新发变异。因不完全外显、表现多样等原因，相同致病类CNV并不一定导致相同的临床表型。

2. 可能致病性CNV（90%致病可能）　一段缺失或重复与一个已报道的致病性缺失或重复有部分重叠，或涉及可疑但并未在疾病致病机制中证实的基因，或涉及的基因虽有支持单倍剂量不足或3倍剂量敏感的证据，但不足以得出肯定结论。

3. 临床意义不明性CNV（variants of unknown significance，VUS）　此类变异不符合致病条件也不符合良性条件，暂没有足够的证据做肯定的分类。

4. 可能良性CNV　含有基因的变异在正常人群中多次发生，但发生率未达1%。

5. 良性CNV　涉及的CNV在DGV数据库或内部数据库中的发生率＞1%；或该CNV已在多个同行审议的出版物或经审校的数据库（如ClinVar）中报告为良性；或正常人群中有发生，但不到1%的发生率，CNV不包含任何基因或重要的基因组成部分。

四、产前荧光原位杂交（prenatal fluorescence in situ hybridization，FISH）

【结果判读】

单独判断每种指标，正常细胞的比例≥90%，异常细胞的比例＜10%，提示该指标无异常。

【影响因素】

1. FISH能够检出胎儿常见的13、18、21、X、Y染色体非整倍体异常，不能诊断其他染色体数目异常及染色体结构异常。

2. FISH不能检出其他的遗传性疾病（如单基因遗传病、多基因遗传病），或其他原因（包括药物）导致的胎儿畸形或异常。

3. 由于现有医学技术水平的局限，FISH检测不可能做到完全准确，例如某些嵌合体异常可能难以检出；可能会存在各种原因如细胞过少、母体细胞污染等，致使不能得出结果或结果不准确等。

【临床解读】

荧光原位杂交技术（fluorescence in situ hybridization，FISH）是利用碱基互补的性质，将荧光素标记的探针与组织、细胞核或染色体DNA进行杂交，对细胞中待测核酸进行定性、定位及定量，将染色体复杂和微细的畸变或基因突变清楚显现的细胞遗传学技术。FISH技术与传统的核型分析技术结合可用于胎儿常见染色体（13、18、21、X、Y）非整倍体异常的产前检测。

FISH检测结果正常，胎儿仍有可能因其他因素导致出生缺陷或智力发育不全。

若FISH检测结果为染色体非整倍体异常，建议采用其他技术进行验证。对绒毛标本异常的诊断应慎重，不能排除存在胎盘局限性嵌合情况时，建议妊娠中期行羊水细胞染色体核型分析以确认，并告知受检孕妇及其家属FISH检测结果异常的临床意义、胎儿的预后及风险及再次发生的可能及风险等。详见本节染色体核型分析部分。

第三节　遗传性疾病基因检测

一、肌营养不良基因（muscular dystrophy gene）

【结果判读】

多重连接探针扩增（MLPA）或基因测序法　肌萎缩蛋白基因（dystrophin，DMD）：无外显子缺失/重复。

【影响因素】

1.多重连接探针扩增不能检测位于基因内部外显子及侧翼区域的点突变，需采用Sanger测序。但即使综合应用MLPA和基因测序，仍有6.9%的患者找不到致病变异。

2.产前诊断：在怀孕的不同时期采集胎盘绒毛、羊水或脐血及孕妇的外周血标本，对已知的致病变异进行检测。样本在检测前须排除母体污染以避免对实验结果的影响。

【临床解读】

DMD基因变异所致的肌营养不良病的表型分类包括Duchenne型肌营养不良（DMD）、Becker型肌营养不良（BMD）及DMD相关的扩张型心肌病（CMD3B）。

杜氏进行性肌营养不良（Duchenne muscular dystrophy，DMD）是最常见的X连锁隐性遗传性肌肉变性疾病，在男性新生儿中的发病率约为1/3500。DMD的致病基因为抗肌萎缩蛋白基因（dystrophin，DMD），位于染色体Xp21.2区，全长约2.2Mb，共包含79个外显子，是已知最大的人类基因。DMD基因的变异以外显子缺失/重复为主。

DMD主要为男性患病，女性携带者大多表型正常。男性大多在3岁左右发病，出现肢体无力，行走易跌倒，鸭步，爬楼梯、跑跳和起蹲困难，腓肠肌假性肥大，Gowers征阳性，血清CK可达正常上限的50～100倍；4～5岁后，运动能力倒退；10～12岁，丧失独立行走能力；往往30岁前因呼吸系统并发症或心力衰竭而死亡。女性发病年龄平均在33.6岁，可能出现肌痛、抽搐、中度肌无力、仅有肩带或上肢肌肉受累、CK增高、左心室扩张或扩张型心肌病。

BMD的发病率为1/30 000 ～ 1/12 000活产男婴，发病较晚（通常在童年晚期或青春期），进度缓慢，疾病严重程度差异较大，但均轻于DMD，CK可达正常上限的5倍以上。BMD患者心肌受累较为常见（60% ～ 70%），部分患者可先期出现扩张型心肌病，未经干预者平均在40多岁死于心力衰竭。

CMD3B是几乎无骨骼肌无力表现的扩张型心肌病，主要表现为以左心室为主的心脏扩大和充血性心力衰竭。

二、脆性X染色体综合征基因（fragile X syndrome gene）

【结果判读】

PCR-毛细管电泳法　FMR1基因5′端非翻译区的CGG重复次数≤45（表4-1）。

【影响因素】

1.脆性X染色体综合征（FXS）检测方法中，二代测序因读长（reads）较短无法准确检测CGG重复扩增，只适合检测FMR1基因的罕见致病性单核苷酸位点变异和插入缺失。

2.建议妊娠前进行FXS携带者筛查。如果受检者已经妊娠，考虑到报告时限、后续产前诊断的时限，建议在妊娠16周之前进行携带者筛查。

【临床解读】

脆性X染色体综合征（FXS）又称为Martin-Bell综合征，是最常见的遗传性智力低下疾病，发病率仅次于唐氏综合征，男性发病率为1/4000，女性发病率为1/8000，在人类所有种族中均有发病。RXS致病基因为FMR1基因，定位于Xq27.3，包含17个外显子，编码脆性X智力低下蛋白，主要在大脑和睾丸中高表达。FMRP水平下降的程度与认知功能受损的程度呈正相关。

表 4-1　脆性X染色体综合征的基因分型及临床表型

CGG重复次数	基因型	临床表型	
		女性	男性
＜45	正常型	正常	正常
45 ～ 54	中间型	正常	正常
55 ～ 200	前突变型	约20%患有卵巢早衰	约40%成年后患有震颤/共济失调
＞200	全突变型	30% ～ 40%为FXS	100%为FXS

FMR1全突变的男性多为FXS患者，一般表现为中到重度的智力障碍，青春期

后可能出现的体征包括长脸、前额突出、下颌前突、招风耳、结缔组织异常（主要表现为关节过度伸展）、大睾丸、行为异常（注意力缺陷、语言障碍、焦虑等）等。FMR1全突变的女性具有高度的临床异质性，约50%表现为FXS，症状较男性轻。即便是智力正常的全突变女性，也有隐匿的行为及情感问题，但语言能力优于男性患者。

与FMR1相关的疾病还有脆性X染色体综合征相关的震颤/共济失调综合征（FXTAS）和FMR1相关的原发性卵巢功能不全。FXTAS表现为晚发性进行性小脑共济失调、意向性震颤、短期记忆丧失、认知功能减退、外周神经病变等。

三、地中海贫血基因（thalassemia gene）

【结果判读】

1. Gap-PCR法　缺失型α地中海贫血常见缺失基因型（SEA、α3.7和α4.2）未检出。

2. PCR-RDB法　非缺失型α地中海贫血基因（αQS，αCS，αWS）及常见β地中海贫血基因未检出基因缺失和突变。

【影响因素】

1. 常规PCR方法仅能检测已知热点突变，存在约5%的漏筛风险。

2. 基于PCR的地贫基因检测无法直接获得完整的α及β基因序列，导致结构变异检测不准确，依赖人工经验判读，人为误差风险高。

3. 检测试剂盒覆盖基因位点有限，不能排除被检者带有与α和β地中海贫血相关的其他基因突变位点。

【临床解读】

地中海贫血（thalassemia），简称地贫，是指由珠蛋白基因缺陷（突变、缺失、重组）导致的一种或多种珠蛋白肽链合成障碍引起的遗传性溶血性贫血，重型患者甚至危及生命。地中海贫血可以分为α型、β型、δβ型和δ型4种类型，其中以α和β地中海贫血较为常见。α地中海贫血为常染色体隐性遗传，因α珠蛋白肽链的生成受到部分或全面的抑制，致病基因为HBA1和HBA2。β地中海贫血为常染色体隐性遗传。因β珠蛋白肽链生成的缺陷或完全缺失，致病基因为HBB。

地贫的临床表现差异很大，α地中海贫血临床表现程度随着α珠蛋白基因缺陷数量增加而加重。单一α＋等位基因（α/α；α/-）的患者常无临床症状，通常称为静止型。2～4个基因缺陷的杂合子如2个α＋等位基因（α/-；α/-）或1个α0等位基因（α/α；α/-）表现为轻中度小细胞性贫血，但可无症状，也称为α地中海贫血轻型。由α＋和α0（α/-；-/-）的共遗传引起4个基因中的3个缺陷，严重损害了α链的产生，导致过量β链四聚体形成，称为HbH（中间型）；HbH病患者常出现有症状的溶血性贫血和脾大。两个 α0 等位基因（-/-；-/-）导致所有 4 个基因缺陷时，因为缺乏 α 链的血红蛋白不能运输氧气，造成胎儿期即可出现重度贫血、严重水肿、肝脾大、发育迟缓胎盘水肿增厚，称为重型（Hb Bart's）。

β 地中海贫血临床表现程度同样取决于基因型，分为轻型、中间型和重型。轻度 β 地中海贫血发生在杂合子（β/β＋或 β/β0）患者中，患者通常无症状，仅患有轻度至中度小细胞性贫血。中间型 β 地中海贫血由 2 个 β 地中海贫血等位基因（β/β0 或 β＋/β＋的严重病例）遗传所致，临床表现介于轻型和重型地中海贫血之间。重型 β 地中海贫血发生在纯合子（β0/β0）或严重的复合杂合子（β/β＋），导致严重的 β 珠蛋白缺陷。患者会出现严重贫血及骨髓增生极度活跃。重型 β- 地中海贫血在 1 ～ 2 岁时就可出现严重的贫血症状伴输血性铁过载及铁吸收过多。每月需要输血和祛铁治疗，若不积极治疗一般存活不到成年。

四、血友病基因（hemophilia gene）

【结果判读】

1. F Ⅷ 基因（F8）内含子倒位检测　阴性。

2. Sanger 测序法　F Ⅷ（F8）基因和 F Ⅸ（F9）基因无缺失、突变、插入。

【影响因素】

1. 已确诊为血友病携带者的孕妇，可选择于妊娠 11 ～ 13 周抽绒毛，或者妊娠 18 ～ 24 周抽羊水、或者妊娠 25 周抽脐血，进行产前诊断。

2. 从羊水中获取的胎儿 DNA 浓度通常较低，而基因检测需要 2μg 的胎儿 DNA。

3. 检测技术由于各种原因限制及基因突变复杂性、异质性等特点的影响，无法达到 100% 的检测准确率。

4. 常规技术无法检出 F8 和 F9 基因结构异常。

【临床解读】

血友病是一种 X 染色体连锁的隐性遗传出血性疾病，临床上分为血友病 A（HA，凝血因子Ⅷ缺陷症）和血友病 B（HB，凝血因子Ⅸ缺陷症）两型，其中血友病 A 占 80% ～ 85%，血友病 B 占 15% ～ 20%。在男性人群中，血友病 A 的发病率约为 1/5000，血友病 B 的发病率约为 1/25 000；女性血友病患者极其罕见。

HA 是由凝血因子Ⅷ（F8）基因缺陷引起。F8 基因位于 Xq28，长约 186kb，由 26 个外显子和 25 个内含子组成。F8 基因缺陷造成 F Ⅷ 分子合成障碍或功能异常，并引起血液凝固障碍。HA 的遗传基因具有广泛的异质性，已发现 F8 基因突变有 900 多种，其中点突变 600 多种，另外还有缺失、插入、倒位及基因重排等。我国人群中发现的突变超过 20 种，其中内含子 22 倒位约占重型 HA 的 50%，其余大多数为点突变，缺失和插入比较少见。

HB是由凝血因子IX（F9）基因缺陷引起。F9基因位于Xq27.1-q27.2，长34kb，由8个外显子和7个内含子组成。F9基因缺陷时同样可导致凝血障碍。已发现F9基因突变600多种，包括点突变、缺失、插入、置换等。突变呈高度异质性，FIX基因的CpG岛是一个突变热点。

血友病的主要临床表现为出血及出血相关症状，如出血部位的疼痛、活动障碍等。并发症主要包括反复出血引起的损伤，如反复关节肌肉出血引起的关节病变、关节残疾或假肿瘤。轻度血友病（VIII或IX因子水平为正常值的5%～49%）中，手术或拔牙后可能出现大量出血。中度血友病（VIII或IX因子水平为正常值的1%～5%）通常在轻微创伤后引起出血。重度血友病（VIII因子或IX因子水平＜正常值的1%）患者一生中均可出现严重的出血，通常会在出生后不久因特定原因发生。

五、肝豆状核变性基因（hepatolenticular degeneration gene）

【结果判读】

基因测序法　ATP7B基因无突变。

【影响因素】

在ATP7B基因中有许多单核苷酸多态性（SNPs）和未知意义的变体（VUS）。基因测序结果在只有一个确定的突变或VUS存在的情况下易造成WD患者识别的不确定性。

【临床解读】

肝豆状核变性，又称Wilson病（Wilson disease，WD），是因铜转运ATP酶β（ATPase copper transporting beta，ATP7B）基因突变而导致的铜代谢障碍性疾病。ATP7B定位于13号染色体长臂（13q14.3）编码铜转运P型ATP酶（ATP7B蛋白），参与铜的跨膜转运。

ATP7B基因突变导致ATP7B蛋白对铜的转运功能障碍，铜排泄受损，细胞溶质、线粒体和细胞核铜水平增加，导致肝脏、大脑和其他器官的铜稳态受损和铜超载。ATP7B基因突变位点已发现877个，我国WD患者有3个高频致病突变，分别为p.Arg778Leu、p.Pro992Leu和p.Thr935Met，占所有致病突变的50%～60%；相对常见的致病突变还有p.Ala874Val、p.Ile1148Thr、p.Gly943Asp、p.Gln511X、p.Arg919Gly、p.Asn1270Ser、p.Arg778Gln等。

WD的临床病程在症状的类型和严重程度上可以有所不同，但是进行性肝病是一个共同的特征。患者也可能出现神经障碍和精神症状。WD的主要特征是肝脏疾病、神经精神异常和角膜色素环。

六、脊髓性肌萎缩症基因（spinal muscular atrophy gene）

【参考区间】

多重连接探针扩增（MLPA）或荧光定量PCR（qPCR）法　　SMN1拷贝数≥2；SMN2拷贝数≥2。

【影响因素】

1. MLPA不能检测SMN1基因微小变异和SMN1［2＋0］基因型。qPCR特异度不如MLPA，不能检测SMN1基因微小变异和［2＋0］基因型。

2. 产前诊断时机及采集样本类型：妊娠早期（10～12周）采集胎儿绒毛；妊娠中期（18～22^{+6}周）采集羊水细胞。

3. 无法检测胎儿为SMN1缺失的低比例嵌合体。

【临床解读】

脊髓性肌萎缩症（spinal muscular atrophy，SMA）是一种常染色体隐性遗传的神经肌肉疾病，以脊髓前角α运动神经元退化变性导致的肌无力和肌萎缩为主要临床特征。SMA是造成婴幼儿死亡最常见的常染色体隐性遗传病之一，我国SMA致病变异的总体人群携带率为1.2%～2.2%，发生出生缺陷的风险大。

SMA的致病基因为运动神经元存活基因（survival motor neuron gene 1，SMN1），SMN2为与SMN1高度同源的修饰基因，SMN1决定疾病的发生，SMN2影响疾病的严重程度和进展。SMA突变基因类型主要有两大类：95%的SMA由SMN1纯合缺失所致，即［0＋0］基因型；5%的SMA由复合杂合突变所致，即一个等位基因缺失，另一个等位基因发生微小致病性变异，为［0＋1d］基因型。

SMN1拷贝数为0，表明该基因纯合缺失，为SMA患者；SMN1拷贝数为1，表明该基因杂合缺失，为SMA致病基因携带者，受检者一般无SMA疾病特征，但有生育患儿的风险；SMN1拷贝数为2，表明该基因未见异常，为健康者。当SMN1为0时，需要看SMN2基因的拷贝数，一般SMN2基因拷贝数越多，临床表现相对较轻。携带1个SMN2拷贝的患者是最严重的0型，宫内发病，出生后1个月内死亡；携带2个SMN2拷贝的患者通常为1型，大部分在2岁前死亡，早期给予药物治疗及呼吸和营养支持可降低死亡率；携带3个SMN2拷贝的患者主要为2型和3型，需要药物治疗和前瞻性干预及定期随访；携带4个SMN2拷贝数的患者通常为4型，发病晚，病情进展缓慢。SMN2拷贝数在以调控SMN蛋白为治疗策略的药物临床试验中常被作为重要参考数据，在新生儿筛查中则被作为症状出现前患者治疗评估的重要生物学标志物。

七、葡萄糖-6-磷酸脱氢酶缺乏症基因（glucose-6-phosphate dehydrogenase deficiency gene）

【结果判读】

PCR-反向点杂交法

G6PD基因检测位点：未检测到突变。

【影响因素】

1.样本检测结果和样本收集、处理、运送及保存质量有关，其中任何失误都将会导致假阴性结果。如果样本处理时没有控制好交叉污染，可能出现假阳性结果。

2.检测方法限制及个体差异等不同原因，即使在实验人员已严格按照操作规程的前提下，仍有可能出现假阳性或假阴性结果。

3. G6PD基因的致病性变异有200余种，PCR-反向点杂交法检测位点不能涵盖所有突变。

【临床解读】

葡萄糖-6-磷酸脱氢酶缺乏症是由于葡萄糖-6-磷酸脱氢酶（glucose-6-phosphate dehydrogenase，G6PD）缺陷使得维持红细胞膜稳定性的还原型谷胱甘肽生成减少，进而损害红细胞抗氧化应激的能力，最终可能导致溶血性贫血的一种单基因遗传病。患者常因食用蚕豆而发病，俗称"蚕豆病"。临床上主要表现为一组溶血性疾病，包括："蚕豆病"、药物性溶血、新生儿黄疸、某些感染性溶血和慢性非球形细胞溶血性贫血。

G6PD缺乏症主要由G6PD基因突变导致G6PD活性降低所致。G6PD基因的致病性变异有200余种，中国人群中已发现G6PD致病性变异超过40种。最常见的有$c.95A > G$、$c.383T > C$、$c.392G > T$、$c.487G > A$、$c.517T > C$、$c.592C > T$、$c.871G > A$、$c.1004C > A$、$c.1024C > T$、$c.1360C > T$、$c.1376G > T$、$c.1388G > A$。其中$c.1376G > T$、$c.1388G > A$、$c.95A > G$、$c.871G > A$、$c.1024C > T$五种突变类型约占总变异的95%。

根据WHO建议的酶活性分类，将G6PD缺乏症的致病性变异分为Ⅰ～Ⅳ类。我国人群G6PD缺乏症的致病性变异绝大多数属Ⅱ类或Ⅲ类。其中$c.1376G > T$、$c.1388G > A$、$c.95A > G$属Ⅱ类致病性变异，临床表现为酶活性严重缺乏，药物、感染、特殊食物等可诱发急性溶血；$c.871G > A$、$c.1024C > T$属Ⅲ类致病性变异，酶活性轻中度缺乏，临床症状轻重不一，药物可诱发急性溶血。

八、新生儿耳聋基因筛查（gene screening for neonatal deafness）

【结果判读】

基因芯片法　未检测到突变。

【影响因素】

1.样本检测结果与样本收集、处理、运送及保存质量有关，其中任何失误都将会导致假阴性结果。如果样本处理时没有控制好交叉污染，可能出现假阳性结果。

2.检测方法限制及个体差异等不同原因，即使在实验人员已严格按照操作规程的前提下，仍有可能出现假阳性或假阴性结果。

3. 12Sr RNA 的位点 1494C＞T 与 1555A＞G 存在于线粒体中，人群中野生型样本＞＞均质突变型样本＞异质突变型样本。当异质率低于50%时，不排除样本检测结果为阴性的可能。

4.遗传性耳聋涉及基因和突变位点众多，筛查只能检测试剂盒覆盖的基因致病突变。即使所有检测位点均未检出突变，也不能排除受检者携带有与遗传性耳聋相关的其他基因突变的可能。

【临床解读】

遗传性耳聋是临床上最常见的遗传性疾病之一，我国耳聋在新生儿中的发病率为1‰～3.47‰，遗传因素致聋比例达50%～60%。遗传性耳聋是典型的单基因病，遗传异质性强，已知耳聋基因至少120余个。致病基因涉及核基因及线粒体基因；遗传模式涵盖常染色体隐性遗传、常染色体显性遗传、线粒体遗传、伴性遗传。

在我国有明确的常见耳聋基因和热点致病变异。约70%的变异来自于GJB2、SLC26A4、MT-RNR1（12S rRNA）及GJB3 4个热点基因。GJB2基因是引起非综合征型耳聋最常见的致病基因，该基因突变导致的耳聋表型多样，主要表现为先天性耳聋，还可表现为非先天性语前聋、语后聋及迟发性耳聋。SLC26A4基因是引起迟发性耳聋的主要致病基因之一，与大前庭水管综合征的发生密切相关。

1. GJB2 或 SLC26A4 基因的纯合或复合杂合突变，提示 GJB2 或 SLC26A4 相关遗传性耳聋，需进一步行耳聋基因诊断、听力学诊断，并及早进行干预。

2. GJB2 或 SLC26A4 基因的单个杂合突变，应结合听力筛查结果综合判断，可能为携带者或相关遗传性耳聋患者。若怀疑为遗传性耳聋患者应进一步行耳聋基因诊断，必要时行颞骨影像学检查及遗传咨询。

3. MT-RNR1（12S rRNA）基因均质突变或异质突变，提示患者对氨基糖苷类药物敏感，使用该类药物可导致"一针致聋"现象，应终身慎用氨基糖苷类抗生素或在医师指导下用药。

4. GJB3基因的纯合或杂合突变主要与迟发性高频听力下降相关，应注意听力保健，避免后天高频感音神经性耳聋。

第四节　病原体核酸检测

一、乙型肝炎病毒DNA定量（quantification of hepatitis B virus DNA，HBV DNA）

【参考区间】

实时荧光定量PCR　　低于检测下限。

【影响因素】

1. 样本检测结果和样本收集、处理、运送及保存质量有关，其中任何失误都将会导致假阴性结果。如使用肝素抗凝剂可抑制PCR反应导致假阴性。溶血或脂血可能抑制PCR扩增，导致假阴性。

2. 检测方法限制及个体差异等不同原因，即使在实验人员已严格按照操作规程的前提下，仍有可能出现假阳性或假阴性结果。如部分试剂盒针对特定基因型设计引物（如针对B/C型的S区引物），对A/D型灵敏度下降（漏检率可达10%～20%）。

3. 在HBeAg阴性慢性乙型肝炎，前C区G1896A突变或C区启动子突变致HBeAg表达缺失，病毒持续复制，病毒载量波动大（$10^3 \sim 10^7$U/ml），易被误判为"低复制期"。

4. 超敏检测（灵敏度5U/ml）可识别隐匿性感染，但成本较高；常规qPCR（灵敏度20U/ml）可能漏检低载量样本。

【临床解读】

HBV DNA是病毒复制和具有传染性的直接标志，反映HBV复制的活跃程度、传染性强弱，也是抗病毒治疗适应证选择及疗效判断的最重要指标。

1. HBV感染者病毒复制水平的判断　血清（浆）HBV DNA含量高，反映病毒复制活跃。在HBeAg（＋）者，HBV DNA高水平（$\geqslant 10^8$U/ml或10^9拷贝/ml）常见于高免疫耐受者，肝细胞病变轻微。而在HBeAg（－）者，HBV DNA高水平患者常伴有较重肝细胞病变。HBV DNA低水平（$\leqslant 10^4$U/ml或10^5拷贝/ml）意味着病毒的低复制。但在某些病变明显活动的患者，由于机体的免疫清除作用，HBV DNA水平也可能较低。

2. HBV DNA浓度与传染性的关系　血清（浆）HBV DNA浓度大于10^9拷贝/ml在日常生活密切接触中具有较强的传染性。$10^5 \sim 10^6$拷贝/ml，则在日常生活密切接触中的传染性较小。小于10^5拷贝/ml，则日常生活密切接触中几乎没有传染危险性。但不管HBV DNA的浓度为多少，哪怕是低于相应PCR方法的测定下限，也均会引起输血后的感染。

3.抗病毒药物治疗疗效监测　血清（浆）HBV DNA检测是HBV感染抗病毒治疗唯一有效的疗效直接监测指标。当患者经抗病毒药物治疗后，HBV DNA含量持续下降，然后维持在低水平，或低于检测下限，说明治疗有效。

4.肝移植术后HBV复发感染的监测　约86%以上既往HBsAg携带者肝移植术后血循环中HBsAg会重新出现。肝移植后HBV感染主要原因是复发，再感染为次要因素，特别是移植前HBV复制水平高者，复发的概率更高。

5. HBV DNA与免疫标志物关系　血循环中HBV DNA与HBeAg和HBsAg有一定的相关性，但其浓度间并不呈正相关。HBeAg阳性的标本，HBV DNA通常有较高的浓度（$> 10^5$拷贝/ml），HBeAg阴性抗HBe阳性的标本，HBV DNA浓度通常较低（$< 10^5$拷贝/ml）。当HBV基因组前C区发生突变时，则可出现HBeAg阴性而HBV DNA仍保持在较高的浓度。单独抗HBc阳性的血液HBV DNA浓度通常很低。

二、乙型肝炎病毒基因分型
（hepatitis B virus genotyping）

【影响因素】

1.基因型检测主要基于DNA杂交、PCR产物Sanger测序或新一代测序或实时荧光PCR技术等。Sanger测序：灵敏度较低，通常需突变株占比≥20%才能检出，可能漏检低频突变。二代测序（NGS）：灵敏度高，可检测1%以下的低频突变。

2.其他影响因素参考HBV DNA定量。

【临床解读】

迄今为止，HBV已鉴定出至少9种基因型（A～I型），我国以B型和C型为主，也有少量的A、D基因型和混合型，其中北方以C型为主，南方以B型为主，D型主要见于西藏自治区、宁夏回族自治区等少数民族地区，A、F、I型也有发现。B型和C型感染者的母婴传播发生率高于其他基因型。HBV基因型与疾病进展和治疗应答有关，C型患者更早进展为肝细胞癌，HBeAg阳性患者对PEG-IFN-α治疗应答率，B型高于C型，A型高于D型。

1. HBV分型与疾病严重程度的相关性　从无症状HBV携带者，到慢性乙型肝炎、肝硬化、肝癌等不同人群中，C基因型的检出率逐渐增高，B基因型的检出率则逐渐降低。B基因型感染者较少出现肝功能的异常，C基因型感染者常出现血清谷丙转氨酶的增高。肝癌病人中C基因型的感染率明显高于B基因型，C基因型感染者发生肝癌的年龄明显低于B基因型感染者。

2. HBV分型与疾病进展 HBV基因分型的C型与肝癌/肝硬化的疾病进展相关，其他型别如A型易于转为慢性乙型肝炎，B型通常病程轻微，D型则表现为急性自限型乙型肝炎。另外，B型和C型HBV感染者的垂直传播发生率也高于其他基因型。

3. HBV分型与治疗疗效 HBeAg阳性患者对α-干扰素治疗的应答率，B型高于C型，A型高于D型。A或B基因型是干扰素疗效较好的预测指标。

三、乙型肝炎病毒耐药基因检测（detection of hepatitis B virus resistance gene）

【影响因素】

1. 耐药突变检测技术与基因型类似。实时荧光PCR可检测变异发生率低于10%的耐药变异，仅能检测已知位点。若使用Sanger测序或NGS技术，可同时提供耐药突变和基因型结果。

2. 病毒载量（HBV DNA水平）：低病毒载量（如＜1000U/ml）：病毒量过低可能导致检测失败（如无法扩增病毒基因），或无法检测到低丰度的耐药突变株（假阴性）。

3. Sanger测序：灵敏度较低（通常需耐药株占比≥20%才能检出），可能漏检低频突变。二代测序（NGS）：灵敏度高（可检测1%以下的低频突变）。不同检测试剂盒覆盖的基因位点不同（如仅检测P基因部分区域），可能漏检某些罕见突变或新发突变。

4. 抗病毒治疗期间，耐药株可能在用药后数月至数年逐渐出现，过早检测可能无法发现突变。

5. 其他影响因素参考HBV DNA定量。

【临床解读】

HBV高度变异，可在慢性感染中发生自然变异，也可在抗病毒药物治疗压力下产生耐药突变，导致对抗病毒药物敏感性下降、病毒反弹和肝炎再活动。HBV耐药基因位点的检测可为下一步治疗药物的选择提供依据。

目前用于乙型肝炎治疗的核苷类似物药物主要有拉米夫定、阿德福韦酯、恩替卡韦、替比夫定、替诺福韦、恩曲他滨。这些药物在中国人群中常见的耐药基因突变位点有18个：rtV173L、rtL179P、rtL180M、rtA181V/T、rtT184A/G/I/S、rtA194T/M、rtA200V、rtS202G/I、rtM204V/I/S、rtV207M/I/L、rtS213T、rtV214A、rtQ215S、rtN236T、rtP237H、rtN238T/D、rtK241E、rtM250V。其中，rtV173L、rtL179P、rtL180M、rtA200V、rtM204V/I/S、rtV207M/I/L、rtS213T与拉米夫定的耐药有关；rtA181V/T、rtK241E、rtQ215S、rtN236T、rtP237H、rtN238T/D、rtV214A

与阿德福韦酯耐药有关；rtV173L、rtL180M、rtT184A/G/I/S、rtS202G/I、rtM204V/I/S、rtM250V 与恩替卡韦的耐药有关；rtM204V/I/S 与替比夫定耐药有关；rtA194T/M 与替诺福韦耐药有关；rtV173L、rtM204V/I/S、rtL180M 与恩曲他滨的耐药有关。

四、丙型肝炎病毒RNA定量（quantification of hepatitis C virus RNA，HCV RNA）

【参考区间】

实时荧光定量PCR　低于检测下限。

【影响因素】

1.样本检测结果和样本收集、处理、运送及保存质量有关，其中任何失误都将会导致假阴性结果。如使用肝素抗凝剂可抑制PCR反应导致假阴性。溶血或脂血可能抑制PCR扩增，导致假阴性。HCV RNA易降解，需立即分离血清/血浆并冷冻（-20℃或-80℃保存）。反复冻融会显著降低RNA含量。未及时处理或运输温度不达标（如未使用干冰）可导致RNA降解，造成假阴性。

2.检测方法限制及个体差异等不同原因，即使在实验人员已严格按照操作规程的前提下，仍有可能出现假阴性结果。低病毒载量时可能漏检。

3.直接抗病毒药物（DAA）可快速抑制病毒，治疗早期（如1～2周）可能出现病毒载量波动或暂时阴性。治疗结束后12周检测以确认治愈，过早检测可能出现假阴性。

【临床解读】

HCV核酸定量检测可应用于临床诊断及治疗效果评估。

1. HCV感染诊断　对于成年人和18月龄以上儿童、青少年，如果血清学筛查检测结果为阳性，HCV RNA定量检测可作为确认病毒感染的首选策略。18月龄以下儿童的HCV抗体阳性并不一定代表HCV感染。对于18月龄以下儿童，HCV感染只能通过HCV RNA检测进行确认。新生儿如在母亲分娩时发生HCV感染，在出生后1～2周可在血清中检测到HCV RNA。由于对2～6个月的HCV暴露儿童进行HCV RNA检测能得到可靠的阳性和阴性结果，并且与18个月时的最终检测结果相关。我国丙型肝炎诊断行标建议6个月后复查HCV RNA仍为阳性者，可确诊为慢性HCV感染。

2. 抗病毒治疗监测及疗效评估　大多数接受DAA治疗的人，在开始治疗4周后就无法检测到病毒载量。对于所有基于DAA治疗方案的临床研究，可在治疗后12周采用高灵敏核酸检测方法（检测下限低于15U/ml）检测不到HCV RNA是评估治疗结果和治愈的终点（SVR12）。如果SVR12无法实现，可以考虑以治疗后24周作为替代的SVR时间点（SVR24）评估治愈。

五、丙型肝炎病毒基因分型（hepatitis C virus genotyping）

【影响因素】

1.常用的HCV基因分型方法有实时荧光PCR、反向杂交法、5′ UTR区测序和全基因组测序。实时荧光PCR仅针对常见基因型设计，可能漏检罕见型。全基因组测序准确性高，但成本高、耗时长。

2.低病毒载量（如＜1000U/ml）可能导致分型失败（如PCR扩增效率低），或误判为阴性。

3.其他影响因素参考HCV RNA定量。

【临床解读】

目前HCV主要分为6个主要基因型（1～6），每个基因型下还有多个亚型。HCV基因1b型和2a型在我国较为常见，其中以1b型为主，约占56.8%；其次为2型和3型，基因4型和5型非常少见，6型相对较少。特别是在重庆市、贵州省、四川省和云南省，基因3型比例超过5%，在基因3型中，基因3b亚型流行率超过基因3a亚型。

1.不同HCV基因型或亚型对肝脏的损伤情况存在差异。我国流行的HCV基因1型，该基因型丙肝是发展为肝硬化和肝癌的主要原因之一。

2.不同基因型会影响具体药物的选择。与基因型2型和3型相比，基因型1型尤其是1b型，使用干扰素治疗效果较差。HCV基因3b型较其他基因类型疗效欠佳，被认为是最难治疗的亚型之一。泛基因型药物索磷布韦/维帕他韦在HCV基因3b型感染且合并肝硬化患者中的SVR12率仅为50%。

3.同一种抗病毒药物对不同基因型的有效率可能不一样，基因分型是患者选择不同DAA方案的基础。不同基因型对抗病毒药物的反应不一致，有的基因型需要更长时间的治疗。《丙型肝炎防治指南》（2022版）已发布针对不同基因型的特异性治疗方案。

六、人乳头瘤病毒基因分型（human papillomavirus genotyping）

【参考区间】

PCR-荧光探针法　阴性。

【影响因素】

1.样本采集时需避开炎症或出血部位，女性需避开月经期，否则可能导致细胞含量不足或污染。若未采集到足够宫颈上皮细胞（如仅采集黏液），可能造成假阴性。采集时间与保存运输：感染早期或恢复期病毒载量低，可能出现假阴性；建议多次、多部位采样以提高检出率。样本需在 2 ～ 8℃保存并尽快送检，长时间高温或不当运输会导致核酸降解。

2. 不同实验室的检测试剂灵敏度、扩增体系设计（如核酸洗脱液用量）可能影响结果，需通过性能验证选择高质量试剂。灭活处理（如 56℃ 30min 或 75% 乙醇）是否影响 HPV 核酸稳定性存在争议，需根据试剂要求优化处理流程。

3. 患者处于免疫抑制状态（如 HIV 感染）可能降低病毒清除能力，导致持续感染。长期使用抗病毒药物或局部用药可能干扰检测结果，需停药后再检测。

【临床解读】

HPV 是一种嗜上皮组织的无包膜双链环状小 DNA 病毒，病毒基因组约 8kb。HPV 广泛存在，人类的 HPV 感染率很高。女性生殖道 HPV 感染较常见，但 70% ～ 90% 的感染无症状并可在 1 ～ 2 年消失，5% ～ 10% 感染女性会发生持续性 HPV 感染，并有可能进一步进展为宫颈癌前病变甚至浸润癌。HPV 感染宫颈上皮后，因其基因型别不同、是否持续感染及持续感染时间不同，其致病风险也显著不同。

根据 HPV 亚型致病力大小或致癌危险性大小不同可将 HPV 分为低危型和高危型两大类。低危型 HPV（LR-HPV）主要包括 HPV6、11、42、43、44 等，可能引起生殖器疣或其他良性病变。HPV16、18、31、33、35、39、45、51、52、56、58、59、68 等 13 种基因型为高危型 HPV（HR-HPV）。HR-HPV 感染与宫颈癌发生密切相关，几乎所有宫颈癌中可检测到 HR-HPV。我国宫颈癌最常见 HR-HPV 型别为 HPV16（59.5%）、18（9.6%）、58（8.2%）、52（6.5%） 和 33（3.5%），HPV16/18 占比与全球类似，但 HPV52/58 占比较高。

HPV 核酸检测用于 HSIL ＋［包括中度宫颈上皮内瘤样病变（CIN2）、高度宫颈上皮内瘤样病变（CIN3）、原位腺癌（AIS）及浸润癌］切除性治疗后的风险评估。HPV16/18 型别导致 HSIL ＋的风险最高。除 HPV16/18 以外的其他 11 种 HR-HPV 型别发生 HSIL ＋风险存在差异。HPV31、33、45、52、58 与 HPV18 感染者发生 CIN3 的风险近似，但 HPV18 在浸润癌中占比更大而且致癌风险明显增加；而 HPV35、39、51、56、59、66、68 发生 CIN3 ＋的风险较低。而 HR-HPV 阴性者发生 HSIL ＋的风险极低，通常只需定期随访即可。

七、EB 病毒核酸定量
（quantification of EBV nucleic acid）

【参考区间】

荧光实时定量 PCR 法 低于检测下限。

【影响因素】

1.常用于EB病毒PCR检测的标本可有鼻咽分泌物、外周血、尿液的上皮脱落细胞，以及冷冻活检的淋巴结、腮腺、泪腺和皮肤等石蜡包埋的癌组织或可疑癌组织。标本一经采集，应尽可能快的送至实验室，临时保存在2～8℃冰箱，短期（数周）保存可在-20℃下冰箱，长期保存则须在-70℃下。采集、运送和保存环节错误可能导致病毒核酸降解，导致假阴性。

2.检测方法限制及个体差异等不同原因，即使在实验人员已严格按照操作规程的前提下，仍有可能出现假阴性结果。低病毒载量时可能漏检。

【临床解读】

EB病毒（Epstein-Barr virus，EBV）为疱疹病毒科，是一种嗜人类淋巴细胞的疱疹病毒，主要通过唾液传播，也可经输血传染。EBV在正常人群中感染非常普遍，90%以上的成人血清EBV抗体阳性。原发性EBV感染为患者第一次感染EBV，典型临床表现为传染性单核细胞增多症（infectious mononucleosis，IM）。EBV原发感染后建立终身潜伏感染。EBV还引起慢性活动性EBV感染（chronic active EBV infection，CAEBV）和EBV相关噬血细胞性淋巴组织细胞增生症（EBV-associated haemophagocytic lymphohistiocyosis，EBV-HLH）等非肿瘤性重症EBV相关疾病。EBV还与许多肿瘤的发生相关，如霍奇金淋巴瘤、非霍奇金淋巴瘤、鼻咽癌、胃癌和移植后淋巴细胞增殖症等。此外，有80%～90%的移植后淋巴细胞增殖症（PTLD）与EBV感染有关。

1.血清或血浆中EBV DNA阳性提示患者体内存在活动性EBV感染或疾病与EBV密切相关（如原发EBV感染早期、EBV-HLH、大多数CAEBV、EBV相关肿瘤等），需结合临床表现及其他检查结果综合分析判断。

2.血清或血浆EBV DNA阴性提示为血清阳性转化的EBV健康携带者、未感染过EBV的患者、非EBV相关疾病患者、以及部分EBV相关疾病患者，如部分IM患者及IM后期，极少数CAEBV患者（结合血清学判定）。

3.外周血PBMC中EBV DNA载量 $> 10^{2.5}$ 拷贝/μgDNA是CAEBV的诊断标准之一。血清EBV阳性转化的健康携带者每 10^6 个PBMC中有1～50个EBV感染的细胞，约7个拷贝（1～30个拷贝）EBV DNA/10^6 PBMC。因此，血清阳性转化的EBV健康携带者的全血或PBMC标本中可能检出低水平的EBV DNA载量。

八、巨细胞病毒核酸定量（quantification of cytomegalovirus nucleic acid）

【参考区间】

荧光实时定量PCR法　低于检测下限。

【影响因素】

1.样本检测结果和样本收集、处理、运送及保存质量有关，其中任何失误都将会导致假阴性结果。如使用肝素抗凝剂可抑制PCR反应导致假阴性。溶血或脂血可能抑制PCR扩增，导致假阴性。

2.检测方法限制及个体差异等不同原因，即使在实验人员已严格按照操作规程的前提下，仍有可能出现假阳性或假阴性结果。

3. CMV基因组高度保守，但病毒检测靶序列的突变可能影响探针结合，导致假阴性。

【临床解读】

人类巨细胞病毒（human cytomegalovirus，HCMV）亦称细胞包涵体病毒，属于疱疹病毒科。人是HCMV的唯一宿主，人大多感染过HCMV，但多呈无临床症状的急性感染或潜伏感染，大多在少儿期因感染而获得免疫。当机体免疫缺陷或免疫系统处于抑制状态下，极易受HCMV感染，如器官移植后接受免疫抑制治疗、恶性肿瘤化疗后、艾滋病患者等，这些患者一旦感染，常致较高的死亡率和严重的疾病。

1.优生优育　孕妇外周血HCMV DNA阳性是HCMV感染的直接指标。确定孕妇活动性CMV感染后，应转至具有进一步侵入性产前诊断能力的医院诊治。如果存在宫内感染，且影像学检查确定胎儿存在结构异常，应告知孕妇及其家属，胎儿畸形或其他病变的发生风险，同时与孕妇及其家属讨论是否继续妊娠。

2.器官移植、免疫缺陷患者、抗肿瘤治疗中HCMV感染　器官移植后因为免疫抑制的使用，免疫缺陷患者和恶性肿瘤患者抗肿瘤治疗造成免疫系统的损伤，一旦感染在平时不会有太大问题的HCMV，则可能出现严重的后果，导致治疗失败，甚至患者的死亡。90%以上初次HCMV病毒血症发生于移植后100d内。

3.新生儿HCMV感染　血清标本定量PCR检测结果阳性提示活动性HCMV感染，但血清标本检测阴性不能除外HCMV局部感染和潜伏感染；脑脊液、腹腔液、气管灌洗液等体液病毒DNA阳性（≥1000拷贝/ml）提示脑、消化道、肺受累；PCR检测尿液HCMV DNA高度敏感而特异，但尿液HCMV DNA阳性提示CMV感染不能确定为病毒活动性感染状态还是潜伏感染状态。

九、BK 多瘤病毒核酸检测（detection of BK polyomavirus nucleic acid）

【参考区间】

荧光实时定量PCR法　低于检测下限。

【影响因素】

1.检测结果和样本收集、处理、运送及保存质量有关，其中任何失误都将会导致假阴性结果。尿液样本中BK多瘤病毒载量通常高于血液样本，但需注意尿液中的细胞碎片、结晶等杂质可能干扰检测。溶血或脂血可能抑制PCR扩增，导致假阴性。

2.BK多瘤病毒检测靶序列的突变可能影响探针结合，导致假阴性。

3.检测方法限制及个体差异等不同原因，即使在实验人员已严格按照操作规程的前提下，仍有可能出现假阳性或假阴性结果。

4.检测结果显示尿BKV DNA阳性时，并不能明确移植肾内病毒复制水平的高低，建议测定血浆BK多瘤病毒DNA载量。

【临床解读】

BK多瘤病毒（BK polyomavirus，BKV）是多瘤病毒科、多瘤病毒属的一员，属于无包膜环状双链DNA病毒。BKV的原发感染多发生在幼儿期，在健康成人中的感染率高达82%。健康成人免疫功能正常，大部分终身都不会出现明显的BKV感染症状或体征，但病毒一直潜伏在泌尿系统上皮细胞中。当机体免疫力低下，尤其是器官移植后，潜伏在尿路上皮和肾小管上皮中的BKV被激活，开始高水平复制，大量复制的病毒颗粒从尿路中排泄，引起BKV尿症、BKV血症，甚至BK多瘤病毒肾病（BKV nephropathy，BKVN），严重者可导致移植物失功。

1.BKV感染诊断及BKVN预测　尿液BKV DNA阴性可排除BKVN的诊断。尿液BKV DNA载量 $> 1.0 \times 10^7$ 拷贝/ml且血液BKV DNA载量 $> 1.0 \times 10^4$ 拷贝/ml时，病变发展成为BKVN的风险极高。血液BKV DNA载量 $\geq 1.0 \times 10^5$ 拷贝/ml可作为预测BKVN发生的阳性指标，其阳性预测值高达83.3%。

2.指导治疗　当血液BKV DNA负荷持续 $\geq 1.0 \times 10^4$ 拷贝/ml，或尿液BKV-DNA载量持续升高时，应减少免疫抑制剂的使用量。在已经充分降低免疫抑制剂剂量的情况下，血液BKV DNA载量仍持续升高，应考虑加用抗病毒药物。

十、JC病毒核酸检测（detection of JC virus nucleic acid）

【参考区间】

荧光实时定量PCR法　低于检测下限。

【影响因素】

同BK病毒核酸检测。

【临床解读】

JC病毒（JC virus，JCV）属于乳头多瘤空泡病毒科，是一种无包膜的双链DNA病毒，与BK病毒具有70%的同源性。在人群中的感染率约为70%，初次感染后常潜伏存在，当宿主免疫功能低下时它将重新激活。JCV 具有明显的嗜神经性特点，严重免疫抑制患者感染 JCV 后可能引起进行性多灶性脑白质病（PML）。

1.进行性多灶性脑白质病（PML）的早期诊断　JCV 在免疫功能严重抑制患者中可激活并引发 PML，该病致死率高。

2.肾移植术后感染的监测　16% ～ 27% 肾移植患者尿液中可发现 JCV，血液中较为少见。JCV 与肾移植术后肾小管间质性炎症相关，JCV 是肾移植术后肾功能异常的罕见原因。

十一、人类免疫缺陷病毒核酸检测（detection of human immunodeficiency virus RNA）

【参考区间】

荧光定量 PCR　低于检测下限。

【影响因素】

1.HIV RNA 检测窗口期为 1～2 周，但窗口期前后检测阴性不能排除 HIV 感染。

2.样本的采集时间、处理方法和储存条件都可能影响 HIV RNA 检测的结果。样本采集后如果未能及时正确处理或储存不当，可能导致病毒 RNA 降解，从而影响检测的准确性。

3.实验室的技术水平、检测设备的精确性及检测人员的操作熟练度都会直接影响 HIV RNA 检测的结果。

4.个体的免疫系统状态、病毒基因型等因素也可能影响 HIV RNA 的稳定性和检测敏感性。

【临床解读】

人类免疫缺陷病毒（human immunodeficiency virus，HIV）感染 1 周后即在血液中可检测到 HIV RNA。

1.辅助诊断 HIV 感染　HIV 抗体检测结果不能进行明确诊断时，RNA 的测定结果可帮助提供 HIV 感染早期或终末期的证据。如 HIV 感染的母亲所生小于 18 月龄的婴儿，不同时间的两次 HIV 核酸检测均为阳性即可做出诊断。

2.抗病毒治疗效果监测　大多数患者抗逆转录病毒治疗后血浆病毒载量 4 周内下降 1 个数量级以上时，在治疗后的 3 ～ 6 个月病毒载量低于检测下限。如病毒载量未能预期下降或治疗 6 个月后，病毒载量仍没有低于检测下限，提示抗病毒治疗失败，需要调整治疗方案。经过规律抗病毒治疗 24 周以上，HIV 病毒载量低于检测下限（＜20 或 50 拷贝/ml），表明抗病毒治疗成功。在达到病毒学完全抑制后又出现病毒载量≥200 拷贝/ml 的情况，提示可能出现病毒学反弹。

十二、新冠病毒核酸检测
（detection of COVID-19 nucleic acid）

【参考区间】

实时荧光定量PCR 低于检测下限。

【影响因素】

1. 感染的不同时期病毒在人体不同部位载量存在差异。疾病晚期如果标本中病毒载量浓度低于检测限，会出现检测结果假阴性。

2. 检测使用的标本类型包括上呼吸道标本（鼻咽拭子、咽拭子等）、下呼吸道标本（深咳痰液、肺泡灌洗液等）、粪便或肛拭子标本、抗凝血和血清标本等。不同类型标本病毒载量不同，下呼吸道标本阳性率更高。

3. 样本采集不规范、不合格，会导致检测结果假阴性。

4. 标本采集后应尽快送到实验室进行检测，24h内标本可在4℃条件下暂存，24h无法检测的需-70℃及以下保存。标本转运、保存不当会导致病毒RNA降解，出现假阴性结果。

5. 病毒基因序列发生变异、PCR抑制等均可导致假阴性。

【临床解读】

新型冠状病毒基因组为单股正链RNA，为β属冠状病毒。截至2022年底，世界卫生组织（WHO）提出的"关切的变异株"有5种，分别为阿尔法（Alpha，B.1.1.7）、贝塔（Beta，B.1.351）、伽玛（Gamma，P.1）、德尔塔（Delta，B.1.617.2）和奥密克戎（Omicron，B.1.1.529）。奥密克戎变异株在2022年初取代Delta变异株成为全球绝对优势流行株，其传播力和免疫逃逸能力显著增强，肺部致病力明显减弱，临床表现已由肺炎为主衍变为以上呼吸道感染为主。新冠病毒核酸检测主要靶标为开放读码框1ab（ORF1ab）和核衣壳蛋白（N）基因；两种靶标均检出则核酸检测结果为阳性。

新冠病毒核酸检测阳性是新型冠状病毒感染确诊的首要标准。《新型冠状病毒肺炎诊疗方案》试行第8版及第9版中，曾将新冠核酸检测结果持续阴性果作为出院标准，但《新型冠状病毒感染诊疗方案（试行第10版）》中已去除此项。

新冠病毒核酸检测阳性通常意味着个体体内存在病毒，根据病毒载量、病程阶段以及个体免疫系统的反应等因素，感染者可能具有一定的传染性。病毒载量在病毒感染者体内的变化呈不对称抛物线形态，通常在感染后的最初几天病毒载量会迅速上升，达到高峰后逐渐降低。绝大多数情况下，个体在10～14d病毒载量可以降低到检测不出的水平。

新冠核酸检测结果为阴性，但临床高度怀疑新冠病毒感染时需结合患者肺部

CT、新冠病毒特异性抗体、新冠病毒抗原、血常规等其他检测结果进行综合判断。

十三、流感病毒核酸检测
（detection of influenza virus nucleic acid）

【参考区间】

实时荧光定量PCR　低于检测下限。

【影响因素】

1.病毒感染后，机体的排毒量和排毒时间受多种因素影响。流感病毒侵入呼吸道6～10d后在分泌物中检测不到病毒核酸，最好在症状出现4d内尽快采集标本。

2.流感病毒核酸检测上呼吸道标本主要包括口咽拭子、鼻咽拭子和鼻咽吸取物，鼻咽拭子明显优于口咽拭子，下呼吸道标本主要包括痰液、气管吸取物和支气管肺泡灌洗液等。联合检测优于任一部位的单一标本送检，同时要注意标本采集量，标本量过少时不宜进行多项检测。

3.流感病毒为RNA病毒，标本转运、保存不当导致病毒RNA降解，会出现结果假阴性。

4.病毒基因序列发生变异、PCR抑制等均可导致假阴性。

【临床解读】

流感病毒是正黏液病毒科单股负链RNA病毒，根据病毒核蛋白和基质蛋白，分为甲、乙、丙和丁（或A、B、C、D）4种类型。甲型和乙型流感病毒每年呈季节性流行，其中甲型流感病毒可引起全球大流行。引起流感季节性流行的病毒主要是甲型中的H1N1、H3N2、H5N1、H7N9等亚型。核酸检测可区分病毒类型和亚型。

流感病毒核酸检测阳性可确诊流行性感冒（流感）。流感是一种急性呼吸道传染病，大多为自限性，少数患者因出现肺炎等并发症或基础疾病加重可发展成重型/危重型病例，可因急性呼吸窘迫综合征、急性坏死性脑病或多器官功能不全等而死亡。

流感病毒核酸检测阳性表明体内存在流感病毒，具有传染性，尤其是在发病初期传染性最强。

流感病毒核酸检测结果为阴性，但高度怀疑流感病毒感染时，可结合患者流行病学史、流感病毒抗体或抗原、病毒培养等结果进行判断。

十四、呼吸道合胞病毒核酸检测
（detection of respiratory syncytial virus nucleic acid）

【参考区间】

实时荧光定量PCR　低于检测下限。

【影响因素】

1.标本采集的部位对于提高核酸检测的敏感度非常重要。由于鼻咽部的HSV病毒载量鼻口咽部高，而且鼻咽拭子标本比鼻拭子标本中的细胞数量更多，因此鼻咽拭子中呼吸道合胞病毒检测的敏感度更高。

2.核酸检测应选择合适的采样时机。在检测儿童的上呼吸道标本合胞病毒时发现标本上脱落的病毒数量最高值在起病后2d内，因此应尽量采集发病1周内的呼吸道标本。

3.呼吸道合胞病毒在进化过程中可能产生单核苷酸多态性（SNP）和其他突变，导致假阴性结果。

【临床解读】

呼吸道合胞病毒（respiratory syncytial virus，RSV）是一种高度流行的、传染性很强的呼吸道感染病原体，是导致支气管炎和肺炎的主要原因。幼儿、老年人和那些有潜在健康状况的人是风险最高的。RSV感染近50%发生在6个月以内的婴儿身上。

RSV感染的症状很难与流感或其他呼吸道疾病区分开。呼吸道合胞病毒核酸检测可以明确诊断。大多数RSV感染者临床症状出现前1～2d即有传染性，传染性通常持续3～8d，对于免疫功能低下的婴幼儿和老年人，临床症状消失后仍可有传染性，其传染期可长达4周。

一旦检测到RSV核酸阳性，表明个体需采取相应的隔离措施，以减少与他人的传染风险。

十五、腺病毒核酸检测
（detection of adenovirus nucleic acid）

【参考区间】

实时荧光定量PCR　低于检测下限。

【影响因素】

1.患者体内的病毒载量会随病程变化而变化，疾病晚期如果标本中病毒载量浓度低于检测限，会出现假阴性。

2.呼吸道腺病毒感染时，核酸检测适用的标本类型包括鼻咽拭子或痰液、支气管肺泡灌洗液等。不同类型标本病毒载量不同。

3.标本采集不规范、标本不合格，会导致假阴性。

4.病毒基因序列发生变异、PCR抑制等均可导致假阴性。

【临床解读】

人腺病毒（human adenovirus，HAdV）为无包膜的双链DNA病毒。HAdV主要通过呼吸道传播，可引起多种疾病，包括肺炎、支气管炎、膀胱炎、眼结膜炎、胃肠道疾病及脑炎等，是人呼吸道感染常见的病原体之一，也是社区获得性肺炎（community-acquired pneumonia，CAP）的重要病原体之一。腺病毒感染占儿童呼吸道感染的5%～10%，与流感病毒、呼吸道合胞病毒、鼻病毒合并，是引起儿童呼吸道感染最常见的4种病毒。

腺病毒核酸检测结果阳性提示腺病毒感染。急性上呼吸道感染是腺病毒感染的主要表现形式，20%～40%的患者会发展成腺病毒肺炎。肠道腺病毒感染是导致儿童急性胃肠炎的重要因素之一，发病率仅次于轮状病毒和诺如病毒感染。累及泌尿道可引起急性出血性膀胱炎和尿道炎，出现尿频、尿急、尿痛及血尿表现。

腺病毒定量检测可以预测病情严重程度。重症患儿呼吸道及血清样本中腺病毒载量高于轻症患儿，且腺病毒肺炎患儿支气管肺泡灌洗液中腺病毒载量升高是形成黏液栓的高危因素。

十六、肺炎支原体核酸检测
（detection of mycoplasma pneumoniae nucleic acid）

【参考区间】

实时荧光定量PCR　低于检测下限。

【影响因素】

1.标本采集、运输、保存等环节直接影响检测结果。标本采集最佳时机是使用抗菌药物之前。咽拭子、痰液、支气管肺泡灌洗液等均可进行检测，痰液标本直接来自感染部位，肺炎支原体核酸数量比咽拭子高，是肺炎支原体核酸检测的最佳标本。

2.肺炎支原体感染后其在体内持续存在以及无症状的肺炎支原体携带都可能造成假阳性。

3.疑似肺炎支原体感染的患儿，首选RNA检测，也可以考虑做DNA检测，但DNA阳性，不代表本次症状就一定是肺炎支原体感染引起的。

4. RNA易降解，因此肺炎支原体RNA检测可以有效减少实验室的污染和假阳性结果，但标本采集后应及时进行前处理，以避免假阴性结果。

【临床解读】

肺炎支原体（mycoplasma pneumoniae，MP）是能在体外固体培养基（如SP4培养基）上生长、不依靠活体细胞而生存的最小微生物。儿童是最易感的人群，发病高峰年龄是学龄前期和学龄期儿童，3～15岁儿童的社区获得性肺炎（CAP）中8%～40%由肺炎支原体感染引起。MP感染潜伏期为2～3周，临床表现呈多样性，可以从无症状到鼻咽炎、鼻窦炎、中耳炎、咽扁桃体炎、气管支气管炎、细支气管炎和肺炎等。

1.肺炎支原体感染的快速早期诊断　MP RNA呈阳性，高度提示肺炎支原体近期感染，可用于现症感染的诊断及评价MP感染治疗的疗效和预后。MP DNA不能区分活菌和死菌，感染后阳性持续时间较长（最长时间可达7个月），MP DNA阳性需结合临床表现最终诊断。

2.判断疗效及疾病预后　MP感染后在恢复期可持续携带，其DNA的载量呈逐渐下降过程，因此MP DNA定量检测可用于判断疗效及疾病预后。

3.肺炎支原体耐药位点检测　大环内酯类药物的结合位点在23S rRNA结构域，23S rRNA结构域Ⅱ和Ⅴ区基因位点变异会降低抗菌药物和核糖体之间的亲和力，从而使MP产生耐药性。已发现的变异位点包括2063、2064、2067和2617。其中，A2063G阳性表现为对14-环大环内酯类耐药，A2064G阳性表现为对14-和16-环大环内酯类耐药，C2617G阳性表现为对14-和15-环大环内酯类抗菌药物耐药，A2067G阳性表现为对交沙霉素耐药。

十七、百日咳杆菌核酸检测
（detection of pertussis bacilli nucleic acid）

【参考区间】

实时荧光定量PCR　阴性。

【影响因素】

1.百日咳杆菌采集呼吸道标本优先推荐鼻咽拭子，其次是鼻咽吸取液。

2.百日咳杆菌DNA阳性结果并非完全与临床表现相关，部分已经康复的患者也可能出现PCR结果阳性。

3.病程超过4周的患者可进行百日咳杆菌DNA检测，但假阴性率可能增加。

4.受标本采集、采样时间、疫苗免疫史和抗生素使用等因素影响，核酸检测在疾病晚期敏感性不高。

【临床解读】

百日咳是一种由百日咳杆菌引起的急性呼吸道传染病，传染性极强，常引起流行。人类是百日咳的唯一宿主，主要通过飞沫传播，如患者咳嗽、打喷嚏等将细菌播散到空气中，易感者吸入带菌的飞沫而被感染。人群普遍易感，但婴幼儿更加敏感，年龄越小，病情越重，6 月龄以下婴幼儿是高危人群。

百日咳杆菌归属于鲍特菌属产碱杆菌科，为严格需氧菌，营养要求高。百日咳感染的潜伏期一般为 7～10d，甚至达 21d，病程可分为卡他期、发作期和恢复期。从潜伏期开始至发病后 6 周均有传染性，尤以潜伏期末到出现咳嗽症状后 2～3 周传染性最强。

百日咳杆菌核酸检测是咳嗽持续时间小于 3 周患者的首选诊断方法，可用于百日咳的早期诊断，也是鉴别其他病原体感染导致的类百日咳或百日咳综合征的重要手段。

百日咳实时荧光 PCR 的 Ct 值可作为新生儿和婴儿严重程度的预测指标。有严重临床表现的患者的 Ct 值低于无严重临床表现的患者。

十八、呼吸道病原体核酸检测
（detection of respiratory pathogens nucleic acid）

【参考区间】

实时荧光定量 PCR　阴性。

【影响因素】

1.标本采集应选择合适的时机，否则会导致假阴性结果。大多数病毒可以在起病 2d 内检测到，随着时间延长呼吸道标本上的病毒数会逐渐减少，导致病毒数量过少而出现假阴性结果。

2.免疫功能低下人群，如器官移植、血液系统疾病、慢性肾病、接受免疫抑制治疗者会出现混合感染，检出多种病原体，需结合临床进行综合判断，明确主要致病原，排除呼吸道定植/污染微生物。

3.对于常规检查未获得病原学结果的重症患者、多例聚集且临床表现相近病例可行 mNGS，以排查少见病原体及新突发传染病可能。

4.采样不合格、抗菌药物的使用等因素可导致核酸检测出现假阴性结果。

5.阳性结果与临床表现严重不符时，还应注意是否有痰液等下呼吸道标本也被上呼吸道病原污染的可能，还应排除实验室污染、检测试剂特异性差等方面的问题。

【临床解读】

呼吸系统感染是导致全球死亡人数最多的一类感染。引起急性呼吸道感染致病微生物包括病毒和细菌（含不典型病原体），常见病毒有流感病毒、鼻病毒、新型冠状病毒（以下简称新冠病毒）、副流感病毒、呼吸道合胞病毒、肠道病毒、腺病毒、人偏肺病毒和人感染禽流感病毒等；常见细菌有肺炎链球菌肺炎支原体、流感嗜血杆菌、肺炎克雷伯菌、铜绿假单胞菌、金黄色葡萄球菌，肺炎衣原体、嗜肺军团菌和A群链球菌等。

上呼吸道感染全年均可发病，冬春季较多，冬春季应重点关注流行性感冒（以下简称流感）病毒、鼻病毒、人偏肺病毒、呼吸道合胞病毒；腺病毒感染通常没有季节性，但在人员聚集场所和医院病房中应予以关注；嗜肺军团菌常见于夏末秋初，其他细菌、真菌感染通常无明显季节性。儿童呼吸系统传染性疾病在冬春流感季节时常发生多种病原体共存的情况，病毒与病毒、病毒与细菌、细菌与细菌间常合并感染。

1. 核酸检测阳性

（1）病毒：急性期上或下呼吸道标本检测阳性，可提供病原学参考。部分病毒存在较高的无症状感染率，因此上呼吸道标本的阳性结果应结合临床综合考虑，下呼吸道标本的病原学诊断价值更大。

（2）细菌：下呼吸道标本核酸阳性结果结果具有诊断价值；百日咳鲍特菌主要感染鼻咽部，上呼吸道标本检测阳性具有诊断意义。

（3）非典型病原体：上、下呼吸道标本中肺炎支原体、肺炎衣原体和军团菌等非典型病原体核酸检测阳性，多数情况下均具有诊断价值，其中下呼吸道标本的核酸检测结果更具价值。

（4）真菌：下呼吸道标本、无菌体液等标本中真菌核酸检测阳性结果，均具有诊断价值。

2. 核酸检测阴性

（1）结合患者临床表现除外某种病原体感染。

（2）若临床高度提示某种病原体感染，但核酸检测阴性，要考虑标本是否合格、患者病程阶段及病原体变异等方面的问题。

十九、结核分枝杆菌复合群核酸检测（detection of mycobacterium tuberculosis complex nucleic acid）

【参考区间】

实时荧光定量PCR　阴性。

【影响因素】

1. 样本中死亡的结核分枝杆菌复合群核酸片段可造成核酸检测假阳性。

2. 痰液或体液（肺外结核样本）中的结核分枝杆菌含量少（如病变较轻或咳痰不充分），感染早期或恢复期患者样本细菌含量低，均可导致核酸检测假阴性。

3. 药物影响：检测前24h内服用抗结核药物可能抑制病原体核酸表达，影响结果的准确性。

4.样本保存不当、部分基因的罕见突变等也导致核酸检测假阴性。

5.不同检测方法敏感性和特异性不同，用于疗效评价时应选用相同检测方法。

【临床解读】

结核分枝杆菌（mycobacterium tuberculosis，MTB）是经典致病菌，可引起肺结核和肺外感染。结核病是目前全球感染性疾病死亡的主要原因。

1.结核分枝杆菌复合群核酸阳性是结核病确诊依据之一。核酸检测阳性时，如果患者临床症状相符，建议考虑结核病诊断。结核分枝杆菌DNA检测不能区分死菌和活菌，因此不推荐用于抗结核化疗的疗效评价。

2.核酸检测阴性时，不能排除结核感染。多次核酸检测阴性，而抗酸染色或培养为阳性时，建议考虑包括非结核分枝杆菌、诺卡菌等在内的抗酸阳性菌感染。

二十、结核分枝杆菌耐药基因检测（detection of drug resistant genes in mycobacterium tuberculosis）

【参考区间】

实时荧光定量PCR　未检出。

【影响因素】

1.目前商业化的MTB耐药检测试剂并不涵盖所有的耐药突变位点，只能检测已发现的抗结核药物主要耐药基因型。

2.耐药基因检测无法确定标本中耐药细菌的比例，而可能难以检出野生型和突变型菌株混合形成的异质性耐药。

3.耐药基因检测可能检出不影响耐药表型的同义突变（氨基酸没有改变）、沉默突变（不影响编码蛋白的表达，结构或功能无显著变化），从而导致报告假耐药的可能性。

4.部分耐药相关基因突变会产生低水平耐药性，使表型药物敏感试验结果不明确并可能出现敏感结果，导致两者结果不一致。

5.耐药基因检测不能完全取代传统表型药敏试验，可作为耐药结核分枝杆菌快速筛查方法和（或）传统药敏试验的补充。建议耐药基因检测与表型药敏试验联合检测，可弥补表型药敏试验耗时长、菌阴结核病或普通细菌污染导致药物敏感实验无结果、对吡嗪酰胺的药物敏感试验结果不准确等缺点。

【临床解读】

耐抗生素结核分枝杆菌菌株正在威胁到遏制全球结核病流行的进展。世界卫生组织估计，2018年，全球发现约有50万例耐利福平结核病新发病例，其中绝大多数患有耐多药结核病。

结核分枝杆菌耐药基因检测可对TB患者进行耐多药结核病早期诊断。目前通过耐药基因检测判断抗结核药物耐药性方面，对一、二线抗结核药物（利福平、异烟肼和氟喹诺酮类）准确度最高。单个突变可能并不总是能导致表型结果为耐药性，多个突变的累积效应可能会产生耐药情况。常见结核分枝杆菌耐药基因见表4-2。

表4-2　抗结核药物常见的耐药基因靶点

药物	耐药基因
异烟肼	*katG*、*inhA*、*EthA*
利福平	*rpoB*
乙胺丁醇	*embA*、*ubiA*
吡嗪酰胺	*pncA*、*rpsA*
氟喹诺酮类	*gyrA*、*gyrB*
阿米卡星	*rrs*、*eis*、*whiB7*
卡那霉素	*rrs*、*eis*、*whiB7*
链霉素	*rpsL*、*rrs*
卷曲霉素	*rrs*
环丝氨酸	*alr*
对氨基水杨酸	*floC*、*thyA*
利奈唑胺	*rplC*
贝达喹啉	*atpE*、*Rv0678*
氯法齐明	*Rv0678*
磷霉素	*murA*
对氨基水杨酸	*ribD-2*
氨基糖苷类	*tlyA*

1.利福平耐药基因 *rpoB*　我国结核病患者中MTB对利福平耐药90%～95%是由于rpoB507—533位氨基酸密码子突变所致，最常见的突变位点是531和526位氨基酸密码子，大多数呈现高水平耐药；而511、513-516和521、522、529、533位密码子突变一般导致中、低水平耐药；507-509、517、523、532位氨基酸置换与MTB对利福平耐药无关。

2.异烟肼耐药基因 *katG*、*inhA*、*EthA*　我国结核病患者中，70%～80%异烟肼耐药是由于katG 315位密码子突变所致，表型药物敏感试验通常表现为MTB对异烟肼低、中水平耐受或敏感。10%左右患者MTB分离株中的katG完全缺失，一般会导致异烟肼高耐。

12%左右患者MTB分离株inhA-15位核苷酸突变，表型药敏试验通常表现为

MTB对异烟肼、丙硫异烟胺和乙硫异烟胺低、中水平耐受或敏感；*InhA*基因编码区和启动子区域若存在双重突变，通常导致对异烟肼高水平耐受。另外，InhA-15位突变会导致MTB对异烟肼、丙硫异烟胺和乙硫异烟胺有一定的交叉耐药性，对丙硫异烟胺和乙硫异烟胺具有双向交叉耐药性。

EthA突变通常导致MTB对乙硫异烟胺高水平耐药，约76%的分离株对乙硫异烟胺的MICs＞50μg/ml，与氨硫脲、戊氧苯硫脲有广泛的交叉耐药性。

3. 乙胺丁醇耐药基因*embB*　MTB对乙胺丁醇的耐药主要*embB*基因突变所致，少数与*embA*和*embC*基因突变有关。*embB*基因常见突变位点主要有embB 306、embB 406和embB 497位密码子，其中47%～89%耐乙胺丁醇的MTB为embB 306位密码子突变。embB 306位氨基酸置换通常导致MTB对乙胺丁醇呈中等水平耐药，若此时传统药敏试验检测结果显示低水平耐受时，继续应用乙胺丁醇可能是有效的。

4. 吡嗪酰胺耐药基因*pncA*　吡嗪酰胺酶编码蛋白*pncA*突变是导致MTB耐吡嗪酰胺的最常见原因，突变广泛分布于编码基因（约占97%）和启动子区域（约占3%）；目前，约在400个位点发现600多个基因多态性，相对热点区域位于3～17、61～85和132～142位密码子。*pncA*突变检测吡嗪酰胺耐药性在耐多药结核病分离株中具有较高的阳性预测值；在非耐多药结核病分离株中具有较高的阴性预测值，未检出可排除对吡嗪酰胺耐药。少数（8%）对吡嗪酰胺的敏感株也出现*pmcA*突变。

5. 链霉素耐药基因*rpsL*、*rrs*　70%～95%的MTB耐链霉素是由于其核糖体蛋白S12编码基因（rpsL）和（或）16S rRNA编码基因（*rrs*）突变所致，*rpsL*的突变率显著高于*rrs*突变，*rpsL K43R*突变的发生率最高，少数分离株发生*K88R*突变。*rrs*突变常发生于513位核苷酸。

6. 卡那霉素、阿米卡星耐药基因*rrs*、*eis*　*rrs*基因突变还可导致MTB对卡那霉素、阿米卡星和卷曲霉素耐药，常见突变位点是A1401G（50%～65%），引起对卡那霉素、阿米卡星呈现较高水平的耐受，对卷曲霉素呈现中等水平的抗性。*rrs*基因不同性质的突变并不一定意味着MTB对链霉素、卡那霉素、阿米卡星和卷曲霉素这4种药物都有耐药性，对每种药物的耐药水平可能会不同。

eis启动子区域突变可引起MTB对卡那霉素低到中等水平的耐受，而对阿米卡星和卷曲霉素呈现较低水平的抗性。

7. 氟喹诺酮类耐药基因*gyrA*和*gyrB*　*gyrA*基因突变是MTB对喹诺酮类抗结核药物耐药的最主要原因，在耐喹诺酮类药物的菌株中gyrA突变率为65%～92%，*gyrA*突变通常导致MTB对喹诺酮类药物的中、高水平耐药。*gyrA*基因突变大多发生在基因保守区第67～106位密码子，94位、90位和91位是较常见的突变位点。

其中94位氨基酸密码子突变的菌株通常喹诺酮类药物的MIC ≥ 2.0μg/ml，而其他密码子突变菌株的MIC较低。*gyrA*突变株对诺氟沙星的MIC通常低于氧氟沙星、左氧氟沙星。*gyrB*突变率较低，通常导致喹诺酮类药物低水平耐受。

二十一、风疹病毒核酸检测
（detection of rubella virus nucleic acid）

【参考区间】

实时荧光定量PCR　阴性。

【影响因素】

1.核酸检测标本选择应考虑病原体复制特点、潜伏或定植位置等因素。怀疑风疹时，可采集患者咽拭子或尿液标本；怀疑婴儿患有先天性风疹综合征，可选择咽拭子、鼻咽吸出物、血/淋巴细胞、尿液、脑脊液或脏器活检标本等。

2.由于原发感染和复发感染均可检测到病原体存在，因此核酸检测不能区分原发感染和复发感染，还需结合风疹病毒抗体水平的变化进行判断。

【临床解读】

风疹病毒（Rubella virus）属于披膜病毒科风疹病毒属，中心病毒核酸为单股正链RNA。风疹通过呼吸道飞沫传播，母亲在妊娠期患风疹. 可以通过胎盘侵入胎儿。风疹病毒感染引起风疹，临床以发热、全身性皮疹、淋巴结肿大为特点。妊娠早期（6个月内）孕妇感染RV造成死胎、流产，自然流产率可达20%，同时引起胎儿先天性风疹综合征（CRS）。典型CRS的症状为白内障，耳聋及心血管系统损伤，称为CRS三联征，多数先天性风疹患儿出生即有临床症状，也可于出生后数月至数年才出现进行性症状。

1.风疹病毒核酸阳性检测结果是判定病原体急性感染最直接的证据，可作为风疹病毒感染及先天性风疹综合征的确诊依据。

2.对于先天性风疹综合征的新生儿，核酸检测结果结合患儿临床表现及血清抗体水平可判断其感染风险。无临床症状的先天性风疹综合征新生儿，若核酸阳性，IgM抗体阳性，则存在迟发性持续感染风险；如果新生儿IgG滴度低于母亲IgG滴度，IgM抗体阴性，核酸阴性，新生儿未感染可能性大。

3.羊水风疹病毒核酸检测可用于风疹病毒宫内感染的诊断，可有效降低胎儿免疫应答弱导致的抗体假阴性而产生的漏诊；怀疑胎儿宫内风疹病毒感染，可在孕16 ～ 20周、孕妇感染至少3 ～ 6周后进行羊水核酸检测。有研究显示，病毒载量越高，胎儿预后相对越差。

二十二、单纯疱疹病毒核酸检测
（detection of herpes simplex virus nucleic acid）

【参考区间】

实时荧光定量PCR　阴性。

【影响因素】

1.核酸检测标本选择应考虑病原体复制特点、潜伏或定植位置等因素。怀疑单纯疱疹病毒感染时，有疱疹症状的感染者建议取感染部位疱疹液进行核酸检测；临床无可见生殖器疱疹的情况下，建议采集宫颈分泌物。

2.由于多数感染者并无典型临床症状，且感染期间病毒存在间歇性排毒特点，因此，核酸检测阴性结果不能完全排除感染。

3.由于原发感染和复发感染均可检测到病原体存在，因此核酸检测不能区分原发感染和复发感染，还需结合病毒抗体水平的变化进行判断。

【临床解读】

单纯疱疹病毒（HSV）属疱疹病毒科，为双链DNA病毒，包括HSV-1和HSV-2两种血清型；1型疱疹病毒主要引起黏膜感染，如眼、口腔、黏膜与皮肤交汇处，也是引起严重散发性脑炎的重要原因之一；1型和2型疱疹病毒都能引起生殖器疱疹，2型相对多见，复发生殖器疱疹常常和2型相关。生殖器疱疹是常见的性传播疾病之一。妊娠期间感染HSV增加自然流产、早产、死产和母婴播的风险。

单纯疱疹病毒核酸检测结果阳性提示感染部位病毒复制、有感染性，可帮助判断孕期的初次感染与复发感染，从而预防新生儿感染。如果IgG抗体阳性，同时检测到HSV DNA复制，提示复发感染；如果IgG抗体阴性，同时检测到HSV DNA复制，提示原发感染。

二十三、弓形虫核酸检测
（detection of toxoplasma gondii nucleic acid）

【参考区间】

实时荧光定量PCR　阴性。

【影响因素】

1.核酸检测标本选择应考虑病原体复制特点、潜伏或定植位置等因素。怀疑弓形虫感染时，应采集全血或脑脊液等标本进行检测。

2.由于原发感染和复发感染均可检测到病原体存在，因此核酸检测不能区分原发感染和复发感染，还需结合血清抗体水平的变化进行判断。

【临床解读】

弓形虫是一种寄生于人和动物体内的原虫，可寄生于人体几乎所有有核细胞内，侵犯脑或眼、肝、心脏、肺等器官，破坏有核细胞引起相应临床症状和体征。随粪便排出弓形虫卵囊的猫科动物是最重要的传染源，获得性感染是指经人体消化道黏膜、损伤皮肤、输血、器官移植等途径传播；弓形虫也可通过胎盘感染胎儿，为先天性感染。

免疫功能正常者获得性感染弓形虫后，多数不出现明显临床症状和体征，为隐性感染。免疫功能低下或缺陷时，弓形虫可侵犯人体各个器官而引起相应严重临床表现，如弓形虫脑病、弓形虫眼病、弓形虫肝病、弓形虫心肌心包炎、弓形虫肺炎等，甚至导致死亡。

弓形虫核酸检测阳性可诊断为近期感染，具有传染性。妊娠期感染多可造成胎儿先天性感染，妊娠各阶段感染后引起的损伤程度不同：妊娠初期感染，少数可出现流产、早产、死产或畸形；妊娠中晚期感染，可造成胎儿出生后有脑、眼、肝、心脏、肺等部位的病变或畸形。

妊娠18周或更晚些的时候取羊水进行核酸检测，作为胎儿宫内弓形虫感染的确证试验，病毒载量较高时，提示胎儿预后相对较差。

二十四、性传播疾病病原体核酸检测（detection of sexually transmitted disease pathogen nucleic acid）

【参考区间】

实时荧光定量PCR　低于检测下限（阴性）。

【影响因素】

1.性传播病原体核酸检测应根据患者的年龄、性别、性接触方式、临床表现及诊断试验的方法决定标本采集的适合部位，同一患者行多部位取材可增加检出阳性率。

2.由于部分患者在治愈后仍可检出病原体核酸，出现假阳性结果，因此阳性结果需结合临床症状和其他检查结果进行综合分析。

3.核酸检测仅能检测出病原体DNA，不能确定感染的具体病况和严重程度，因此还应进行病原体培养确认，并依据药敏试验结果选择合适的治疗方案。

【临床解读】

"性传播疾病"，简称STD，是指主要通过性接触传染的疾病。在我国规定的法定监测性病有：梅毒、淋病、非淋菌性尿道（宫颈）炎、尖锐湿疣、生殖器疱疹、软下疳、性病性淋巴肉芽肿和艾滋病8种。

1.梅毒（syphilis）　是由苍白螺旋体（treponema pallidum）引起的一种慢性、

系统性性传播疾病，可引起人体多系统多器官的损害，产生多种临床表现，导致组织破坏、功能失常，甚至危及生命。将梅毒分成3期：一期梅毒（如感染部位溃疡或硬下疳）、二期梅毒（包括但不仅限于皮疹、皮肤黏膜病变及淋巴结病变）和三期梅毒（如心脏病变或树胶肿）。

（1）梅毒螺旋体核酸检测可用于一期、二期梅毒及胎传梅毒（先天梅毒）的诊断。

（2）梅毒螺旋体核酸检测阴性不能完全排除梅毒。螺旋体数量不足（低于检测下限）、已接受抗生素或杀灭梅毒螺旋体的药物治疗，以及损害接近自然消退时检测结果可能为阴性。

2.淋病（gonorrhea）　由淋病奈瑟菌（淋球菌）感染所致，主要表现为泌尿生殖系统黏膜的化脓性炎症。男性最常见的表现是尿道炎，而女性则为宫颈炎。男性局部并发症主要附睾炎，女性主要为盆腔炎。咽部、直肠和眼结膜亦可为原发性感染部位。泌尿生殖道标本中检测到淋球菌核酸可作为淋球菌感染的依据。

3.沙眼衣原体　是一类严格真核细胞内寄生、有独特发育周期的原核细胞型微生物。沙眼衣原体引起的疾病范围广泛，可累及眼、生殖道、直肠等多个脏器，也可导致母婴传播。是非淋菌性尿道（宫颈）炎、性病性淋巴肉芽肿的主要病原体。沙眼衣原体DNA检测可用于沙眼衣原体感染的诊断；检测沙眼衣原体16s RNA数量与衣原体繁殖及活跃程度有关。

4.生殖支原体（Mycoplasma genitalium，MG）　是一种性传播病原体，可导致尿道炎、宫颈炎、直肠炎，并可继发盆腔炎性疾病（pelvic inflammatory disease，PID）、前列腺炎、附睾炎，且与早产密切相关，无症状感染亦常见。MG核酸检测是目前MG感染诊断的推荐方法。

5.人型支原体、解脲脲原体　归属于柔膜体纲、支原体目及支原体科与泌尿生殖道感染密切相关，主要引起尿道炎、急慢性肾盂肾炎、宫颈炎和盆腔炎等，很少穿透黏膜下层，但在免疫功能低下患者或侵入性操作中可能进入血液，播散至其他组织器官。从无菌体液或组织检出人型支原体或解脲脲原体具有重要的临床意义。

二十五、肠道病毒核酸检测
（detection of enterovirus nucleic acid）

【参考区间】

实时荧光定量PCR　阴性。

【影响因素】

1.手足口病优势病原谱由EV-A71、CV-A16逐渐向CV-A10、CV-A6等其他肠道病毒转变，涉及核酸检测项目开展有限，且尚无同时包含EV71、CV-A16、CV-

A10和CV-A6的多重肠道病毒核酸检测项目，无法满足目前手足口病诊断与监测需求。

2.肠道病毒为RNA病毒，其核酸物质易降解，可能出现假阴性结果。

【临床解读】

肠道病毒属于小RNA病毒科肠道病毒属。肠道病毒包括脊髓灰质炎病毒、柯萨奇病毒（coxsackie virus，CV）、致肠细胞病变人孤儿病毒（entero cytopat hichuman orphan virus，ECHO简称埃可病毒）及新型肠道病毒共71个血清型。肠道病毒主要经粪－口途径传播，也可经呼吸道传播，亦可因接触患者口鼻分泌物、皮肤或黏膜疱疹液及被污染的手及物品等造成传播。

肠道病毒感染可能引起多种疾病，如手足口病、疱疹性咽峡炎等。肠道病毒核酸检测阳性是手足口病及疱疹性咽峡炎的确诊指标之一，可用于疾病的快速诊断，有助于对疾病进行早期干预，利于及时控制传染源，保护易感人群。

疱疹性咽峡炎是由肠道病毒感染引起的儿童急性上呼吸道感染性疾病，主要病原是柯萨奇病毒A型（coxsackie virus-A，CV-A）和肠道病毒71型（enterovirus-A71，EV-A71）。

手足口病是由肠道病毒感染引起的一种儿童常见传染病，5岁以下儿童多发。手足口病一般发病后症状轻微，以手、足和口腔黏膜疱疹或破溃后形成溃疡为主要临床症状，1周左右自愈。其主要致病血清型包括柯萨奇病毒（coxsackie virus，CV）A组4～7、9、10、16型和B组1～3、5型，埃可病毒（echovirus）的部分血清型和肠道病毒71型（enterovirus A71，EV-A71）等，其中以CV-A16和EV-A71最为常见，重症及死亡病例多由EV-A71所致。近年部分地区CV-A6、CV-A10有增多趋势。不同病原所致临床表现有所差异。某些型别肠道病毒如CV-A6和CV-A10所致皮损严重，皮疹可表现为大疱样改变，伴疼痛及痒感，且不限于手、足、口部位；部分手足口病病例（多见于CV-A6、CV-A10感染者）在病后2～4周有脱甲的症状，新甲于1～2个月长出。

二十六、诺如病毒核酸检测（detection of Norovirus nucleic acid）

【参考区间】

实时荧光定量PCR　阴性。

【影响因素】

1.诺如病毒的核酸物质为RNA，易降解，可导致检测灵敏度降低出现假阴性结果。

2.诺如病毒病毒极易变异，易导致核酸检测假阴性结果。

3.诺如病毒核酸检测首选粪便标本，肛拭子标本不能长期保存，且检出率低于粪便标本，肛拭子含粪便量很低时，结果容易被误判，导致假阴性。

【临床解读】

诺如病毒为无包膜单股正链RNA病毒，分为6个基因群（G I -G VI），G I 和G II是引起人类急性胃肠炎的两个主要基因群。诺如病毒主要通过患者的粪便排出，也可通过呕吐物排出。传播途径包括人传人、经食物和经水传播。人传人可通过粪-口途径（包括摄入粪便或呕吐物产生的气溶胶）、或间接接触被排泄物污染的环境而传播。诺如病毒感染发病以轻症为主，最常见症状是腹泻和呕吐，其次为恶心、腹痛、头痛、发热、畏寒和肌肉酸痛等。诺如病毒感染的潜伏期相对较短，通常12～48h。病程也较短，平均为2～3d，但高龄人群和伴有基础性疾病患者恢复较慢。

荧光定量PCR是检测诺如病毒的金标准，可用于检测粪便、肛拭子或呕吐物标本中的病毒核酸，阳性检测结果可用于疾病诊断。

二十七、轮状病毒核酸检测（detection of rotavirus nucleic acid）

【参考区间】

实时荧光定量PCR　　阴性。

【影响因素】

1.轮状病毒的核酸物质为RNA，易降解，可导致检测灵敏度降低出现假阴性结果。

2.轮状病毒易发生重配，可能导致核酸检测假阴性结果。

3.病毒核酸检测首选粪便标本，肛拭子标本不能长期保存，且检出率低于粪便标本，肛拭子含粪便量很低时，结果容易被误判，导致假阴性。

【临床解读】

轮状病毒（RV）是无包膜、分节段的双链RNA（dsRNA）病毒，属于呼肠病毒科（reoviridae）轮状病毒属，是引起人类、哺乳动物和鸟类腹泻的重要病原体。据病毒抗原性不同，RV分为9个组（A-D、F-J），其中A组、B组、C组和H组RV可感染人类，A组RV（group A rotavirus，RVA）占95%以上，B组可导致成人严重腹泻，C组轮状病毒主要感染4～7岁儿童，以散发为主。轮状病毒是病毒性腹泻占比最高的病原体。

RV主要经粪-口途径传播，即通过含RV的粪便、污染的手、物体、食品和水等经口入体内引起感染。轮状病毒胃肠炎在5岁以下儿童中高发，几乎每名儿童在35岁前至少感染一次RV。轮状病毒胃肠炎通常急性起病，以恶心、呕吐、腹泻为主要症状，可伴有发热。严重的可因频繁腹泻和呕吐继发水、电解质紊乱和酸碱平衡失调，出现多系统并发症，甚至导致死亡。在中国，5岁以下儿童中轮状病毒胃肠炎全年均可发生，但呈明显季节分布，发病高峰一般为11月至次年2月，通常被称为"秋季腹泻"。

轮状病毒核酸检测是诊断轮状病毒感染的依据。从粪便样本中提取病毒核酸（RNA），可实现RV病毒核酸的快速检测和定量，并可用于进一步分型。

二十八、感染性腹泻病原体核酸检测（detection of infectious diarrhea pathogens nucleic acid）

【参考区间】

实时荧光定量PCR　阴性。

【影响因素】

1.轮状病毒、诺如病毒等病原体的核酸物质为RNA，易降解，导致检测敏感度下降，可能出现假阴性结果。其他可能假阴性的原因有抗菌药物使用、基因突变、标本保存运输不当等。

2.因病原体致病性、患者排毒时间及临床表现差异较大，选择适宜的采样时机及标本类型可提高检测敏感性。

【临床解读】

感染性腹泻是指病原微生物和寄生虫及其产物引起的、以腹泻为主要临床表现的一组肠道传染病。在我国，感染性腹泻分为霍乱、细菌性和阿米巴痢疾、伤寒和副伤寒、其他感染性腹泻病。其他感染性腹泻病是指除由O1血清群和O139血清群霍乱弧菌、志贺菌属、溶组织内阿米巴及伤寒沙门菌以及甲、乙、丙型副伤寒沙门菌所致的腹泻；常见的病原体包括轮状病毒、腺病毒、诺如病毒、除伤寒和副伤寒以外的所有沙门菌、大肠埃希菌、副溶血弧菌等。

感染性腹泻全年均可发病，但又具有明显的季节高峰，发病高峰季节长随地区和病原体的不同而异；细菌性腹泻一般夏秋季多发，而病毒性腹泻则秋冬季发病较多。核酸检测不仅能够快速准确识别病原体，还可对病原体进行分群、耐药分析、鉴定毒力等，检出率高于传统分离培养的方法。

1.病毒性腹泻　引起病毒性腹泻的主要病原体有诺如病毒、轮状病毒、肠道腺病毒、札如病毒与星状病毒等。

（1）肠道腺病毒：肠道腺病毒40型（Ad40）和41型（Ad41）会导致急性严重腹泻，通常需要住院治疗，免疫力低下者和儿童患病风险更高。肠腺病毒性胃肠炎主要侵犯婴儿和青少年。

（2）星状病毒（HAstV）是一种无包膜、具有二十面体外壳的单股正链RNA病毒，是儿童急性胃肠炎的重要病原体，常导致病毒性腹泻的暴发，甚至引起突发公共卫生事件。此外，HAstV与脑膜炎和脑炎等中枢神经系统感染也有关联。HAstV主要包括经典型HAstV及新型HAstV。经典型HAstV分为8种基因型（HAstV-1～HAstV-8），其中经典型HAstV-1流行最广泛。

（3）札如病毒为单股正链小RNA病毒，属于杯状病毒科，分5个基因组（GⅠ～GⅤ组），其中GⅠ、GⅡ、GⅣ和GⅤ组可感染人。札如病毒主要引起＜5岁儿童腹泻，以通过食物和密切接触传播为主。

2. 细菌性腹泻 引起细菌性腹泻的主要病原体包括沙门菌、副溶血弧菌、致泻性大肠埃希菌等。

（1）沙门菌：沙门菌是人类和动物腹泻的主要病原体，也是全球细菌性食源性疾病的主要病因。主要通过食物传播（尤其是家禽）感染人类，导致肠道伤寒和败血症等，并可能导致死亡。沙门菌根据患者临床表现的差异，可分为伤寒沙门菌、副伤寒沙门菌及非伤寒沙门菌（NTS），其中，伤寒及副伤寒沙门菌只对人类致病，而非伤寒沙门菌属于人畜共患病。

（2）副溶血弧菌：副溶血弧菌是一种常见的嗜盐革兰阴性菌，是食用海产品引起肠胃炎的病原体。其感染与食用生的或未煮熟的海鲜密切相关，导致的腹泻有自限性。

（3）致泻性大肠埃希菌：包括5个病原群。①肠毒素性大肠埃希菌（ETEC）：导致霍乱样肠毒素腹泻（水样腹泻）；②肠致病性大肠埃希菌（EPEC）：可导致婴儿出现严重腹泻；③肠侵袭性大肠埃希菌（EIEC）：破坏结肠黏膜上皮组织，造成志贺样腹泻（即出现了黏液脓血便）；④肠出血性大肠埃希菌（EHEC）：也称为产志贺样毒素大肠埃希菌（VT）（SLTEC或UTEC），O157:H7可引起出血性结肠炎和溶血性尿毒症综合征（HUS）；⑤肠黏附（聚集）性大肠埃希菌（EAggEC）：引起腹泻。

（4）弯曲菌：弯曲菌为微需氧，引起人类腹泻的主要是空肠弯曲菌、结肠弯曲菌。空肠弯曲菌感染可引起弯曲菌肠炎，主要症状为发热、腹泻、腹痛，少数伴有呕吐；粪便呈黄色水样便，部分为黏液便和脓血便。典型者脐周呈痉挛性绞痛，粪便镜检可见白细胞或多量红细胞及脓细胞。

（5）小肠结肠炎耶尔森菌：该菌为嗜冷菌，革兰阴性无芽孢杆菌。感染可引起小肠结肠炎耶尔森菌肠炎，主要表现为突然发热，腹痛和腹泻，部分可有类似于阑尾炎症状、慢性反应性关节炎及结节性红斑以及败血症、突眼性甲状腺肿等，粪便呈水样稀便，可带黏液，偶带脓血，镜检可见白细胞、红细胞。

3. 霍乱弧菌 霍乱弧菌属于弧菌科弧菌属，根据菌体表面脂多糖抗原（O抗原）的不同，已发现超过200个不同的血清群，引起霍乱暴发流行的主要是O1群和O139群的霍乱弧菌。霍乱（cholera）是由霍乱弧菌感染引起的急性肠道传染病，主要通过霍乱弧菌产生的霍乱毒素（cholera toxin，CT）引起腹泻。典型病例以急性水样腹泻为主要症状，严重者可在短时间内出现脱水、电解质紊乱、代谢性酸中毒，可迅速发展为循环衰竭，并导致死亡。霍乱是《中华人民共和国传染病防治法》规定的甲类传染病。核酸检测区分不同血清型的霍乱弧菌，判断其致病性，还可检测其毒力基因，快速鉴定其是否为产毒株。

4.志贺菌　志贺菌属于肠杆菌科，志贺菌属。据生化和O抗原结果不同，分为痢疾志贺菌（A群）、福氏志贺菌（B群）、鲍氏志贺菌（C群）和宋内志贺菌（D群）4个群，不同血清群感染引起的临床表现严重程度不一，痢疾志贺菌最为严重，可引起中毒型痢疾，而宋内志贺菌与鲍氏志贺菌感染致泻的症状则较轻。福氏志贺菌感染后较易转为慢性。细菌性痢疾简称菌痢，是由志贺菌引起的一种肠道传染病，又称志贺菌病，主要以结肠化脓性炎症病变为主，常表现为腹痛、腹泻、里急后重及排脓血便等症状。

二十九、艰难梭菌核酸检测（detection of clostridium difficile nucleic acid）

【参考区间】

实时荧光定量PCR　阴性。

【影响因素】

核酸检测只检测毒素的编码基因，而不是直接检测粪便中的毒素。因此，不能准确区分患者是艰难梭菌定植还是艰难梭菌感染，造成假阳性结果。

【临床解读】

艰难梭菌是一种专性厌氧革兰阳性芽孢杆菌，一般认为是人类肠道的正常菌群。大量应用广谱抗生素、免疫抑制剂或化疗药物后可导致该菌过度繁殖，引起艰难梭菌感染（CDI）。主要临床症状为发热、腹痛、水样便、腹泻。轻者仅表现为腹泻；严重者可发生假膜性肠炎，且常伴有中毒性巨结肠、肠穿孔、感染性休克等并发症，甚至死亡。CDI是患者尤其是老年患者出现合并症和死亡的重要原因，也是常见的医院感染原因之一。

艰难梭菌核酸检测只检测毒素编码基因，不能准确区分患者是艰难梭菌定植还是艰难梭菌感染，因此阳性结果不能直接用于感染诊断，还需结合样本谷氨酸脱氢酶（GDH）抗原和毒素A/B检测。如抗原和毒素检测结果不一致，*tcdB*基因阳性则样本中有产毒艰难梭菌，*tcdB*基因阴性则样本中无产毒艰难梭菌。

三十、细菌耐药基因检测（bacterial resistance gene detection）

【参考区间】

"未发现待测耐药基因"或"野生型"。

【影响因素】

1. 细菌载量过低，可能导致检测假阴性。

2. 样本采集、保存或运输不当（如降解、污染）可能导致检测假阴性/假阳性。

3. 检测到耐药基因不等于临床耐药，如基因可能不表达或需特定条件激活。

4. 核酸提取方法影响 DNA/RNA 回收率，从而影响结果的灵敏度。

5. 分子生物学方法可以检测特定耐药基因的存在，但不能排除其他耐药基因或耐药机制的存在，或者引物、探针检测的位点发生变异的新变体。

【临床解读】

细菌的耐药表型由其耐药基因型决定。耐药基因是编码耐药性状的一段核苷酸序列，可位于细菌的染色体上，也可位于染色体外的质粒上，质粒携带的耐药基因可通过接合、转化、转导等方式在同种细菌甚至不同种细菌的菌株之间传播。

细菌耐药基因种类繁多，根据抗生素类别和耐药机制的不同，主要分为 β- 内酰胺酶类耐药基因、甲氧西林耐药基因、万古霉素耐药基因、喹诺酮类耐药基因、氨基糖苷类耐药基因五大类。

1. β- 内酰胺酶类耐药基因　β- 内酰胺酶类耐药基因是革兰阴性细菌中一类重要的耐药基因，它们编码的 β- 内酰胺酶能够水解 β- 内酰胺类抗生素，从而使细菌对该类抗生素产生耐药。

（1）超广谱 β- 内酰胺酶（ESBLs）及相应基因型：是一类能水解青霉素类、头孢菌素类及单环酰胺类（氨曲南）等 β- 内酰胺类抗生素的酶，对碳青霉烯类和头霉素类抗生素的水解能力弱。Ambler 分类多属于 A 类酶，常见的基因型为 TEM 型、SHV 型、CTX-M 型、OXA 型和其他少见型（PER、VEB、TLA、GES、IBC、BES、SFO……）。ESBLs 主要由肠杆菌目细菌产生，以肺炎克雷伯菌、大肠埃希菌和变形杆菌最为常见。其活性可被 β- 内酰胺酶抑制剂抑制，如克拉维酸、他唑巴坦、舒巴坦、阿维巴坦、法硼巴坦和雷利巴坦。

（2）AmpC 酶及相应基因型：AmpC 酶对第 1 ～ 3 代头孢菌素水解能力强，对碳青霉烯类和第四代头孢菌素的水解能力弱。弗劳地枸橼酸杆菌、产气克雷伯菌、阴沟肠杆菌复合体、黏质沙雷菌等细菌天然携带，可被 β- 内酰胺类抗生素诱导产生（尤其是克拉维酸、头孢西丁、亚胺培南），受 ampR 基因负反馈调节。常见亚型有 CMY 型、FOX 型、ACT 型、DNA 型、MOX 型，不易被克拉维酸、舒巴坦、他唑

巴坦等 β- 内酰胺酶抑制剂所抑制。

（3）碳青霉烯酶及相应基因型：产碳青霉烯酶是革兰阴性杆菌对碳青霉烯类药物耐药的主要机制。肺炎克雷伯菌耐药的主要机制是由质粒介导的 KPC 酶（A 类碳青霉烯酶），我国最常见的是 KPC-2。A 类酶可被新型 β- 内酰胺酶抑制剂如阿维巴坦、雷利巴坦和法硼巴坦抑制。大肠埃希菌主要产 B 类碳青霉烯酶（金属酶），如 NDM、VIM 和 IMP 酶，对青霉素类、头孢菌素类、碳青霉烯类抗菌药物水解能力强，但对氨曲南水解能力弱。D 类碳青霉烯酶（包括 OXA-23、OXA-24/40、OXA48、OXA58、OXA-51 酶等）主要见于鲍曼不动杆菌和铜绿假单胞菌（表 4-3）。

表 4-3 碳青霉烯酶检测结果及解释参考

检测方法	结果报告	结果解释
基因型检测	A 类：KPC、SME、IMI、NMC、GES 等	A 类碳青霉烯酶。产酶菌株通常仅对替加环素、多黏菌素、头孢他啶 - 阿维巴坦、氨曲南 - 阿维巴坦和美罗培南 - 韦博巴坦等敏感
	B 类：NDM、IMP、VIM、GIM、SPM 等	B 类金属 β- 内酰胺酶。产酶菌株通常仅对替加环素、多黏菌素和氨曲南 - 阿维巴坦等敏感，少数单产金属酶菌株对氨曲南敏感
	D 类：OXA-48	D 类碳青霉烯酶。产酶菌株通常仅对替加环素、多黏菌素、头孢他啶 - 阿维巴坦和氨曲南 - 阿维巴坦敏感

2. 甲氧西林耐药基因　携带甲氧西林耐药基因的代表性菌株为耐甲氧西林金黄色葡萄球菌（methicillin-resistant Staphylococcus aureus，MRSA）和耐甲氧西林凝固酶阴性葡萄球菌（methicillin-resistant coagulase negative Staphylococci，MRCNS）。

甲氧西林耐药与细菌携带的 mecA 基因相关。mecA 基因可编码青霉素结合蛋白（penicillin binding protein，PBP）2a，该蛋白与 β- 内酰胺类药物的亲和力很低，可导致菌株产生对于 β- 内酰胺类药物的耐药性；携带 *mecA* 基因的菌株对青霉素类、头孢菌素类等 β- 内酰胺类药物均耐药，但对新型头孢菌素类药物可能敏感，如头孢洛林。

部分 *mecA* 基因阳性 MRSA 菌株的体外药物敏感性试验表现为苯唑西林敏感（MIC ≤ 2μg/ml），称为苯唑西林敏感 MRSA 菌株（oxacillin-susceptible methicillin-resistant staphylococcus aureus，OS-MRSA）。我国 OS-MRSA 菌株在 MRSA 菌株中检出率为 1.6% ～ 1.8%，多位点序列分型（multilocus sequence typing，MLST）主

要分型为ST59型；苯唑西林MIC为1～2μg/ml（敏感）时，OS-MRSA检出率高达33.3%。

部分MRSA菌株mecA基因阴性，但携带另一种mec基因，即mecC基因。该基因可编码PBP2c蛋白，同样因与β-内酰胺类药物的低亲和力而导致菌株耐药。mecC基因阳性MRSA菌株在药敏表型上常表现为头孢西丁耐药、苯唑西林敏感。

药敏检测结果准确的前提下，对于头孢西丁筛选试验阳性或苯唑西林MIC检测为耐药的金黄色葡萄球菌，报告为MRSA菌株；对于头孢西丁筛选试验阴性、苯唑西林MIC检测为敏感但范围在1～2μg/ml的金黄色葡萄球菌，补充头孢西丁纸片扩散法、检测mecA基因或PBP2a等检测，若结果为阳性则提示该菌株为MRSA菌株；对于凝固酶阴性葡萄球菌（除表皮葡萄球菌、施氏葡萄球菌、伪中间型葡萄球菌外），苯唑西林MIC在1～2μg/ml时为苯唑西林耐药（MIC≥1μg/ml为耐药），此时需补充mecA基因或PBP2a检测，若结果为阳性方报告为MRSA菌株。

3.万古霉素耐药基因 万古霉素是一种三环糖肽类抗生素，是用于治疗肠球菌属、耐甲氧西林金黄色葡萄球菌、艰难梭菌等革兰阳性菌感染的"最后一道防线"。

万古霉素耐药肠球菌（vancomycin-resistant Enterococcus，VRE）表达9种基因型：VanA、VanB、VanC、VanD、VanE、VanG、VanL、VanM、VanN，其中VanA、VanB、VanD和VanM可合成D-丙氨酰-D-乳酸，取代正常的D-丙氨酰-D-丙氨酸，降低对万古霉素的亲和力，导致菌株对万古霉素耐药。VanC、VanE、VanG、VanL和VanN则产生D-丙氨酰-D-丝氨酸而导致耐药。

不同基因型VRE的耐药表型不同。VanC型为天然耐药，携带vanC基因的鹑鸡肠球菌和铅黄肠球菌对万古霉素呈先天性低水平耐药；其他表型均为获得性耐药，如VanA型对万古霉素、替考拉宁高水平耐药，VanB型对万古霉素可变水平耐药、对替考拉宁敏感。

4.喹诺酮类耐药基因 喹诺酮类药物的耐药机制包括质粒介导的aac（6'）-Ib-cr和qnr基因及编码DNA促旋酶和拓扑异构酶Ⅳ的基因发生突变。aac（6'）-Ib-cr是氨基糖苷乙酰转移酶的变异基因，可使环丙沙星及诺氟沙星对细菌的MIC值上升，从而产生喹诺酮类耐药。qnr基因编码的五肽重复序列家族蛋白Qnr导致细菌对多种喹诺酮药物产生耐药性。携带qnr基因的菌属主要以革兰阴性菌为主，包括大肠埃希菌、肺炎克雷伯菌、沙门菌、变形杆菌等。DNA促旋酶由2个GyrA和2个GyrB亚基组成，拓扑异构酶Ⅳ由2个ParC和2个ParE亚基组成，喹诺酮类耐药相关突变常位于GyrA或ParC的氨基末端结构域。

aac（6'）-Ib-cr和qnr阳性或gyrA/ParC突变：提示喹诺酮类药物耐药。

5.氨基糖苷类耐药基因　16S rRNA的A位点特定核苷酸的甲基化,阻碍氨基糖苷类药物与核糖体30S亚基结合,可导致氨基糖苷类耐药。*armA*和*rmtB*是主要基因。国内广州、长沙等南方地区以*armA*为主;上海、江浙地区以*rmtB*为主。

16S rRNA甲基化酶会介导革兰阴性杆菌对大多数临床常用氨基糖苷类抗菌药物极高水平耐药,且无法通过提高剂量纠正。氨基糖苷类耐药细菌易发展为多重耐药,尤其是与各种β-内酰胺酶基因联合耐药。

第五节　肿瘤靶向用药、预后评估基因检测

一、EGFR基因突变(EGFR gene mutation)

【影响因素】

1.样本采集和处理　高质量的样本是基因突变检测的基础。用于基因突变检测标本的类型包括肿瘤部位手术切除标本、活检组织及细胞学标本。无法获取足够肿瘤组织及细胞学标本的患者,可用血液标本进行基因突变检测。但由于血液循环肿瘤DNA丰度较低,阴性样本不能排除基因突变可能性。样本的采集、运输和储存和DNA提取过程需要严格遵循标准操作规程,以防止DNA的降解和变性。此外,由于肿瘤组织存在异质性,检测结果只针对送检标本,有时不能反映肿瘤全貌。

2.检测技术　可用于基因突变检测的方式主要包括多重RT-PCR、Sanger测序和NGS等。不同的基因检测技术在检测范围、灵敏度和准确性方面存在差异。一代测序及荧光定量PCR,只能检测特定区域或特定位点的基因突变,对于超过检测范围的突变位点、或罕见突变位点,则不能被检出。而全基因组测序(WGS)可以覆盖整个基因组,检测范围更广,但成本也更高。

3.环境和治疗　环境或治疗中辐射、化学物质或药物等可能导致基因突变的发生,因此肿瘤在治疗期间需动态监测基因突变变化,以评估靶向药的疗效。

【临床解读】

表皮生长因子受体(epiderrnal growth factor receptor,EGFR)广泛分布于哺乳动物上皮细胞、成纤维细胞、胶质细胞、角质细胞等细胞表面。EGFR基因位于7号染色体短臂(7p11.2),全长200kb,编码170kD的跨膜蛋白。EGFR基因扩增、基因突变在乳腺癌、胃癌、结直肠癌、胰腺癌、宫颈癌、神经胶质瘤、肾癌、前列腺癌、胆道癌、非小细胞肺癌等肿瘤中多见。

以EGFR作为治疗靶标的药物有多种,如吉非替尼(gefitinib)、厄洛替尼(erlotinib)和埃克替尼(icotinib)等EGFR酪氨酸激酶抑制剂(tyrosinekinase inhibitor，TKI）和EGFR单克隆抗体等。与敏感及耐药突变相关的EGFR突变主要包括4种类型：19号外显子缺失突变（19del）、21号外显子点突变（L858R、L861Q等）、18号外显子点突变（G719X）和20号外显子插入突变等。其中，敏感突变包括19del、L858R，G719X、S768I和L861Q等，20号外显子的T790M突变与第一、二代EGFR-TKI获得性耐药有关。

1.指导一线治疗药物选择　携带EGFR激活突变的患者经EGFR-TKI治疗较常规化疗具有更高的有效应答率和更长的无病生存期，其中携带EGFR 19外显子缺失的患者无病生存期延长的最为明显。因此，对于EGFR突变型患者应将EGFR-TKI作为一线治疗药物。而EGFR野生型患者应优先考虑铂类为基础的化疗或检测ALK基因和KRAS基因状态，进而选择ALK-TKI或EGFR单抗（西妥昔单抗或帕尼单抗）进行治疗。

2.预测和监测靶向药物治疗疗效　携带不同EGFR基因突变患者对于EGFR-TKI治疗的反应效率不尽相同。19号外显子缺失突变的患者经EGFR-TKI反应效率最高，其次为21号外显子L858R突变，18号外显子G719X突变。携带EGFR激活突变的患者经EGFR-TKI治疗一年以后绝大多数会出现继发性耐药现象。其中EGFR T790M占耐药突变的50%以上。临床医师需要实时监测EGFR基因突变状态，及时调整用药方案，以期达到最优的临床疗效。

二、KRAS基因突变（KRAS gene mutation）

【影响因素】

参考EGFR基因突变检测。

【临床解读】

鼠类肉瘤病毒癌基因（rat sarcoma virus oncogene，RAS）是在所有细胞器官中表达的一类称为GTPase的蛋白质，其作用是在细胞内传递信号。这些信号最终刺激细胞增殖。当发生突变时，细胞将具有增加的侵袭和转移潜力。RAS家族的主要成员是KRAS、NRAS和HRAS。RAS突变主要发生在KRAS亚型（＞80%），其次是NRAS和HRAS1。

KRAS基因突变出现在接近90%的胰腺癌、30%～40%的结肠癌、15%～20%的肺癌中，在胆管癌、宫颈癌、膀胱癌、肝癌和乳腺癌等癌症类型中也会出现。突变主要发生在第2、3、4号外显子上，主要发生在第2号外显子密码子12、13处及第3号外显子密码子61处，也发生在密码子63、117、119和146处，但频率较低。

1.非小细胞肺癌　KRAS基因突变与EGFR-TKIs靶向治疗药物的原发性耐药有关。在EGFR-TKIs不敏感的患者中有约25%左右的肿瘤组织中存在着KRAS基因突变。NCCN指南推荐KRAS基因突变可以作为EGFR-TKIs疗法不能获益的预测因素。

2. 结肠癌 KRAS基因突变可以用于预测靶向治疗疗效，KRAS或NRAS基因第2、3或4号外显子突变的肿瘤对抗EGFR单抗（西妥昔单抗或帕尼单抗）治疗基本不敏感。KRAS基因突变还是Ⅲ和Ⅳ期CRC预后不良的主要预测因素之一。KRAS基因2号外显子突变是接受辅助治疗的可切除的Ⅲ期远端CRC患者复发时间（TTR）减少的独立预测因素。KRAS G12C或KRAS G13D突变患者与WT患者相比，总生存较差。

3. 胰腺癌 KRAS突变与PC患者的总生存期具有相关性，WT组患者的总生存期长于突变组。与WT组患者相比，KRAS突变患者的无病生存期（DFS）和总生存期（OS）均明显缩短，5年生存率降低，其中又以KRAS G12D突变的患者预后最差。KRAS基因突变也可以用于预测靶向治疗疗效。CSCO指南推荐尼妥珠单抗＋吉西他滨用于KRAS野生型PC患者的治疗方案。

三、NRAS基因突变（NRAS gene mutation）

【影响因素】

参考EGFR基因突变检测。

【临床解读】

NRAS是由RAS家族成员基因编码的一种GTP酶蛋白，参与EGFR的信号转导，调控细胞生长、分化、增殖和存活。RAS突变导致GTP无法水解为GDP，使GTP结合的Ras蛋白被一直锁定在活性位置，从而持续激活下游信号传导途径，诱发细胞增殖分化失控而发生肿瘤。NRAS基因突变位点主要在第2、3、4号外显子。

人类癌症中NRAS致癌基因突变常见于黑色素瘤、结直肠癌和甲状腺癌，15%～30%的皮肤黑色素瘤发生NRAS突变。NRAS突变的黑色素瘤患者的预后差，且MEK抑制剂对部分NRAS突变的黑色素瘤有效。3.8%的结直肠癌存在NRAS基因突变。如果检出NRAS突变，提示患者不适合使用抗EGFR单抗进行治疗（西妥昔单抗/帕尼单抗）；如果NRAS未突变，提示患者能使用抗EGFR单抗治疗。

四、BRAF基因突变（BRAF gene mutation）

【影响因素】

1. 标本类型为穿刺液或组织。

2. 其他影响因素参考EGFR基因突变检测。

【临床解读】

RAF（rapidly accelerated fibrosarcoma）蛋白家族是一类丝氨酸/苏氨酸蛋白激酶，是丝裂原活化蛋白激酶（itogen-activated protein kinases，MAPK）信号通路的关键分子，在细胞生长、分化和存活方面发挥重要作用。RAF家族蛋白有3种类型：A-RAF、B-RAF和C-RAF。

BRAF基因突变主要位于CR3激酶结构域的第11号外显子及第15号外显子，其中BRAF最常见突变形式为第15号外显子的第1799位核苷酸上T突变为A，导致其编码的缬氨酸变为谷氨酸，即BRAF V600E突变。BRAF基因突变后，其活性比BRAF没有突变的提高上百倍，将导致细胞异常增殖和分化。BRAF突变最初在黑色素瘤中发现，随后在结直肠癌、甲状腺乳头状癌和肺癌等多种肿瘤中检测出BRAF突变。

1.在甲状腺乳头状癌中，BRAF基因突变的发生率为40%～70%，而在其他类型的甲状腺癌中则相对较低。BRAF-V600E基因突变约占BRAF基因突变的90%。在甲状腺癌，甲状腺乳头状癌患者率平均65%左右。对于难以鉴别良恶性的甲状腺结节来说，BRAF V600E检测突变具有很高的阳性预测价值。BRAF V600E突变可以为甲状腺癌提供有价值的预后信息，该突变与更具侵袭性和碘耐药表型相关。

2.在NSCLC中，BRAF突变率为1.5%～5.5%，其中以BRAF V600突变最为常见，占所有BRAF突变类型的30%～50%。BRAF突变是晚期NSCLC患者的不良预后因子之一，与非BRAF突变患者相比，BRAF突变患者肿瘤进展更迅速。BRAF突变NSCLC患者接受常规化疗或免疫治疗的临床获益有限。

3.8%～10%的结直肠癌病例中存在BRAF V600E突变，有B-RAF变异的患者比起B-RAF野生型患者的预后更差。

4.其他肿瘤：约40%的黑色素瘤能检测到BRAF基因突变。BRAF突变也存在于中枢神经系统肿瘤中，包括多形性黄色星形细胞瘤（56%）、胚胎发育不良性神经上皮肿瘤（3.4%）、神经节神经胶质瘤（40%）和毛细胞型星形细胞瘤（3.4%）。低级别浆液性卵巢癌中BRAF突变的发生率为2%～33%。

五、PIK3CA基因突变（PIK3CA gene mutation）

【影响因素】

参考EGFR基因突变检测。

【临床解读】

PIK3CA基因编码磷脂酰肌醇-3-激酶（PI3K）p110催化亚单位α，即PI3Kp110α，是PI3K-AKT-mTOR信号通路的核心。PIK3CA基因突变可导致该通路异常激活，促进肿瘤细胞的生长和抗凋亡能力，并且可导致乳腺癌内分泌治疗、化疗和靶向治疗的耐药。

PIK3CA基因突变在乳腺癌中占30%～40%。乳腺癌中PIK3CA基因突变位点众多，包括常见突变和罕见突变位点，70%～80%的PIK3CA基因突变发生于第9号外显子的E545K、E542K和第20号外显子的H1047R位点，其他具有致病性但频率较低的突变位点包括第4号外显子的N345K突变，第13号外显子的E726K，第20号外显子的G1049R，第9号外显子的Q546K、Q546R、E545A、E545G及第7号外显子的C420R等。

IK3CA基因突变与乳腺癌复发或晚期转移相关性更高。PIK3CA突变激素受体阳性/HER2阴性晚期乳腺癌中，新一代PI3K抑制剂伊那利塞治疗方案实现无进展生存期超双倍获益。PIK3CA基因突变还是早期乳腺癌患者无复发生存期和总生存期的不良预后因素。PIK3CA第20号外显子的热点突变与乳腺癌新辅助化疗后较差的病理完全缓解率相关。

六、EML4-ALK 融合基因（EML4-ALK fusion gene）

【影响因素】

1. 融合基因检测时应首选肿瘤组织学标本，无法获取足够组织学标本时可选用细胞学标本。若组织学和细胞学标本均不可及或无法满足检测需求，可选用液体活检标本（血液、浆膜腔积液、脑脊液等的上清液）。但液体活检用于融合基因检测具有较高的假阴性率。

2. 其他参考EGFR基因突变检测。

【临床解读】

间变性淋巴瘤激酶（anaplastic lymphoma kinase，ALK）基因位于人类第2号染色体，编码一种酪氨酸激酶。ALK基因是一个胚胎时期控制神经细胞生长的基因，通过表达ALK蛋白途径来完成。

ALK基因融合突变是非小细胞肺癌（NSCLC）常见的一种驱动基因，以EML4-ALK基因融合较为常见。EML4-ALK融合基因均有生物学活性，其嵌合产物可导致ALK酪氨酸激酶持续高表达，从而激活下游PI3K/AKT、MAPK等信号通路，导致肿瘤的发生和转移。

ALK基因的重排出现在3%～5%的非小细胞肺癌患者中，通常发生在年轻、从未吸烟或轻度吸烟的患者中，并且以腺癌组织学特征为主。EML4-ALK融合基因存在与否与ALK激酶抑制剂的疗效相关，小分子酪氨酸激酶抑制剂克唑替尼（Crizotinib）是针对EML4-ALK靶标的ALK抑制剂药物，对含有EML4-ALK融合基因突变的肺癌患者疗效显著。ALK融合阳性常被称为"钻石突变"，是肺癌精准诊疗中的重要治疗靶点之一。

七、ROS1 融合基因（ALK-ROS1 fusion gene）

【影响因素】

参考 EML4-ALK 融合基因检测。

【临床解读】

ROS1 基因编码的 ROS1 蛋白属于胰岛素受体家族的跨酪酸激酶受体，主要参与 RAS-RAF-MEK-ERK（MAPK）、PI3K-AKT-mTOR 信号通路的激活。ROS1 基因发生致癌变异，会激活其下游通路的信号，造成细胞过度地生长及增殖，驱动肿瘤的发生。融合是 ROS1 基因主要变异类型。多个伴侣基因均可与 ROS1 发生重排从而激活基因。

ROS1 融合基因在卵巢癌、胆管癌、胃癌等恶性肿瘤中都可以检出，在 NSCLC 中 ROS1 融合阳性比例为 1%～3.4%。在 NSCLC 中，ROS1 融合主要发生在年轻（中位年龄 50 岁）、不吸烟的肺腺癌患者中，肺鳞癌和大细胞癌中 ROS1 融合相对罕见。ROS1 基因与其他驱动基因突变（EGFR、ALK 等）互斥，在 EGFR/ALK/KRAS 均阴性的人群中突变率可达 5.7%。大多数 ALK 抑制剂对 ROS1 基因融合阳性的 NSCLC 有显著疗效。

八、Septin9 基因甲基化（Septin9 gene methylation）

【参考区间】

实时荧光定量 PCR　阴性。

【影响因素】

1. 足量抽血，应避免严重溶血、脂血。

2. 孕妇、服用去甲基化药物（如地西他滨、阿扎胞苷等）患者、严重自身免疫缺陷病患者等生理病理条件下会造成基因甲基化水平改变，因此不建议进行 Septin9 基因甲基化检测。

【临床解读】

Septin9 基因属于抑癌基因，编码 GTP-结合蛋白，与染色体分离、DNA 修复、迁移、凋亡等细胞功能有关。Septin9 基因 5′ 端调控区域存在大量 CpG 岛，在结直肠癌发生进展中常常发生甲基化。Septin9 甲基化的细胞发生凋亡、坏死后，其基因片段被释放到血液中而被检测到。

Septin9 基因甲基化项目对结直肠癌的检测特异度约 95%，灵敏度约 76%，优于传统的粪便潜血试验和肿瘤标志物（CEA 和 CA199 等）检测。虽然基因甲基化对于早期筛查大肠癌具有一定价值，但仅某个基因发生甲基化或细胞中仅发生一个致癌突变并不一定发展为大肠癌，Septin9 基因甲基化为阳性，则仍需完善后续的结肠镜检查。

九、白血病融合基因（leukemia fusion gene）

【参考区间】

实时荧光定量PCR　阴性。

【影响因素】

1.骨髓细胞、外周血细胞、骨髓活检、唾液或口腔黏膜标本；对CML患者可抽取外周血或骨髓，淋巴瘤和MM患者可采用分选后的细胞悬液。首选EDTA-K3抗凝剂或枸橼酸钠抗凝剂，不用肝素抗凝剂。

2.外周血和骨髓标本抽取至EDTA抗凝管混匀后4℃储存和运输，骨髓细胞也可存放于RPMI 1640培养基。待提取RNA的样本需在抽取后的24h内分离出有核细胞并加入TRIzol，置-20℃保存后尽快送检。

3.在临床标本和实验环境中可能存在大量降解RNA作用的RNase酶，实验操作时严格遵循SOP文件，防止RNA降解。

【临床解读】

融合基因的检测对于白血病诊断、分型、指导临床个性化治疗方案的选择和判断预后均有十分重要的意义，详见表4-4。

表4-4　白血病43种常见融合基因临床意义

融合基因	染色体易位	临床意义
AML1-ETO	t（8；21）（q22；q22）	在原发性AML中阳性率为6%～8%，在M2中阳性率为20%～40%，M2b中阳性率约为90%。*AML1-ETO*融合基因阳性是预后好的指标
BCR-ABL	t（9；22）（q34；q11）	见于95%以上的CML，15%～20%的成人ALL和2%～4%的儿童ALL中，根据BCR基因断裂点不同，分为m-BCR(p190)，M-BCR(p210)，u-BCR（p230）3种。*BCR-ABL*融合基因的表达水平是白血病患者是否使用酪氨酸激酶抑制剂及疗效跟踪的分子指标
PML-RaRa	t（15；17）（q22；q12-21）	见于10%～15%的ANLL以及90%以上的APL中，是APL的一个特异标志。根据*PML*基因断裂点的不同，可分为L型、S型、V型三种异构体；L型约占55%，S型约占40%，V型约占5%
NPM-RARα	t（5；17）（q35；q21）	见于APL，携带此融合基因的患者经ATRA治疗可获完全缓解

续表

融合基因	染色体易位	临床意义
NUMA1-RARα	t（11；17）（q13；q21）	见于APL，携带此融合基因的患者经ATRA治疗可获完全缓解
PLZF-RARα	t（11；17）（q23；q21）	多见于APL，也可见于介于M2和M3之间的AML。携带此融合基因的患者对ATRA治疗不敏感
PRKAR1A-RARα	t（17；17）（q21；q24）	见于APL，携带此融合基因的患者经ATRA治疗可获完全缓解
STAT5b-RARα	t（17；17）（q21；q21）	见于APL，携带此融合基因的患者对ATRA治疗不敏感
FIP1L1-RARα	del（4）（q12；q12）	见于APL，携带此融合基因的患者经ATRA治疗可获完全缓解
TEL-AML1	t（12；21）（p13；q22）	主要见于25%B-ALL的儿童和3%成人中，携带TEL-AML1的ALL多发生在1～10岁，1～5岁者占76.2%。TEL-AML1往往与低危ALL相关，预后较好
E2A-PBX1	t（1；19）（q23；p13）	见于5%～6%的儿童ALL和3%的成人ALL，且几乎全部出现在前B细胞ALL病例中。有该融合基因表型的患者易发生中枢神经系统白血病，预后差
E2A-HLF	t（17；19）（q22；p13.3）	该融合基因发生率低，主要见于小于1%的儿童白血病中，临床症状与携带E2A-PBX1融合基因的患者相似，但携带此融合基因患者预后不好，易复发
SIL-TAL1	del（1）（p32）	见于26%的儿童T-ALL病例和16%的成人（主要是年轻人）T-ALL病例，与T-ALL的免疫表型密切相关。是一个预后良好的标志
DEK-CAN	t（6；9）（p23；q34）	见于2%的AML和骨髓增生异常综合征（MDS），在AML中，主要为M2型，其次为M4。患者多见于年轻人，预后不良
AML1-MDS1/EVI1	t（3；21）（q26；q22）	首先发现于CML急变的患者，在CML慢性期、少数治疗相关性AML及post-MDS/AML，在原发性AML或MDS也均已发现。携带此类融合基因的患者预后不良，生存率低
AML1-MTG16	t（16；21）（q24；q22）	见于MDS和ANLL（M1或M2型）

融合基因	染色体易位	临床意义
ETV6-PDGFRA	t（4；12）（q23；p13）	见于MPN和慢性嗜酸性粒细胞白血病（CEL）患者。MPN中，ETV6-PDGFRA阳性患者对伊马替尼较敏感。CEL中，对伊马替尼不敏感
FIP1L1-PDGFRA	del（4）（q12q12）	多见于高嗜酸性粒细胞综合征（HES）。携带该融合基因的患者，口服伊马替尼可以得到血液学及分子学缓解
KMT2A-AF10	t（10；11）（p12；q23）	主要见于AML-M5型患者，儿童多见，80%的患者小于3岁。携带此融合基因的患者预后差
KMT2A-AF17	t（11；17）（q23；q12）	见于AML中，携带此融合基因的患者预后差
KMT2A-AF1p	t（1；11）（p32；q23）	在ALL、AML、MDS和双表型急性白血病（BAL）中均有发现。携带此融合基因的患者预后差
KMT2A-AF1q	t（1；11）（q21；q23）	多发于AML，携带此融合基因的患者预后差
KMT2A-AF4	t（4；11）（q21；q23）	在婴儿ALL中最多见，为50%～70%，而在儿童和成人中较低，分别为2%和3%～6%。此类患者发病年龄低（通常<2岁），白细胞计数高，常伴有内脏巨大并累及中枢神经系统，患者病情凶险，预后差
KMT2A-AF6	t（6；11）（q27；q23）	常发生于AML，特别是M4，M5中，在T-ALL中也有发现，携带此融合基因的患者预后相当差，几乎无缓解，生存期短
KMT2A-AF9	t（9；11）（p22；q23）	主要发生在AML中，是预后不好的标志
KMT2A-AFX	t（X；11）（q13；q23）	见于AML或ALL，携带此融合基因的患者预后差
KMT2A-ELL	t（11；19）（q23；p13.1）	为AML特征性异常，年龄以成人为主，FAB分型M4或M5，携带此融合基因的成年患者预后不良，而儿童患者显示中等预后
KMT2A-ENL	t（11；19）（q23；p13.3）	常见于ALL患者，也见于AML-M4、M5、M1、M2。携带此融合基因的患者，预后不佳，常见于小于1岁婴儿
KMT2A-SEPT6	t（X；11）（q24；q23）	见于AML中，可为M1、M2、M4或M5型。携带此融合基因的患者预后差
NPM-ALK	t（2；5）（p23；q35）	见于70%～80%间变性大细胞淋巴瘤（ALCL），可以成为ALCL的诊断、鉴别诊断和判断预后的一个独立重要指标

续表

融合基因	染色体易位	临床意义
NPM-MLF1	t（3；5）（q25；q34）	是一种少见的非随机的染色体异常，大部分携带 NPM-MLF1 融合基因的患者化疗后能获完全缓解，但多数在短期内复发死亡，预后非常差，中位生存期少于 1 年
NUP98-HoxA11	t（7；11）（p15；p15）	见于费城染色体阴性的 CML（短期内进展为 AML-M2）、幼年型粒 - 单核细胞白血病（JMML）、AML（M4）和 MDS 中
NUP98-HoxA13	t（11；12）（p15；q13）	目前仅发现于 AML（M2）
NUP98-HoxA9	t（7；11）（p15；p15）	与 AML 发生有关，主要见于 M2、M4，也见于 MDS、CML、CMML、NHL。携带此融合基因的患者常伴有 K-RAS 和 WT1 突变，预后不良
NUP98-HoxC11	t（11；12）（p15；q13）	目前仅在 AML（M1、M2a、M5b、M2）中有报道
NUP98-HoxD13	t（2；11）（q31；p15）	常见于 AML（M4）、MDS、CML 中。MDS 伴有 NUP98-HoxD13 与转化 AML 有关。FLT3-ITD 与 NUP98-HoxD13 在 AML 的发生发展中起协同作用
NUP98-PMX1	t（1；11）（q23；p15）	见于慢粒急变的患者
SET-CAN	t（9；9）（q32；q34） del（9）（q34～11；q34～13）	见于 T-ALL 患者，携带此融合基因的患者预后较差，对化疗不敏感，尤其对大剂量糖皮质激素耐药
TEL-ABL	t（9；12）（q34；p13）	携带此类融合基因的患者数量较少，从报道的病例上看，预后不良
TEL-JAK2	t（9；12）（p24；p13）	主要见于儿童 T-ALL，该类型白血病表现为白血病细胞呈高侵入性的克隆性疾病
TEL-PDGFRB	t（5；12）（q33；p13）	见于慢性粒单核细胞白血病（CMML）和非典型慢性粒细胞白血病（aCML）
TLS-ERG	t（16；21）（p11；q22）	见于除 M3 以外的各型急性白血病，与不良预后相关，所有患者生存时间＜ 3 年，中位生存期仅 16 个月
CBFB-MYH11	inv（16）（p13；q22） t（16；16）（p13；q22）	主要见于 AML-M4eo 亚型，10% 不伴异常嗜酸细胞 M4，其中 50% 发生在 AML-M4eo 中，少见于 M2。阳性的患者对化疗敏感，预后较好

第六节 药物代谢基因组学检测

一、亚甲基四氢叶酸还原酶基因（MTHFR gene）

【影响因素】

1.以全血作为待测标本使用EDTA-K2或枸橼酸钠，不可使用肝素，可4℃下短期保存，-70℃以下长期保存。

2.不适用于骨髓移植患者和既往有输全血史患者。

3.仅对选定的基因位点多态性进行检测，无法检测基因内其他位点多态性，且检测结果仅供临床参考，不能作为临床诊治的唯一依据。

【临床解读】

亚甲基四氢叶酸还原酶（Methylenetetrahydrofolate reductase，MTHFR）是催化5，10-亚甲基四氢叶酸还原为5-甲基四氢叶酸过程中的关键酶。5-甲基四氢叶酸与同型半胱氨酸（Hcy）在甲硫氨酸合成酶作用下，合成甲硫氨酸。MTHFR基因位点存在基因多态性，MTHFR基因发生突变会导致MTHFR酶活性降低，引起叶酸代谢障碍，叶酸代谢能力下降，导致人体中Hcy水平升高。MTHFR 677C＞T突变（丙氨酸→缬氨酸）、1298A＞C突变（谷氨酸→丙氨酸）是常见的主要突变位点，以C677T最为多见，C677T有3种基因型：677CC型（野生型）、677CT型（杂合突变型）及677TT型（纯合突变型）。

677CC型（野生型）个体体内的MTHFR酶活性通常非常好，能够维持正常的叶酸代谢，不存在叶酸代谢障碍。677CT型（杂合突变型）相对于CC型携带者，携带者叶酸代谢酶活性有所下降，但还可以维持正常的叶酸代谢情况，对健康的影响一般也较小。677TT型（纯合突变型）个体的叶酸代谢酶活性受到严重影响，叶酸代谢出现严重障碍；携带者患神经管缺陷、心血管疾病等疾病的风险相对较高，同型半胱氨酸水平更容易升高。MTHFR基因是H型高血压（高血压合并高同型半胱氨酸血症，Hcy≥10μmol/L）的独立危险因素。

二、华法林药物代谢基因多态性（warfarin drug metabolism gene polymorphism）

【影响因素】

参考MTHFR基因检测影响因素。

【临床解读】

华法林是香豆素类口服抗凝血药，通过抑制维生素K依赖性凝血因子的合成发挥抗凝作用。

华法林在体内主要是由 CYP2C9 代谢为无活性的产物，CYP2C9 基因具有高度多态性，与野生型 CYP2C9* 相比，CYP2C9*2（430C > T）和 CYP2C9*3（1075A > C）导致酶活性显著降低，华法林代谢下降，从而引起患者体内引起药物蓄积、浓度升高，药物不良反应风险升高。因此，在用药时 *2/*2 和 *3/*3 基因型建议降低剂量。

华法林作用靶点是 VKORC1 编码的维生素 K 环氧化物还原酶，VKORC1 基因只有 1639G > A 一个多态性位点，构成 GG、GA、AA 3 种基因型。不同的基因型对华法林的敏感性不同，突变型很少剂量华法林就能达到抗凝效果，过量会导致溶血等严重副反应。在用药时 GG 基因型建议常规用药量，GA 基因型建议小幅降低剂量，AA 基因型建议降低剂量。

不同 CYP2C9 和 VKORC1 基因型组合的华法林治疗起始剂量范围不同，确切的用药剂量可根据 IWPC 所制定的数学模型预测起始剂量。

三、氯吡格雷药物代谢基因多态性（clopidogrel drug metabolism gene polymorphism）

【影响因素】

参考 MTHFR 基因检测影响因素。

【临床解读】

氯吡格雷广泛应用于急性冠状动脉综合征、经皮冠状动脉支架置入术、稳定性冠心病、缺血性脑卒中、短暂性脑缺血和外周动脉疾病等患者的抗血小板治疗。氯吡格雷在体内代谢活化主要由 CYP2C19 酶完成，CYP2C19 基因的遗传多态性使不同个体间酶活性存在显著差异。

编码正常酶活性的基因型是 CYP2C19*1，最常见的突变型是 CYP2C19*2（681G > A）、CYP2C19*3（636G > A）和 CYP2C19*17（806C > T）。中国人中，*2、*3（功能缺失型）和 *17（功能获得型）突变类型占 99% 以上。依据基因型，将患者的氯吡格雷代谢能力分为四群，详见表 4-5。

表 4-5　CYP2C19 基因多态性与氯吡格雷用药

基因型	代谢类型	用药指导
*1/*17 *17/*17	超快代谢群	氯吡格雷标准计量出血风险增加，需加强血小板功能监测
*1/*1	快代谢群	氯吡格雷标准计量

续表

基因型	代谢类型	用药指导
*1/*2 *1/*3* 2*/*17 *3*/17	中代谢群	氯吡格雷增加计量
*2/*2 *3/*3 *2/*3	慢代谢群	更换其他抗血小板药物（如普拉格雷和替格瑞洛）

四、高血压用药指导基因（hypertension medication gene）

【影响因素】

参考MTHFR基因检测影响因素。

【临床解读】

遗传背景的个体化差异是导致降压药物疗效及用药安全性差异的重要影响因素。目前临床上常用的降压药物包括血管紧张素转化酶抑制剂（ACEI）、血管紧张素Ⅱ受体阻滞剂（ARB）、β受体阻滞剂、钙拮抗剂（CCB）和利尿剂五类，以及由上述药物组成的固定配比复方制剂。

高血压个体化用药检测位点包含：ARB类药物作用靶点敏感性相关基因（AGTR1 A116C多态性）、ARB类药物代谢相关基因（CYP2C9*3多态性）、β受体阻滞剂类药物作用靶点敏感性相关基因（ADRB1 G1165C多态性）、β受体阻滞剂类药物代谢相关基因（CYP2D6*10多态性）、ACEI类药物（ACE I/D多态性）、CCB及利尿剂的敏感性相关基因（NPPA T2238C多态性）、CCB代谢相关基因（CYP3A5*3多态性）。高血压用药指导基因多态性与药物代谢能力关系详见表4-6。

表4-6　高血压用药指导基因多态性与药物种类

基因位点	基因型	表型	药物种类	相关药物
ADRB1 （c.1165 G＞C）	GG	敏感性正常		美托洛尔
	GC	敏感性略高		卡维地洛
	CC	敏感性较高	β肾上腺素受体 阻滞剂	阿普洛尔
CYP2D6*10 （c.100 C＞T）	*1/*1（CC）	代谢功能正常		比索洛尔
	*1/*10（CT）	代谢功能略低		拉贝洛尔
	*10/*10（TT）	代谢功能较低		
AGTR1 （c.1166 A＞C）	AA	敏感性正常		氯沙坦
	AC	敏感性略高		伊贝沙坦
	CC	敏感性较高		坎地沙坦
CYP2C9*3 （c.1075 A＞C）	*1/*1（AA）	氯沙坦活化能力正常； 其他ARB药物代谢 功能正常	血管紧张素Ⅱ 受体拮抗剂	缬沙坦 厄贝沙坦
	*1/*3（AC）	氯沙坦活化能力略低； 其他ARB药物代谢 功能略低		
	*3/*3（CC）	氯沙坦活化能力较低； 其他ARB药物代谢 功能较低		
ACE（I/D）	Ⅱ	敏感性正常		贝那普利
	ID	敏感性略高		福辛普利
	DD	敏感性较高	血管紧张素转 化酶抑制剂	依那普利
	TC	敏感性略高		培哚普利
	CC	敏感性较高		雷米普利
NPPA（T2238C）	TT	敏感性正常		氨氯地平
	TC	敏感性略低	钙拮抗剂、利 尿剂	氯噻酮 赖诺普利
	CC	敏感性较低		和多沙唑嗪
CYP3A5*3	AA	敏感性正常		
	AG	敏感性略低	钙拮抗剂	氨氯地平
	GG	敏感性较低		

五、伊立替康药物代谢基因多态性（Irinotecan drug metabolism gene polymorphism）

【影响因素】

参考MTHFR基因检测影响因素。

【临床解读】

伊立替康（irinotecan）是一种半合成的喜树碱衍生物，具有广谱的抗肿瘤活性，广泛应用于多种恶性肿瘤的治疗。该药可能会导致严重的不良反应，使其在临床应用中受到一定程度限制。

UGT1A1（UDP-葡萄糖醛基转移酶1A1）基因的多态性与伊立替康的不良反应密切相关。UGT1A1*6和UGT1A1*28基因多态性均可导致酶活性减低。在东亚人群中UGT1A1*6、*28的基因频率均为15%左右。

UGT1A1*28基因型突变的患者使用伊立替康时应选用剂量较低的化疗方案，以避免引起严重腹泻；UGT1A1*6等位基因型突变的患者发生4级中性粒细胞减少症的发生风险增加，应谨慎使用；UGT1A1*93等位基因型突变与SN-38暴露和伊立替康毒性均增加相关。

六、他莫昔芬药物代谢基因多态性（tamoxifen drug metabolism gene polymorphism）

【影响因素】

参考MTHFR基因检测影响因素。

【临床解读】

他莫昔芬（tamoxifen，TAM）是乳腺癌患者内分泌治疗的标准治疗药物，是雌激素受体阳性乳腺癌患者术后辅助治疗的基本用药，用于女性复发转移性乳腺癌及乳腺癌手术后转移的辅助治疗、预防复发等治疗。细胞色素P450家族2D6蛋白（CYP2D6）参与他莫昔芬的体内代谢过程，它的突变与他莫昔芬活性密切相关。CYP2D6基因多态性影响他莫昔芬的疗效，不同基因型的CYP2D6对他莫昔芬代谢不同，产生的活性代谢产物吲哚昔芬的浓度不同，并显著影响患者的复发率和生存期。

不同基因分型对应药物疗效见表4-7。

表4-7　CYP2D6基因多态性对他莫昔芬用药的影响

CYP2D6*10 （100C＞T）	CYP2D6*14 （1758G＞A）	酶活性	用药建议
CC	GG	正常代谢型	疗效较好，复发风险较低
CT	GG		
CC	GA	中间代谢型	可适当提高他莫昔芬剂量或换用其他不经CYP2D6代谢的雌激素受体调节药物。治疗过程中不建议使用强效CYP2D6抑制剂
CT	GA		
TT	GA		
TT	GG		
CC	AA	慢代谢型	换药或提高他莫昔芬剂量，但治疗不达标风险仍存在。治疗过程中不建议使用强效CYP2D6抑制剂
CT	AA		
TT	AA		

七、ApoE基因多态性检测（detection of APOE gene polymorphism）

【影响因素】

参考MTHFR基因检测影响因素。

【临床解读】

ApoE基因位于人类19号染色体，由其编码产生的载脂蛋白E（ApoE），参与血脂的运输、存储和代谢。APOE基因有2个突变位点，可产生3种等位基因——ε2、ε3、ε4，6种基因型ε2/ε2、ε2/ε3、ε2/ε4、ε3/ε3、ε3/ε4、ε4/ε4，分别编码3种载脂蛋白亚型——ApoE2、ApoE3和ApoE4（表4-8），有显著的遗传多态性。

表4-8　不同等位基因组合的ApoE表型

ApoE表型	APOE基因型	基因位点（526C＞T）	基因位点（388T＞C）
ApoE2型	ε2/ε2	TT	TT
	ε2/ε3	CT	TT
ApoE3型	ε2/ε4	CT	TC
	ε3/ε3	CC	TT
ApoE4型	ε3/ε4	CC	TC
	ε4/ε4	CC	CC

1. ApoE基因多态性与血脂 ApoE基因型编码的各ApoE异构体与脂蛋白受体的亲和力及其在体内的代谢速度不同，最终影响个体间的血脂水平。ApoE4基因携带者体内TC及LDL-C水平较高，血脂异常风险较高；ApoE2基因携带者体内TC及LDL-C水平较低，HDL-C水平较高，血脂异常风险较低。ApoE2对LDL-R亲和力下降，使用他汀类药物治疗时血TC和LDL-C降幅更大，降脂疗效较佳；而ApoE4与LDL-R亲和力最高，ApoE4服用他汀类药物往往疗效不佳或无效。

2. APOE基因多态性与阿尔茨海默病 ApoE影响β-淀粉样蛋白沉淀，参与阿尔茨海默病的发生和发展。ApoE ε4等位基因是阿尔茨海默病发病的高风险因素，携带ε4等位基因的个体患阿尔茨海默病的风险增加，而携带ε2等位基因的个体患阿尔茨海默病风险降低；ApoE基因型检测可用于轻度认知障碍患者危险分层，预测其向阿尔茨海默病转化的风险。

八、ALDH2基因多态性（aldehyde dehydrogenase 2 gene polymorphism，ALDH2）

【影响因素】

参考MTHFR基因检测影响因素。

【临床解读】

人类乙醛脱氢酶（aldehyde dehydrogenase，ALDH）是一种催化乙醛及其他脂肪族醛氧化的四联体蛋白酶。已发现有19种ALDH同工酶，其中ALDH2同时具有乙醛脱氢酶和酯酶活性，参与乙醇、硝酸甘油等药物的代谢。ALDH2（Glu504Lys，rs671）多态性导致所编码蛋白质504位谷氨酸被赖氨酸所取代，携带突变等位基因（ALDH 2*2）的个体ALDH2酶活性下降，杂合子（1*2）个体酶活性仅为野生型个体的10%，突变纯合子个体酶活性缺失。

1. ALDH2与酒精代谢 ALDH2是人体内酒精代谢的关键酶，在酒精代谢和乙醛解毒中起关键作用。乙醛脱氢酶2活性的高低是由ALDH2基因多态性决定的，基因突变（rs671 G＞A）使乙醛脱氢酶活性降低10倍以上。携带ALDH2突变型基因（1*2型或2*2型），饮酒后乙醛易在人体内积聚，进而出现血管扩张、皮肤潮红、心跳加快和神经麻痹的症状。

2. ALDH2与硝酸甘油 ALDH2基因同时编码硝酸酯酶，是硝酸甘油有效代谢物NO形成的关键。ALDH2突变患者使用硝酸甘油片疗效差、起效慢，舌下含服硝酸甘油不能迅速有效地缓解心绞痛。ALDH2野生型的患者硝酸甘油治疗心绞痛的疗效明显优于突变型患者，2*2突变型的患者使用无效率达到42.4%，约为ALDH2野生型的3倍。

九、HLA-B*5801 基因（HLA-B*5801 gene）

【影响因素】

参考 MTHFR 基因检测影响因素。

【临床解读】

别嘌醇为降尿酸治疗药物首选一线药物，但别嘌醇可引起皮肤过敏反应及肝肾功能损伤，严重者可发生致死性剥脱性皮炎、重症多形红斑型药疹、中毒性表皮坏死松解症等超敏反应综合征。HLA-B*5801 基因是别嘌醇引起超敏反应的高风险基因，尤其汉族人携带该基因的频率为 10% ～ 20%，且南方汉族人群高于北方汉族人群。

当患者携带 HLA-B*5801 基因（阳性），使用别嘌醇治疗时，出现皮肤不良反应的风险显著增加，建议禁用别嘌醇，换用其他药物，避免对患者造成严重损害。未携带 HLA-B*5801 基因（阴性）的患者，服用别嘌醇毒副反应风险低，但也要观察用药反应，有不良反应及时采取措施。

十、微卫星不稳定性（microsatellite instability，MSI）

【结果判读】

PCR ＋毛细管电泳技术和 PCR ＋高分辨率熔解曲线法：

出现 2 个及 2 个以上不稳定的核苷酸重复位点时，判定为 MSI-H；

出现 1 个或未出现不稳定的核苷酸重复位点时，判定为 MSI-L/MSS。

【影响因素】

1.无法获取肿瘤组织的患者，可使用外周血循环肿瘤 DNA 进行 MSI 检测。但由于液体活检诊断的准确性和灵敏度有限，仅作为无法获取肿瘤患者评价 MSI 状态的替代检测。

2.肿瘤活检或手术的新鲜标本建议离体后 30min 内，置于液氮或 -80℃保存，防止核酸降解。

3.血液标本选择合适抗凝剂，应在采集 2h 内完成处理，避免反复冻融，防止核酸降解。

4.提取的基因组 DNA 需要浓度检测，必要时对样本稀释，确保单个 PCR 管中 DNA 的上样量为 10 ～ 250ng。提取 DNA 样本 2 ～ 8℃保存 7d，-20℃保存 6 个月。

【临床解读】

微卫星（microsatellite，MS）是指人类基因组上的一段串联重复序列（1 ～ 6 个重复单元），通常位于基因间隔区、启动子、UTR 和编码区。人体在正常状态下，微卫星的长度和排序保持不变，并且稳定遗传。微卫星不稳定性（microsatellite

Instability, MSI）是在DNA复制时插入或缺失突变引起的微卫星序列长度改变的现象。MSI由错配修复（mismatch repair，MMR）基因MSH2、MSH6、MLH1和PMS2发生缺陷引起，因此可通过检测MMR基因缺失来确定是否发生MSI。

MSI最早在结直肠癌中发现，其在结直肠癌、胃癌和子宫内膜癌等多种实体瘤中高发，在林奇综合征筛查、化疗药物选择、预后预测和免疫检查点抑制剂获益人群筛选等方面具有重要意义。MSI是Lynch综合征的特征性分子，90%以上表现出MSI。散发性CRC中也存在10% ～ 15%的MSI。

MSI与结直肠癌的预后有着密切的关系。MSI-H结直肠癌患者相比MSS患者具有显著的生存优势，临床表现较差，但预后更好。MSI-H的结直肠癌Ⅱ期患者不能在氟尿嘧啶（5-FU）治疗中获益。此外，因MSI-H的晚期结直肠癌患者通常具有PD-1及PDL-1等的高表达，可通过对PD-1/PD-L1的靶向抑制，促使机体免疫系统攻击和杀灭肿瘤细胞。

第5章 临床生物化学检验

第一节 蛋白质和氨基酸及其代谢产物检验

一、总蛋白质（total protein，TP）

【参考区间】

双缩脲法 60～80g/L。

【影响因素】

1.标本严重脂血，酚酞、磺溴酞钠在碱性溶液中呈色，影响双缩脲的测定结果。

2.静脉注射氨基酸和使用促蛋白合成剂可使TP测定结果偏高。

3.使用止血带时间过长，导致静脉淤血及直立数小时后测定TP可增高。

4.样品中TP浓度超过100g/L，可用生理盐水稀释样品，再重新测定，结果乘以稀释倍数。

5.使用抗癫痫药物、吡嗪酰胺、利福平、避孕药、水杨酸等，可使TP结果偏低。

6.长期卧床患者TP可降低。

【临床解读】

1.血清TP>80g/L为高蛋白血症，见于：

（1）血清中水分减少，如急性失水时（呕吐、腹泻、高热等），可使血清总蛋白浓度相对增高，有时可达100～150g/L。此外休克时，由于毛细血管通透性的变化，血浆亦可发生浓缩。肾上腺皮质功能减退患者，由于钠的丢失可致继发性水分丢失，血浆也可发生浓缩现象。

（2）血白蛋白质合成增加，如多发性骨髓瘤患者，球蛋白的合成增加，其量可超过50g/L，总蛋白可超过100g/L。

（3）慢性炎症或感染时增加，如结核、SLE、类风湿关节炎（多克隆γ球蛋白增高）。

2.血清TP＜60g/L为低蛋白血症，见于：

（1）血浆中水分增加，血浆被稀释，TP浓度相对减少。如水钠潴留或静脉注射过多低渗溶液等。

（2）营养不良，如摄入不足或由于慢性肠道疾病引起的消化吸收不良等。

（3）消耗增加，长期患消耗性疾病，如严重结核病、甲状腺功能亢进症及恶性肿瘤等。

（4）合成障碍，肝功能严重损害时，蛋白质合成减少，以白蛋白减少最为显著。

（5）蛋白质丢失，如严重烧伤、烫伤或大出血时，慢性肾病变如肾病综合征及患溃疡性结肠炎时均可导致蛋白质丢失。

二、白蛋白（albumin，Alb）

【参考区间】

溴甲酚绿法　35～55g/L。

【影响因素】

1.标本严重脂血、溶血及严重黄疸可能会干扰检测结果。

2.青霉素、水杨酸类药物可与溴甲酚绿竞争白蛋白的结合，对测定结果有影响。

3.长期使用糖皮质激素，如泼尼松、地塞米松等，会促进蛋白质分解代谢，抑制蛋白质合成，可能导致血清白蛋白水平降低。

【临床解读】

Alb是血清中含量最多的蛋白质，主要由肝脏合成，具有维持胶体渗透压、运输物质（如药物、激素、脂肪酸）等重要功能。其水平异常可反映多种疾病状态。

1.血清Alb增高　常见于严重失水如严重呕吐、腹泻、高热等，因血浆浓缩所致。迄今为止，临床尚未发现白蛋白绝对量增高的疾病。

2.血清Alb降低　Alb降低的原因与TP降低的原因相同，此外，尚可见于：

（1）妊娠尤其是妊娠晚期，由于体内对蛋白质的需要量增加，同时又伴有血浆容量增高，血清Alb可明显下降，但分娩后迅速恢复正常。

（2）较罕见的有先天性白蛋白缺乏症。

三、球蛋白（globulin，Glo）

【参考区间】

计算法　20～30g/L。

【影响因素】

血清总蛋白和白蛋白的浓度差为血清球蛋白浓度，因此，影响血清总蛋白和白蛋白测定的各种因素均可影响球蛋白的测定结果。

【临床解读】

1.血清球蛋白浓度增高多以 γ 球蛋白（丙种球蛋白）增高为主

（1）水分丢失导致血液浓缩。

（2）炎症或感染（如结核病、疟疾、黑热病、麻风及血吸虫病等）。

（3）一些自身免疫性疾病（如系统性红斑狼疮、硬皮病、风湿热、类风湿关节炎及肝硬化等）。

（4）淋巴瘤和多发性骨髓瘤及白血病等。

2.血清球蛋白浓度降低

（1）生理性减少（正常婴儿出生后至3岁以内，由于肝脏和免疫系统未发育完全，球蛋白浓度较低）。

（2）肾上腺皮质激素过多或应用免疫抑制剂导致的免疫功能抑制。

（3）丙种球蛋白缺乏症及原发性低球蛋白血症。

（4）应用巯嘌呤等。

四、白蛋白/球蛋白比值（albumin/globulin，A/G）

【参考区间】

（1.5～2.5）∶1。

【影响因素】

影响血清总蛋白和白蛋白测定的各种因素均可影响A/G比值。

【临床解读】

A/G比值主要用来分析总蛋白、白蛋白和球蛋白之间的相对关系。

1.在急性肝炎早期，血清白蛋白的量可不变或稍低，球蛋白浓度轻度增高，血清总蛋白的量可无变化，此时白蛋白的量仍可高于球蛋白，A/G比值稍有降低，但仍可在正常范围内。

2.在慢性肝炎和肝硬化时，血清白蛋白量减少，总蛋白量视球蛋白的量而定，若球蛋白量正常，则总蛋白量减少，A/G比值降低；若球蛋白量增高，则总蛋白量可正常或增加，A/G比值明显降低，可<1，称为白球比值倒置。

3.患者病情好转时，A/G比例可逐渐接近正常，因此A/G比值动态观察，对病情发展、分疗效监测和预后判断均有一定意义。

五、前白蛋白（prealbumin，PA）

【参考区间】

免疫比浊法，血清　200～400mg/L。

【影响因素】

1.严重脂血、溶血及黄疸标本可能引起结果增高。

2. PA测定是抗原抗体进行的反应，属浊度反应，试剂浑浊时影响测定结果，应注意观察试剂是否失效或变浑浊。

【临床解读】

前白蛋白在肝合成，属于非急性时相反应蛋白。前白蛋白在判断营养状况和肝功能方面，是比白蛋白更加灵敏和及时的指标。

1.增高　可见于霍奇金病（Hodgkin病）、甲状腺功能减退、口服避孕药和使用类固醇药物。

2.降低　可见于营养不良、严重肝病患者、恶性肿瘤、炎症及肾疾病等。

六、血清蛋白电泳（serum protein electrophoresis，SPEP）

【参考区间】

白蛋白：55.8%～66.1%。

α_1球蛋白：2.9%～4.9%。

α_2球蛋白：7.1%～11.8%。

β_1球蛋白：4.7%～7.2%。

β_2球蛋白：3.2%～6.5%。

γ球蛋白：11.1%～18.8%。

【影响因素】

1.溶血会使红细胞内的蛋白质释放到血清中，干扰电泳结果。

2.使用糖皮质激素可能会导致蛋白质代谢紊乱，使白蛋白合成减少，球蛋白比例相对增加。

【临床解读】

血清蛋白电泳是临床实验室中常用的技术之一，可定性和半定量各条正常或异常蛋白区带。新鲜血清经电泳后可精确地描绘出患者蛋白质的全貌，正常血清电泳主要分为白蛋白、α_1球蛋白、α_2球蛋白、β球蛋白和γ球蛋白5个区带，而在疾病条件下各种蛋白条带的数量和百分含量会有所改变。

1.急性炎症或急性时相反应　白蛋白有所降低而α_1区、α_2区百分率升高，在慢性炎症时同时还可见γ区升高。

2.肾病综合征、慢性肾小球肾炎等肾病　白蛋白下降，α_2球蛋白和γ球蛋白升高。

3.慢性肝病或肝硬化　白蛋白显著降低，γ球蛋白可升高2～3倍，甚至可见β-γ

融合的桥连现象，还可在 γ 区呈现细而密的寡克隆区带。

4. M蛋白　为在 γ 区或 β 区出现一条狭窄、浓集的单克隆免疫球蛋白条带，即 M蛋白，见于多发性骨髓瘤、巨球蛋白血症、重链病等单克隆浆细胞异常增殖性疾病。根据M蛋白带的电泳位置可大致判断出免疫球蛋白的类型，一般 IgG 形成的 M蛋白带，多出现于 β 至慢 γ 球蛋白部位，并且较 IgA 或 IgM 形成的 M蛋白带窄而浓集。IgA 形成的 M蛋白带大多位于 β 和 γ 球蛋白之间。IgM 形成的 M蛋白带多见于 γ 球蛋白部位。IgD 和 IgE 形成的 M蛋白带多位于 β 到 γ 球蛋白部位，与 IgA 的位置相似，因蛋白含量太低，常不易发现。在轻链病时形成的 M蛋白带常位于 γ 球蛋白部位，有时也可在 $\alpha_2 \sim \beta$ 球蛋白区域，此时需要与尿中本-周蛋白检测或尿蛋白电泳同时测定进行观察。

七、免疫固定电泳
（immunofixation electrophoresis，IFE）

【参考区间】

免疫固定电泳法，血清/尿液

免疫球蛋白 G（IgG）：阴性。

免疫球蛋白 A（IgA）：阴性。

免疫球蛋白 M（IgM）：阴性。

κ轻链：阴性。

λ轻链：阴性。

【影响因素】

1. 样本凝固不完全纤维蛋白原残留或者经肝素抗凝治疗的患者血清样品可干扰电泳，造成假阳性结果。

2. 进行单克隆免疫球蛋白定量排除冷球蛋白（尤其是 IgM 华氏巨球蛋白血症）的样本，室温送检而非 37℃ 保存。

3. 多聚体 IgA/IgM 导致凝胶的点样处和整个泳道出现沉淀，需用 β 巯基乙醇做还原处理。通常处理后仅保留一条单克隆条带。

4. 前带效应引起的抗原过剩，在免疫固定电泳结果中呈现其条带条带均匀深染，中心区域呈脱色状。

【临床解读】

IFE 是一种将区带电泳及免疫扩散技术相结合的高特异性分离和鉴定 M蛋白的方法，主要用于多发性骨髓瘤（multiple myeloma，MM）、巨球蛋白血症、淀粉样变性、冷球蛋白血症等疾病中的诊断。M蛋白在 IFE 中显示狭窄而界线明确的区带，而多克隆增生或正常血清 γ 球蛋白区呈现弥散而均匀的条带。

1. MM 一种克隆浆细胞异常增殖的恶性疾病，是血液系统常见恶性肿瘤。MM免疫球蛋白可见相应单克隆升高，血清单克隆 > 20g/L，以IgG型最多约占55%，IgA型次之约占20%，IgM和IgD型少见，IgE型罕见，其中以IgG-λ型占比最高。

2. 巨球蛋白血症 由浆细胞无限制地增殖并产生大量单克隆IgM所引起，以高黏滞血症、肝脾大为特征，IFE证实单克隆IgM型M蛋白存在，主要为IgM-κ型。

3. 重链病 一组少见的浆细胞恶性增殖性疾病，其特征为单克隆免疫球蛋白重链过度生产。以IgA型最常见，IFE仅检测到相应重链，轻链阴性。

4. 轻链病 异常浆细胞产生过多轻链，血清或尿液中出现大量游离轻链而引起的疾病。IFE可见各重链泳道均无免疫沉淀带，只有轻链出现异常免疫沉淀带。常规IFE检测结果呈单纯轻链型时，应加做IgD和IgE免疫固定电泳，若排除IgD型/IgE型，则可确认为单纯轻链型M蛋白。

5. 意义未明单克隆免疫球蛋白血症 患者血清或尿液中出现单克隆免疫球蛋白或轻链，但排除恶性浆细胞病，其自然病程、预后和转归暂时无法确定的疾病。病因不明，约占M蛋白阳性患者的1/2以上，发病率随年龄增长而增高。患者血清区带电泳在γ区带内可见高而窄的尖峰或密集带，IFE证实为单克隆M带，M蛋白以IgG型最多，约占60%，IgA和IgM型各占20%，未见IgD和IgE型报道。

6. 其他M蛋白 约80%原发性系统性淀粉样变性患者血清和尿液中呈M蛋白阳性，最常见为游离单克隆轻链型，κ链与λ链的比率为3:1。POEMS综合征患者血清或尿液IFE也可发现寡克隆或M蛋白，多为中等浓度的IgG或IgA单克隆组分、几乎均为λ轻链型。其他肾脏疾病如慢性肾衰竭、肾功能不全、肾病综合征血清IFE也可呈现M蛋白阳性结果，大部分为IgG-λ型。

7. 多克隆增殖性疾病 多克隆增殖性疾病多为良性增生，由产生各种免疫球蛋白的B细胞全面增殖所致，如慢性肝病、肝硬化，自身免疫性疾病如SLE、RA，慢性细菌和寄生虫感染，恶性肿瘤，获得性免疫缺陷症，淋巴母细胞性淋巴结病等，血清IFE结果通常在γ球蛋白区呈现弥散性增高。

8. 寡克隆条带 多条带（2条以上）寡克隆包括一类或多类免疫球蛋白（仅少量B细胞功能异常），其IFE结果可见在位于γ球蛋白区深浅不一的几条狭窄区带。寡克隆组分与三种主要的免疫球蛋白相关：IgG，IgM，IgA，发生率依次递减，主要见于先天性联合免疫缺陷儿童、器官或骨髓抑制后免疫抑制剂治疗的患者及AIDS患者。

八、氨基酸（amino acid，AA）

【参考区间】

液相串联质谱法，血浆 必需氨基酸，支链氨基酸，芳香族氨基酸等共23种，见表5-1。

表5-1 血浆氨基酸水平参考区间

分析物名称	参考区间（μmol/L）		
	＜24个月	2～17岁	≥18岁
丙氨酸（Ala）	139～474	144～557	200～579
精氨酸（Arg）	29～134	31～132	32～120
天冬酰胺（Asn）	25～91	29～87	37～92
天冬氨酸（Asp）	2～20	＜11	＜7
β-丙氨酸（β-Ala）	＜28	＜27	＜29
瓜氨酸（Cit）	9～38	11～45	17～46
谷氨酰胺（Gln）	316～1020	329～976	371～957
谷氨酸（Glu）	31～202	22～131	13～113
甘氨酸（Gly）	111～426	149～417	126～490
组氨酸（His）	10～116	12～132	39～123
异亮氨酸（Ile）	31～105	30～111	36～107
亮氨酸（Leu）	48～175	51～196	68～183
赖氨酸（Lys）	49～204	59～240	103～255
甲硫氨酸（Met）	11～35	11～37	4～44
鸟氨酸（Orn）	20～130	22～97	38～130
苯丙氨酸（Phe）	28～80	30～95	35～80
脯氨酸（Pro）	85～303	80～357	97～368
丝氨酸（Ser）	69～271	71～208	63～187
牛磺酸（Tau）	37～177	38～153	42～156
苏氨酸（Thr）	47～237	58～195	85～231
色氨酸（Trp）	17～75	23～80	29～77
酪氨酸（Tyr）	26～115	31～106	31～90
缬氨酸（Val）	83～300	106～320	136～309

【影响因素】

1.人体血浆氨基酸浓度一天之内变异可达30%，清晨最低，下午最高，应定时采集病人血样，此外要避免食物消化吸收后的影响，宜采集清晨空腹血。

2.药物可以影响人体的营养状态。许多药物影响食欲、食物吸收和组织新陈代谢，对血浆氨基酸浓度检测产生影响。

3.标本溶血时，红细胞内氨基酸可进入血浆，导致假性增高，要尽量避免。

【临床解读】

氨基酸检测用于氨基酸营养评估及氨基酸相关疾病的辅助诊断。

1.营养系统疾病　氨基酸是合成蛋白质的重要原料，对于促进生长，进行正常代谢、维持生命提供了物质基础。甲硫氨酸、赖氨酸、缬氨酸、异亮氨酸、苯丙氨酸、亮氨酸、色氨酸、苏氨酸8种氨基酸人体自身无法合成，必须外源摄入，称为必需氨基酸。处于生长发育期的婴儿，除了以上8种氨基酸外，组氨酸是必需氨基酸。此外，酪氨酸对于早产儿、肾病患者是必需氨基酸。营养缺乏常导致健康损害，某些疾病（如神经性厌食、进食困难和吸收障碍）可以导致营养缺乏，此外，许多患者（如急性住院的老年患者）可能存在需要治疗的未被察觉的营养不良。过度营养可能招致慢性疾病，如癌症、高血压、肥胖症、糖尿病和冠心病。

2.肝性脑病　是临床上常见的一种以代谢紊乱为基础的神经精神异常综合征，是严重肝病常见的并发症及死亡原因之一。其支链氨基酸（亮氨酸、异亮氨酸、缬氨酸）减少，芳香族氨基酸（苯丙氨酸、酪氨酸、色氨酸）增高，支链氨基酸/芳香族氨基酸≤1（正常＞3）。

3.氨基酸遗传代谢病　苯丙氨酸、亮氨酸、异亮氨酸、缬氨酸、精氨酸、瓜氨酸、鸟氨酸、甲硫氨酸、酪氨酸、甘氨酸、脯氨酸等氨基酸指标多倍异常，需考虑到遗传性代谢疾病相关。

4.其他　糖尿病时亮氨酸、异亮胺酸及缬氨酸浓度可升高，丙氨酸浓度可降低；外伤及严重感染时，苯丙氨酸和色氨酸可升高，亮氨酸、异亮胺酸及缬氨酸浓度可降低；胰岛细胞瘤时丙氨酸可升高；肾功能不全时，酪氨酸可降低。

九、氨（ammonia）

【参考区间】

干化学法　$9 \sim 33\mu mol/L$。

【影响因素】

1.血氨在标本中极不稳定，因此血液抽取后必须冰浴送检（室温下血氨每小时升高约20%），尽快分离血浆。

2.所用器具一定要严格保持清洁，并应经去氨处理。

3.吸烟是患者和样品被氨污染的重要因素之一，应注意避免。

4.避免溶血，红细胞内氨浓度是血浆的3倍，溶血会导致假性升高。

【临床解读】

1.生理性增高：进食高蛋白或剧烈运动后，可见血氨增高，静脉血氨可高于动脉血。

2.病理性增高：可见于严重肝疾病、肝性脑病、上消化道出血、肝肿瘤、有机磷中毒、尿毒症、与鸟氨酸循环有关酶的先天性缺乏以及某些神经系统损害的疾病等。

3.血氨测定还可用于高营养治疗患者的氮平衡监测。

十、肌钙蛋白（troponin，Tn）

【正常值】

化学发光法，血清　高敏肌钙蛋白 T（hs-cTnT）：0～14ng/L；

高敏肌钙蛋白 I（hs-cTnI）　男性：0～34ng/L；女性：0～16ng/L。

【影响因素】

1.离心不充分导致的纤维蛋白凝块或微颗粒可能导致结果假性升高。

2.溶血标本（≥500mg/dl），高胆红素血（≥400mg/dl）可能导致结果假性降低。

3.生物素治疗可使采用生物素和亲和素检测系统的检测结果假阴性。

4.异嗜性抗体、自身抗体等自身免疫性疾病可能会干扰检测结果。

5.肾功能损伤会影响其血中清除速度，特别是分子量略大的cTnT。

【临床解读】

肌钙蛋白（Tn）是一种异三聚体复合物，包含TnC、TnT、TnI三个亚基，在骨骼肌和心肌均有表达，是肌肉兴奋收缩偶联中重要的结构蛋白。大部分cTn结合在细肌丝上构成心肌细胞骨架，仅2%～8%为游离形式存在于细胞质中。当心肌细胞坏死、凋亡、更新、细胞膜通透性改变及膜泡形成时，肌钙蛋白被释放入血。

1.急性冠脉综合征（ACS）

（1）急性心肌梗死（AMI）cTn是诊断AMI的首选标志物，cTnT、cTnI诊断价值相同。cTn水平出现上升和下降，且至少有1次高于第99百分位值参考上限（99th URL），同时具有任意临床缺血证据可诊断AMI。如无心肌缺血的表现和证据，则应诊断为心肌损伤。cTnT会在心肌梗死后快速达峰，随后缓慢降低，下降过程中（第4～5天），由于含cTnT的相关片段的进一步酶解而出现轻度二次升高，称为"双峰现象"。

（2）非ST段抬高AMI　单次检测hs-cTn低于LoD可安全排除胸痛时间超过3h患者的AMI风险。单次检测普通肌钙蛋白（con-cTn）阴性，或低于LoD不可直接排除 AMI，应在 6h 后再次检测，观察其变化。

2. 心肌损伤　cTn 高于 99th URL，且变化幅度超过 20%，考虑为急性心肌损伤；如持续升高状态，且增幅变化＜20%，则可能为慢性心肌损伤。心力衰竭、肾功能不全、全身性疾病、手术、感染甚至药物治疗均能导致心肌损伤，不同疾病的确诊需要结合临床情况。

3. hs-cTn 在普通人群心血管危险分层中的应用　hs-cTn（不是 con-cTn）可用于经传统心血管风险分层中的中风险普通人群心血管风险分层，预测心血管事件。

十一、肌红蛋白（myoglobin，Mb）

【参考区间】

化学发光法　男性：0 ~ 154.9μg/L；女性：0 ~ 106μg/L。

【影响因素】

1. 血清肌红蛋白在一天内有波动，早上 9 时最高，下午 6 ~ 12 时最低，连续检测时应定时采集标本。

2. 防止标本溶血。

【临床解读】

Mb 是一种氧结合蛋白，广泛存在于骨骼肌、心肌、平滑肌，约占肌肉中所有蛋白质的 2%。Mb 的相对分子质量小，仅 17.8kD，小于 CK-MB（84kD），更小于乳酸脱氢酶（134kD），且位于细胞质内。标志物分子量越小，越容易透过细胞间隙至血液，细胞质内高浓度物质比核内或线粒体内物质及结构蛋白更早在血中出现。因此 Mb 在心肌损伤时，出现较早，2h 即可升高。

1. 急性心肌梗死（AMI）　患者发作后细胞中 Mb 释放入血，2h 即升高，6 ~ 9h 达高峰，24 ~ 36h 恢复至正常水平。Mb 的阴性预测价值为 100%，在胸痛发作 2 ~ 12h，如 Mb 阴性可排除 AMI。Mb 结合心电图能提高 AMI 早期诊断的有效率，从单独使用心电图的 62% 提高至 82%。溶栓治疗成功者，Mb 浓度可在溶栓后 2h 明显下降。

2. 其他　开胸手术、过度体育锻炼、骨骼肌创伤、进行性肌萎缩、休克、严重肾衰竭、肌内注射时血清 Mb 都会升高，因此 Mb 特异性不高，为 60% ~ 95%，特别是在早期心电图和其他标志物都未变化时，单凭 Mb 决定是否使用溶栓疗法有一定的风险。

十二、B 型利钠肽与氨基末端-B 型利钠肽前体
（B-type natriuretic peptide，BNP and NT-proBNP）

【参考区间】

1.化学发光法　BNP＜100ng/L。

2.电化学发光法　NT-proBNP；

＜75 岁：＜125ng/L；

≥75 岁：＜450ng/L。

【影响因素】

1.样本类型：BNP 检测只能使用乙二胺四乙酸（ethylenediamine tetraacetic acid，EDTA）抗凝血浆，使用塑料采血管，非硅化的玻璃采血管可激活血中蛋白酶导致 BNP 快速降解。

2.样本采集：BNP 分泌存在昼夜节律性，下午较高，而夜间较低，与血压类似，对于连续监测 BNP 的患者需固定采血时间。体位改变和运动对 BNP 水平具有一定影响。

3.溶血会影响 BNP/NT-proBNP 检测结果的准确性。

4. NT-proBNP 的生物半衰期为 1 ~ 2h，而 BNP 的生物半衰期仅为 20min，两者在体外保存的稳定性较差（室温或 4℃约 4h）。BNP/NT-proBNP 应在采血后 4h 内完成送检及检测。

【临床解读】

BNP 为利钠肽（natriuretic peptides，NPs）家族中成员之一。心肌细胞合成的 Prepro-BNP 在进入血循环后降解产生 BNP 前体（proBNP），proBNP 在内切酶的作用下形成一个具有生物活性的 BNP 和一个无活性的 NT-proBNP。BNP 主要通过结合 BNP 受体 A，从而发挥抑制 RAAS、促进利尿、排钠、扩张血管、改善心肌张力及减少心肌纤维化等生物学活性。BNP/NT-proBN 是心脏功能生物标志物，同时也是心力衰竭诊断与鉴别诊断、病情严重程度及预后评估的首选生物标志物。

1.心力衰竭 A 期和 B 期人群的早期筛查　BNP/NT-proBNP 既是心室功能障碍的筛查指标，也是新发心力衰竭的独立预测因子。心力衰竭 A 期和 B 期患者 BNP＞35ng/L 或 NT-proBNP＞125ng/L 的患者进行相应干预，有助于预防和延缓心力衰竭的发生。

2.心力衰竭诊断和鉴别诊断　用于排除和诊断心力衰竭的 BNP/NT-proBNP 界值详见表5-2。

表5-2 BNP/NT-proBNP排除/诊断心力衰竭的界值（ng/L）

项目	急性心力衰竭			慢性心力衰竭		
	排除界值	灰区	诊断界值	排除界值	灰区	诊断界值
NT-proBNP	＜300			＜125	125～600	＞600
＜50岁		300～450	＞450			
50～75岁		300～900	＞900			
＞75		300～1800	＞1800			
BNP	＜100	100～400	＞400	＜35	35～150	＞150

注：肥胖患者（BMI≥30kg/m²）BNP排除心力衰竭界值应＜50ng/L，BNP/NT-proBNP诊断界值应降低50%；心房颤动患者BNP/NT-proBNP诊断界值应提高20%～30%；肾功能不全（估算肾小球滤过率（eGFR）＜60ml/（min·173m²）患者，NT-proBNP诊断心力衰竭界值应降低＞1200ng/L，BNP排除心力衰竭界值应＜200ng/L。

3.心力衰竭治疗监测和预后评估 急性心力衰竭患者NT-proBNP短期预后界值5000ng/L，长期预后界值1000ng/L；慢性心力衰竭患者应将BNP/NT-proBNP水平控制在BNP＜100ng/L或NT-proBNP＜1000ng/L。

4.肺栓塞预后评估 NT-proBNP＜500ng/L患者发生不良预后的风险较小，NT-proBNP＞600ng/L患者发生早期不良预后的风险较高。

5.肺动脉高压预后评估 BNP/NT-proBNP是肺动脉高压风险分层的唯一生物标志物。诊断时风险分层：低风险（BNP＜50ng/L或NT-proBNP＜300ng/L），中风险（BNP 50～800ng/L或NT-proBNP 300～1 100ng/L），高风险（BNP＞800ng/L或NT-proBNP＞1100ng/L）。

十三、心型脂肪酸结合蛋白（heart-type fatty acid-binding protein，H-FABP）

【参考区间】

免疫比浊法，血清 0～5ng/ml。

【影响因素】

1.标本应避免溶血，可能引起交叉反应。

2.肾功能不全、严重肌肉损伤可能干扰结果的准确性。

【临床解读】

心型脂肪酸结合蛋白（H-FABP）是心脏细胞质中含量极为丰富的一种小分子蛋白质（分子量为15KDa）。参与脂肪酸的转运，正常状态下血液中几乎检测不到。当心肌细胞受损时，H-FABP释放并迅速进入血液循环，1～3h即可检测到升高。

主要应用于心肌损伤的早期诊断。

1.急性心肌梗死（AMI）　①H-FABP在AMI发生后可于1～3h立即升高，6～8h达高峰，并持续至12h，24h后恢复至正常值。在胸痛发作6h内与肌钙蛋白I、肌红蛋白等联合诊断可提高检测的灵敏度和特异度。②H-FABP释放量与心肌损伤范围呈直接相关，测定血中H-FABP可以在AMI发作24h内可靠地评估梗死面积的大小。③H-FABP在AMI发生3h内超过阈值并显著升高，然后由肾脏在12～24h完全清除，因此早期、连续监测H-FABP浓度有利于及早发现再梗死的发生。④H-FABP是溶栓后再灌注成功的最早生物标志物。溶栓治疗后H-FABP迅速下降，提示血管再通，治疗效果较好。

2.不稳定型心绞痛　不稳定型心绞痛分为低危、中危、高危组，危险分层不同，治疗选择及预后不同。血清中H-FABP的含量越高，心肌缺血损伤程度就越严重，危险程度就越高，可根据血清中H-FABP的浓度来对心肌损伤程度进行评估。

3.心力衰竭（HF）　H-FABP浓度与心力衰竭程度呈正相关，心功能越差，H-FABP升高的比例越高。H-FABP与BNP或NT-proBNP联合检测有助于高危HF患者的危险分层，提高诊断及预后预测。

4.急性肺栓塞（APE）　H-FABP的水平随着APE患者肺栓塞面积增大而升高，H-FABP可用于早期评估APE病情，对APE患者进行肺栓塞危险分层和早期治疗。

十四、缺血修饰白蛋白
（ischemia-modified albumin，IMA）

【参考区间】

终点法，血清　＞64U/ml。

【影响因素】

1.标本应及时离心，长时间放置或反复冻融可能影响结果。

2.该检测方法易受体内白蛋白、高胆红素、高脂血或重金属污染的影响。

【临床解读】

缺血修饰白蛋白（IMA）是白蛋白N端结构改变（钴结合能力下降）形成的一种特殊形式。当心脏肌肉因为冠状动脉狭窄或阻塞而缺氧时，血液中的白蛋白会发生化学修饰，形成IMA，是较为敏感的急性心肌缺血标志物。

1.早期诊断心肌缺血：IMA在心肌缺血发生后5～10min迅速升高，1～2h达到高峰，因此可用于急性冠脉综合征的早期筛查，尤其胸痛但心电图和肌钙蛋白阴性时。在急性心肌梗死（AMI）发生时，IMA水平会迅速升高。

2.联合传统的心肌损伤标志物如肌钙蛋白、肌酸激酶同工酶等可提高急性心肌梗死的早期诊断率，为及时治疗争取时间。

3. IMA水平与急性冠脉综合征的严重程度相关，水平越高，患者发生心血管不良事件的风险越高。IMA的水平变化也可用于评估患者的预后。在急性心肌梗死（AMI）后，IMA的持续高水平可能与不良预后相关。

4.非心源性缺血性疾病：IMA升高还见于急性肺栓塞、新生儿呼吸窘迫症、脑卒中等非心源性缺血性疾病中。

十五、同型半胱氨酸（homocysteine，Hcy）

【参考区间】

循环酶法　5～15μmol/L。

【影响因素】

1.由于红细胞中的Hcy释放到血浆会使Hcy结果升高，因而采血后应立即放冰浴送检，1h内分离出，标本采集多采用血浆EDTA-K_2抗凝管。

2.服用甲氨蝶呤、卡马西平、苯妥英钠及一氧化二氮等药物会使Hcy的检测结果偏高。

3.采血前应避免高蛋白饮食，而叶酸、维生素B_6、维生素B_{12}等摄入不足，会影响同型半胱氨酸的代谢，导致其水平升高。否则可能使Hcy水平升高。

【临床解读】

同型半胱氨酸（Hcy）又称高半胱氨酸，是一种含硫氨基酸，是甲硫氨酸和半胱氨酸代谢的中间产物，其本身不参与蛋白质的合成。Hcy水平主要受遗传因素和营养因素的影响，后者主要包括维生素B_6、维生素B_{12}和叶酸的摄入。多种因素可导致血Hcy水平的蓄积，形成高同型半胱氨酸血症（hyperhomocysteinemia，HHcy），简称高血同。高血同可反映机体甲基化状态和转硫化的异常状态，损伤细胞、组织、器官，是许多慢性疾病发生的独立危险因素或重要危险因素。

人体空腹血浆Hcy＞15μmol/L，则可诊断HHcy。HHcy与心脑血管疾病、神经系统疾病、糖尿病、不良妊娠结局、慢性肾脏疾病、骨质疏松症等多种疾病均有一定的相关性。

1.脑卒中　HHcy是独立的脑卒中危险因素。Hcy与脑卒中的发生呈正相关，Hcy水平升高，患者脑卒中风险也随之升高。

2.阿尔茨海默病（AD）　HHcy是AD的重要独立危险因素。Hcy与认知损害相关，也与认知受损程度相关。

3.心血管疾病　Hcy是动脉粥样硬化的独立危险因素，冠心病患者空腹血清同型半胱氨酸水平显著高于无冠心病患者。Hcy引起钠重吸收，刺激血管平滑肌细胞增殖并改变血管壁的弹性，从而导致高血压，称为H型高血压。Hcy水平与高血压的患病率呈正相关。

4.糖尿病　Hcy可以诱导胰岛素抵抗，且伴随胰岛素抵抗的孕妇会发生妊娠期血压、血糖异常。伴有HHcy的2型糖尿病患者出现糖尿病并发症的风险更大，如糖尿病眼病、肾病、周围神经病、外周血管疾病等发病率的高低。

5.慢性肾脏病　HHcy是多种肾病的独立危险因素，如慢性肾炎、肾病综合征、紫癜性肾炎、慢性肾功能不全。Hcy比BUN、Scr更灵敏、能更好地反映肾功能程度，且与血清肌酐值呈正相关。85%以上终末期肾衰竭患者存在HHcy，85%～95%维持性血液透析患者Hcy水平增高并随透龄增加，是影响患者生存率的主要原因。

6.妊娠　Hcy是多种妊娠并发症的早期诊断、治疗依据之一。Hcy通过血管内皮损伤、绒毛膜血管化不良、胚胎发育异常等机制导致妊娠期高血压、妊娠期糖尿病、胎盘血管病变、习惯性流产等。高Hcy也是神经管缺陷的一个独立危险因素，直接影响神经管闭合程度，进而导致胎儿畸形。

十六、游离血红蛋白（free hemoglobin）

参见第1章第三节中的筛查试验。

十七、抗碱血红蛋白（alkaline resistant hemoglobin）

参见第1章第三节中的血红蛋白异常检验。

十八、高铁血红蛋白（methmoglobin）

【参考区间】

血气分析　0～1.5%。

【影响因素】

1.标本避免溶血，测定过程要仔细观察。

2.乙酰苯胺、安替比林、非那西丁、亚硝酸盐、磺胺类、吡啶及硫酸镁等药物可使高铁血红蛋白测定结果偏高。

3.亚甲蓝是中毒性高铁血红蛋白血症的特效解毒剂，但亚甲蓝的使用对血气分析监测结果有影响，建议停药30min后检测。

【临床解读】

正常血红蛋白中的铁为二价铁，而高铁血红蛋白中的铁为三价铁，失去携带氧的能力。

高铁血红蛋白升高多见于亚硝酸盐中毒，亚硝酸盐通过将血红蛋白中的二价铁氧化为三价铁，形成高铁血红蛋白。升高达到15%～30%时为轻度中毒，达到30%～50%为中度中毒，达到50%～70%为重度中毒。局部麻醉药、非那西汀、普鲁卡因等药物使用，以及苯胺、硝基苯等化学物质暴露也可能导致高铁血红蛋白的形成。

十九、一氧化碳血红蛋白（carboxyhemoglobin）

【参考区间】

血气分析　0.5% ～ 1.5%。

【影响因素】

影响COHb浓度的因素较多，如吸烟、脱离一氧化碳环境的时间等均可影响COHb数值。患者采血前采取通气措施，血中一氧化碳含量可下降。

【临床解读】

急性一氧化碳中毒（acute carbon monoxide poisoning，ACOP）是常见的有害气体中毒及中毒死亡原因之一。血液一氧化碳血红蛋白（COHb）是诊断ACOP及评判其严重程度的指标。

1. COHb阳性是ACOP诊断的金标准。动脉血气分析中的COHb异常升高作为诊断ACOP的最直接证据。COHb阴性不能排除ACOP诊断，COHb阳性需与假阳性进行鉴别。

2. COHb检测结果可用于评定ACOP的严重程度。一般认为轻度一氧化碳中毒者，血中COHb > 10%，此时会有头痛、无力、眩晕、劳动时呼吸困难，中度中毒者COHb > 30%，此时会出现口唇呈樱桃红色，可有恶心、呕吐、意识模糊、虚脱或昏迷，严重中毒者COHb > 50%，此时多有脑水肿、肺水肿、心肌损害、心律失常和呼吸抑制，可造成死亡。

但在实际工作中，常见ACOP患者的临床表现与血液COHb水平不一致，即COHb较低的ACOP患者也可能发生迟发性脑病，部分COHb测定数值较高的ACOP患者则未发生迟发性脑病。

二十、铁蛋白（ferretin）

【参考区间】

化学发光法

男性：23.9 ～ 336μg/L。

女性：11.0 ～ 306.8μg/L。

【影响因素】

1.送检标本应新鲜，避免溶血。

2.绝经期妇女偏低。

【临床解读】

铁蛋白是人体重要的铁储存蛋白，参与对造血和免疫系统的调控。血清中铁蛋白水平可反映铁储备情况及机体营养状态，与多种疾病相关。

1.铁蛋白降低　在体内铁缺乏早期，尚无显著的贫血改变时，仅有体内铁储存量减少，常规生化指标正常，血清铁蛋白就开始减少。铁蛋白含量测定是目前诊断隐性贫血最早最准确的指标，诊断符合率可达95.5%。部分自身免疫性疾病如系统性红斑狼疮、干燥综合征、某些结缔组织病时铁蛋白也可明显降低，妊娠和哺乳期也可低于正常值。

（1）铁储存减少，如缺铁性贫血、营养不良等。

（2）铁蛋白合成减少、维生素C缺乏等。

2.铁蛋白升高

（1）铁储存增加。见于原发性血色病、继发性铁负荷过多，如过多输血、不恰当铁剂治疗、溶血性贫血等。

（2）铁蛋白合成增加。炎症或恶性病变，如许多恶性肿瘤细胞可以合成和分泌铁蛋白，如肝癌、肺癌、胰腺癌、白血病、霍奇金病、多发性骨髓瘤等，铁蛋白测定已成为恶性肿瘤辅助诊断指标之一；甲状腺功能亢进时铁蛋白合成也增加。

（3）组织内的铁蛋白释放增加。急性肝炎、慢性肝炎或其他肝病时血清铁蛋白也明显增高。在肝硬化等高危患者中同时测定AFP与铁蛋白对于早期发现肝癌有重要价值。急性心肌梗死早期也出现铁蛋白升高。

二十一、转铁蛋白（transferrin，TRF）

【正常值】

免疫比浊法　2.0～3.6g/L。

【影响因素】

1.口服避孕药或雌激类药物治疗对检测结果有影响。

2.应避免脂血、溶血、黄疸样本。

【临床解读】

转铁蛋白（TRF）是血浆中主要的含铁蛋白质，负责运载由消化道吸收和红细胞降解释放的铁。TRF可逆地结合多价离子，包括铁、铜、锌、钴等。每一分子TRF可结合两个三价铁原子。TRF主要由肝细胞合成，半衰期为7d。血浆中TRF的浓度受铁供应的调节，在缺铁状态时，血浆TRF浓度上升，经铁有效治疗后恢复到正常水平。在缺铁性贫血中TRF的水平增高，但其铁的饱和度降低。相反，如果贫血是由于红细胞对铁的利用障碍（如再生障碍性贫血），则血浆中TRF正常或低下，但铁的饱和度增高。TRF与血清铁、铁蛋白、总铁结合力、转铁蛋白饱和度等指标联合检测可用于铁代谢相关疾病的辅助诊断。

1.升高

（1）转铁蛋白合成增加，如缺铁性贫血、慢性失血等。

（2）转铁蛋白释放增加，如急性病毒性肝炎、肝细胞坏死。

2.降低

（1）遗传性转铁蛋白缺乏症是一种极为罕见的常染色体隐性遗传病，主要是患者的血浆中缺乏转铁蛋白，血液中的铁不能运至骨髓造血细胞，出现小细胞低色素性贫血。

（2）转铁蛋白合成减少，如肝硬化，慢性肝损伤。

（3）转铁蛋白丢失，如肾病综合征、慢性肾病、蛋白丢失性肠病等。

（4）急性或慢性炎症（如类风湿关节炎、感染）时可抑制转铁蛋白合成。

二十二、可溶性转铁蛋白受体
（soluble transferrin receptor，sTRF）

【参考区间】

免疫比浊法，血清

男性（18～60岁）：2.20～5.0；

女性（18～45岁）：1.9～4.4。

【影响因素】

1. Waldenstrom巨球蛋白血症对结果有一定的影响。

2.使用促红细胞生成素等药物，可能会促进造血细胞增殖，使sTFR水平升高。

3. sTFR浓度与生活的地区相关，海拔越高，sTFR浓度也越高。

【临床解读】

sTFR在铁的转运、储存和代谢中扮演核心角色，它通过蛋白水解的过程从转铁蛋白受体上分离出来，成为一种能够穿梭于血液与细胞之间，专门负责铁元素转运的单体物质。sTFR含量与红细胞生成速率及体内铁储存状况密切相关，sTFR浓度主要反映红细胞生成速率。

1.缺铁性贫血（iron deficiency anemia，IDA） sTFR是诊断IDA的可靠标志物之一。当机体缺铁时，细胞表面的TFR会增加，导致血液中的sTFR水平升高。

2.各类贫血的鉴别诊断 在红细胞生成旺盛的疾病中，如溶血性贫血、巨幼细胞贫血等sTFR含量升高。在红细胞生成减少的疾病中，如再生障碍性贫血或骨髓病变患者经造血干细胞移植后sTFR含量下降。sTFR/铁蛋白比值与储存铁含量呈线性负相关，可较好地反映铁储存状况，是诊断小细胞性贫血的有效指标。

3.监测贫血治疗 sTFR水平随着治疗的进行而逐渐下降，可以反映治疗效果。

4.其他疾病 sTFR升高常见于IDA、自身免疫性溶血性贫血、遗传性球形红细胞症、β地中海贫血、镰刀细胞贫血等。

二十三、β_2 微球蛋白（β_2-microglobulin，β_2-MG）

【参考区间】

1. 免疫比浊法　血清：0.8 ～ 2.8mg/L。

2. 散射比浊法　尿：0 ～ 0.23mg/L。

【影响因素】

1. β_2- 微球蛋白的相对分子质量小，尿液含量极微，目前常用的测定方法是散射比浊法。

2. 正常 60 岁以上老年人，β_2-MG 有随年龄增长而增高的趋势。

【临床解读】

β_2-MG 是一种相对分子量较小的蛋白质，为 11.8kD，存在于除红细胞和胎盘滋养层以外的所有有核细胞，尤其在淋巴细胞和单核细胞存在丰富，在其免疫应答中起重要作用。肿瘤细胞合成 β_2-MG 的能力也非常强。其作为 HLA 的轻链以非共价键与重链结合。由于 β_2-MG 分子量小，可自由通过肾小球滤过膜，滤过的 β_2-MG 在近端肾小管几乎全被重吸收，吸收率达 99.92%，被重吸收的 β_2-MG 在肾小管完全降解。

1. 评估肾小球滤过功能　血液中 β_2-MG 的水平升高通常提示肾小球滤过功能下降，这在许多慢性肾脏疾病中可以观察到，如慢性肾炎、糖尿病肾病等。尿 β_2-MG 是判断肾小管重吸收功能的灵敏指标。血 β_2-MG 升高而尿 β_2-MG 正常，主要由于肾小球滤过功能下降，常见于急性肾炎、肾衰竭等。血 β_2-MG 正常而尿 β_2-MG 升高，主要由于肾小管重吸收功能明显受损，见于先天性近曲小管功能缺陷、范科尼综合征、肾移植排异等。

2. 监测肾移植术后排斥反应　移植后 β_2-MG 水平的早期升高然后逐渐下降，连续监测这一过程可以帮助评估移植肾脏的功能。发生排斥反应后，β_2 微球蛋白值上升先于血清肌酐值，抗排斥见效后，血与尿 β_2 微球蛋白值均下降，如果依然增高（即使血肌酐恢复正常），表示排斥未完全控制。

3. 评估肿瘤病情　正常人血和尿中　β_2 微球蛋白含量较低。在患有恶性肿瘤、白血病、骨髓瘤、淋巴瘤时，血和尿中 β_2 微球蛋白水平升高。

4. 其他疾病　β_2-MG 的升高也可见于多种疾病状态，如自身免疫性疾病（如系统性红斑狼疮、类风湿关节炎）、病毒感染（如乙肝、丙肝）、重金属中毒等。

二十四、α_1 微球蛋白（α_1-microglobulin，α_1-MG）

【参考区间】

散射比浊法　10 ～ 30mg/L。

【影响因素】

1. α_1-MG的含量男性比女性高，小儿及老年人比成年人高，妊娠末期高于妊娠初期。

2. 严重脂血或溶血的样本对测定有一定影响。

【临床解读】

α_1-MG是一种低分子量的糖蛋白，相对分子质量约为27kD。血液中的α_1-MG有两种形式：一种为游离型，可自由地通过肾小球滤过膜，并被肾小管重吸收；另一种与IgA结合，不能通过肾小球滤过膜。α_1-MG比β_2-MG更为敏感，并且在恶性肿瘤时并不升高，因而在鉴别早期肾功能损伤时具有较好的临床意义。

1. 升高：见于原发性肾小球肾炎、糖尿病性肾炎、间质性肾炎、急慢性肾衰竭及IgA型多发性骨髓瘤等。急性炎症反应（如细菌感染、风湿性疾病）可能引起α_1-MG升高。

2. 降低：见于肝炎、肝硬化等肝实质性疾病，提示重度肝功能损害。肝炎等各种肝实质性病变。

3. 血清α_1-MG的浓度变化还可以与尿液中α_1-MG的含量变化结合起来，对肾疾病的性质进行鉴别诊断。

二十五、α_1酸性糖蛋白（α_1-acid glycoprotein，AAG）

【参考区间】

散射比浊法　$0.5 \sim 1.2g/L$。

【影响因素】

1. 适用标本为人血清，要尽量新鲜，分离血清在$2 \sim 8$℃可储存8d，-20℃以下可储存长达1年，但血清冷冻后要避免反复冻融。

2. 血清标本必须完全凝固，并在离心沉淀后绝不能含有任何颗粒或微量纤维蛋白。

【临床解读】

α_1酸性糖蛋白（AAG）早期称之为乳清类黏蛋白，相对分子质量40kD，含糖约45%，pI为$2.7 \sim 3.5$，包括等分子的己糖、己糖胺和唾液酸。AAG是主要的急性时相反应蛋白，在急性炎症时增高，AAG的测定目前主要作为急性时相反应的指标。

1. 增高　见于急性炎症反应、心肌梗死、组织损伤、类风湿关节炎、恶性肿瘤（肝癌、骨髓瘤等）和妊娠等。

2. 降低　见于营养不良、重症肝炎、肝硬化、肾病综合征等。

二十六、$α_1$ 抗胰蛋白酶（$α_1$-antitrypsin，$α_1$-AT）

【参考区间】

免疫比浊法，血清　成人0.78～2.0g/L；新生儿1.45～2.7g/L；60岁以上1.15～2.0g/L。

【影响因素】

1.胆红素≤0.6g/L、甘油三酯≤16g/L、Hb≤10g/L时，不影响检验结果。

2.标本中的浑浊物和颗粒可能会干扰检测。严重脂血样本或通过离心沉淀仍不能澄清的样本不能用于检测。

3.患者标本存在嗜异性抗体时会导致结果升高或降低。

【临床解读】

$α_1$ 抗胰蛋白酶是一种糖蛋白，主要由肝合成，广泛分布于正常人血清和体液中，是血清中最主要的蛋白酶抑制剂，对凝血酶、尿激酶等其他酶也有抑制作用；也是一种急性时相反应蛋白。炎性疾病时，$α_1$ 抗胰蛋白酶可通过毛细血管进入组织液，在炎症局部往往浓度很高，对急性炎性疾病有一定限制作用。

1.升高　可见于①感染：急性、亚急性和慢性传染性疾病；②恶性肿瘤，特别是子宫颈恶性肿瘤、癌转移、霍奇金病；③脑外伤术后、系统性红斑狼疮、烧伤恢复期、桥本甲状腺炎、妊娠、雌激素治疗时$α_1$-AT可成倍增高。

2.降低　见于①丢失过多，如肾病综合征、胃肠道蛋白大量丢失、烧伤急性期；②合成代谢能力下降，如急性肝炎等；③分解代谢增强，如呼吸窘迫综合征、急性胰腺炎、肺气肿、甲状腺功能亢进症等；④遗传性$α_1$-抗胰蛋白酶缺乏症。

二十七、$α_2$ 巨球蛋白（$α_2$-macrogloblin，$α_2$-MG）

【参考区间】

散射比浊法　血清：1.3～3.0g/L；尿：0～2.55mg/L。

【影响因素】

同$α_1$-抗胰蛋白酶检测。

【临床解读】

$α_2$-MG是血浆中分子质量最大的蛋白质，相对分子质量为620～800kD，在肝细胞与网状内皮系统合成，半衰期5d。$α_2$-MG具有抑制酶的作用，能与蛋白水解酶如胰蛋白酶、激素释放酶、纤维蛋白溶解酶等结合，使其很快从血液中清除，因此，在纤维蛋白溶解时起调节细胞外蛋白水解的作用。炎症时，肉芽细胞释放过量蛋白酶，$α_2$-MG起调节作用。$α_2$-MG还可刺激淋巴细胞和粒细胞发育。

1.增高　见于①肝病如急慢性肝炎、肝硬化和肾病综合征、糖尿病、恶性肿瘤、妊娠、雌激素药物治疗、口服避孕药的妇女等；②肾病综合征患者α_2-MG升高程度与肾小球损害丢失蛋白质的严重程度成比例；③低蛋白血症时，α_2-MG含量也增高，可能为一种代偿机制以保持血浆胶体渗透压。

2.降低　见于严重的急性胰腺炎、急性肾炎、胃溃疡、营养不良、DIC、抗纤维蛋白溶解治疗、心脏手术、类风湿关节炎等疾病及某些疾病晚期。

二十八、β胶原降解产物（β-collagen degradation product，β-CTX）

【参考区间】

电化学发光法

男性：30～50岁，0～0.584ng/ml；50～70岁，0～0.704ng/ml；＞70岁，0～0.854ng/ml。

女性：绝经前，0.030～0.573ng/ml；绝经后，0.113～1.008ng/ml。

【影响因素】

1.高浓度的血红蛋白、血脂及牛磺胆红素对测定有影响。

2.长期大量使用糖皮质激素可抑制成骨细胞活性，促进破骨细胞生成，导致骨吸收增加，β-CTX水平升高。

【临床解读】

CTX为Ⅰ型胶原的降解产物，包含3种不同的形式，分别为CTX-MMP、α-CTX及β-CTX。β-CTX是α-CTX的异构体形式，α-CTX和β-CTX结构紧密，不受肾的进一步代谢，具有较好的稳定性。

1.升高　见于①老年男性随年龄的增长，骨质流失加速，β-CTX水平明显高于年轻人；②绝经期妇女，由于雌激素水平急剧下降，破骨细胞活性增强，骨吸收速度加快，β-CTX水平会显著升高，这也是绝经后女性易患骨质疏松症的原因之一；③妊娠晚期；④其他，如骨质疏松高转换型、骨肿瘤、甲状旁腺功能亢进、前列腺癌骨转移等。

2.降低　可见于绝经后骨质疏松患者经雌激素治疗等。

二十九、甲状腺素结合球蛋白（thyroid binding globulin，TBG）

【参考区间】

化学发光法

男性或非孕女性：13～39μg/ml。

妊娠：27～66μg/ml；妊娠末3个月：47～59μg/ml。

【影响因素】

1.防止标本溶血。

2.及时分离血清,如不及时测定,可冷冻储存。

3.口服避孕药、雌激素替代治疗等含有雌激素的药物,会促进肝脏合成TBG,使血清TBG水平升高。

4.雄激素可以抑制肝脏合成TBG,使用雄激素类药物如睾酮等,可能会导致TBG水平下降。

【临床解读】

TBG为肝细胞合成的一种α球蛋白,由395个氨基酸残基和4条天冬酰胺连接的寡糖链构成,相对分子质量约54kD。TBG为血液中甲状腺激素的主要结合蛋白,约70%T_4和T_3与其结合。TBG浓度改变对TT_4和TT_3的影响十分显著,对TT_4、TT_3检测结果,尤其是与临床表现不相符合时的解释有重要意义。

1.为排除TBG浓度改变对TT_4、TT_3水平的影响,可用甲状腺结合球蛋白饱和指数(TBG-SI),即TT_4(μg/L)/TBG(μg/ml)的比值进行判断。若此比值在3.1～4.5,提示甲状腺功能正常;比值在0.2～2.0,应考虑存在甲状腺功能减退症;而比值在7.6～14.8时,则应考虑甲状腺功能亢进症。

2.血清TBG升高还可见于孕妇、遗传性高TBG症、病毒性肝炎、肝硬化、结缔组织病、多发性骨髓瘤、急性间歇性卟啉病、使用雌激素或含雌激素的避孕药、奋乃静等药物者。

3.血清TBG降低见于使用雄激素等同化激素、糖皮质激素、苯妥英钠等药物以及库欣综合征、肾病综合征、严重营养不良、肝衰竭和应激等。

三十、甲状腺球蛋白(thyroglobulin, Tg)

【参考区间】

电化学发光法　血清:3.5～77ng/ml。

【影响因素】

1.接受高剂量生物素治疗的患者(如>5mg/d)须在末次生物素治疗8h后采集样本。

2.少数病例有极高浓度的免疫组分抗体、链霉素抗体或钌抗体会影响检测结果。

3.甲状腺球蛋白检测可受抗甲状腺球蛋白抗体(抗甲状腺球蛋白)或患者血清中非特异性因素的影响。

【临床解读】

Tg是甲状腺滤泡上皮细胞分泌的一种大分子糖蛋白,主要储存在甲状腺滤泡胶质中，它是甲状腺激素合成的前体蛋白和储存的载体，在健康人的外周血中含量低。当甲状腺遭到各种原因的破坏时，大量的Tg就会从甲状腺释放到血液中。

1.血清Tg升高见于甲亢、甲状腺结节、亚急性甲状腺炎、甲状腺腺瘤、甲状腺癌等疾病。但血清Tg不能区分良性和恶性结节。血清Tg还可用于甲状腺全切或次全切术后患者的随访。在甲状腺全切或次全切伴随放射性碘成功消融残留甲状腺组织后，血清Tg浓度将降至极低，甚至检测不到。若甲状腺全切术后仍可检出Tg则提示有残留或复发。

2.检测洗脱液Tg可用于甲状腺癌术后的监测，评估手术效果。甲状腺癌患者手术后，若洗脱液Tg水平很低，提示手术切除较为彻底。在甲状腺癌术后随访过程中，洗脱液Tg水平逐渐升高，即使Tg抗体水平稳定，也高度提示肿瘤复发或转移。

三十一、5-羟色胺（5-hydroxytryptamine，5-HT）

【参考区间】

液相色谱-质谱联用（LC-MS/MS）法　血清50～200ng/ml。

【影响因素】

1.肾功能不全可能影响尿5-HT排泄，导致假性升高。

2.食用富含5-HT的食物（如香蕉、核桃、西红柿）可能使HT短暂升高。

【临床解读】

5-羟色胺（5-hydroxytryptamine，5-HT），又称为血清素，是一种吲哚衍生物，广泛存在于哺乳动物组织中，特别在大脑皮质及神经突触内含量很高，是一种抑制性神经递质，参与多种生理功能和病理过程的调控，还可抑制肿瘤的产生。

1.类癌　小肠前嗜铬细胞的类癌肿瘤细胞可释放大量的5-HT，并产生颜面潮红、腹泻和右心衰竭等临床综合征。

2.抑郁症、精神分裂症　5-HT功能降低将导致重性抑郁障碍、强迫症、广泛性焦虑障碍或进食障碍的发生；而5-HT功能活动增强则与躁狂发作有关。5-HT浓度过高时，可抑制植物神经功能，患者可表现为交感神经兴奋，还会出现一系列自主神经紊乱的症状，表现为恶心、呕吐、头晕、头痛等症状，还可伴有胸闷、心悸、乏力、失眠、烦躁等表现。5-HT浓度过低时，可出现情绪低落或抑郁等症状，严重时还可诱发抑郁症，也可有自杀倾向。

三十二、触珠蛋白（haptoglobin，Hp）

【参考区间】

免疫比浊法　0.5～1.6g/L。

【影响因素】

1. 标本应使用新鲜无溶血血清或-20℃下放置2周以内的血清标本。

2. 雄激素能促进蛋白质合成代谢，使血清Hp含量升高；而右旋糖酐、雌激素、口服避孕药、他莫昔芬使血清中Hp降低。

【临床解读】

触珠蛋白又称结合珠蛋白，是肝合成的一种α_2球蛋白，约占血浆总蛋白的1%，能与血浆中的血红蛋白结合形成一定的复合物。当发生溶血时，血浆中游离血红蛋白增多，与之结合的触珠蛋白增多，血浆触珠蛋白降低，触珠蛋白常与游离血红蛋白、乳酸脱氢酶、间接胆红素等指标联合检测，评估溶血性疾病，是一个敏感的血管内溶血指标。

1. 降低 见于：①各种溶血性贫血Hp含量都明显减低，甚至低到测不出的程度，轻度溶血时，血浆中游离Hb全部与Hp结合而被清除，此时血浆中测不出游离Hb，仅见Hp减少；②急慢性肝细胞疾病（如肝炎）；③传染性单核细胞增多症、先天性无结合珠蛋白血症；④巨幼细胞性贫血。

2. 升高 见于肝外阻塞性黄疸；创伤、烧伤；恶性肿瘤；急慢性感染；结核病；风湿病；冠心病；肾病综合征；内分泌失调者等。

三十三、Ⅰ型前胶原氨基端前肽（procollagen type Ⅰ N-terminal propeptide，PINP）

【参考区间】

电化学发光法 9.06 ~ 76.24ng/ml，女性绝经前15.13 ~ 58.59；女性绝经后16.27 ~ 73.87。

【影响因素】

1. PINP经肝代谢，故其水平受到肝功能的影响。

2. 男性的PINP随年龄的增长而下降；女性随年龄的增长，雌激素水平下降，破骨细胞活性增加，骨转换加快，PINP水平升高；妊娠晚期，胎儿骨骼发育需要，母体的骨代谢增强，PINP水平也会升高。

【临床解读】

骨基质主要由胶原组成，其中97%为Ⅰ型胶原。在成骨细胞中首先合成的为Ⅰ型前胶原，其由2条前α_1和1条前α_2的肽链组成的三聚体蛋白，它C端和N端又各有一条延长肽，分别称之为Ⅰ型前胶原羧基端前肽（PICP）和Ⅰ型前胶原氨基端前肽（PINP）。Ⅰ型前胶原在合成后将会在特异性末端肽酶的作用下将两条延长肽切下，从而转变为Ⅰ型胶原，PICP与PINP也将等量的释放入血液中。

PINP是成骨细胞合成1型胶原过程中的产物，是新骨形成的特异性的敏感指标。PINP升高提示成骨活性增强。

1. PINP升高 ①生理性增高：可见于儿童发育期、妊娠最后3个月。②病理性增高：可见于骨质疏松高转换型、骨代谢疾病、骨肿瘤、肿瘤骨转移、多发性骨髓瘤、甲状旁腺功能亢进、前列腺癌骨转移等疾病。

2. PINP降低 可见于绝经后骨质疏松患者经雌激素治疗等。

三十四、纤维连接蛋白（fibronectin，Fn）

【参考区间】

免疫比浊法 血清：200 ～ 400mg/L。

【影响因素】

同血清淀粉样蛋白A检测。

【临床解读】

纤维连接蛋白（Fn）主要由肝脏合成，是一族高分子糖蛋白，可分为细胞型Fn（CFn）和血浆型Fn（PFn）。广泛分布于人体细胞表面和血浆中，有促进巨噬细胞的吞噬功能、促进细胞与纤维基质间连接的生理作用；与机体创伤组织愈合、组织炎症、纤维化及肝硬化过程等有密切关系。

1. 增高 见于甲状腺功能亢进症、胶原性疾病、肺纤维化、肝纤维化、某些恶性肿瘤等。

2. 降低 见于暴发性肝衰竭、肝硬化腹水、非代偿性肝硬化、DIC、急性白血病、手术、创伤、感染、营养不良、甲状腺功能减退、子痫前期患者等。各类肝炎均有不同程度降低，尤其是重症肝炎和肝硬化明显降低。

三十五、骨钙素（osteocalcin）

【参考区间】

电化学发光法

男性：18 ～ 30岁，24 ～ 70µg/L；31 ～ 50岁，14 ～ 42µg/L；51 ～ 70岁，14 ～ 46µg/L。

女性：绝经前，11 ～ 43µg/L；绝经后，15 ～ 46µg/L。

【影响因素】

1. 血清骨钙素具有昼夜节律，早晨到中午下降，随后逐渐升高，到午夜后出现高峰；骨钙素同时还受维生素D状态、月经周期和季节等因素的影响。

2. 骨钙素的水平还与年龄呈负相关，用于监测骨发育、骨代谢，儿童最高，随年龄增长而逐渐降低。

3. 严重的标本溶血和高浓度的甘油三酯对测定结果有一定的影响。

4.完整的骨钙素分子在外周血中不稳定，容易被蛋白酶水解，因此血清样本应在抽血后及时处理。

【临床解读】

骨钙素（Osteocalcin，OC），又称骨谷氨酰基蛋白（bone glutamyl protein，BGP），是一种由49个氨基酸组成的非胶原酸性糖蛋白，主要由成骨细胞和成牙质细胞合成，是骨骼中含量最丰富的非胶原蛋白之一，参与骨吸收的调节、基质的矿化过程及成骨细胞分化，与骨转换相关，维持骨的正常矿化速率。骨钙素是反映成骨细胞活性及骨转换的敏感而特异的标志，对骨质疏松综合征、钙代谢异常等疾病诊断有重要价值。

1.增高　可见于甲状腺功能亢进症、甲状旁腺功能亢进症、畸形骨炎、高转换型骨质疏松、低磷血症抗佝偻生素D缺乏症、骨转移癌、肾性骨营养不良及肾功能不全等疾病。女性绝经后和妊娠晚期血清骨钙素的水平也升高。

2.降低　可见于肾上腺皮质功能亢进症患者或长期使用肾上腺皮质激素治疗的患者、库欣综合征、糖尿病及生长激素缺乏的患者。肝病、风湿性关节炎、Cushing综合征和甲状旁腺功能减退症、糖尿病。

三十六、组胺（histamine，HA）

【参考区间】

高效液相色谱法（HPLC）　血清：＜1ng/ml。

【影响因素】

1.溶血影响HA测定结果，应注意避免溶血。

2.组胺的分泌存在一定的昼夜节律，通常在夜间分泌量相对较高，而白天相对较低。

【临床解读】

组胺是一种活性胺化合物，主要由肥大细胞和嗜碱性粒细胞合成，参与免疫调节和生理过程如平滑肌收缩，是炎症反应和免疫损伤的重要介质。组胺结合到血管平滑肌上的接收器导致血管扩张，产生局部水肿；组胺会使肺的气管平滑肌收缩，引起呼吸道狭窄进而呼吸困难，肠道平滑肌收缩降低血压及增加心搏等多项生理反应。

血浆组胺增高常见于过敏反应和组织性肥大细胞增多症。患者出现过敏反应后，血清中组胺水平急剧升高，0.5～1h后达到高峰，随后逐渐恢复正常。

三十七、C反应蛋白与超敏C反应蛋白
（C-reactive protein，CRP，hs-CRP）

【参考区间】

散射比浊法，血清

CRP：0 ～ 8.0mg/L。

hs-CRP：0 ～ 3.0mg/L。

【影响因素】

同α_1抗胰蛋白酶检测。

【临床解读】

CRP在肝脏中合成，一般在血清或血浆中作为痕迹量存在。CRP是急性时相蛋白之一，主要用于评估炎症状态和感染，特别是在区分细菌感染和病毒感染、监测抗生素疗效等方面。hs-CRP是用灵敏度更高的检测方法，可测到更低浓度的CRP，主要用于心脑血管疾病的风险评估。

1.CRP增高常见于组织损伤、细菌性感染或炎症。

（1）在细菌感染时，CRP 6 ～ 8h开始升高，24 ～ 48h达到高峰。而在病毒感染时，没有显著提高，通常≤50mg/L。因此，可鉴别细菌感染和病毒感染。

（2）使用抗菌药后，如果CRP值显著下降，提示疗效良好。

（3）CRP水平反应细菌感染的严重程度，CRP数值越高细菌感染越严重。

（4）CRP水平上升程度也可用于区分病原体类型。革兰阳性菌感染和寄生虫感染通常引起中等程度的反应，典型的是在100mg/L左右；革兰阴性菌感染：可发生最高水平的CRP，有时高达500mg/L。

（5）术后感染监测：手术后24 ～ 72h，血中CRP水平明显升高，在5 ～ 7d后恢复正常（＜30mg/L），凡术后5 ～ 7d仍持续高水平者，理应怀疑合并感染，并配合治疗做随访监测。

（6）类风湿关节炎、心血管疾病等也可增高。

2. hs-CRP是评估心血管疾病和周围血管疾病风险的独立预测指标。hs-CRP水平与冠状动脉粥样硬化性心脏病的严重程度呈正相关。hs-CRP用于心血管疾病危险性评估：①hs-CRP＜1.0mg/L，为低危险度；②hs-CRP在1.0 ～ 3.0mg/L，为中危险度；③hs-CRP＞3.0mg/L，为高危险度；④hs-CRP＞10.0mg/L，考虑可能存在其他感染。

三十八、淀粉样蛋白 A（amyloid A，SAA）

【参考区间】

免疫比浊法　血清：0 ～ 10mg/L。

【影响因素】

1.标本要尽可能新鲜，血清标本如果是在采集后冷冻保存的，应避免反复冻融。

2.严重溶血、高脂血、高黄疸对本试验有影响，应该避免严重溶血。不可使用 EDTA、草酸盐、氟化物做抗凝剂。

【临床解读】

血清淀粉样蛋白 A（SAA）是一种主要由肝细胞分泌的急性时相反应蛋白，正常情况下，机体内的 SAA 含量极低，但在机体受到外源性的细菌、病毒及支原体、衣原体等刺激后，肝细胞可大量合成分泌 SAA，血液中的 SAA 水平可在 4 ～ 6h 升高 1000 倍，其半衰期极短，只有 50min 左右，能及时反映机体感染情况和炎症恢复状态。

1.感染　SAA 在细菌感染和病毒感染时均显著升高。当 SAA 持续在 10 ～ 100mg/L 时，病毒感染的可能性大；当 SAA 持续在 100 ～ 500mg/L 时，则提示可能存在细菌感染；当 SAA ≥ 500mg/L 时，应高度重视病毒感染合并细菌感染的可能性，并提示感染严重。抗生素治疗后 24hSAA 水平下降 30% 提示治疗有效。

2.其他疾病　在其他炎症条件下，如创伤、恶性肿瘤、自身免疫病、动脉粥样硬化、糖尿病肾病、急性心肌梗死、冠心病、慢性肾脏疾病等，SAA 也可升高。SAA 还可作为动脉粥样硬化风险的预测指标，也可用作肿瘤等多种疾病严重程度与预后评估指标。

3. SAA 与 CRP 联合检测　当 SAA 与 CRP 同时升高，提示细菌感染的可能；如果 SAA 升高而 CRP 不升高，提示病毒感染的可能。

三十九、肝素结合蛋白（heparin binding protein，HBP）

【参考区间】

免疫荧光法　血清：≤ 28.1ng/ml。

【影响因素】

止血带使用时间过长、采血时溶血等情况，可能会导致细胞内的 HBP 释放，使检测结果偏高。

【临床解读】

肝素结合蛋白（HBP）是一种由中性粒细胞分泌的蛋白质，具有强效的肝素结合能力，属于急性期反应蛋白。正常情况下，中性粒细胞中储存的HBP含量较低，但在细菌感染或炎症反应时，中性粒细胞活化并释放大量HBP，通过促进血管通透性增加和免疫细胞募集参与炎症反应。

1. HBP是细菌感染最早升高的标志物之一，其水平在感染后1h内即可升高，早于C反应蛋白和降钙素原，6～8h达到高峰，其升高程度与感染的严重程度相关。病毒感染时，HBP几乎不升高，可用于鉴别诊断。HBP半衰期＜1h，动态监测可及时反映患者病情的变化。

2. HBP作为脓毒症早期诊断的辅助指标，脓毒症患者HBP在IL-6水平正常或轻度升高时即明显升高。并可用于评估脓毒症患者疾病严重程度，是发生感染相关器官功能障碍的最佳预测指标。

3. HBP可用于指导抗生素的合理使用。中性粒细胞脱颗粒抑制剂、辛伐他汀、替唑生坦和硫酸葡聚糖等药物可有效降低脓毒症患者血浆HBP的水平。

4. HBP水平升高还可见于一些自身免疫性疾病如类风湿关节炎，为轻度升高。

四十、可溶性生长刺激表达基因2蛋白（soluble growth stimulating gene expression protein 2，ST2）

【参考区间】

免疫荧光干式定量法　血清：≤35.0ng/mL。

【影响因素】

1. 血浆、全血样本必须用EDTA抗凝。

2. 空腹采血，避免饮食（尤其是高脂餐）对蛋白浓度的影响。直立位可能因血液浓缩导致ST2轻度升高。

3. 剧烈运动、创伤或手术可能引起短暂性ST2升高。

【临床解读】

ST2是Toll受体/IL-1受体家族成员之一，主要通过与白细胞介素-33结合，参与炎症反应、免疫调节及心肌纤维化等病理过程。其在心血管疾病中的表达水平与心肌损伤、纤维化程度密切相关。

1. 心血管疾病　①心力衰竭（HF）：ST2是心力衰竭的生物标志物之一，尤其在急性心力衰竭中，其水平升高提示心肌纤维化和心室重构，可辅助鉴别心源性与非心源性呼吸困难。②急性冠脉综合征（ACS）：ST2升高可能反映心肌损伤后的炎症反应，与ACS患者的心肌梗死面积、左心室功能障碍及远期心血管事件风险相关。

2.炎症性疾病　①类风湿关节炎（RA）：ST2水平与RA的疾病活动度、关节破坏程度及全身炎症反应相关，可评估疗效和预测关节损伤进展。②系统性红斑狼疮（SLE）：ST2升高与SLE患者的肾脏受累（狼疮性肾炎）、疾病活动及血管炎风险相关，可能辅助判断病情严重程度。

3.其他　老年人ST2基础水平可能略高于年轻人；男性与女性之间可能存在轻微差异；肾功能不全、肝脏疾病等可影响ST2水平。

四十一、视黄醇结合蛋白
（retinol-binding protein，RBP）

【参考区间】

免疫比浊法，血清

男性：16 ～ 60mg/L；

女性：15 ～ 49mg/L。

【影响因素】

同α_1抗胰蛋白酶检测。

【临床解读】

RBP在肝脏中合成，是视黄醇（维生素A）的转运蛋白。RBP与细胞表面的RBP受体结合时，视黄醇进入细胞内，复合物解体，游离的RBP能自由滤过肾小球，其中绝大部被近端肾小管上皮细胞重吸收并被分解，供组织利用，仅有少量从尿中排出。RBP含量改变能够敏感地反映近端肾小管功能、肝功能损害程度，是反映肾、肝及营养性疾病发展、转归的敏感指标。

1.增高　见于慢性肾小球肾炎、肾硬化、糖尿病肾功能损害、系统性红斑狼疮、甲状腺功能减退、肥胖等。

2.降低　见于急性肝炎、慢性活动性肝炎、肝硬化、甲状腺功能亢进症、营养不良、胃肠道疾病、维生素A缺乏症等。

3. RBP/PA（血清前白蛋白）比值　可以用于对肝、肾疾病的鉴别，若比值<0.425±0.045，一般是肝病变引起，而在1.06±0.1之间多数是肾疾病引起。

四十二、性激素结合球蛋白
（sex hormone-binding globulin，SHBG）

【参考区间】

电化学发光法，血清

男性：20 ～ 49岁，18.3 ～ 54.1nmol/L；≥50岁，20.6 ～ 76.7nmol/L。

女性：20 ～ 49岁，32.4 ～ 128nmol/L；≥50岁，27.1 ～ 128nmol/L。

【影响因素】

1.样本因素 样本采集时间、采集部位、采血时的体位及样本保存条件等，都可能影响SHBG的检测结果。如采血时患者处于卧位或立位，可能会因血液中成分的分布差异而对结果产生细微影响；样本保存不当，如保存温度不合适、保存时间过长等，可能导致SHBG降解，使检测结果偏低。

2.药物因素 使用雌激素类药物会增加SHBG水平，而雄激素类药物则使其降低。糖皮质激素类药物、抗癫痫药物使SHBG水平降低。

【临床解读】

性激素结合球蛋白（SHBG）是一种肝脏合成的糖蛋白，主要功能是结合并运输性激素，调节其生物活性。体内性激素水平可以调节血清SHBG水平，雌激素刺激SHBG生成，总睾酮（T）则抑制SHBG生成。血清SHBG水平还受胰岛素和甲状腺素的调控。不同年龄段的SHBG水平有差异。儿童和青少年时期，SHBG水平相对较高；随着年龄增长，尤其是女性绝经后，雌激素水平下降，SHBG合成减少，水平逐渐降低。

1.增高 常见于①甲状腺功能亢进时，甲状腺激素促进肝脏合成SHBG，导致其水平升高。②原发性性腺功能减退症患者，SHBG水平常升高，同时伴有睾酮水平降低、精子生成障碍等。③肝硬化、慢性肝炎、脂肪肝等肝脏疾病，肝脏合成SHBG增加，以及E2转化为E3的途径受阻，结果导致肝内E2水平升高，E2/T的平衡改变，引起SHBG升高。

2.降低 常见于①多囊卵巢综合征，血清SHBG水平降低是PCOS患者最显著的特征之一。PCOS患者的高胰岛素血症抑制肝脏合成SHBG，SHBG浓度下降，游离雄激素升高。②甲状腺功能减退，甲状腺激素分泌不足，SHBG合成减少。③高雄激素综合征，低SHBG水平导致游离T水平升高。④卵巢早衰，患者由于卵巢功能减退，雌激素分泌减少，对肝脏合成SHBG的刺激作用减弱，可导致SHBG水平下降。⑤肥胖与血清SHBG水平呈负相关，肥胖会加重PCOS患者胰岛素抵抗、脂代谢紊乱、高雄激素血症、不孕等。⑥其他疾病，如糖尿病、肢端肥大症、高泌乳素血症等。

四十三、铜蓝蛋白（ceruloplasmin，Cp）

【参考区间】

散射比浊法 血清：0.200～0.600g/L。

【影响因素】

标本应避免溶血、黄疸。雌激素类药物导致血清铜蓝蛋白水平升高。

【临床解读】

铜蓝蛋白（Cp）在肝中合成，是一种急性时相反应蛋白，肝细胞将Cp作为携带铜的蛋白分泌进入循环，是血液中主要的铜运输蛋白。

1.血清铜蓝蛋白增高主要见于细菌感染，以及绝经期间口服避孕药或雌激素的摄入导致其增加。

2.血清铜蓝蛋白降低常见于Wilson氏病和Menkes病（遗传性的铜代谢疾病）中，以及营养性铜缺乏。

四十四、游离κ、λ轻链（free kappa/ lambda light chain）

见第6章第一节体液免疫检验相关内容。

四十五、涎液化糖链抗原-6（Krebs von den Lungen-6，KL-6）

【参考区间】

免疫比浊法　血清：通常≤500U/ml。

【影响因素】

1.溶血、脂血或黄疸样本可能干扰光学检测方法，导致假性异常。

2.样本保存不当（如未及时分离血清、反复冻融）可能导致抗原降解。

3.某些靶向药物（如抗纤维化药物尼达尼布）可能影响KL-6水平。

4.免疫调节剂（如利妥昔单抗）可能间接改变肺泡上皮细胞活性。

5.剧烈运动、急性感染或创伤可能导致短暂性升高，需结合临床判断。

【临床解读】

涎液化糖链抗原-6（krebs von den lungen-6，KL-6）是一种高分子量糖蛋白（MUC_1黏蛋白），主要由肺泡Ⅱ型上皮细胞和呼吸道上皮细胞分泌。参与细胞间黏附、信号转导及组织修复，在肺损伤修复和纤维化过程中起重要作用。肺组织损伤时，肺泡Ⅱ型上皮细胞过度表达并释放KL-6至血液中，KL-6是间质性肺疾病（ILD）的重要生物标志物，尤其与肺纤维化密切相关。

KL-6水平与肺纤维化程度、肺活量下降相关。KL-6可用于监测肺部炎症和纤维化。显著升高（>1000U/ml）高度提示间质性肺疾病，KL-6持续升高提示疾病进展，治疗后下降提示好转。在特发性肺纤维化，KL-6水平显著升高，与疾病活动度和肺功能恶化相关，高水平KL-6提示预后较差。

第二节　脂质及其代谢产物检验

一、总胆固醇（total cholesterol，TC）

【参考区间】

酶法，血清

合理水平：< 5.2mmol/L。

边缘升高：5.2mmol/L ～ 6.2mmol/L。

升高：> 6.2mmol/L。

【影响因素】

1.年龄与性别：TC水平常随增龄而增高，但到70岁后不再上升甚或有所下降，中青年女性低于男性，女性绝经后TC水平较同年龄男性高。妊娠期、应激状态可能导致暂时性升高。

2.饮食习惯：长期高胆固醇、高饱和脂肪酸摄入可造成TC升高。

3.遗传因素：与脂蛋白代谢相关酶或受体基因发生突变，是TC显著升高的主要原因。

4.大量还原性药物如维生素C、酚磺乙胺、盐酸异丙嗪、复方丹参等，也可干扰反应使结果偏低。

【临床解读】

人体内胆固醇主要在肝脏内合成，也可从食物中吸收。血清中的胆固醇包括与脂肪酸结合的胆固醇酯（CE）和游离胆固醇（FC），CE约占总胆固醇的70%，肝功能障碍时会减低。胆固醇是合成肾上腺皮质激素、性激素、胆汁酸及构成细胞膜的重要成分。血液中TC浓度过高，可造成心脑血管的严重损害，发生冠心病（CHD）和动脉粥样硬化（AS）的危险性也增加，如同时合并高血压的患者，其脑出血的危险性也将大大增加。也可用于重症肝病及营养学评价。

1.血清TC增高

（1）原发性高TC血症，如家族高胆固醇血症（低密度脂蛋白受体缺陷）、家族性ApoB缺陷症、多源性高甘油三酯（TG）、混合性高脂蛋白血症。

（2）继发性高TC血症，如动脉粥样硬化、肾病综合征、甲状腺功能减退症、糖尿病、妊娠、肠道梗阻等。

（3）长期的高胆固醇、高饱和脂肪酸和高热量饮食及饮酒过量。

2.血清TC降低

（1）原发性低TC血症，如家族性低β脂蛋白血症和无β脂蛋白血症。

（2）继发性低TC血症，如甲状腺功能亢进症、严重肝衰竭、溶血性贫血、感染和营养不良等。

二、甘油三酯（triglyceride，TG）

【参考区间】

酶法，血清

合理水平：＜1.7mmol/L。

边缘升高：1.7mmol/L ～ 2.3mmol/L。

升高：＞2.3mmol/L。

【影响因素】

1.被检测者要求稳定膳食2～3周，禁酒3d，空腹12～14h后抽血，样品采集后尽快分离血清，以防止TG水解，血清4℃稳定3d，−20℃稳定4个月。

2.血清中的游离甘油（FG）对测定结果有干扰。

3.严重黄疸标本或胆红素＞100μmol/L时对反应有负干扰。

4.维生素、甲状腺素、甾体激素、口服避孕药等也可干扰测定结果。

5.溶血标本中的Hb、ALP也可对反应干扰，严重溶血则不宜进行TG检测。

6.卧位采血者其TG测定值比坐位及站位时要低。

【临床解读】

甘油三酯（TG）是甘油和3个脂肪酸所形成的酯，又称中性脂肪，是机体恒定的供能来源，其波动范围较大，随年龄、性别、饮食结构和生活习惯等不同而有差异。人体内的TG主要来源于肠道吸收（外源性）和肝合成（内源性），外源性和内源性TG分别以乳糜微粒（CM）和极低密度脂蛋白（VLDL）为载体在血液中存在。高TG血症是心血管疾病危险因素之一。随着TG的增高，血液黏稠度增加，凝血活性增强和纤溶活性降低，并常伴有高密度脂蛋白（HDL）的降低，导致AS发生发展的危险因素。临床检测TG浓度主要用于高脂血症、胰腺炎、肝肾疾病、动脉粥样硬化症和营养学评价。

1.血清TG增高

（1）原发性高TG血症，如家族性高TG血症与家族性混合型高脂（蛋白）血症等。

（2）继发性高TG血症，如冠心病、动脉粥样硬化、糖尿病、糖原贮积症、甲状腺功能减退症、肾病综合征、胰腺炎、皮质醇增多症和脂肪肝等。

（3）长期高脂饮食及大量饮酒。

2.血清TG降低　可见于甲状腺功能亢进症、肾上腺皮质功能减退、低β脂蛋白血症和无β脂蛋白血症，营养不良及肝功能严重障碍等。

三、高密度脂蛋白胆固醇（high density lipoprotein-cholesterol，HDL-C）

【参考区间】

均相测定法，血清

理想水平：1.03 ～ 2.07mmol/L。

合适水平：＞1.55mmol/L。

减低：＜1.0mmol/L。

【影响因素】

1.标本要求应禁食12 ～ 14h后采血，2h内分离血清，血清4 ～ 25℃稳定6d，-20℃稳定4个月。

2.溶血标本在血红蛋白＞5g/L时对反应有干扰。

3.严重黄疸标本在胆红素＞171μmol/L时对反应有干扰。

4.低密度脂蛋白胆固醇（LDL-C）＞6.0mmol/L时对反应有干扰。

5.特定类型的免疫球蛋白M（巨球蛋白血症）可能会对结果产生影响。

【临床解读】

高密度脂蛋白主要由肝脏和小肠合成，为颗粒密度最大的脂蛋白，其中脂质和蛋白质各占50%。HDL-C可将肝外组织的胆固醇运回肝脏进行代谢，有利于动脉内膜胆固醇的清除，降低发生心血管疾病的风险。其HDL-C的含量与心脑血管疾病的发病率及病变程度呈负相关。临床检测HDL-C的浓度主要用于动脉粥样硬化的危险性预测及脂质代谢紊乱的评价。

1.血清HDL-C增高

（1）对防止动脉粥样硬化、预防冠心病的发生有重要作用。

（2）慢性肝炎、原发性胆汁性胆管炎。

（3）绝经前女性、运动及长期体力活动者较高。

2.血清HDL-C降低

（1）动脉粥样硬化、糖尿病、慢性肾功能不全、急性或慢性肝病、甲状腺功能异常和严重营养不良等疾病。

（2）肥胖者和长期吸烟者。

四、低密度脂蛋白胆固醇（low density lipoprotein-cholesterol，LDL-C）

【参考区间】

均相直接法，血清

理想水平：＜2.6mmol/L。

合理水平：＜3.4mmol/L。

边缘升高：3.4mmol/L～4.1mmol/L。

升高：＞4.1mmol/L。

【影响因素】

1.溶血标本在血红蛋白＞5g/L时对反应有干扰。

2.严重黄疸标本在胆红素＞171μmol/L时对反应有干扰。

3.高密度脂蛋白胆固醇（HDL-C）＞2.8mmol/L时对反应有干扰。

4.治疗浓度的N-乙酰半胱氨酸和单独的对乙酰氨基酚代谢物N-乙酰基-对-苯醌（NAPQI）可能会导致结果偏低。

5.遗传因素：家族性高胆固醇血症等遗传因素会导致LDL-C水平异常。

【临床解读】

LDL-C主要在肝中合成，部分来源于食物（如动物脂肪、蛋黄）。由胆固醇、磷脂、游离脂肪酸和载脂蛋白组成。LDL经过化学修饰后，其中的ApoB-100变性，通过清道夫受体被吞噬细胞摄取，形成泡沫细胞并停留在血管壁内，导致大量胆固醇沉积，促使动脉壁形成动脉粥样斑块，是动脉粥样硬化的危险因素之一。临床检测LDL-C浓度，主要用于脂质代谢紊乱的评价和动脉粥样硬化的危险性预测。

1.血清LDL-C增高

（1）冠心病，Ⅱa或Ⅱb型高脂蛋白血症，家族性ApoB缺陷症、混合型高脂血症、甲状腺功能低下、肾病综合征等。

（2）血卟啉症、神经性畏食及妊娠。

（3）肥胖、吸烟、长期高胆固醇和饱和脂肪酸饮食者。

2.血清LDL-C减低

（1）家族性低β脂蛋白血症和无β脂蛋白血症，甲状腺功能亢进、急性心肌梗死、肝硬化、慢性消耗性疾病、恶性肿瘤等。

（2）营养不良及慢性贫血等。

五、极低密度脂蛋白胆固醇（very low density lipoprotein-cholesterol，VLDL-C）

【参考区间】

直接法　血清：0.21～0.78mmol/L。

【影响因素】

同LDL-C。

【临床解读】

VLDL-C主要在肝脏中合成，是体内运输内源性甘油三酯的脂蛋白。其代谢后可以经中间密度脂蛋白转变为低密度脂蛋白。糖是合成VLDL-C的主要原料之一，因而过量的进食糖类可以使其合成增加。高水平的VLDL-C血症有易患急性胰腺炎的倾向，如同时伴有高血压、糖尿病等动脉粥样硬化（AS）危险因素，也有增加冠状动脉粥样硬化性心脏病的危险性。其主要用于高脂蛋白血症的评价和高甘油三酯血症的原因鉴别。

1.血清VLDL-C增高

（1）表现为Ⅳ、Ⅴ或Ⅱb型高脂蛋白血症，糖尿病、甲状腺功能减退、肾病综合征、尿毒症、胰腺炎和系统性红斑狼疮等。

（2）肥胖、酗酒及妊娠等。

2.血清VLDL-C减低

（1）甲状腺功能亢进、骨髓瘤、创伤、严重肝疾病及Reye综合征等。

（2）低β脂蛋白血症（遗传性）、营养不良及慢性贫血等。

六、小而密低密度脂蛋白胆固醇（small dense low-density lipoprotein-cholesterol，sdLDL）

【参考区间】

过氧化物酶法　血清：男性0.25～1.69mmol/L；女性0.24～1.36mmol/L。

【影响因素】

同LDL-C。

【临床解读】

小而密低密度脂蛋白胆固醇（sdLDL）是低密度脂蛋白（LDL）的一种特殊形态，其颗粒较小且密度较高。更易于被氧化而被巨噬细胞摄取形成泡沫细胞，进而沉积在血管壁上，形成斑块，是动脉粥样硬化的危险因素之一。

1.冠心病　sdLDL升高是评价冠心病危险性的可靠指标，使冠心病患者发生心肌梗死的危险性增加数倍；与稳定型心绞痛和急性冠脉综合征发生密切相关；与传统的血脂检测项目比较sdLDL对实现冠心病的早期发现及预防具有重要的临床意义。

2.脑血管病　sdLDL与颈动脉粥样斑块形成密切相关，其水平在一定程度上反映了颈动脉硬化的程度。

七、脂蛋白（a）[Lipoprotein（a），Lp（a）]

【参考区间】

免疫比浊法　血清：0～300mg/L。

【影响因素】

1.标本要求应禁食12～14h后采血，2h内分离血清。

2.Lp（a）水平与人种及遗传有关，男女性别之间无明显差别。

3.妊娠可明显升高，产后恢复正常。

【临床解读】

Lp（a）主要在肝脏中产生，其结构域LDL相似，可以携带大量的胆固醇，在血管内皮细胞存留，造成一种抗纤溶环境，促进泡沫细胞脂肪斑块形成及平滑肌细胞增生。并作用于内皮细胞，使白细胞（主要是单核细胞）黏附增强，从而促进单核细胞黏附移向血管壁，有促进动脉粥样硬化的作用。

1.Lp（a）升高　见于动脉粥样硬化、冠心病、急性时相反应（如急性心肌梗死、外科手术、急性风湿性关节炎）等，是动脉粥样硬化的独立危险因子。在Lp（a）水平较高时，缺血性卒中和心力衰竭风险的增加。还可见于1型糖尿病、肾脏疾病、血液透析后等。

2.Lp（a）降低　见于严重肝病。

八、载脂蛋白AⅠ（apolipoprotein AⅠ，ApoAⅠ）

【参考区间】

免疫比浊法　血清：男性1.00～1.80g/L；女性1.22～1.61g/L。

【影响因素】

1.标本要求应禁食12～14h后采血，2h内分离血清。

2.总胆红素＞68.4μmol/L时对结果有影响。

3.溶血标本中Hb浓度＞20g/L时，ApoAⅠ的测定结果有所下降。

4.高脂血清对检测结果也会有影响。

【临床解读】

ApoAⅠ主要由肝和小肠合成，是高密度脂蛋白的主要结构蛋白，90%存在于高密度脂蛋白。在血浆中半衰期为45d。在HDL3中ApoAⅠ占载脂蛋白的65%，在HDL2中ApoAⅠ占载脂蛋白的62%，在CM、VLDL和LDL中也有少量存在。

1.ApoAⅠ升高　ApoAⅠ可以直接反映HDL水平，ApoAⅠ与HDL一样可以预测和评价冠心病的危险性，其水平与冠心病的发病率呈负相关。ApoAⅠ较HDL更精确，更能反映脂蛋白状态。ApoAⅠ增高也可见于酒精性肝炎、高脂蛋白血症。

2.ApoAⅠ降低　可见于冠状动脉粥样硬化性心脏病、肾病综合征、急性心肌梗死、慢性肝病和糖尿病等。ApoAⅠ缺乏症（Tangier病）、家族性低α脂蛋白血症。

九、载脂蛋白B（apolipoprotein B，ApoB）

【参考区间】

免疫比浊法　血清：男性0.51～1.53g/L；女性0.69～1.05g/L。

【影响因素】

1.标本要求应禁食12～14h后采血，在2h内分离血清。

2.总胆红素＞68.4μmol/L时，对结果有影响。

3.溶血标本中Hb浓度＞20g/L时，ApoB的测定结果有所下降。

4.高脂血清对检测结果也会有影响。

【临床解读】

载脂蛋白B是难溶解于水的蛋白质，主要由ApoB100和ApoB48两个亚类组成。ApoB100主要在肝合成，主要存在于LDL中。ApoB48则在小肠中合成，是CM的重要组成部分。临床常规测定的ApoB通常指的是ApoB100。血液中ApoB的测定值可直接反映LDL的含量，并与冠状动脉病变程度呈正相关。

1. ApoB升高　可见于ApoB可直接反映LDL水平，增高与动脉粥样硬化、冠心病的发生率呈正相关，可用于评价冠心病的危险性和降脂治疗效果等。与LDL-C的同时测定有利于临床判断。在高β脂蛋白血症、肾病综合征、糖尿病、甲状腺功能减退等ApoB也增高。

2. ApoB降低　见于低或无β脂蛋白血症、ApoB缺乏症、恶性肿瘤、甲状腺功能亢进、营养不良等。

十、载脂蛋白CⅡ（apolipoprotein CⅡ，ApoCⅡ）

【参考区间】

免疫比浊法　血清：（3.67±1.14）mg/dl。

【影响因素】

1.避孕药、甲状腺激素、甾体激素等可能改变ApoC水平，检测前需停药。

2.不同批次试剂不可混用，抗血清需确保高纯度。

3.对异常结果（如ApoCⅡ完全缺乏导致的Ⅰ型高脂蛋白血症）需结合基因检测验证。

【临床解读】

载脂蛋白C-Ⅱ（ApoCⅡ）可促进脂蛋白脂肪酶（LPL）催化乳糜微粒（CM）及极低密度脂蛋白（VLDL）中的甘油三酯（TG）水解为甘油和脂肪酸。对于维持脂蛋白的结构与脂类运输、调控脂代谢有关酶的活性具有重要作用，是冠状动脉粥样硬化性心脏病的保护因子。ApoCⅡ作为LPL的辅助因子，可激活多种来源的

LPL，维持脂蛋白的稳定性，保护血管内皮细胞。

1. ApoC Ⅱ升高　见于 ApoC Ⅱ可保护 LDH 诱导损伤的内皮细胞，在阻止动脉粥样硬化的形成方面发挥重要的作用。Ⅰ、Ⅱ型高脂血症，原发胆汁肝硬化，肾病综合征等也可见升高。

2. ApoC Ⅱ降低　见于冠心病、肝硬化、ApoC Ⅱ缺乏症等。

十一、载脂蛋白CⅢ（apolipoprotein CⅢ，ApoCⅢ）

【参考区间】

免疫比浊法　血清:（7.73±2.37）mg/L。

【影响因素】

同血清载脂蛋白CⅡ。

【临床解读】

ApoC Ⅲ主要由肝合成，仅小部分在小肠合成，是载脂蛋白C族中含量最丰富的一类。ApoC Ⅲ对卵磷脂胆固醇酰基转移酶（LCAT）和血浆胆固醇酯转移蛋白（CETP）的活性具有抑制作用。另外 ApoC Ⅲ是脂蛋白脂酶（LPL）和肝酯酶（HL）的天然抑制剂，其还能抑制肝对富含甘油三酯脂蛋白（TRL）及其残粒的摄取。

1. 血清总 ApoC Ⅲ增高　见于心脑血管疾病。它可通过抑制 LPL 活性，使 CM 和 VLDL 及其残粒在血管内停留时间延长，进而促进动脉粥样硬化斑块形成，冠心病患者预后也较差。脂肪肝、糖尿病等疾病患者血清 ApoC Ⅲ浓度显著升高。

2. 血清总 ApoC Ⅲ降低　见于病毒性肝炎，如急、慢性肝炎患者活动期，ApoC Ⅲ较正常人明显降低，且以慢性活动性肝炎尤甚。

十二、载脂蛋白E（apolipoprotein E，ApoE）

【参考区间】

免疫比浊法　血清: 2.7 ～ 4.9mg/dl。

【影响因素】

同载脂蛋白AⅠ。

【临床解读】

载脂蛋白E是一种富含精氨酸的碱性蛋白，存在于 CM、VLDL、IDL 和部分 HDL 中，是血浆中重要的载脂蛋白之一，对血脂代谢起重要调节作用。ApoE 主要是在肝合成，其次是在脑和肾等组织中合成。同时 ApoE 是 LDL 受体的配体，也是肝细胞 CM 残粒受体的配体，与脂蛋白代谢有密切相关性。

1. ApoE 升高　见于高脂血症、动脉粥样硬化、冠心病等心血管病患者。

2. ApoE 降低　见于肝脏疾病如肝硬化、肝炎等。

十三、游离脂肪酸（free fatty acid，FFA）

【参考区间】

酶法　血清：男性0.2～0.9mmol/L；女性0.10～0.45mmol/L。

【影响因素】

1.被检者应空腹12～14h后抽血。

2.推荐4℃条件下分离血清。FFA半衰期极短（1～2min），并且由于血液中存在各种脂肪酶，极易将血中TG和磷脂（PL）中的酯型FA分解为FFA，标本放置时间对检测结果有较大影响。

3.肾上腺素、去甲肾上腺素、咖啡因、烟碱等可使血清FFA测定结果偏高，而乙酰水杨酸、烟酸等则可使测定结果偏低。

【临床解读】

体内FFA为甘油三酯的水解产物，也可由脂肪细胞及肝细胞合成，在血中浓度很低，可促进炎症反应、加速AS进程。

1.心血管疾病　高浓度的FFA与动脉粥样硬化、心律失常、缺血心肌收缩力下降等有关，增加心血管疾病的风险。

2.代谢综合征　高浓度的FFA与胰岛素抵抗有关的代谢及生理紊乱，包括：中心性肥胖、高血压、胰岛素抵抗、高胰岛素血症、糖耐量减低、脂代谢紊乱、高尿酸血症等，FFA是反应血脂代谢紊乱更早、更灵敏的指标。

3.2型糖尿病　高浓度FFA抑制糖原的合成、促进糖异生、影响胰岛素的分泌和信号转导、影响β细胞的凋亡等作用。FFA是2型糖尿病（及妊娠期糖尿病）及其并发症的独立预测因子。

4.肝脏疾病　高浓度FFA可致肝细胞线粒体肿胀和通透性增加，肝细胞变性、坏死和炎性浸润，对肝细胞有损伤作用，可能导致脂肪肝。

5.抗精神病药物　长期服用抗精神病药，易导致代谢紊乱综合征，因此，长期服用抗精神病药应密切关注控制血清FFA浓度。

十四、脂蛋白电泳（lipoprotion electrophoresis）

【参考区间】

电泳分离法，血清

β脂蛋白或LDL：0.42～0.63。

前β脂蛋白或VLDL：0.03～0.18。

α脂蛋白或HDL：0.23～0.46。

【临床解读】

脂蛋白电泳的基本原理与蛋白电泳相同，一定的pH条件下，各种脂蛋白在电场中可以在琼脂糖凝胶上被分离。按照迁移率递增的次序，分别为乳糜微粒、LDL、VLDL和HDL。乳糜微粒分子较大，甘油三酯含量高，与血清出现乳白色有关，通常它们停留在加样点处。LDL通常迁移到β_2球蛋白位置处。VLDL比LDL体积大并且较轻，可能引起血清的浑浊，它们更容易迁移到β球蛋白的位置。HDL迁移最快，可到达α_2球蛋白的位置。临床进行脂蛋白电泳，主要用于脂蛋白分型和高脂血症评价（表5-3）。

表5-3 脂蛋白电泳的分型和高脂血症评价

高脂血（症）类型	I 型	II a 型	II b 型	III 型	IV 型	V 型
总胆固醇（mmol/L）	5.2～10.4	7.8～26	7.3～9.1	7.8～13	＜7	可达13
甘油三酯（mmol/L）	34～79	＜2	2.3～5.6	2.3～10.2	2.3～11.3	可达34
血清外观	上层"奶油"状，下层澄清	澄清	澄清或轻微浑浊	浑浊伴"奶油"状顶层	浑浊	上层"奶油"状，下层浑浊
乳糜	＋＋＋＋	-	-	-		＋＋＋＋
LDL	↓↓↓	↑↑↑	↑↑	↑↑	↓	↓↓
VLDL	N到↓↓	N	↑		↑↑	↑↑
HDL	↓↓↓	N到↓	N到↓		↓	↓
临床症状	胰腺炎、脂血	黄色瘤、角膜弓状云、结节性黄斑瘤、腱性黄斑瘤	冠状血管及末梢血管疾患、四肢及臀部黄色瘤、角膜弓状云	肝脾大、结节性黄斑瘤、暴发性黄斑	暴发性黄斑、胰腺炎、肝脾大、脂血、结节性黄斑瘤、感觉异常	
原因	肾病综合征、糖尿病、酒精中毒	甲状腺功能减退症、巨球蛋白症、肾病综合征、多发性骨髓瘤	甲状腺功能减退症、丙种球蛋白血症、糖尿病、多发性骨髓瘤	急性反应、肾病综合征、糖尿病、多发性骨髓瘤、酒精中毒、肥胖症、口服避孕药	肾病综合征、糖尿病、多发性骨髓瘤、酒精中毒、胰腺炎、口服避孕药、甲状腺功能减退症	

十五、脂联素（adiponectin，ADPN）

【参考区间】

胶乳增强免疫比浊法　血清：女性≥5μg/ml；男性≥4μg/ml。

【影响因素】

1.样本因素　样本采集、保存和处理不当可能影响结果准确性。当样本抗坏血酸≥176mg/dl、胆红素≥40mg/dl、结合胆红素≥40mg/dl、血红蛋白≥1000mg/dl、甘油三酯≥1000mg/dl、类风湿因子≥200U/ml对实验结果有干扰。

2.药物因素　胰岛素增敏剂升高脂联素水平。

3.ADPN水平　受性别，年龄，体重等生理因素影响，肥胖者脂联素水平通常较低，体重减轻后可能升高。

4.遗传因素　有遗传个体差异。

【临床解读】

脂联素（ADPN）是一种具有抗炎效应的保护性脂肪细胞因子，在调节胰岛素敏感性及葡萄糖代谢的过程中扮演重要角色，可以作为糖尿病早期风险预测的新型指标。高ADPN水平与2型糖尿病低风险相关，提高ADPN水平能有效降低2型糖尿病的发生风险。

1. ADPN降低　低ADPN水平与2型糖尿病高风险相关，低ADPN水平可预测进展为糖尿病的风险。空腹血糖＜6.1mmol/L，则判定该人群为糖尿病高危人群；空腹血糖6.1～7.0mmol/L，则判定该人群为胰岛素抵抗型糖尿病高危人群。

2. ADPN正常　空腹血糖＜6.1mmol/L，则判定该人群为代谢正常，糖尿病低风险人群；空腹血糖6.1～7.0mmol/L，建议复查空腹血糖或进行OGTT检测，如果复查正常，则判定该人群为糖尿病低风险人群；如果复查后血糖依旧升高，则判定为胰岛素分泌不足型糖尿病高危人群。

十六、氧化型低密度脂蛋白（oxidized low density lipoprotein，ox-LDL）

【参考区间】

免疫比浊法　血清：＜64.49U/L。

【影响因素】

1.标本应避免溶血脂血。

2.吸烟会产生大量自由基，促进LDL氧化；长期大量饮酒可损伤血管内皮细胞，引发炎症反应，促进氧化型低密度脂蛋白的形成。

【临床解读】

氧化型低密度脂蛋白（ox-LDL）是低密度脂蛋白（LDL）在血管内经过氧化修饰后的产物，主要由自由基介导的脂质过氧化反应形成。与天然LDL不同，ox-LDL具有更强的促动脉粥样硬化（AS）作用，可促进巨噬细胞摄取并形成泡沫细胞，加速动脉粥样硬化斑块的形成和发展。

1.动脉粥样硬化　ox-LDL增高常见于动脉粥样硬化，是动脉粥样硬化的独立预测指标，其水平与冠状动脉狭窄程度呈正相关。应用于动脉粥样硬化性心血管疾病的早期诊断与风险评估。

2.其他心脑血管疾病　在无症状人群中，ox-LDL升高可早于传统血脂指标（如LDL-C）提示AS风险。其升高也是轻度脑卒中和短暂性脑缺血复发的独立风险指标。

3.糖尿病肾病　ox-LDL水平与糖尿病微血管病变（如肾病、视网膜病变）相关，可作为早期预警指标。

十七、脂蛋白相关磷脂酶A_2（lipoprotein-associated phospholipase A_2，Lp-PLA$_2$）

【参考区间】

速率法　血清：0 ～ 659U/L。

【影响因素】

1.标本应避免严重溶血、黄疸等。

2.生理变异很小，无须空腹，但测定前2h应避免剧烈运动。

3.抽血后尽快分离出血清并及时测定，标本2 ～ 8℃可保存1周，-20℃可储存3个月，-70℃可保存时间更长。

4. Lp-PLA$_2$水平受性别和种族影响，通常随年龄增长而升高，女性通常低于男性。

5.药物影响：他汀类药物、贝特类药物、抗炎药物、激素类药物等可能影响Lp-PLA$_2$水平。

【临床解读】

脂蛋白相关性磷脂酶A_2是磷脂酶家族的成员，它是由成熟的巨噬细胞、淋巴细胞及泡沫细胞等产生，并受炎症介质调节。其70%与低密度脂蛋白结合，水解低密度脂蛋白上的氧化卵磷脂，生成溶血卵磷脂（LPC）、氧化游离脂肪酸（Ox-NEFA），二者具有很强的促炎症和促动脉粥样硬化的作用。

1.动脉粥样硬化　Lp-PLA$_2$是血管炎症标志物，具有很强的促炎症和促动脉粥样硬化作用。联合LDL-C反映动脉粥样斑块炎症程度及其稳定性。

2. 冠心病 Lp-PLA$_2$水平可预测健康中年人群冠心病的风险，其与CRP同时升高，患冠心病风险最高。也可预测冠心病患者心血管事件复发风险，随Lp-PLA$_2$水平升高，复合心血管病事件风险升高。

3. 急性冠状动脉综合征 Lp-PLA$_2$是导致斑块易损性增加的重要原因，发生心血管事件患者的颈动脉斑块中Lp-PLA$_2$水平较高。

4. 卒中 Lp-PLA$_2$作为不稳定粥样硬化斑块的标志物，可识别动脉粥样硬化狭窄为主要机制导致的短暂性脑缺血发作（TIA）和卒中事件，其水平较高代表疾病复发、心肌梗死、血管性死亡事件风险增大。

十八、抗磷脂酶A$_2$受体抗体（anti-phospholipase A$_2$ receptor antibody，抗PLA$_2$R抗体）

【参考区间】

化学发光法 血清：＜20RU/ml。

【影响因素】

1. 标本应避免溶血与脂血，全血样本需及时分离（采血后2h内），避免血小板释放干扰物质导致假性升高。

2. 使用免疫抑制剂治疗的患者，由于药物抑制了机体的免疫反应，可能出现假阴性结果。

【临床解读】

抗磷脂酶A$_2$受体抗体（anti-PLA$_2$R）是一种针对磷脂酶A$_2$受体（PLA$_2$R）的自身抗体，属于IgG$_4$亚型。PLA$_2$R是一种表达于肾小球足细胞表面的跨膜糖蛋白，参与维持足细胞结构和功能。Anti-PLA$_2$R是诊断特发性膜性肾病（IMN）、指导治疗和评估复发及预后的标志物。

1. 膜性肾病的鉴别 用于鉴别IMN和继发性膜性肾病（SMN），当临床表现符合且抗PLA$_2$R抗体升高的患者，膜性肾病（MN）的诊断不需要肾活检。少数系统性红斑狼疮（SLE）、类风湿关节炎患者可能出现抗-PLA$_2$R抗体阳性，但通常滴度较低，需结合临床表现判断。

2. 评估疾病严重程度 抗-PLA$_2$R抗体与尿蛋白呈正相关，与血清白蛋白水平呈负相关，因此抗体水平越高提示肾小球损伤越严重，蛋白尿水平可能越高。

3. 监测治疗效果及预后 抗-PLA$_2$R抗体水平变化早于尿蛋白等指标，在治疗过程中，随着病情缓解，抗体水平通常会逐渐下降；若抗体水平持续不降或升高，可能提示疾病复发或治疗效果不佳，预后相对较差。此外，低滴度抗PLA$_2$R抗体的患者经过免疫抑制治疗后更易获得缓解，且缩短缓解标准时间；治疗初期抗PLA$_2$R抗体水平下降越明显，治疗缓解的可能性越大。

第三节　糖及其代谢产物检验

一、葡萄糖（glucose，Glu）

【参考区间】

己糖激酶法。

1. 空腹血糖　静脉血浆：成人为 3.9 ～ 6.1mmol/L；早产儿为 1.1 ～ 3.3mmol/L；婴儿为 1.7 ～ 3.3mmol/L；新生儿（1d）为 2.2 ～ 3.3mmol/L；新生儿（>1d）为 2.8 ～ 4.5mmol/L；儿童为 3.5 ～ 5.5mmol/L。

成人全血：3.6 ～ 5.3mmol/L。

2. OGTT 试验　成人静脉血浆：服糖后 1h 6.7 ～ 9.4mmol/L；服糖后 2h 3.9 ～ 7.8mmol/L；服糖后 3h 3.9 ～ 6.1mmol/L。

3. 餐后血糖　成人静脉血浆：餐后 1h 血糖：6.7 ～ 9.4mmol/L；餐后 2h 血糖：3.9 ～ 7.8mmol/L。

4. 妊娠期女性　空腹血糖 ≤ 5.1mmol/L；餐后 1h 血糖 ≤ 10.0mmol/L；餐后 2h 血糖：≤ 8.5mmol/L。

【影响因素】

1. 实验前准备　采集标本前未隔夜禁食 8 ～ 10h 以上；行 OGTT 前禁食或过度限制碳水化合物可导致血糖水平假性升高；试验前做剧烈运动、饮用刺激性饮料、吸烟、饮酒等，或者未停用可能影响血糖药物如避孕药、利尿剂或苯妥英钠等。

2. 试验过程影响因素　未按照标准化程序服糖；试验过程中食用食物、做剧烈运动、饮用刺激性饮料、吸烟、饮酒或精神受到刺激等。

3. 各种因素导致的糖酵解　如全血样品室温保存时间长，未及时分离出血浆或血清；未使用草酸钾 - 氟化钠为抗凝剂试管采集样本；白细胞计数过高或细菌污染等。

【临床解读】

糖是人体的主要能量来源，也是构成机体结构物质的重要组成成分。血糖浓度受神经系统和激素的调节而保持相对稳定，当这些调节失去原有的相对平衡时，则会出现高血糖或低血糖。临床检测血糖浓度主要用于糖尿病的诊断和治疗监测。

1. 生理性变化　摄入食物后 1h 左右血糖达峰值随后逐渐下降；昼夜规律中随着糖皮质激素变化，血糖在凌晨出现最低值，在早晨 9:00 左右出现最高值；月经周期中月经期血糖出现最低值，随着雌激素和孕激素增加在排卵期前后和排卵后 1 周至月经来潮期间血糖达峰值；妊娠后胰岛素敏感性降低抵抗从而在妊娠中晚期出现血糖升高；紧张、焦虑、生气、恐惧等不良情绪会导致血糖升高；饥饿和剧烈运动可出现血糖降低。

2.病理性变化

（1）病理性升高：主要见于1型糖尿病（type 1 diabetes mellitus，T2DM）和2型糖尿病（type 2 diabetes mellitus，T2DM）；妊娠期糖尿病（gestational diabetes mellitus，GDM）；特殊类型糖尿病；内分泌疾病如肢端肥大症、库欣综合征、嗜铬细胞瘤等；胰腺外分泌性疾病所致如胰腺炎、外伤、肿瘤等；感染如风疹、巨细胞病毒、柯萨奇病毒等；β细胞功能遗传缺陷糖尿病；其他遗传综合征伴糖尿病如Dowm综合征、Wolfram综合征、强直性肌营养不良症等；药物或化学品诱导如吡甲硝苯脲、糖皮质激素、甲状腺激素、苯妥英钠、α-干扰素等；应激性高血糖，可见于急性感染、创伤、手术、发热、急性心肌梗死等应激情况下。

（2）病理性降低：主要见于早产、母体糖尿病、GDM和妊娠子痫等导致的新生儿低血糖；胰岛素或降糖药使用过多导致的糖尿病性低血糖；包括遗传性代谢缺陷、酮性低血糖、先天性酶缺乏等导致的婴幼儿低血糖；成人空腹低血糖；餐后低血糖等。

3.糖尿病

（1）OGTT与糖代谢状态（表5-4）。

表5-4　糖代谢状态分类（WHO 1999年）

糖代谢状态	静脉血浆葡萄糖（mmol/L）	
	空腹血糖	糖负荷后2h
正常血糖	＜6.1	＜7.8
空腹血糖受损（IFG）	≥6.1，＜7.0	＜7.8
糖耐量减退（IGT）	＜7.0	≥7.8，＜11.1
糖尿病	≥7.0	≥11.1

（2）糖尿病诊断：当有典型的糖尿病症状（如烦渴多饮、多尿、多食、不明原因体重下降）时，满足空腹血糖（fasting plasma glucose，FPG）≥7.0mmol/L，或口服葡萄糖耐量试验（oral glucose tolerance test，OGTT）2h静脉血糖≥11.1mmol/L，或糖化血糖蛋白（HbA1c）≥6.5%，或随机静脉血糖≥11.1mmol/L，可诊断为糖尿病。缺乏典型的糖尿病症状时，需改日复查确认，但不包括检测随机血糖。另血糖＞33.3mmol/L时谨慎高血糖高渗状态。

（3）血糖控制目标：一般成人T2DM患者毛细血管空腹血糖控制目标为4.4～7.0mmol/L，非空腹＜10.0mmol/L；对于一般T1DM患者空腹或餐前血糖控制目标为4.0 ～ 7.0mmol/L，餐后为5.0 ～ 10.0mmol/L，睡前或凌晨为4.4 ～ 7.8mmol/L。

（4）GDM的诊断与血糖控制目标：我国采用在妊娠期行75g OGTT作为 GDM的诊断方法，其诊断标准和控制标准见表5-5，但注意在孕早期单纯FPG≥ 5.1mmol/L不能诊断，需要随访；血糖控制时避免夜间血糖＜3.3mmol/L。

表5-5　妊娠期糖尿病诊断标准和血糖控制目标

检测项目	静脉血浆葡萄糖（mmol/L）	
	诊断标准	控制标准
空腹血糖	≥5.1	＜5.3
OGTT 1h血糖	≥10.0	＜7.8
OGTT 2h血糖	≥8.5，＜11.4	＜6.7

4.低血糖　血糖低于3.9mmol/L（糖尿病患者）或2.8mmol/L（非糖尿病患者）是诊断低血糖的标准之一。对于新生儿，出生后1 ～ 4h内1.5mmol/L＜血糖水平（BGL）＜2.6mmol/L且无低血糖症状为过渡期低血糖；连续＞3次监测BGL＜2.6mmol/L为反复低血糖；低血糖持续时间超过48h为严重低血糖；BGL＜1.5mmol/L是严重低血糖的标准之一；出现低血糖相关临床表现，且BGL＜2.6mmol/L为症状性低血糖；BGL＜2.6mmol/L为临床处理阈值。

二、糖化血红蛋白（glucosylated hemoglobin，GHb）

【参考区间】

高效液相色谱法　全血，成人HbA1c：3.0% ～ 6.0%。

【影响因素】

1.胎儿血红蛋白（HbF）干扰　正常成人HbF占总Hb的1%以下，遗传性持续性胎儿血红蛋白增高症患者HbF浓度可达到总Hb的30%，β地中海贫血和镰状细胞病患者体内HbF浓度占总Hb的2% ～ 20%。

2.血红蛋白变异体和化学衍生物干扰　由于Hb的α、β、γ链上的点突变而引起的Hb氨基酸序列的改变，最常见的血红蛋白变异体为HbS、HbC、HbE及HbD；血红蛋白的化学修饰如氨基甲酰化血红蛋白、乙酰血红蛋白。

3.红细胞生成和寿命　一些慢性肝病、肾病会使红细胞寿命的缩短，使结果偏低；脾切除术后、再生障碍性贫血、缺铁性贫血等导致红细胞寿命延长的疾病会使检测结果偏高。

4.饮食及药物因素 大剂量维生素C、维生素E、水杨酸盐和促红生成素等使测定结果假性降低。

5.标本储存因素 标本长时间存放后,其测定结果会随着时间的延长而逐渐升高。

【临床解读】

成人红细胞内的血红蛋白(Hb)通常由HbA1、HbA2和HbF组成,其中主要是HbA1,糖化血红蛋白是血红蛋白在高血糖作用下发生缓慢连续的非酶促糖化反应的产物,通常占总Hb的5%～8%,糖尿病患者可达15%～18%,其主要组成为糖化血红蛋白A1c(HbA1c),此外尚有HbA1a1、HbA1a2及HbA1b三种。糖化血红蛋白的形成是不可逆的,其浓度与红细胞寿命(平均120d)和该时期内血糖的平均浓度有关,不受每天葡萄糖波动的影响,也不受运动或食物的影响,所以糖化血红蛋白反映的是过去6～8周的平均血糖浓度,也是监测近期糖尿病病情控制最有效和最可靠的指标。

1. HbA1c与糖尿病诊断 HbA1c水平在5%左右表示未患糖尿病;HbA1c水平在5.7%～6.4%预示进展至糖尿病前期阶段;当HbA1c≥6.5%时,同时伴有典型的糖尿病症状,可以确诊为糖尿病。

2. HbA1c与糖尿病控制目标 应依据患者的病程进展和病情变化情况制订个体化目标值,以维持风险与获益的平衡。

对大多数非妊娠成年T2DM患者,合理的HbA1c控制目标为＜7.0%;对于年龄较轻、病程较短、预期寿命较长、无并发症、未合并心血管疾病的患者在无低血糖或其他不良反应的情况下,可采取更严格的HbA1c控制目标(如＜6.5%甚至正常);年龄较大、病程较长、有严重低血糖史、预期寿命较短、有显著的微血管或大血管并发症或严重合并症的患者,可采取相对宽松的HbA1c目标。

对于T1DM患者,在避免低血糖的基础上,应使大部分患者的HbA1c＜7.0%;对于低血糖高风险的患者,可相应提高控制目标,使HbA1c＜7.5%。

3.辅助鉴别诊断应激性高血糖 对于新诊断的糖尿病患者HbA1c≥6.5%,而应激性高血糖患者的HbA1c水平一般不高,血糖的水平通常随致血糖升高的急危重症的出现而升高,并随急危重症的缓解而恢复正常。

三、糖化白蛋白(glycated albumin,GA)

【参考区间】

酶法 血清,成人糖化白蛋白:11%～17%。

【影响因素】

1.受血浆中蛋白浓度影响,血白蛋白＜30g/L或尿中蛋白质浓度＞1g/L,或合并肾病综合征、肝硬化等影响白蛋白更新速度的疾病时，结果不可靠。

2.中度溶血、胆红素和维生素 C 会干扰测定。

3. pH、反应温度、反应时间对试验影响较大，必须严格控制。

【临床解读】

糖化血清蛋白（glucosylated serum protein，GSP）是血清中的各种蛋白质与葡萄糖发生缓慢的非酶促糖化反应，其产物高分子酮胺结构类似果糖胺，又称为果糖胺测定。90%的GSP为糖化白蛋白，因此临床上常用GA反映GSP总体水平。白蛋白的半衰期约为20d，故GA反映患者过去2～3周平均血糖浓度，它不受血红蛋白异变体如HbS或HbC的影响，与HbA1c可相互补充。

GA≥17.1%可筛查出大部分未经诊断的糖尿病患者，联合检测可提高糖尿病的检出率；应激性高血糖时可出现HbA1c水平不高而GA升高的现象；在血液系统疾病和妊娠期糖尿病中由于红细胞寿命受到影响，HbA1c检测结果不可靠，宜选择GA评价近期血糖水平。

四、酮体（ketone bodies）

【参考区间】

1.定性　阴性（血清或尿液）。

2.定量（β-羟丁酸，酶法）　0.03～0.3mmol/L（血清）。

【影响因素】

标本采集后应尽快分离血清或血浆进行测定，标本防止溶血。

【临床解读】

酮体是脂肪酸在肝内不完全氧化所生成的，在正常情况下，人体的血液中只存在少量的酮体。其中78%为β-羟丁酸，20%为乙酰乙酸，2%为丙酮，实验室主要检测β-羟丁酸。

1.酮血症和酮尿症　常见于糖尿病、急性酒精中毒、糖原贮积症、高血压、冠状动脉硬化、严重肝病、饥饿或频繁呕吐等。

2.酮症酸中毒　血β-羟丁酸≥3mmol/L或尿酮阳性（＋＋以上）为糖尿病酮症酸中毒（DKA）诊断的重要标准之一；在T2DM的任何阶段（包括新诊断时），如出现酮症，应给予胰岛素治疗。

五、乳酸（lactic acid）

【参考区间】

比色法　动脉全血：0.5～1.5mmol/L。

【影响因素】

剧烈运动或卧床患者活动腿部、采血过程中手部和手臂活动可导致乳酸浓度急剧增高，宜在空腹休息2h达到稳定状态后抽血；血浆样本比全血高7%；静脉采血过程应尽量不使用止血带或使用止血带后立即采血；全血样本应使用肝素抗凝并立即加入预冷的蛋白沉淀剂、血浆样本需使用NaF和$K_2C_2O_4$抗凝，采集后立即冷却分离血浆，以防止糖酵解导致乳酸增高。

【临床解读】

乳酸是糖代谢的一个中间产物，主要在骨骼肌、脑组织和红细胞中生成。血液中乳酸的浓度主要取决于肝和肾的合成及其代谢速度。在呼吸衰竭或循环衰竭时，组织缺氧可引起体内乳酸升高。另外，如糖酵解速度增加，也可引起乳酸升高。临床检测血液乳酸浓度，主要用于对疾病的严重程度及预后判断。也可用于代谢性酸中毒的鉴别诊断。

1.血液中乳酸升高　血乳酸≥2mmol/L称为高乳酸血症；血乳酸≥4mmol/L称为乳酸中毒；一般认为乳酸浓度≥5mmol/L及pH≤7.35，提示有明显乳酸酸中毒。

乳酸生理性升高可见于剧烈运动或脱水；乳酸病理性升高可见于脓毒症、休克、心力衰竭等引起的低氧血症、糖尿病、肝肾功能障碍、恶性肿瘤、甲醇或乙醇中毒、维生素B_1缺乏、药物影响（如二甲双胍、水杨酸类、异丙酚、氰化物、$β_2$受体激动剂等）等。

2.血乳酸与脓毒症　乳酸作为组织和器官灌注不足的指标，其升高意味着患者微循环出现障碍、预后不良。乳酸≥2mmol/L是ICU成年患者预后不良的重要预警指标。在接受脓毒症集束化治疗后，乳酸>4mmol/L是脓毒性休克患者7d与28d病死率的独立危险因素；24h内乳酸>3mmol/L是消化道肿瘤手术后脓毒症患者预后的重要影响因素。

乳酸水平对危重症的风险分层具有预测价值。休克患者若临床抢救及时，组织灌注及氧合迅速恢复，组织细胞内乳酸清除加快、乳酸水平下降，则病情好转，预后良好。

六、丙酮酸（pyruvate）

【参考区间】

比色法，安静状态下

空腹静脉全血：0.02～0.1mmol/L。

动脉全血：0.02～0.08mmol/L。

【影响因素】

1.血中丙酮酸极不稳定，血液抽出后2min就可见明显减低，采血后需添加高氯酸制备无蛋白滤液后检测。

2.剧烈运动、进食、饮酒、双胍类降糖药可导致血丙酮酸升高。

3.所用丙酮酸标准液应在用前新鲜配制，因其中丙酮酸会发生聚合，其聚合体的酶促反应率与非聚合者不同。

【临床解读】

血液中的丙酮酸是糖酵解过程中的一个中间产物，主要在骨骼肌和红细胞中生成。组织严重缺氧可导致三羧酸循环中丙酮酸有氧氧化的障碍，丙酮酸还原成乳酸的酵解作用增强，血液中乳酸与丙酮酸的比值增高。因此丙酮酸是评估缺氧和循环衰竭严重程度的指标。

1.血液中丙酮酸升高　生理性升高可见于进食或剧烈运动后。病理性升高可见于丙酮酸脱氢酶缺乏症、维生素B₁缺乏症、糖尿病、充血性心力衰竭、严重腹泻、严重感染、缺氧（如休克）、呕吐、高血压、肺疾病、酒精中毒、严重肝病、严重贫血等。

2.乳酸与丙酮酸比值　正常人乳酸与丙酮酸比值为10:1；比值<25，提示糖异生缺陷；比值≥35，提示缺氧导致的胞内代谢降低；其比值越高，提示组织缺氧就越严重。

七、半乳糖（galactose，GAL）

【参考区间】

血液半乳糖<2.4mmol/L（比色法）。

【影响因素】

1.血、尿标本要新鲜。

2.高浓度葡萄糖对测定可能有影响，因此检测前应避免进食过量葡萄糖。

【临床解读】

1.乳糖不耐受症（Lactose Intolerance，LI）　由于先天性乳糖酶的缺乏或其他原因造成乳糖酶活性降低，乳糖不能被分解成葡萄糖和半乳糖，导致半乳糖降低。

2.半乳糖血症（galactosemia，GAL）　GAL是一种常染色体隐性遗传病，主要表现为婴儿出生后不久出现拒奶、呕吐、腹泻、黄疸、肝大等症状，血液和尿液中半乳糖增高。

八、血清果糖（fructose，FRU）

【参考区间】

比色法

空腹：<0.6mmol/L；服糖后30min：0.83～1.38mmol/L；120min：<0.56mmol/L。

【影响因素】

1.摄入大量富含果糖的食物,如水果、蜂蜜、含糖饮料等,会使血清果糖水平明显升高。

2.高浓度葡萄糖对测定可能有影响,因此应避免进食过量葡萄糖。

【临床解读】

1.正常人服用果糖2h后恢复正常。服用果糖2h后血液、尿液果糖增高见于果糖尿症和遗传性果糖不耐症,前者因果糖激酶缺陷所致,而后者在果糖升高的同时有低血糖的现象,果糖尿症血糖是正常的。

2.肝脏是果糖代谢的主要器官,肝脏疾病时,如肝炎、肝硬化等,肝脏细胞受损,果糖代谢酶活性降低,血清果糖水平可能升高。

3.结核性脑膜炎、化脓性脑膜炎的脑脊液果糖测定含量明显降低。

第四节　脑脊液检验

一、脑脊液葡萄糖（glucose in CSF）

【参考区间】

己糖激酶法

成人2.5～4.5mmol/L（腰池）。

儿童2.8～4.8mmol/L（腰池）。

新生儿2.8～5.0mmol/L（腰池）。

【影响因素】

1.标本不宜污染,应尽快送检。

2.若CSF中葡萄糖降低显著,为提高测定的灵敏度,可将标本用量加倍,再将计算的结果除以2。

3.标本应在采集后30min内进行检测,否则需加入适量氟化钠。

4.早产儿和新生儿,因血-脑屏障通透性较高,CSF葡萄糖有生理性升高。

【临床解读】

CSF中葡萄糖的含量取决于血浆葡萄糖浓度、血-脑屏障的通透性、CSF中葡萄糖酵解程度、携带运转系统的功能等。在血糖正常情况下,CSF内葡萄糖含量相当于血糖2/3。脑脊液中葡萄糖测定,常用于细菌性脑膜炎与病毒性脑膜炎的鉴别诊断,病毒性脑膜炎CSF葡萄糖多为正常。

1.降低　主要见于神经系统感染性疾病包括化脓性脑膜炎、结核性脑膜炎、真菌性和阿米巴性脑膜炎及部分流行性腮腺炎并发脑膜炎。此外还可见于梅毒性脑膜炎、脑寄生虫病及恶性肿瘤如脑瘤、黑色素瘤转移癌等。低血糖患者也可见CSF葡萄糖含量下降。

2.升高 一般可见于脑或蛛网膜下腔出血、急性颅脑外伤、一氧化碳中毒、缺氧性脑病、感染中毒性脑病、脑炎、糖尿病。

二、脑脊液蛋白质（protein in CSF）

【参考区间】

比浊法 0.15 ～ 0.45g/L（腰池）。

【影响因素】

1.标本不宜污染，样本应尽快送检。

2.标本穿刺混入血液时，易出现假阳性，故标本不宜污染血液。

【临床解读】

脑脊液（CSF）中的蛋白质80%以上来源于血浆，其中80%为白蛋白，20%为球蛋白。化脓性脑膜炎、流行性脑膜炎蛋白质含量为3.0 ～ 6.5g/L。结核性脑膜炎刺激症状期蛋白质含量为0.3 ～ 2.0g/L，压迫症状期为1.9 ～ 7.0g/L，麻痹期为0.5 ～ 6.5g/L；脑炎蛋白质含量为0.5 ～ 3.0g/L。引起脑脊液循环梗阻的疾病，如脊髓蛛网膜炎、脊髓肿瘤等，其蛋白质含量可在1.0g/L以上；脑软化、肿瘤、退行性病变等，脑脊液蛋白可增至0.25 ～ 0.8g/L。根据脑脊液蛋白变化可以进行疾病的鉴别诊断。

1.急性脊髓炎的鉴别 急性脊髓炎脑脊液中蛋白质含量正常或轻度升高，多在0.4 ～ 1.0g/L范围变化，但最高可达4.8g/L。

（1）急性脊髓前角灰质炎蛋白早期轻度升高，1周后增至1.0 ～ 1.5g/L，持续3 ～ 4周后逐步恢复正常。

（2）急性播散性脑脊髓炎蛋白含量正常或轻度升高，有若明显升高，且无椎管梗阻，则提示神经根受损。

（3）脊髓压迫症蛋白定量可高至10.0g/L以上，高蛋白样本放置一段时间可发生自凝现象。一般阻塞越完全、阻塞时间越长、阻塞水平越低，蛋白含量越高。

2.结核性脑膜炎与脑肿瘤的鉴别 结核性脑膜炎脑脊液透明或呈磨玻璃状，标本放置数小时后可有白色纤维膜形成。蛋白含量中度升高，为1 ～ 2g/L，也有高达5.0g/L。CSF中肿瘤细胞数较少而蛋白含量高则较符合脑室内或脑表面肿瘤及神经鞘瘤。97.2%的听神经瘤病例的脑脊液蛋白质含量高，多在1.0 ～ 2.0g/L，个别患者可达10.0g/L。

3.其他疾病 蛛网膜下腔出血蛋白含量高，这种情况在出血后2 ～ 3周仍可见到，均由于红细胞溶解释放出大量的血红蛋白所致。糖尿病周围神经病蛋白含量增加，球蛋白升高显著，以 α_2 球蛋白和 γ 球蛋白为主。腰椎间盘突出症脑脊液一般无异常，较大的椎间盘突出可有微量蛋白增加，一般均＜1.0g/L。

三、脑脊液氯化物（chlorides in CSF）

【参考区间】

离子选择电极法

成人：120 ～ 130mmol/L（腰池）；

婴儿：110 ～ 130mmol/L（腰池）。

【影响因素】

标本不宜污染，应尽快送检。

【临床解读】

脑脊液（CSF）中氯化物含量较高，为血浆浓度的1.2 ～ 1.3倍，有利于维持CSF和血浆渗透压的平衡。检测CSF中的氯化物有助于鉴别诊断中枢神经系统疾病。

1.升高　见于尿毒症和慢性肾炎，而在病毒性脑炎、脑脓肿、神经梅毒时含量可正常或轻度升高。

2.降低　见于低氯血症（呕吐、脱水）、细菌性或真菌性脑膜炎、化脓性脑膜炎、结核性脑膜炎。其中结核性脑膜炎氯化物明显降低，且早于糖降低，提示预后不良。可为临床诊断提供更有价值的帮助。另外结核性脑膜炎比化脓性脑膜炎降低更为显著。

四、脑脊液糖蛋白（glycoprotein in CSF）

【参考区间】

比浊法　4.95 ～ 13.2mg/L。

【影响因素】

1.标本不宜污染。

2.糖蛋白的含量不依赖总蛋白的浓度，故与CSF采集部位无关。标本在室温下可保存3d，若需存放时间较长，则应冷藏保存。

3.样本应尽快送检。

【临床解读】

在CSF总蛋白中，糖蛋白约占3.3%。其中己糖蛋白占总量的1.8%，氨基己糖蛋白占总量的1.5%，比血清中同类成分约高20%。CSF糖蛋白含量的变化对中枢神经系统的急性炎症损害有提示作用。

1.化脓性脑膜炎　细菌感染导致脑膜炎症，促使血管通透性增加，使脑脊液中蛋白质含量显著增加，糖蛋白也随之升高。

2. 结核性脑膜炎　结核菌感染引起的慢性炎症，病程中脑膜出现充血、水肿、蛛网膜下腔渗出物增多，导致脑脊液中糖蛋白含量升高。

3. 颅内肿瘤　肿瘤细胞可分泌一些蛋白质，并且肿瘤组织会影响脑脊液的循环和代谢，导致脑脊液中糖蛋白升高。如脑膜瘤、胶质瘤等颅内肿瘤患者，其脑脊液糖蛋白水平可能会有不同程度的升高。

4. 蛛网膜下腔出血　血液进入蛛网膜下腔后，红细胞破裂释放出血红蛋白等物质，可使脑脊液中的蛋白质含量增加，进而导致糖蛋白升高。同时出血后的炎症反应也会促使蛋白质合成增加。

五、脑脊液白蛋白（albumin in CSF）

【参考区间】

散射比浊法　0～350mg/L。

【影响因素】

标本不宜污染，样本应尽快送检。

【临床解读】

白蛋白相对分子质量约为67kD，在血-脑屏障破坏时，极易依靠大的浓度差从血中进入脑脊液，因此敏感性高。脑脊液白蛋白是衡量血-脑屏障完整性的指标。

1. 升高　主要提示为脑膜损害，常见于中枢神经系统白血病、细菌性和病毒性脑膜炎、吉兰-巴雷综合征、脑炎、神经莱姆病。

2. 脑膜炎的鉴别　病毒性脑膜炎患者脑脊液白蛋白通常轻度升高或正常，而化脓性脑膜炎患者脑脊液白蛋白多明显升高，且常伴有白细胞计数、蛋白质总量等其他指标的显著变化。

六、脑脊液IgG（CSF IgG）

【参考区间】

散射比浊法　0～34mg/L。

【影响因素】

1. 标本要新鲜，应立即送检。

2. 新生儿由于血脑屏障发育不完善，脑脊液IgG水平相对较高，随着年龄增长，血脑屏障逐渐成熟，IgG水平逐渐降低并趋于稳定。

【临床解读】

脑脊液中的IgG是中枢神经系统免疫反应的主要抗体之一，能够帮助抵御感染和炎症。中枢神经系统的局部免疫反应会导致脑脊液中免疫球蛋白水平升高，尤其是IgG的含量升高。

1.升高　主要见于多发性硬化症（MS）和亚急性硬化性全脑炎，脑囊虫病时明显升高；结核性脑膜炎、重症肌无力、麻疹脑炎、狼疮、神经梅毒等可出现IgG升高。

2.脑膜炎的鉴别　结核性脑膜炎时IgG升高比化脓性脑膜炎更显著。

七、脑脊液蛋白电泳（protein elctrophoresis of CSF）

【参考区间】

前白蛋白：0.02 ～ 0.06；白蛋白：0.55 ～ 0.65；

α_1球蛋白：0.03 ～ 0.08；α_2球蛋白：0.05 ～ 0.11；

β球蛋白：0.13 ～ 0.26；γ球蛋白：0.04 ～ 0.13。

【影响因素】

1.标本采集后宜置冰水中尽快送检。

2.若用抗凝剂，一般采用肝素－氟化钠较好。

3.由于正常CSF中蛋白含量甚微，故做蛋白电泳需将标本浓缩100 ～ 200倍，使蛋白含量相当于2g/L，再按醋酸纤维薄膜法进行蛋白电泳。

4.如果CSF免疫球蛋白＜5mg/L，必须用适当的装置浓缩CSF，使免疫球蛋白达到5 ～ 10mg/L，再进行测定。

5.采集脑脊液时如果混入血液，会因血液中蛋白成分的干扰而影响结果，使白蛋白及一些球蛋白的比例异常升高。

【临床解读】

神经及精神疾病可导致脑脊液中某些蛋白质组分特异性改变，采用电泳的方法分析脑脊液蛋白的组分变化，更能对神经和精神疾病提供有用的信息。

1.前白蛋白　升高主要见于脑萎缩、先天性脑积水、中枢神经系统变性疾病及多发性硬化症、帕金森病等。降低见于脑膜炎及其他脑内疾病。

2.白蛋白　升高主要见于脑瘤、脑部血流淤滞所致脑血管通透性增加及椎管梗阻等。降低见于脑外伤。

3.α_1球蛋白和α_2球蛋白　升高多见于急性细菌性脑膜炎、结核性脑膜炎急性期、脊髓灰质炎等，也可见于脑膜癌浸润或白血病浸润、脑转移瘤等。α_1球蛋白降低可见于脑外伤急性期。

4.β球蛋白　升高主见于脊髓小脑变性以及退行性病变（肌萎缩、手足搐动症、多发性硬化、阿尔茨海默病等），小脑萎缩等，此外还可见于脂质代谢障碍如动脉硬化症和脑血栓形成。

5.γ球蛋白（丙种球蛋白）　升高见于脱髓鞘病，如多发性硬化症、视神经脊髓炎等最为常见。

6.寡克隆区带阳性 常见疾病如多发性硬化症、亚急性硬化性全脑炎、脑膜脑炎、脊髓压缩、急性感染性多神经炎、梅毒、外周神经疾病、视神经炎、脑积水、脑血管意外、免疫复合物、系统性红斑狼疮、糖尿病等。

八、寡克隆区带电泳（oligogenic band electrophoresis）

【结果判读】

等电聚焦电泳＋免疫固定分析

Ⅰ型：脑脊液和血清中均未检出寡克隆区带（oligoclonal bands，OCB），即OCB阴性。

Ⅱ型：脑脊液检出IgG型OCB，血清未检出，提示存在寡克隆IgG鞘内合成。

Ⅲ型：脑脊液、血清均检出OCB，但二者条带形态学上不匹配，脑脊液条带不同于血清条带的部分提示存在鞘内特异性IgG合成。

Ⅳ型：脑脊液、血清均检出OCB，且二者条带形态学上相对匹配，可能与血-脑屏障损伤相关，应结合IgG指数、24h IgG合成率等综合分析。

Ⅴ型：脑脊液、血清中出现集中密集的条带，也称为单克隆条带，来源外周血途径，并非于鞘内合成。

【影响因素】

1.配对分析同一时间采集的患者血清样本，以便于能分析免疫球蛋白的来源。

2.标本不宜污染，样本应尽快送检。

【临床解读】

寡克隆区带（OCB）指部分脑脊液（CSF）或血清蛋白样品经区带电泳在γ球蛋白区域形成2条或2条以上不连续的狭窄区带，其本质为机体病理状态下被激活的数个B淋巴细胞克隆分泌出的多种免疫球蛋白，以免疫球蛋白G为主。脑脊液OCB检测阳性提示患者中枢神经系统（CNS）内已有免疫球蛋白的异常局部合成，但在某些疾病情况下，由于血-脑屏障被破坏，活化的B细胞可由血液进入CNS，导致血清和CSF中出现相同的OCB。CSF和血清样本同时配对分析可准确地判定中枢神经系统内是否存在免疫球蛋白的局部合成。OCB检测主要用以辅助诊断多发性硬化症（MS），但在其他神经系统相关疾病中，OCB检测仍具有一定的价值。

1. OCB检测阳性：主要见于多发性硬化症（MS）、造血干细胞移植后神经系统并发症、自身免疫性脑炎、视神经脊髓炎、吉兰-巴雷综合征、CNS感染（如结核性脑膜炎、神经梅毒、亚急性硬化性全脑炎、风疹性脑炎等）、其他原因引起的脱髓鞘性疾病（如肾上腺脑白质营养不良症等）、多发性神经病、副肿瘤综合征等疾病。

以OCB Ⅱ型为主的疾病主要是MS、视神经脊髓炎、病毒性脑炎、自身免疫性脑炎；Ⅲ型主要见于继发性脱髓鞘疾病、脑膜癌和脑膜炎等，也可见于MS患者；Ⅳ型主要见于慢性炎性脱髓鞘性多发性神经根神经病、造血干细胞移植后神经系统并发症、吉兰-巴雷综合征、系统性自身免疫疾病、CNS感染等；Ⅴ型主要见于血液病（如淋巴瘤、多发性骨髓瘤、造血干细胞移植后等）继发神经系统并发症患者。

2.多发性硬化症：60%～95%的MS患者脑脊液中可检出OCB阳性。MS早期、急性期、进展期OCB阳性率均较高，而活动期MS患者OCB阳性率明显高于非活动期患者。OCB的出现对判断MS疾病进程、病情的严重程度、病灶活动期或非活动期等具有重要的临床意义。对于OCB阴性结果需结合临床具体分析，OCB阴性并不能完全排除MS。

3.颅内静脉窦血栓疾病患者脑脊液OCB为阴性。

九、脑脊液潘迪试验（CSF Pandy test）

【参考区间】

苯酚沉淀法　阴性。

【影响因素】

1.标本宜离心，新鲜测定。

2.标本不宜污染血液，应与穿刺出血相鉴别。

3.在操作时如发现标本CSF浑浊或含有较多蛋白时，应先将标本离心，再取上清液做试验。

4.所用试管等器材必须十分清洁，否则容易造成本试验假阳性结果。

【临床解读】

正常人存在血-脑屏障，脑脊液中的蛋白质含量远低于血浆中的蛋白质量，主要以白蛋白为主。CSF中如存在球蛋白，可与苯酚形成不溶性沉淀物，沉淀量的多少与蛋白质的含量成正比。当CSF中蛋白质总量超过0.25g/L就可呈阳性反应。本试验在许多中枢神经系统疾病均可呈阳性反应，但特异性不高，确诊还应结合CSF的特异性免疫诊断、涂片及病原菌培养等检查。

潘迪试验阳性常见于：

1.中枢神经系统感染　如化脓性脑膜炎，CSF蛋白含量明显增加，主要以球蛋白增加为主。

2.结核性脑膜炎　CSF蛋白含量可见升高。

3.其他疾病　病毒性脑炎、蛛网膜下腔出血、脑梗死、脑肿瘤、急性多发性神经根神经炎、多发性硬化症、神经梅毒等。

十、脑脊液乳酸脱氢酶（lactic dehydrogenase in CSF）

【参考区间】

速率法　3～50U/L。

【影响因素】

标本应立即送检，避免污染。

【临床解读】

正常脑脊液中含有多种酶，包括乳酸脱氢酶（LDH），含量低于血清。在炎症、肿瘤、脑血管障碍疾病时，由于脑组织破坏，脑细胞内酶的溢出或血脑屏障通透性增加使其向脑脊液中移行，肿瘤细胞内酶释放也可使脑脊液中酶活性升高。

1.升高　常见于：

（1）脑血管疾病：脑梗死、脑出血和蛛网膜下腔出血的急性期，LDH活性可明显增加，且随病情好转恢复。

（2）脑肿瘤：其进展期活性可显著升高，在缓解期其活性降低。

（3）脑膜炎的鉴别：细菌性脑膜炎时，活性明显增加；病毒性脑膜炎时则活性轻微升高，借此可鉴别。

2.其他疾病　脱髓鞘病尤其是多发性硬化症急性期与恶性期，LDH活性可明显升高，在缓解期恢复正常；中枢神经系统退行性变LDH活性也升高，还可见于脑脓肿、脑积水、脑坏死、颅脑外伤等。

十一、脑脊液乳酸脱氢酶同工酶（lactic dehydrogenase isoenzyme in CSF）

【参考区间】

琼脂糖凝胶电泳法　LD_1：（27.2±1.1）%；

LD_2：（27.0±0.9）%；

LD_3：（23.8±0.8）%；

LD_4：（17.6±1.5）%；

LD_5：（2.4±0.8）%。

【影响因素】

标本应立即送检。

【临床解读】

乳酸脱氢酶（LDH）存在多种同工酶形式，包括LD_1～LD_5，这些同工酶在不同的组织中有不同的分布。在脑脊液中，LDH的存在及其同工酶的分布可以为神经系统疾病提供重要的诊断信息，CSF中LDH同工酶一般应与LDH总活性同时检测。

脑膜炎的鉴别诊断：中枢神经系统细菌性感染，如肺炎球菌性脑膜炎时，LD 同工酶以LD_4、LD_5升高为主，其主要来自粒细胞，病毒感染时一般为正常。LD 同工酶表现为LD_1、LD_2、LD_3上升时，提示来自脑组织，其升高可作为脑损害指标。

十二、脑脊液 β_2 微球蛋白（β_2-microglobulin in CSF）

【参考区间】

免疫比浊法 $0.8 \sim 2.2$mg/L。

【影响因素】

1. 标本应及时送检。

2. 如不能及时处理，可置于-20℃下冷冻保存。

3. 严防标本混入血液，混入血液会使脑脊液中的β_2微球蛋白含量假性升高。

【临床解读】

β_2微球蛋白（β_2-MG）是由1条多肽链组成的蛋白质，正常脑脊液中不含有β_2微球蛋白。CSF中β_2微球蛋白浓度升高，说明中枢神经系统有较严重的病理性损害，与中枢神经系统白血病（CNSL）的发生发展有密切关系。

1. 升高 常见于：

（1）儿童见于细菌性脑膜炎、病毒性脑膜炎及癫痫。

（2）成人见于急性脑梗死、脑膜炎、脑炎和多发性神经炎等。

2. 其他疾病 中枢神经系统白血病、肿瘤和全身免疫性疾病也可见升高。

十三、脑脊液C反应蛋白（C-reactive protein in CSF）

【参考区间】

阴性。

【影响因素】

1. 标本不宜污染，及时送检。

2. 如不能及时处理，可置于-20℃下冷冻保存。

【临床解读】

C反应蛋白（CRP）作为一种急性时相蛋白，在炎症或组织破坏时，其活性可升高，是一个敏感性较强的感染性疾病标志物。CRP主要存在于血清中，在脑脊液中的浓度取决于血清中CRP浓度及血-脑屏障的通透性。

1. 中枢神经系统炎症 患者急性期其活性明显升高，恢复期降低。

2. 脑膜炎鉴别诊断 化脓性或结核性脑膜炎时，脑脊液和血浆中的C反应蛋白含量均升高；浆膜性脑膜炎或脑炎时，C反应蛋白仅出现于脑脊液中，而血清中则没有或升高不明显。结合 CSF 蛋白定量测定，更有助于脑膜炎的鉴别诊断。

十四、脑脊液髓鞘碱性蛋白
（myelin basic protein in CSF）

【参考区间】

比色法 $0 \sim 4\mu g/L$。

【影响因素】

1. 标本不宜污染。

2. 如不能及时处理，则应冷冻保存。

【临床解读】

髓鞘碱性蛋白（MBP）是中枢神经系统（CNS）的一种特有的强碱性膜蛋白，正常脑脊液中 MBP 含量极微，当各种 CNS 病变累及髓鞘时，MBP 可释放入脑脊液和血液中，导致其含量升高。MBP 是急性脑损害和急性脱髓鞘疾病的特异性标志物。

1. 升高 多发性硬化症急性期表现为 MBP 明显升高，慢性活动者，约 50% 有 MBP 升高，但非活动者不升高。结合 CSF 中酶学及 IgG 测定，可提高对多发性硬化症的诊断及疗效的观察。

2. 其他脱髓鞘病 如横贯性脊髓炎合并系统性红斑狼疮、脑桥中心髓质溶解症及氨甲蝶呤髓病等也可见升高。

十五、脑脊液醛缩酶（aldolase in CSF）

【参考区间】

速率法 $0 \sim 10U/L$。

【影响因素】

标本不宜污染，及时送检。

【临床解读】

醛缩酶主要存在于骨骼肌、大脑和肝，帮助身体分解糖类以产生能量，当含有醛缩酶的细胞受损时，醛缩酶释放。

1. 创伤性病变 急性颅脑损伤脑组织受损时，细胞内的醛缩酶释放到脑脊液中，导致 CSF 醛缩酶活性增加。

2. 感染性疾病 化脓性脑膜炎、神经梅毒等中枢神经系统感染，导致脑组织受损，酶活性增加。

3. 退行性病变 家族性黑矇性痴呆，患者脑组织代谢异常导致醛缩酶活性增加。

4.自身免疫性疾病 多发性硬化症，髓鞘损伤，细胞内酶释放到CSF中。

5.占位性病变 颅内肿瘤及继发性脑积水，肿瘤生长导致脑组织受压和损伤，酶活性增加。

十六、脑脊液钾（potassium in CSF）

【参考区间】

离子选择电极法 2.6～3.38mmol/L。

【影响因素】

1.标本不宜污染，及时送检。

2.离心后及时处理标本，如不能及时处理，可置于-20℃以下冷冻保存。

3.采集CSF样品时应避免混入血液，而使CSF钾假性升高。

【临床解读】

脑脊液中的钾离子浓度受血脑屏障严格调控，避免血钾波动直接影响中枢神经系统（CNS），正常CSF中钾的浓度较血清含量略低，且浓度较稳定。

1.升高

（1）脑损伤或出血：红细胞破裂释放细胞内钾。

（2）血脑屏障破坏：炎症（如脑膜炎）、肿瘤或创伤导致屏障通透性增加。

2.降低 长期营养不良、利尿剂滥用等，但通常CSF钾下降幅度小于血钾。

十七、脑脊液钙（Calcium in CSF）

【参考区间】

偶氮胂法 成人：1.12～1.37mmol/L；儿童：1.40～2.71mmol/L。

【影响因素】

1.标本不宜污染，及时送检。

2.离心后及时处理标本，如不能及时处理，可置于-20℃以下冷冻保存。

【临床解读】

钙离子是维持晶体渗透压的重要物质，同时也是人体正常电生理功能和信号传递的媒介，广泛参与调节多种细胞活动。晶体渗透压降低可导致神经元细胞水肿，也可以引起脑性盐耗综合征，从而导致共济失调、震颤等类癫痫症状。

1.升高 主要见于化脓性脑膜炎、结核性脑膜炎、脑膜肉瘤、脑肿瘤、急性脑外伤、脑炎等疾病。由于血-脑屏障破坏，导致血浆钙大量进入脑脊液。此外高钙血症（如甲状旁腺功能亢进）、脑膜出血和脑积水时，脑脊液钙亦可升高。

2.降低 低钙血症、破伤风、痉挛素质、急性颅脑外伤和间脑肿瘤、甲状旁腺功能减退、肾脏病变等。

十八、脑脊液磷（Phosphorus in CSF）

【参考区间】

磷钼酸盐紫外终点法　0.39 ～ 0.68mmol/L。

【影响因素】

1.标本不宜污染。

2.离心后及时处理标本，如不能及时处理，应冷冻保存。

3.CSF 样品采集时，应尽量避免混入血液。

【临床解读】

磷在体内的含量仅次于钙，10% ～ 30% 存在于细胞内，70% ～ 90% 沉积于骨骼中，与钙构成骨盐成分，人体是按一定的钙磷比例动用骨骼中的磷。正常 CSF 中磷的浓度较血清含量低，检测脑脊液中的磷通常用于辅助诊断神经系统性疾病。

1.升高　常见于化脓性脑炎、脑炎、多发性硬化症、脑出血、急性颅脑外伤、脑动脉硬化、脊髓肿瘤、吉兰 - 巴雷综合征、肌萎缩侧索硬化和尿毒症等。

2.降低　常见于脑膜瘤病及结核性脑膜炎病情恶化期。

十九、脑脊液镁（Magnesium in CSF）

【参考区间】

比色法　2.34 ～ 3.13mmol/L。

【影响因素】

1.标本不宜污染，及时送检。

2.标本离心后及时处理，如不能及时处理，可置于 -20℃以下冷冻保存。

【临床解读】

镁是生命活动中重要的阳离子，镁离子是钙离子的拮抗剂，可减少因钙超载引起的细胞凋亡，对神经系统有一定的保护作用。结合血清镁测定，有助于对中枢神经系统疾病的鉴别诊断。脑脊液镁以降低为常见，主要见于：

1.感染性疾病　化脓性脑膜炎、病毒性脑炎等中枢神经系统炎症。

2.缺血性脑血管病　急性脑梗死（尤其大脑中动脉供血区）、短暂性脑缺血发作（TIA）。

3.代谢性疾病　原发性慢性低镁血症、继发性镁缺乏也会导致脑脊液镁浓度降低。

第五节　浆膜腔液检验

一、浆膜腔液葡萄糖（glucose in serous cavity fluid）

【参考区间】

己糖激酶法　3.6 ~ 5.5mmol/L。

【影响因素】

1. 标本应防止溶血。

2. 禁食时间不要过短，一般10h以上。

3. 及时测定，在室温葡萄糖可发生酵解。

【临床解读】

正常浆膜腔液中的葡萄糖含量与血糖水平近似。漏出液与血清相比，糖含量可无明显变化；但渗出液中糖含量较血糖值低，通常为后者的1/2左右。在血糖浓度改变2 ~ 4h后，渗出液中糖值即可出现相应改变。

1. 降低　常见于感染性炎症及类风湿等渗出液中。恶性胸腔积液葡萄糖含量亦低于正常，但一般不＜3.3mmol/L。化脓性、结核性、类风湿性胸腔积液的糖含量降低明显，其中化脓性积液糖值为明显降低，类风湿积液糖值下降最甚（常＜1.1mmol/L），且注射葡萄糖后亦不升高，借此可与结核性胸腔积液相鉴别。此外，红斑狼疮性渗出液的糖含量常＞3.3mmol/L，可与类风湿性渗出液相鉴别。

2. 胸腔积液糖与血糖比值　可帮助鉴别结核性胸腔积液与肝硬化胸腔积液，前者为0.25 ~ 0.93，而后者则为1.00 ~ 3.68。

二、浆膜腔液蛋白质（protein in serous cavity fluid）

【参考区间】

双缩脲法　漏出液＜25g/L；渗出液＞30g/L。

【影响因素】

1. 浆膜腔积液测定方法同"CSF蛋白测定"。

2. 特别须注意采集标本时避免血液或尿液的污染。

【临床解读】

浆膜腔积液蛋白质是鉴别渗出液和漏出液的指标之一。一般认为漏出液蛋白质含量＜25g/L，渗出液在＞30g/L，蛋白质在25 ~ 30g/L，则难以判明性质。临床上，各种疾病的浆膜腔液一般均可归类于漏出液或渗出液，但由于疾病的动态变化复杂性，两者之间的性质仍可有交叉，应注意鉴别。

1.胸腔积液 ①充血性心力衰竭通常为漏出液,但长期使用利尿药时,蛋白质定量可＞30g/L。②上腔静脉阻塞或上腔静脉血栓形成时,多为漏出液,但如为肿瘤压迫并侵及胸膜时则可为渗出液。③恶性肿瘤时一般为渗出液,蛋白质含量常在20～40g/L。④结核性胸膜炎为典型的渗出液,蛋白质含量在30g/L以上。⑤肺栓塞时,约有3/4为渗出液,1/4为漏出液。

2.腹腔积液 ①肝硬化一般多为漏出液,但合并感染时可为渗出液,有资料显示,肝硬化时渗出液可占50%左右。②结核性腹膜炎时多为渗出液。③恶性肿瘤或感染性腹腔积液时,蛋白质定量有时也可在漏出液范围内。

三、浆膜腔液腺苷脱氨酶
（Adenosine deaminase in serous cavity fluid）

【参考区间】

过氧化物酶法 0～20U/L。

【影响因素】

标本及时处理。

【临床解读】

胸腔积液、腹水中腺苷脱氨酶（ADA）活性测定,可区别胸腔积液、腹水的性质.结核性胸膜炎及结核性腹膜炎患者胸腔积液、腹水中ADA活性明显高于癌症和心力衰竭胸腔积液中ADA活性,且积液ADA/血清ADA＞1,故测定胸腔积液、腹水及血清ADA活性及比值,是诊断结核性胸膜炎及结核性腹膜炎的一项可靠有效的指标。

四、浆膜腔液乳酸脱氢酶及其同工酶
（lactic dehydrogenase and lactic dehydrogenase isozyme in serous cavity fluid）

【参考区间】

1.LD（速率法） 腹腔积液＜200U/L；胸腔积液＜500U/L。

2.同工酶（电泳法） LD_1 0.18～0.33；

LD_2 0.28～0.40；

LD_3 0.18～0.30；

LD_4 0.06～0.16；

LD_5 0.02～0.13。

【影响因素】

标本及时处理。

【临床解读】

正常情况下，浆膜腔液LD水平及其同工酶的相对百分比稍低于血清。胸腔积液LD＞550U/L可判为渗出液，＜200U/L为漏出液。

1.脱落的肿瘤细胞可分泌大量LD，当患者胸腔积液中LD含量高于血清中的含量，其比值＞1时，提示为恶性积液。恶性腹水中LD活性可比肝硬化腹水中LD活性高7倍左右。

2.胸腔积液中LD活性增高还可见于类风湿疾病及个别结核性胸腔积液中，但这些非肿瘤性胸腔积液中LD含量一般均低于血清中的LD含量，其比值＜1。类风湿关节炎LD＞700U/L，而系统性红斑狼疮时不超过500U/L，有助于鉴别参考。

3.炎症及充血性心力衰竭等所致的胸腔积液，LD活力一般在正常范围。

五、浆膜腔液淀粉酶（amylase in serous cavity fluid）

【参考区间】

建议各实验室自行建立。

【影响因素】

1.标本不宜污染。

2.离心后及时处理标本，如不能及时处理，应冷冻保存。

【临床解读】

胸腔积液淀粉酶（AMY）增高，常见于急性胰腺炎、胰腺创伤及其他胰腺疾病。食管穿孔、少数的类肺炎，AMY也可见增高。此外原发性或继发性胰腺肿瘤，其胸腔积液中AMY活性可明显增高，且原发性胰腺肿瘤胸腔积液AMY水平要明显高于胸腔其他肿瘤。

六、浆膜腔液β-葡萄糖苷酶
（β-glucosidase in SF）

【参考区间】

建议各实验室自行建立，一般＜20U/L。

【影响因素】

1.需新鲜送检，避免长时间放置（酶活性可能下降）。

2.溶血或细菌污染可能导致假性升高。

3.标本采集时避免血液或尿液的污染。

【临床解读】

浆膜腔液β-葡萄糖苷酶（β-G）测定主要用来诊断结核性胸、腹腔积液，β-G在结核性胸膜炎和脓胸（结核性或细菌性）患者胸腔积液中的活性远高于非结核性胸腔积液，其活性的高低还与胸腔积液的陈旧性、浸浊度等存在一定相关性。

七、浆膜腔液 β_2 微球蛋白
（β_2-microglobulin in serous cavity fluid）

【参考区间】

建议各实验室自行建立。

【影响因素】

标本采集时避免血液或尿液的污染。

【临床解读】

β_2 微球蛋白是人体白细胞抗原较小的亚基，也是肿瘤相关转移抗原的亚基，为一种相对分子质量相对较低的蛋白质，广泛存在于除红细胞和胎盘的滋养层以外的几乎所有细胞表面。

浆膜腔液 β_2 微球蛋白增高主要见于癌性胸腔积液和结核性胸腔积液，但癌性胸腔积液 β_2 微球蛋白较结核胸腔积液增高显著。结合血清 β_2 微球蛋白测定，有助于鉴别癌性胸腔积液与结核性胸腔积液，胸腔积液 β_2 微球蛋白与血清 β_2 微球蛋白比值，结核组要明显高于癌性组。

八、浆膜腔液碱性磷酸酶
（alkaline phosphatase in serous cavity fluid）

【参考区间】

建议各实验室自行建立。

【影响因素】

1.标本不宜污染。

2.离心后及时处理标本，如不能及时处理，应冷冻保存。

【临床解读】

碱性磷酸酶（ALP）为非特异性水解酶类，浆膜表面癌可释放大量ALP，因此癌性患者胸腔积液中ALP常明显增高。结合血清中ALP测定，可有助于鉴别良、恶性胸腔积液，癌性胸腔积液ALP/血清ALP＞1，而其他良性胸腔积液患者比值均在1以下，此外，大多数小肠狭窄或穿孔，腹水ALP也可显著升高，可高于血清参考值2倍以上。

九、浆膜腔液溶菌酶
（lysozyme in serous cavity fluid）

【参考区间】

建议各实验室自行建立。

【影响因素】

1.标本不宜污染。

2.离心后及时处理标本，如不能及时处理，应冷冻保存。

【临床解读】

溶菌酶（Lys）主要存在于单核细胞、巨噬细胞、中性粒细胞及类上皮细胞的溶酶体中。存在炎症病灶时，这些细胞释放Lys可使浆膜腔液的Lys活力增加。淋巴细胞、病毒及癌细胞中不含Lys，故测定胸腔积液中的Lys可鉴别诊断良恶性腹水、结核性胸腔积液以及其他病因的胸腔积液、腹水。

胸腔积液Lys活性以脓胸最高，结核其次，肿瘤最低。结核、癌性积液中Lys活力与正常人血清之间差异不明显。结合ADA及血清Lys测定，可提高其鉴别诊断的敏感性和特异性。

第六节　尿液检验

一、尿微量白蛋白（urine microalbuminuria，U-MALB）

【参考区间】

免疫比浊法　随机尿：0～30mg/L。

【影响因素】

1.样本中的混浊和颗粒可能会干扰测定，检测前通过离心方法去除。

2.剧烈运动、发热、高蛋白饮食、体位改变等可能导致暂时性升高，需结合临床症状和多次检测结果综合判断。

【临床解读】

1.增高　早期肾脏功能的损伤，反映肾脏滤过膜的损伤程度及肾小球滤过率的改变。系统性红斑狼疮、心力衰竭、糖尿病肾病等疾病也会增高。

2.其他　剧烈运动、发热、应激状态等生理因素也可能导致MALB暂时升高，一般在诱因去除后可恢复正常。

二、尿肌酐（urine creatinine，UCr）

【参考区间】

肌氨酸氧化酶法

24h尿：男性7000 ~ 18 000μmol/24h；女性5300 ~ 16 000μmol/24h。

随机尿：男性5100 ~ 14 200μmol/L；女性：3900 ~ 9400μmol/L。

【影响因素】

留取24h尿液量要准确，进食大量肌酐丰富的食物（肉类食物）可导致尿肌酐生理性增高。维生素C、丙酮酸、胆红素可影响检测结果。

【临床解读】

尿肌酐是体内肌酸代谢终产物，由肌酸经非酶促反应脱水生成后绝大部分由肾小球滤出，肾小管不重吸收，排泄至尿中。正常人尿液中肌酐排出量较恒定。

1.尿肌酐增多　①病理性因素：肾功能减退，特别是肾小球滤过功能减退；肢端肥大症、糖尿病及伤寒、斑疹伤寒、破伤风等消耗性疾病。②生理性因素：肌肉量大者、长时间剧烈运动、食肉过多等。

2.尿肌酐减少　见于碱中毒、急性肾衰竭、严重进行性肌萎缩、贫血、蛋白质热量营养不良、白血病活动期、休克、失水等。

三、尿微量白蛋白/肌酐（urine microalbuminuria/urine creatinine，UACR）

【参考区间】

尿微量白蛋白/肌酐：0 ~ 30mg/g。

【影响因素】

结果受尿微量白蛋白和尿肌酐结果的影响。

【临床解读】

UACR可精确评估尿蛋白排泄率，是评估早期肾损伤（尤其是肾小球病变）的敏感指标。

1. UACR增高是糖尿病并发症的早期指标，可以作为诊断糖尿病肾病和肾功能损伤的指标之一。UACR≥30mg/g，且在3 ~ 6个月重复检查UACR，3次中有2次达到或超过临界值，在排除感染等其他干扰因素的情况下可诊断为糖尿病肾病。

2. UACR≥30mg/mmol作为先兆子痫的诊断标准之一。UACR对妊娠高血压及早期的妊娠糖尿病肾病的诊断有较高敏感性。

3. SLE患者UACR水平升高，是SLE肾损伤的早期指标之一。

4.不稳定型心绞痛、心肌梗死、充血性心力衰竭等，UACR会明显增高，有独立预警心血管事件的价值。

四、尿转铁蛋白（urine transferrin，TRF）

【参考范围】

散射比浊法　0～2.35mg/L。

【影响因素】

1.可以将尿液进行浓缩后再进行检测。

2.妊娠、口服避孕药及雌激素可以刺激体内转铁蛋白的合成。

【临床解读】

转铁蛋白是血浆中主要的含铁蛋白质，由619个氨基酸碱基的单一多肽链组成，相对分子质量约为80kD，属于中分子量糖蛋白。由于其带负电荷较少，容易通过肾小球滤过膜进入尿液。在滤过膜的电荷屏障受损时，尿转铁蛋白就会通过肾小球滤过膜，进入到尿液。肾损伤往往是先出现电荷屏障损伤，然后才是滤过膜损伤，因此尿转铁蛋白检测有助于比尿微量白蛋白更早发现肾早期损伤。

尿转铁蛋白升高可见于肾衰竭、各种肾小球肾炎（肾盂肾炎、链球菌感染肾炎等）、糖尿病肾病以及高血压肾损害等。密切监视尿转铁蛋白的含量，有助于判断糖尿病患者的早期肾损伤及慢性肺源性心脏病患者的肾功能受损。

五、尿免疫球蛋白G（urinary immunoglobulin-G，U-IgG）

【参考区间】

散射比浊法　0.00～9.60mg/L。

【影响因素】

1.饮食与运动　剧烈运动后，肾脏血流动力学发生改变，可能导致尿蛋白包括U-IgG的排泄增加。高蛋白饮食也可能会对肾脏的滤过和重吸收功能产生一定影响，进而影响U-IgG的检测结果。

2.药物因素　使用环孢素、他克莫司等免疫抑制剂，可能会抑制机体的免疫反应，影响免疫球蛋白的合成与代谢，间接影响U-IgG的水平。

【临床解读】

IgG分子较大（约150kDa），肾小球滤过膜的电荷和孔径屏障可有效阻止其漏出，因此健康人尿液中含量极低。U-IgG主要用于评估肾脏疾病，特别是肾小球滤过功能。肾小球滤过膜受损（如结构破坏或电荷屏障异常），导致大分子蛋白漏出，U-IgG异常升高。

1.U-IgG可区分蛋白尿类型

（1）非选择性蛋白尿：尿液中同时存在IgG和白蛋白（如IgG/转铁蛋白比值升

高），提示肾小球滤过膜损伤严重（孔径屏障破坏），预后较差。

（2）选择性蛋白尿：以白蛋白为主，IgG较少，提示滤过膜电荷屏障受损为主（如微小病变型肾病），可能对激素治疗敏感。

2.疾病监测与预后　治疗过程中U-IgG水平下降提示肾小球滤过功能改善，反之可能提示病情进展。

六、尿 α_1 微球蛋白（α_1-microglobulin，α_1-MG）

【参考区间】

散射比浊法　$0 \sim 12$mg/L。

【影响因素】

1.在尿液中较为稳定，4℃可保存1周，但不能冷冻。

2.样本中的浑浊物和颗粒会干扰测定，所以所有样本在测定前必须离心。

3.在pH＜6时（如保存时间过长），α_1-MG的浓度会显著下降。

【临床解读】

α_1-MG是一种低分子量蛋白（约30kDa），主要由肝合成，经肾小球自由滤过后，绝大部分在近端肾小管被重吸收。尿液中α_1-MG升高主要反映肾小管重吸收功能障碍，是早期肾小管损伤的敏感指标，可以对肾小球的通透性或肾小管的重吸收功能进行评价。

1.单纯的尿α_1-MG升高可见于早期的肾小管功能损伤，如尿中出现结合型的α_1-MG则提示肾小球滤过膜受损。

2.血清中α_1-MG及尿α_1-MG同时升高可见于严重的肾小管功能障碍，如肾衰竭等，或体内合成增多，淋巴细胞破坏释放等。

七、尿T-H糖蛋白（urine Tamm-Horsfall glycoprotein，THP）

【参考区间】

免疫比浊法　$30 \sim 50$mg/24h尿。

【影响因素】

1.样本中的浑浊物和颗粒会干扰测定，所以所有样本在测定前必须离心。

2.在尿液中较为稳定，4℃可保存1周，但不能冷冻。

3.剧烈运动后，肾血流动力学发生改变，可能导致尿T-H糖蛋白的分泌和排泄增加。

【临床解读】

THP是由肾小管分泌的一种糖蛋白，是肾特异性蛋白质，其主要存在尿液中，容易聚合成大分子多聚体，在高浓度电解质酸性环境或尿流缓慢时容易聚集沉淀，因而是形成尿管型和肾结石的主要成分之一。

1. THP升高　可见于尿路长期感染、梗阻及间质性肾炎、紫癜性肾炎等。而肾小球肾炎和下尿路炎症时THP并不升高。

2. THP降低　可见于肾功能减退性疾病，如尿毒症、氮质血症等。

八、非浓缩SDS尿蛋白电泳（non-concentrated SDS urine protein electrophoresis）

【参考区间】

在正常情况下尿液中仅含微量的白蛋白。

【影响因素】

1. 标本最好取24h尿或晨尿。

2. 血尿和加入了防腐剂的尿液均不能进行电泳分析。

【临床解读】

生理条件下，中分子以上的蛋白质绝大部分不能通过滤过膜，滤过的分子量<70kD的血浆蛋白质大部分被肾小管重吸收或分解，因而正常尿液中蛋白含量甚微。SDS是一种阴离子去垢剂，当SDS与样本中蛋白结合后，形成SDS-蛋白质复合物，使尿蛋白按照分子量的大小泳动分离，经染色后供分析结果。

非浓缩SDS尿蛋白电泳可区分出肾损伤的程度。它是以白蛋白的分子量为基准。肾小球型：>65～70kD，包括转铁蛋白、IgG、IgA、α_2巨球蛋白、结合珠蛋白等大分子肾小球型蛋白。肾小管型：<65～70kDa的小分子肾小管型蛋白，包括α_1微量球蛋白、β_2微球蛋白、视黄醇结合蛋白、溶菌酶、游离轻链单体蛋白，位于白蛋白和凝胶片阳极之间。混合型：其蛋白质特征为肾小球和肾小管蛋白质的共同特征并存。

3. 各种肾损伤尿蛋白电泳的观察结果如下：

（1）糖尿病肾病损伤以肾小球性损伤为主，肾小管损伤轻微。

（2）肾移植术后2周主要是肾小管损伤，与所用免疫抑制剂环孢素A的肾小管毒性有关。

（3）骨髓瘤蛋白尿的主要成分是25KDA（轻链）和50KDA（轻链二聚体），其次是肾小管损伤性小分子蛋白，与大量轻链造成的肾毒性有关。

（4）肝移植术后2个月的蛋白尿主要是肾小管损伤性蛋白尿和轻微肾小球性蛋白，与所用免疫抑制剂环孢素A的肾小管毒性及肝功能不良有关。

（5）急性肾小球性肾炎蛋白电泳结果为典型的小球损伤性蛋白尿。

（6）自体免疫性疾病为混合损伤性蛋白尿，但以小球损伤为主。

（7）慢性肾衰竭为典型的混合损伤性蛋白尿，蛋白组分种类最多，含量均匀。

（8）痛风以肾小球损伤性蛋白尿为主。

九、尿液葡萄糖（urine glucose）

参见第2章临床体液学检验第一节尿液理学检验。

十、尿尿素（urine urea）

【参考区间】

尿素酶法　429 ～ 714mmol/24h尿。

【影响因素】

1.浑浊尿应当离心后检测。

2.24h尿量要准确记录，并混匀后使用。

3.测定过程中，各种器材及蒸馏水应无氨污染。

【临床解读】

尿素是人体蛋白质分解的代谢产物，此外氨在肝尿素循环中也能合成尿素。人体内90%以上的尿素通过肾排泄，尿中尿素排出量与摄入蛋白质量、体内组织分解速度及肾功能有密切相关。在排除膳食蛋白质影响后，如测定尿尿素浓度高于正常，表示体内组织蛋白分解增强；如低于正常，表示肾功能障碍或肝实质性病变。临床检测尿尿素主要用于肾功能评价，计算清除率及营养学评价。

1.*尿尿素增高*　见于甲状腺功能亢进症、高热、使用甲状腺素及肾上腺皮质激素、手术后严重感染等。

2.*尿尿素减少*　见于消耗性疾病恢复期、严重肝实质性病变、肾衰竭及蛋白质营养不良等。

十一、尿尿酸（urine uric acid）

【参考区间】

尿酸酶法　0 ～ 4758μmol/24h尿。

【影响因素】

1.浑浊尿应当离心后检测。

2.24h尿量要准确记录，并混匀后使用。

3.高嘌呤饮食、木糖醇摄入过多、剧烈运动、禁食等因素亦可使尿中尿酸非病理性增高。

4.尿中过多的还原性物质如维生素C、谷胱甘肽等药物亦产生假阳性结果。

【临床解读】

尿酸是体内核酸中嘌呤代谢的最终产物。其中大部分由内源性核酸降解产生

（占80%），小部分来自于食物中的核酸代谢（占20%）。尿酸代谢去路30%由肠黏膜细胞分泌进入肠道，经细菌分解为氨排出体外，其余60%～70%主要由肾排泄，经肾小球滤过后在肾小管中重吸收和分泌。

1.增多

（1）痛风。

（2）组织大量破坏，核糖分解过度，如肺炎、子痫等，此时患者血、尿尿酸均增加。

（3）肾小管重吸收障碍，如Fanconi综合征、肝豆状核变性及使用ACTH与肾上腺皮质激素等，此时患者血尿酸减少而尿尿酸增多。

（4）核糖代谢增强，如粒细胞白血病、骨髓细胞增生不良、溶血性贫血、恶性贫血、淋巴瘤及甲状腺功能减退等。

2.减少

（1）高糖、高脂肪饮食。

（2）肾功能不全，痛风发作前期。

十二、尿肌酸（urine creatine）

【参考区间】

酶法　男性：0～300μmol/24h；女性：0～600μmol/24h。

【影响因素】

糖皮质激素、他汀类药物可能导致肌肉损伤，继发尿肌酸升高。

【临床解读】

肌酸由甘氨酸、精氨酸、甲硫氨酸在肝内合成，90%分布在肌肉中，经肌酸磷酸激酶（CPK）作用后生成磷酸肌酸，是肌肉内ATP的储存形式。正常情况下，肌酸由肾小球滤出后几乎完全被肾小管重吸收，因而在尿液中含量甚微。

1.增高

（1）生理性因素：进食过多生肉、儿童生长期、孕妇及禁食蛋白质者等。

（2）病理性因素：①肌肉疾病，如先天性肌无力、多发性肌炎、脊髓灰质炎、肌萎缩、营养不良性肌强直、皮肌炎、进行性肌营养不良等。②内分泌紊乱，如甲状腺功能亢进症，使用甲状腺激素及ACTH、肾上腺皮质激素等。③蛋白质分解加强，如严重感染、继发性肝癌、SLE、烧伤、白血病、肝病、饥饿、发热等。④肌酸生成增加与肾小管重吸收减少有关，如肢端肥大症、糖尿病、库欣综合征等。

2.减少　见于呆小病、甲状腺功能减退症、睾酮治疗等。

十三、尿溶菌酶（urine lysozyme）

【参考区间】

比浊法　＜2mg/L。

【影响因素】

尿路感染（细菌含溶菌酶）可能导致假阳性。

【临床解读】

溶菌酶是一种能溶解某些细菌的碱性蛋白水解酶，相对分子质量为15 000。可自由通过肾小球基底膜，但90%以上由肾小管细胞重吸收并降解，故尿中含量极微。当肾小管功能障碍时，尿溶菌酶将会升高。尿溶菌酶浓度可用于评价近端肾小管重吸收功能。

尿溶菌酶活性增高见于重金属（汞、镉）和抗生素中毒所致肾小管坏死、先天性肾小管发育不全、Fanconi综合征、慢性肾炎肾功能不全伴肾小管受损、肾移植排异反应、肾盂肾炎、慢性肾衰竭、肾小管酸中毒、流行性出血热及肾病综合征等。

十四、尿 γ-谷氨酰转肽酶
（urine γ-glutamyl transpeptidase）

【参考区间】

比色法　21.56 ～ 31.76mg/L。

【影响因素】

1.嗜酒或长期接受某些药物如苯巴比妥、苯妥英钠、安替比林者，尿液中γ-GT活性常升高。

2.标本应新鲜无污染。

【临床解读】

γ-谷氨酰转肽酶（γ-GT）是一种膜结合酶，属细胞分泌酶，参与蛋白质代谢，γ-GT能催化谷胱甘肽或其他谷氨酰基多肽上的谷氨酰基团转移到合适的受体上去。γ-GT存在人体许多组织中，以肾中含量最高，主要分布在近端肾小管刷状缘与亨利袢。正常人血清γ-GT主要来自肝，而尿中γ-GT主要来自肾，尿γ-GT较血清高2 ～ 6倍，是评价肾功能的指标之一。

1.增高

（1）肾小管损害，如缺氧（麻醉、心脏手术）、药物中毒（庆大霉素、多黏菌素B）、炎症（间质性肾炎活动期）、急性肾小管坏死、肾移植术后急性排异反应、急慢性肾盂肾炎活动期等。

（2）肾小球病变时，肾小球滤过膜通透性增高，血中γ-GT漏入尿中，可使尿γ-GT升高，如肾炎急性期，肾病综合征等。

2.降低　可见于肾实质恶性肿瘤。膀胱炎时该酶不增高，因而还可用于鉴别上、下尿路感染。

十五、尿苯丙酮酸（urine phenylpyruvic acid）

【参考区间】

三氯化铁试验　阴性。

【影响因素】

1.尿苯丙酮酸在室温下不稳定，故要新鲜测定或0～4℃保存。检验时，应先让标本恢复至室温。

2.当尿苯丙酮酸含量＞50μg/ml时，试验即可阳性。

3.许多物质（如对-羟基苯酮酸、尿黑酸、胆红素、乙酰乙酸、丙酮酸、对氨基水杨酸、氨基比林等）可与三氯化铁发生呈色反应，干扰结果判断。

【临床解读】

苯丙酮酸（PPA）是苯丙氨酸代谢产物，当肝中缺乏L-苯丙氨酸羟化酶时，苯丙氨酸不能氧化为酪氨酸，而只能变成苯丙酮酸。大量苯丙氨酸和苯丙酮酸累积在血液和脑脊液中，并随尿排出，称为苯丙酮酸尿症（PKU）。PKU是遗传性高苯丙氨酸血症的主要类型，是我国新生儿筛查的主要疾病，为常见的遗传代谢病之一。

试验阳性结果见于苯丙酮酸尿症、酪氨酸血症、暂时性苯丙酮尿症、新生儿高苯丙氨酸血症等。新生儿筛查：新生儿出生后30～60d进行苯丙酮酸检查较为合适。

十六、尿醛固酮（urine aldosterone）

【参考区间】

高效液相色谱-质谱（HPLC/MS）法

成人：3～30μg/24h（8.3～83nmol/24h）；儿童：2～25μg/24h（5.5～69nmol/24h）。

【影响因素】

1.妊娠，应用避孕药、雌激素及某些利尿药时可使尿醛固酮呈生理性或药物性增高。

2.普萘洛尔、可乐定、利舍平、甘草等药物可引起尿醛固酮降低。

3.直立位比卧位分泌增加30%～50%。

【临床解读】

醛固酮的主要生理作用是调节水盐代谢，由肾上腺皮质球状带分泌，血中醛固酮主要在肝内被还原，并在肝、肾内与葡萄糖醛酸结合，生成醛固酮-18-葡萄糖醛酸苷，从尿中排出。

1.增多　见于原发性醛固酮症，如肾上腺皮质腺瘤及癌肿；继发性醛固酮症，如充血性心力衰竭、肝硬化腹水、肾病综合征、Bartter综合征、创伤后、特发性水肿、恶性高血压、肾小管酸中毒、肾上腺增生等。

2.降低　见于肾上腺皮质功能减退症、库欣综合征、11-羟化酶缺乏等。

十七、尿 N- 乙酰 -β-D- 氨基葡萄糖苷酶（urine N-acetyl-β-D-glucosaminidase）

【参考区间】

速率法　15 ～ 30U/L。

【影响因素】

不可使用颜色过深的食物，防止尿液颜色过深干扰结果。

【临床解读】

尿N-乙酰-β-D-氨基葡萄糖苷酶（NAG）是一种溶酶体酶，相对分子质量为13 ～ 14kD，广泛分布于各组织中，不能经肾小球滤过。肾组织特别是肾小管上皮细胞含有丰富的NAG，其浓度远高于输尿管及下尿道。当肾病变时，其溢出至尿中，导致尿中NAG活性增高。尿NAG的活性反映肾实质病变，对急性损伤和活动期特别灵敏，可用于早期肾损伤的监测和病程观察。

尿NAG活性增高见于急慢性肾炎、慢性肾衰竭、狼疮性肾炎、肾病综合征、肾移植术后排异反应、中毒性肾病、流行性出血热、肝硬化晚期等。

十八、尿钙（urine calcium）

【参考区间】

偶氮胂法　2.5 ～ 7.5mmol/24h。

【影响因素】

1.浑浊尿应当离心后检测。

2.测定前需先低钙饮食3d，并留取24h尿液。

3.24h尿量要准确记录，并混匀后使用。

4.使用利尿药或长期服用肾上腺皮质激素的患者，尿钙含量可增高。

【临床解读】

人体每天有80%的钙经肠道排出，20%的钙经肾由尿液排出。每日由肾小球滤出约10g钙，其中50%在近曲小管被重吸收，其余的在髓袢、远曲小管及集合管中被吸收，尿中排钙量只占滤过量的1.5%（约150mg）。机体钙、磷代谢受甲状旁腺素（PTH）、降钙素（CT）及活性维生素D_3调节，并且作用于骨骼、肠道与肾（肾小管）。PTH、CT、活性维生素D_3水平的变化及骨骼、肠道、肾的病变均可引起钙、磷代谢紊乱，导致血、尿中钙和磷含量异常。

1.尿钙增高　见于甲状旁腺功能亢进症、维生素D_3摄入过多、特发性高尿钙症、溶解性骨癌及肉瘤骨转移、Paget病、结节病、骨质疏松症、肢端肥大症及肾小管损伤等。

2.尿钙降低　见于甲状旁腺功能减退症、维生素D缺乏症、佝偻病、软骨病、手足抽搐症、低钙膳食、慢性肾衰竭、尿毒症等。

十九、尿磷（urine phosphorus）

【参考区间】

磷钼酸盐紫外终点法　成人23～48mmol/24h尿。

【影响因素】

参见本章第八节中的无机磷检验。

【临床解读】

食物中磷由小肠吸收，经肾（占70%）与肠道（占30%）排泄，每天经肾小球滤过的磷可达5g，85%～95%被近曲小管重吸收。磷的代谢及排泄与钙一样，受甲状旁腺素、降钙素、维生素D_3调节。血、尿中的钙、磷异常可反映钙、磷代谢紊乱。

1.尿磷增加　见于甲状旁腺功能亢进症、代谢性酸中毒、痛风、软骨病、肾小管疾病（肾小管酸中毒、Fanconi综合征）、抗维生素D佝偻病、甲状腺功能亢进症等。

2.尿磷降低　见于甲状旁腺功能减退症、佝偻病、肾功能不全、维生素D_3缺乏时摄取高钙膳食及妊娠期、哺乳期妇女等。

3.尿磷减少、血磷增加　反映肾小球滤过率降低。

4.尿磷增加，血磷减少　反映肾小管功能障碍。

二十、尿钠（urine sodium）

【参考区间】

离子选择电极法　130～260mmol/24h尿。

【影响因素】

参见本章第八节中的钠检验。

【临床解读】

正常人体钠40%存在于骨骼中，其余分布于体液中。每天人体钠摄入量与排出量相当，钠可由消化道、皮肤及肾排出。肾排钠受醛固酮及身体对钠需要的调节，并伴随着氯化物一起排泄。肾排钠阈值为110～130mmol/L。临床检测尿钠浓度主要用于肾上腺皮质功能和原发性醛固酮增多症的评价。

1. 尿钠增高　见于酮症酸中毒、失盐性肾炎、慢性肾盂肾炎、间质性肾炎及多囊肾等肾小管功能缺陷、尿崩症、使用利尿药及输入大量盐液等。

2. 尿钠降低　见于皮质醇增多症、原发性醛固酮症、充血性心力衰竭、肾前性少尿、肝硬化腹腔积液及长期低盐饮食、腹泻、严重呕吐、大面积烧伤等。

二十一、尿氯化物（urine chloride）

【参考区间】

离子选择电极法　170～250mmol/24h尿。

【影响因素】

参见本章第八节中的氯检验。

【临床解读】

氯离子是细胞外液主要阴离子，构成盐酸作为胃酸的基本成分。氯化物以NaCl形式存在，由食物和食盐供给，其80%随尿排出，5%随粪便排出，其余经皮肤排出。氯可自由地经肾小球滤过，99%被肾小管重吸收，1%从尿中排出。临床检测尿氯化物浓度与检测尿钠浓度有相同的意义。

1. 尿氯化物增高　见于肾小管损伤、肾上腺皮质功能不全、糖尿病酮症酸中毒、颅脑外伤、碱中毒、使用利尿药及氯化物摄入过多等。

2. 尿氯化物降低　见于高氯性酸中毒、醛固酮症、肾病晚期少尿、肾上腺皮质功能亢进、使用肾上腺皮质激素、肺炎、烧伤及大量出汗、呕吐、腹泻等。

二十二、尿钾（urine potassium）

【参考区间】

离子选择性电极法　25～100mmol/24h尿。

【影响因素】

参见本章第八节中的钾检验。

【临床解读】

人体内总钾量约为50mmol/kg，完全从食物中供给，经肠道吸收，主要由肾排泄。钾由肾小球滤过后，大部分由近曲小管及髓袢重吸收，仅有10%的滤过量经肾远曲小管，在此处受醛固酮调节钾的排泄量。体液酸碱平衡的改变也影响肾对钾的排泄，酸中毒时，尿钾增多；碱中毒时，尿钾减少。同时，血K^+、Na^+浓度也可影响尿钾的排泄量。血钾无肾阈，不能阻止钾的排泄，即使不摄入含钾食物或低血钾时，机体每日仍要排钾约1.5g。

1.尿钾增多　见于①内分泌紊乱，如原发性醛固酮症、库欣综合征、肾素瘤、长期使用ACTH与肾上腺皮质激素等。②糖尿病酮症、代谢性碱中毒、使用排钾利尿药、摄入含钾高的药物和食品等。③肾小管功能不全，如肾小管酸中毒、慢性肾炎、慢性肾盂肾炎等。

2.尿钾减少　见于艾迪生病、肾衰竭、酸中毒、使用保钾利尿药，选择性醛固酮缺乏症等。

二十三、尿铜（urine copper）

【参考区间】

原子吸收光谱法　0.24～0.94μmol/24h尿。

【影响因素】

参见本章第八节中的铜检验。

【临床解读】

人体内铜的总含量为80～200mg，是体内广泛分布的必需微量金属元素之一，其中50%～70%的铜分布于肌肉及骨骼内，20%存在于肝中，5%～10%分布于血液中。铜主要经胆道从肠道排出，占铜排出量95%，尿中排出少量铜，每日排出尿铜量为0.15～0.35mg。临床检测尿铜主要用于肝豆状核变性（Wilson病）的诊断。

1.尿铜增高　见于肝豆状核变性、肾病综合征、急性铜中毒、急性病毒性肝炎、肝硬化、结缔组织病、胆汁淤积、再生障碍性贫血等。

2.尿铜降低　见于严重营养不良、Menkes病、锌过量、烧伤及白血病给予泼尼松诱导缓解期等。

二十四、尿羟脯氨酸（urinary hydroxyproline，HYP）

【参考区间】

高效液相色谱法（HPLC）　15～50mg/24h。

【影响因素】

1.收集尿标本前一天及当天只能进食无胶原的饮食。

2.尿HYP排泄具有昼夜节律，峰值在早晨，需收集24h的尿液进行测定。

【临床解读】

HYP是一种非必需氨基酸，是人体胶原蛋白的主要组成成分，占胶原蛋白的10%～13%。在胶原蛋白以外的蛋白质中几乎不含有HYP，因而可以认为HOP是胶原蛋白的特有氨基酸，反映骨胶原分解代谢状态，用于骨病及肿瘤骨转移的辅助诊断。骨胶原蛋白分解产生的HYP大部分通过肾小管重吸收至肝并分解成尿素，只有5%～10%以结合或游离的形式从尿中排出。尿HYP的排泄可反映机体胶原的代谢状况，但缺乏特异性、易受饮食影响、不能反映胶原转换中的微小变化。

1. 尿HYP增高　可见于儿童生长期、高转换型骨质疏松、佝偻病、软骨病、类风湿关节炎、甲状旁腺功能亢进症、强直性脊柱炎、硬皮病、骨结核及浆细胞瘤等。

2. 尿HYP降低　可见于甲状腺功能减退症、垂体瘤缺乏所引起的矮小症、甲状旁腺功能减退及慢性消耗性疾病。

第七节　酶类检验

一、丙氨酸氨基转移酶（alanine transaminase，ALT）

【参考区间】

速率法　血清：男性0～50U/L；女性0～40U/L。

【影响因素】

1. 溶血可导致ALT升高，严重黄疸及浑浊血清应稀释后再进行测定。

2. 多种药物如氯丙嗪、异烟肼、利福平、苯巴比妥、可待因、抗肿瘤药物、某些抗生素、吗啡等可使ALT升高。

3. 中药五味子可使ALT降低。

4. 正常新生儿ALT活性较成年人高2倍左右，出生后3个月降至成人水平。

【临床解读】

ALT主要存在于肝、肾、心肌、骨骼肌、胰腺、脾、肺、红细胞等组织细胞中，同时也存在于正常体液如血浆、胆汁、脑脊液及涎液中，但不存在于尿液中，除非有肾损坏发生。当富含ALT的组织细胞受损时，ALT可从细胞中释放增加，从而导致血液中ALT上升。

ALT升高常见于：

（1）肝胆疾病：ALT测定对肝炎的诊断、疗效观察和预后估计均具有重要价值，如急性肝炎时ALT显著升高，而慢性肝炎、肝硬化、肝癌时仅轻度升高；ALT活性对无黄疸、无症状肝炎的早期诊断阳性率较高，且出现时间较早，随肝病进展和恢复而升降，据此可判断病情和预后。若出现黄疸加重、ALT降低的所谓"酶胆分离"现象，常是肝坏死（重型肝炎）的先兆，此外在肝脓肿、脂肪肝、胆管及胆囊炎时亦可升高。

（2）心血管疾病：如心肌炎、急性心肌梗死、心力衰竭时的肝淤血等。

（3）其他疾病：如骨骼肌疾病、传染性单核细胞增多症、胰腺炎、外伤、严重烧伤、休克时也可引起ALT活性升高。

二、天冬氨酸氨基转移酶
（aspartate transaminase，AST）

【参考区间】

速率法　血清：男性0～40U/L；女性0～35U/L。

【影响因素】

1.溶血可导致AST活性升高，应注意避免。

2.很多药物如利福平、四环素、庆大霉素、红霉素、卡那霉素、氯霉素、环孢素、非那西丁、苯巴比妥、口服避孕药、地西泮、磺胺类、呋喃类等，尤其是长期使用时，由于其对肝细胞有损害，可引起AST增高。

3.妊娠期血清AST活性可升高。

4.正常新生儿AST活性较成年人高2倍左右，出生后3个月降至成人水平。

【临床解读】

AST也是体内最重要的氨基转移酶之一，它主要存在于心肌、肝、骨骼肌、肾、胰腺、脾、肺、红细胞等组织细胞中，同时也存在于正常人血浆、胆汁、脑脊液及涎液中，但在无肾损害的尿液中AST不能检出。

1.心肌梗死（AMI）　发生AMI时血清AST一般上升至参考值上限4～5倍，如果达参考值上限10～15倍，往往有致死性的梗死发生。但由于AST在急性心肌梗死时升高迟于CK，恢复早于LDH，故其对急性心肌梗死的诊断价值越来越小。

2.肝病　各种肝病时，AST随着ALT升高而上升，AST/ALT比值测定对肝病的诊断有一定意义。急性病毒性肝炎时比值＜1；慢性肝炎、肝硬化时比值常＞1；原发性肝癌时比值常＞3，故同时测定ALT、AST，并观察其在病程中变化，对肝病的鉴别诊断和病情监测有重要意义。

3. AST水平升高还见于进行性肌营养不良、皮肌炎、肺栓塞、急性胰腺炎、肌肉挫伤、坏疽及溶血性疾病等。

三、天冬氨酸氨基转移酶同工酶（AST isoenzyme）

【参考区间】

免疫抑制法，血清

mAST：0～15U/L。

sAST：8～20U/L。

【影响因素】

同AST测定。

【临床解读】

AST有两种同工酶：sAST和mAST，分别存在于可溶性的细胞质和线粒体。细胞轻度损伤时sAST升高显著，而严重损伤时，则mAST大量出现于血清中。正常血清所含AST同工酶主要为sAST，但在病理状态下，如细胞坏死，则血清中以mAST为主。测定mAST可用于判定细胞坏死严重程度，有利于推测患者预后。

1.肝炎 急性肝炎、慢性肝炎、酒精性肝炎时，肝细胞线粒体严重破坏，mAST释放入血，血清中mAST明显升高。mAST在血清中半衰期短，如果损伤继续加重，mAST持续升高说明细胞仍在继续坏死；如果mAST迅速下降，则提示预后较好。

2.肝硬化 血清mAST升高，且与所处肝硬化阶段有关。稳定阶段的肝硬化，血清mAST活性不高或轻度升高；晚期肝硬化时，功能性肝细胞减少，即使病情严重，其升高幅度也远低于急、慢性肝炎。

3.肝癌 晚期肝癌手术或治疗后如mAST仍持续升高提示预后不良。

4.急性心肌梗死（AMI） mAST在血中出现，表明心肌细胞坏死。AMI发病6h起血清mAST即升高，升高速度比AST快1.3倍，24h达峰值；梗死恢复期mAST逐渐下降，120h基本正常。对mAST的动态观察可判定心肌梗死的治疗效果和预后情况。

四、γ-谷氨酰转肽酶
（γ-glutamyl transferase，γ-GT，GGT）

【参考区间】

速率法 血清：男性10～60U/L；女性7～45U/L。

【影响因素】

1.嗜酒或长期接受某些药物如苯巴比妥、苯妥英钠、安替比林者，血清γ-GT活性常升高。

2.口服避孕药会使γ-GT测定结果增高。

【临床解读】

γ-谷氨酰转肽酶分布于肾、肝、胰等实质性脏器，肝中γ-GT主要局限于毛细胆管和肝细胞的微粒体中。γ-GT检测可用于对占位性肝病、肝实质损伤（慢性肝炎和肝硬化）的诊断及观察酒精肝损害的过程。

1.轻度和中度增高 主要见于病毒性肝炎、肝硬化、胰腺炎等。

2.明显增高 见于原发性或继发性肝癌、肝阻塞性黄疸、胆汁性肝硬化、胆管炎、胰头癌、肝外胆道癌等。特别在诊断恶性肿瘤患者有无肝转移和肝癌术后有无复发时，阳性率可高达90%。

五、碱性磷酸酶（alkaline phosphatase，ALP）

【参考区间】

速率法，血清

男性：45～125U/L。女性：20～49岁：35～100U/L；50～79岁：50～135U/L。

【影响因素】

1.不同年龄及性别的血清ALP差异较大。

2.进食高脂或高糖饮食，血清ALP升高，高蛋白饮食则血清ALP下降。

3.剧烈运动后血清ALP略有上升。

4.妊娠期胎盘产生ALP，可致血清活力明显升高，妊娠9个月时血清ALP可达正常水平的2～3倍。

5.血清和肝素抗凝血浆均可使用，其余抗凝剂可抑制ALP，应避免使用。

【临床解读】

1.血清ALP升高　常见于肝胆及骨骼疾病。

（1）肝胆疾病：在各种形式的胆道梗阻时，肝细胞合成ALP增加，可导致血清ALP升高。肝外胆管梗阻（如结石、胰头癌）时血清ALP水平明显升高，并且梗阻越完全，ALP水平越高。而肝内胆管梗阻时（如癌组织的侵入等）血清ALP水平上升幅度较小，累及肝实质细胞的肝胆疾病如传染性肝炎患者血清ALP水平通常轻度上升或正常。

（2）ALP主要由成骨细胞产生，由肝排泄，故在骨骼疾病，特别是有新生骨生成时，其活性增加更加明显，如佝偻病、骨折愈合期及骨转移瘤时。

2.血清ALP降低　常见于：

（1）心脏外科手术后、蛋白质热能营养不良、低镁血症、甲状腺功能减退、恶性贫血及家族性磷酸酶过低等症。

（2）其他一些疾病如低锌血症、坏血病、肝切除及移植后、奶碱综合征、乳糜泻、摄入放射性重金属、软骨营养障碍、酒精性肝病、糖尿病、心血管病、急慢性肾衰竭及尿道感染等，均可见低ALP水平。克汀病、维生素C缺乏症等血清ALP也降低。

六、碱性磷酸酶同工酶（ALP isoenzyme）

【参考区间】

电泳法，血清　成人：仅有一条带（67.8%为肝型ALP带，32.2%为骨型ALP带）；7～11岁儿童：87%仅有骨型ALP带，13%有肝型和骨型ALP的混合带。

【影响因素】

同ALP测定。

【临床解读】

总ALP升高或仍在参考区间内时,测定ALP同工酶和亚型可提供ALP来源、骨骼系统代谢活动及恶性组织的进展等信息。

恶性肿瘤患者总ALP显著升高。ALP同工酶或亚型的测定可证实肿瘤向特定组织转移,如前列腺癌患者骨ALP升高表明癌转移至骨骼系统;结肠癌患者肝ALP升高表明肝转移;肺癌患者两种亚型水平同时升高表明癌转移至两种器官。

成骨过程如转移性前列腺癌中,骨ALP中度到重度升高;在破骨过程如转移性乳腺癌和多发性骨髓瘤中,骨ALP轻度至中度升高;在骨质疏松症时骨ALP不升高或仅轻度升高。骨ALP的诊断灵敏度与特异性均高于总ALP。

ALP同工酶胎盘ALP和Regan型ALP可作为睾丸生殖细胞瘤标志物。在睾丸、卵巢、肺、膀胱和胃肠道肿瘤患者的血清中均可检测到Regan型ALP。

七、骨源性碱性磷酸酶
(bone-specific alkaline phosphatase,BALP)

【参考区间】

免疫分析法,血清

28天～<6月龄:98～532U/L;

6月龄～<1岁:106～420U/L;

1岁～<2岁:128～432U/L;

2岁～<9岁:143～406U/L;

9岁～<12岁:146～500U/L;

12岁～<14岁:160～610U/L(男),81～454U/L(女);

14岁～<15岁:82～603U/L(男),63～327U/L(女);

15岁～<17岁:64～443U/L(男),52～215U/L(女);

17～18岁:51～202U/L(男),43～130U/L(女);

成年男性:45～125U/L;

成年女性:30～135U/L。

【影响因素】

新鲜全血,不能用抗凝血。

【临床解读】

骨源性碱性磷酸酶(BALP)是反映骨骼生长和骨代谢的重要指标,主要用于筛查或辅助诊断因钙营养不良引起的骨钙化障碍或其他原因引起的代谢性骨病。

1. BALP升高　见于维生素D缺乏性佝偻病、骨肿瘤或骨肉瘤、骨质疏松、长期钙摄入不足。

2.疾病监测与疗效评估　补充维生素D后，BALP活性逐渐下降，可作为治疗有效的标志。

八、酸性磷酸酶（acid phosphatase，ACP）

【参考区间】

速率法　血清：＜11U/L。

【影响因素】

1.防止标本溶血，因红细胞中含有大量ACP，溶血导致结果假性增高。

2.标本不宜抗凝，抗凝剂可抑制ACP活性，使结果偏低。

3.黄疸标本可使测定结果偏低。

4. ACP稳定性差，温度＞37℃及pH＞7.0时ACP很快失活，因此高热患者不能准确测定ACP。

【临床解读】

酸性磷酸酶（ACP）存在于人体不同组织，如前列腺、红细胞、血小板、肾、肝、脾、胃、肌肉及骨髓等，主要存在于细胞的溶酶体中，以前列腺含量最多。正常男性血清中ACP有1/3～1/2来自前列腺，其余部分及女性血清中的ACP可能来自血小板、红细胞、白细胞及破骨细胞等。

1. ACP测定主要用于诊断前列腺癌，前列腺癌时血清ACP活力显著升高，肿瘤转移患者ACP升高更加显著。

2. ACP可轻度升高见于急性尿潴留、变形性骨炎、癌肿骨转移、甲状腺功能亢进症、肾性骨营养不良、多发性骨髓瘤、骨肉瘤、白血病、真性红细胞增多症、原发性血小板增多症、巨幼红细胞性贫血等疾病。慢性粒细胞性白血病者ACP同工酶中的前列腺ACP（PAP）增高，而戈谢病、尼曼-匹克病、网状内皮细胞白血病或毛细胞白血病均为非PAP增高。

九、乳酸脱氢酶及乳酸脱氢酶同工酶（lactic acid dehydrogenase，LD and LD isoenzyme）

【参考区间】

1.速率法　血清：109～245U/L。

2.电泳法　血清：LD_1：0.14～0.16；LD_2：0.29～0.39；LD_3：0.20～0.26；LD_4：0.08～0.16；LD_5：0.06～0.16。

【影响因素】

1.溶血、剧烈运动及妊娠可导致血清LD水平升高，应注意鉴别。

2.导致LD升高的药物较多，如磺胺甲基异噁唑、甲氨蝶呤、普卡霉素、磺胺甲氧嗪、可待因、吗啡、哌替啶、丙米嗪、喹尼丁及甲睾酮等。

【临床解读】

乳酸脱氢酶是无氧酵解中调节丙酮酸转化为乳酸的极重要的酶，广泛存在于肝、心、骨骼肌、肺、脾、脑、红细胞、血小板等组织细胞的胞质和线粒体中。LD是四聚体，由M型和H型亚单位构成5种同工酶：H_4（LD_1）、MH_3（LD_2）、M_2H_2（LD_3）、M_3H（LD_4）、M_4（LD_5），不同组织有其特征性同工酶。心、肾和红细胞所含的LD同工酶比例相近，以LD_1和LD_2为主。

1.急性心肌梗死（AMI）　LD和LD_1在AMI发作后8～12h出现在血中，48～72h达峰值，LD的半衰期为57～170h，7～12d恢复正常，如果连续测定LD，对于就诊较迟肌酸激酶（CK）已恢复正常的AMI病人有一定参考价值。临床还常选用α-羟丁酸脱氢酶（HBDH）作为急性心肌梗死诊断指标，此酶本质还是LD，反映了以羟丁酸为底物时的LD_1和LD_2的作用。由于机体多处组织存在LD，非梗死所致的快速心律失常、急性心包炎、心力衰竭都可使LD轻度升高，单纯用血清LD活力升高诊断心肌损伤的特异性仅53%。LD的另一缺点是无法用于评估溶栓疗法，红细胞含丰富的LD，溶栓疗法常致溶血，使LD升高。

2.LD升高还可见于

（1）溶血性疾病：任何原因引起的溶血性疾病均可见血清LD水平升高。

（2）肝病：伴有黄疸的中毒性肝炎患者，LD可达正常的10倍以上，LD升高也可见于病毒性肝炎、传染性单核细胞增多症、肝硬化及梗阻性黄疸。

（3）肾疾病：如肾小管坏死、肾盂肾炎及肾梗死等。

（4）恶性肿瘤：约70%有肝转移的肿瘤患者及20%～60%无肝转移的肿瘤患者的血清LD水平升高，此外，霍奇金病、腹部及肺部肿瘤、胚胎细胞肿瘤（如睾丸精原细胞瘤、畸胎瘤、卵巢无性细胞瘤等）、白血病等亦可见血清LD升高。

（5）其他疾病如进行性肌营养不良、肺栓塞等。

十、α-羟丁酸脱氢酶（α-hydroxybutyrate dehydrogenase，α-HBDH）

【参考区间】

速率法　血清：60～180U/L。

【影响因素】

1.避免溶血，溶血样品可导致测定结果升高。

2.应在2h内分离血清或血浆，室温放置不超过8h，2～8℃不超过48h。

3.肝素、草酸盐抗凝剂对测定结果有影响。

【临床解读】

α-HBDH为乳酸脱氢酶同工酶LD_1和LD_2的统称。HBDH广泛存在于心脏、肝、骨骼肌、肺、脾、肾、脑、红细胞、血小板等组织细胞的胞质中。以心肌组织含量最多，约为肝的2倍。主要用于心肌坏死和肝功能障碍评价。

1.急性心肌梗死（AMI） 心肌损伤时，其由心肌组织释放入血，使得血液中α-HBDH水平急剧升高。α-HBDH与LDH同期升高，α-HBDH/LDH比值＞0.8，通常＞1，增高1～10倍以上，并与LDH演变相一致或稍早。

2.肝病 也可见升高，但α-HBDH/LDH比值常＜0.6。

3.肿瘤 肿瘤细胞对正常细胞组织进行浸润、破坏，导致正常细胞内的酶溢出，使α-HBDH水平明显升高。非霍奇金淋巴瘤、多发性骨髓瘤、白血病、肝癌、淋巴瘤、卵巢癌、结直肠癌患者血清中的α-HBDH水平明显升高。

4.其他疾病 脑出血、脑梗死、肺纤维化等也可见α-HBDH水平升高。

十一、肌酸激酶（creatine kinase，CK）

【参考区间】

磷酸肌酸底物法，血清 男性：30～200U/L；女性：29～168U/L。

【影响因素】

1.红细胞不含CK，故轻度溶血标本对结果无影响，但严重溶血影响测定结果。

2.剧烈运动可使CK活性明显升高。

3.CK稳定性差，室温放置4h或4℃、12h以上可使酶失活。

4.宜用血清或肝素抗凝血浆标本进行测定。

【临床解读】

CK主要存在于骨骼肌和心肌中，在脑组织中也有存在。CK是心肌中重要的能量调节酶，在ATP提供的能量下，催化肌酸生成磷酸肌酸（CP）和二磷腺苷（ADP），CP可以运送至细胞质中并储存。CK存在于需要大量能量供应的组织，除了肌肉外还常见于肾远曲小管、脑组织。当肌钙蛋白无法检测时，CK可作为患者次选生物标志物。

1.心肌损伤

（1）心肌梗死：急性心肌梗死（AMI）后血CK浓度升高，50%患者平均4～5h达到病理水平。CK通常在AMI发生后8～24h诊断时间窗内规律地升高，恢复到参考区间前有较大的个体间波动。AMI后CK活性最高值很少超过7500U/L，高CK活性提示骨骼肌并发疾病。

（2）其他：心肌炎时CK升高，心内膜炎和心包炎时CK水平很少升高。心脏复苏、除颤和胸外伤引起CK活性升高

2.骨骼肌损伤 血清CK可作为肌肉损伤检测的特异性酶。急性肌炎，包括多发性肌炎、病毒性肌炎（柯萨奇B病毒、流行性感冒A病毒）、细菌性肌炎和寄生虫性肌炎，CK活性超过20 000U/L。横纹肌溶解症中CK活性超过5000U/L。各种类型进行性肌萎缩时，临床症状出现时血清CK升高50～200倍，随病程进展而下降。

3.其他 CK增高还见于内分泌疾病（甲状腺功能亢进症、低钾血症、甲状腺功能减退症和嗜铬细胞瘤）、中毒、惊厥症、麻痹、红斑狼疮、多发性硬化症、结节病、脑血管意外、脑膜炎等患者。一些非疾病因素如剧烈运动、各种插管及手术、肌内注射氯丙嗪和抗生素等也可能引起CK活性增高。大量体力劳动后CK活性升高，升高幅度取决于运动持续时间和程度。

十二、血清肌酸激酶同工酶（CK-MB）质量（CK isoenzyme MB mass）

【参考区间】

化学发光法，血清 男性0～5.2μg/L；女性0～3.1μg/L。

【影响因素】

1.用真空采集管采集血液样本时须遵守常规注意事项。

2.离心后的血清在室温条件下保存不得超过8h，否则应放在4℃冰箱保存。

【临床解读】

CK是一种二聚体，由M和B两个亚基组成，形成CK-MM、CK-MB和CK-BB三种同工酶，这些同工酶的亚基在体内外可相互转化。CK-BB主要存在于脑组织中，CK-MM和CK-MB主要存在于各种肌肉组织中。不同肌肉同工酶的比例不同，骨骼肌中98%～99%是CK-MM，1%～2%是CK-MB；心肌内80%左右也是CK-MM，但CK-MB占心肌总CK的15%～25%。

1.急性心肌梗死（AMI） 在AMI时，CK-MB与CK相似。肌坏死后释放的CK-MB进入外周血，在12h内达到其高峰，随后逐渐降低，于36～72h后恢复正常。50%患者平均3～4hCK-MB达到病理水平，但下降较CK早。CK-MB在诊断时间窗内未上升可排除AMI。

2.骨骼肌损伤 CK-MB与CK表现相似。慢性骨骼肌损伤（普通型）严重时，由于长期影响肌肉造成同工酶合成改变，CK-MB比例超过10%。

十三、淀粉酶（amylase，AMY）

【参考区间】

速率法

血清：35～135U/L；尿液：21～447U/L。

【影响因素】

1.口服避孕药、磺胺、噻嗪类利尿药、氨甲酰、甲基胆碱、可待因、吗啡、麻醉药、镇痛药等可使测定结果偏高。

2.草酸盐、枸橼酸盐、EDTANa$_2$及氟化钠等抗凝血药可抑制AMY活性，使测定结果偏低。

3.涎液含高浓度淀粉酶，须防止混入检测标本。

【临床解读】

血清淀粉酶和尿淀粉酶测定是诊断胰腺疾病的重要指标，胰腺疾病或胰腺外分泌功能障碍都可以引起其活性的变化。

1.明显升高　最多见于急性胰腺炎，血和尿中的AMY显著升高。多数患者症状发作后，5～6h血清AMY即开始升高，12～24h达高峰，持续2～6d。升高超过500U/L，即有诊断意义，达350U/L应怀疑此病。尿AMY于急性胰腺炎发病后12～24h开始升高，下降也比血清AMY慢，所以在急性胰腺炎发病的后期测定尿AMY更有价值。反复发作的慢性胰腺炎，在疾病发作当日可出现高淀粉酶血，持续4～6d至数周。

2.中度或轻度升高　见于肾功能不全、恶性肿瘤、酒精中毒、腮腺炎、巨淀粉酶血症、急性阑尾炎、腹膜炎、肠梗阻、胆石症、消化性溃疡穿孔及吗啡注射后等，但常低500U/L，需与急性胰腺炎加以鉴别。

3.降低　见于坏死性胰腺炎。

十四、淀粉酶同工酶（amylase isoenzymes）

【参考区间】

琼脂糖电泳法

血清：S-AMY 0.39～0.77；P-AMY 0.23～0.61。

尿液：S-AMY 0.16～0.48；P-AMY 0.52～0.84。

【影响因素】

同AMY测定。

【临床解读】

AMY根据脏器来源分为胰同工酶（P-AMY）和涎液型同工酶（S-AMY）。此外，血清中有时可出现巨淀粉酶，该酶可能是由 S-AMY 与 IgG 或 IgA 聚合而成。

1. S-AMY 增高　主要见于腮腺疾病、支气管肺癌、卵巢癌、巨淀粉酶血症、异位妊娠破裂、大手术后、肾移植后、海洛因肺等。

2. P-AMY 增高　主要见于胰腺疾病，如急性胰腺炎、慢性胰腺炎、胰腺炎并发假性囊肿、胰腺炎并发脓肿、胰腺损伤、胰腺癌等。此外，还可见于其他腹腔内脏疾病，如溃疡穿孔、肠梗阻及急性阑尾炎等及应用阿片类药物后。

3. P-AMY 及 S-AMY 均升高　主要见于肾功能不全、糖尿病酮症酸中毒及急性酒精中毒等。

十五、脂肪酶（lipase，LPS）

【参考区间】

干化学法　血清：23 ～ 300U/L。

【影响因素】

1. 测定标本可用血清或肝素抗凝血浆，EDTA 抗凝的血浆对测试有干扰不能使用。

2. 脂肪酶在常温下易降解，长时间未分离血清或反复冻融可能导致结果偏低。

3. 胆红素可增加此酶活性，故黄疸标本可使测定结果偏高。

4. 血红蛋白可抑制脂肪酶活性，故溶血标本可使测定结果降低。

【临床解读】

脂肪酶（LPS）是催化甘油三酯水解为甘油和游离脂肪酸的一类酶的总称，是胰腺外分泌酶。血清中 LPS 主要来自胰腺，少量来自胃肠黏膜。正常人血清 LPS 含量极少。

1. 升高主要见于急性胰腺炎，发病 4 ～ 8h 血清 LPS 开始升高，24h 达峰值，可持续升高 8 ～ 15d。血清 LPS 在急性胰腺炎时活性升高的时间早，上升幅度大，持续时间长，淀粉酶（AMY）恢复正常后仍升高，故发病 24h 后诊断性能优于 AMY。

2. 酒精性胰腺炎、慢性胰腺炎、胰腺癌、肝胆疾病、十二指肠溃疡、梗阻性或炎性小肠疾病、糖尿病酮症酸中毒、慢性酒精中毒、巨脂肪酶血症等血清 LPS 可有不同程度的升高。

十六、胆碱酯酶（cholinesterase，CHE）

【参考区间】

速率法　血清：4000 ～ 13 000U/L。

【影响因素】

1. 标本避免溶血。

2.使用血清或肝素化的血浆较好。

3.新生儿CHE活性约为健康成人50%，以后随年龄增长而升高。

4.新斯的明、加兰他敏等药物、抗精神病药物、抗抑郁药物、巴比妥类药物、肌肉松弛剂等可以抑制胆碱酯酶的活性。

【临床解读】

胆碱酯酶是一类催化酰基胆碱水解的酶类，又称酰基胆碱水解酶。人体内主要有两种，即乙酰胆碱酯酶（ACHE）又称为真性胆碱酯酶或胆碱酯酶Ⅰ，丁酰胆碱酯酶（BuCHE）又称为假性胆碱酯酶或称为拟胆碱酯酶（PCHE）或胆碱酯酶Ⅱ。临床常规检查的血清胆碱酯酶（SCHE）即指后者，通常简称为CHE。

1.有机磷和氨基甲酸酯类杀虫剂中毒　血清CHE活性明显降低，并与临床症状一致。

2.肝病　由于CHE在肝合成后立即释放到血浆中，故是评价肝细胞合成功能的灵敏指标。在各种慢性肝病，如肝炎（包括病毒性肝炎，阿米巴肝炎）、肝脓肿和肝硬化患者中，约有50%患者CHE活性降低。病情越差，血清CHE活性越低，持续降低无回升迹象者多预后不良。肝、胆疾病时血清ALT、GGT均升高，往往难以鉴别，如增加血清CHE测定，可发现CHE降低者均为肝疾病，而CHE正常者多为胆道疾病。

3.CHE降低　见于遗传性血清CHE异常症、饥饿、感染及贫血等也可。

4.CHE增高　主要见于甲状腺功能亢进症、糖尿病、肾病综合征及脂肪肝、肥胖、神经系统疾病、高血压、支气管哮喘等。脂肪肝CHE升高有助于与慢性肝炎相鉴别。

十七、5′-核苷酸酶（5′-nucleotidase，5′-NT）

【参考区间】

过氧化物酶法　血清：0～10U/L。

【影响因素】

1.用血浆测定可引起浑浊，与金属离子螯合的抗凝剂会干扰锰的激活作用。

2.5′-NT在室温中易失活并可增加氨的含量，故标本应置冰箱保存，4℃可保存4d，-20℃可保存数月。

3.剧烈运动、妊娠等可能会引起5′-核苷酸酶一过性升高。

【临床解读】

5′-NT主要用于肝胆疾病的临床诊断。

5′-NT增高主要见于肝胆疾病，尤其是阻塞性黄疸，也可见于肝癌和肝炎。在多数情况下，5′-NT活性与ALP的活性一致，但在下列情况时，5′-NT与ALP活性不同。

1.肝外胆道梗阻时，5′-NT活性一般与ALP相平行，但短期梗阻时，5′-NT活性一般不会增高，当较长的梗阻解除后，5′-NT活性的下降比ALP快。

2.在胆汁淤积并发胆管炎、原发性和继发性胆汁性肝硬化和慢性肝炎时，5′-NT升高率高于ALP；肝肿瘤和肝肉芽肿时，5′-NT升高的敏感性高于ALP；酒精性肝硬化时，5′-NT一般不升高；肝功能衰竭时，5′-NT正常。

3.5′-NT正常ALP升高时，证明ALP多来源于骨组织或骨骼疾病；两者都升高时，证明有肝病存在，对无黄疸性肝病尤为重要。

4.对诊断儿童和婴儿肝病，5′-NT比ALP敏感且具有特异性，因为5′-NT活性无生理性升高，而ALP在儿童和婴儿有生理性增高现象。

5.诊断妊娠性肝内胆汁淤积5′-NT比ALP敏感，因为5′-NT无生理性增高。

十八、亮氨酸氨基肽酶与芳香基酰氨酶（leucine aminopeptidase，LAP and arylamidase，AA）

【参考区间】

速率法，血清

男性：16.6～34.8U/L；女性：14.5～28.5U/L。

【影响因素】

1.使用某些药物，如氨基糖苷类抗生素（庆大霉素、妥布霉素、多黏菌素B等）、磺胺类、注射PSP和造影剂等，可影响LAP测定结果。

2.正常妊娠时AA活力可增高。

【临床解读】

亮氨酸氨基肽酶（LAP）广泛存在于人体各种组织中，以肝、胰、胆、小肠、子宫、肌肉最丰富，在十二指肠、血清和尿中也有分布。LAP可水解肽链N端由亮氨酸与其他氨基酸所形成的肽键，也可水解亮氨酸与胺类所形成的肽键或亮氨酸与氨形成的酰胺键（即亮氨酰胺），但对亮氨酸与苯或萘的胺类所形成的肽键无作用。芳香基酰氨酶（AA）可水解某些氨基酸与芳香胺所形成的酰胺类化合物，亦可水解LAP的底物，如L-亮氨酰胺及L-亮氨酰甘氨酸等，所以利用L-亮氨酰-β-萘胺做底物时所测定的LAP实际为AA的活性。此两种酶主要用于辅助诊断各种类型的肝内外胆汁淤积性疾病及治疗评价。

1.肝胆胰恶性疾病　如胰头癌、壶腹癌等，患者血清AA显著升高。原发性肝癌患者血清AA亦显著升高，继发性肝癌患者血清AA也多升高，但升高幅度较原发性肝癌为低。肝外肿瘤患者血清AA升高，应高度怀疑有肝内转移。

2.肝胆胰良性疾病　各类黄疸性及无黄疸性急性肝炎患者血清AA轻度升高或

中度升高。慢性肝炎或肝硬化患者AA呈轻度升高。急性胆囊炎患者血清AA明显升高。慢性胆囊炎时，AA升高幅度低于肝炎患者。胆总管结石并发胆管梗阻时，AA仅轻度升高。

3.其他疾病　各类白血病及某些皮肤病（如红斑狼疮）患者血清AA可升高。

十九、腺苷脱氨酶（adenosine deamianse，ADA）

【参考区间】

速率法　血清：0 ～ 25U/L。

【影响因素】

1.溶血标本禁用。

2.抗抑郁药、抗癫痫药、某些抗生素等药物可能会导致腺苷脱氨酶升高。而长期使用免疫抑制剂可能使腺苷脱氨酶水平降低。

【临床解读】

ADA是催化腺嘌呤核苷产生次黄嘌呤核苷的氨基酸水解酶，主要催化腺苷和脱氧腺苷脱氨生成黄嘌呤苷和氨。ADA广泛分布于各种组织中，在盲肠、小肠黏膜和脾中含量最多。

1.渗出液鉴别诊断　结核性胸、腹腔积液者ADA活性显著增高，癌性胸、腹腔积液者ADA不增高，而血清ADA活性两者无显著性差异。此外，脑脊液ADA检测可作为中枢神经系统疾病诊断和鉴别诊断的重要指标，结核性脑膜炎显著增高，病毒性脑炎不增高，颅内肿瘤及中枢神经系统白血病稍增高。

2.ADA降低　可见于重度免疫缺陷症（红细胞缺乏此酶）。

二十、单胺氧化酶（monoamine oxidase，MAO）

【参考区间】

苄胺偶氮-β-苈酚法　血清：12 ～ 40U/L。

【影响因素】

1.溶血不影响酶的测定结果。

2.标本在4℃时可稳定3d。

3.个体血清MAO活性较易波动，故应多次测定。

4.若MAO活性超过80U/L，应将样品稀释后重新测定。

5.服用阿司匹林、对乙酰氨基酚、异烟肼、无机砷等药物可使单胺氧化酶增高；服用避孕药、呋喃唑酮、肾上腺皮质激素等药物可使单胺氧化酶降低。

【临床解读】

MAO广泛分布于体内各组织器官，尤以肝、肾、小肠和胃含量最多，主要位于线粒体膜外面，并与膜紧密结合。MAO的生理功能因不同组织而异。

1. MAO 升高　可见于下列疾病：

（1）肝硬化：MAO高低能反映肝脏纤维化的程度，是诊断肝硬化的重要指标。肝硬化患者血清MAO升高的阳性率可达80%。

（2）各型肝炎：肝炎急性期患者的血清MAO多不升高，但急性重型肝炎时，因肝细胞坏死，线粒体释放大量MAO，可导致血清MAO升高。急性肝炎病程超过3个月者，血清MAO亦升高，活动性慢性肝炎约半数患者血清MAO升高。

（3）糖尿病可因合并脂肪肝、充血性心力衰竭，或因肝淤血而继发肝硬化时，血清MAO可升高。

（4）甲状腺功能亢进症可因纤维组织分解与合成旺盛、肢端肥大可因纤维组织过度合成等原因而导致血清MAO不同程度升高。

2. MAO 降低　可见于服用避孕药、肾上腺皮质激素、左旋多巴肼类等药物引起。

二十一、血管紧张素转换酶（angiotensin converting enzyme，ACE）

【参考区间】

速率法　血清：20 ～ 68U/L；胸腔积液：25 ～ 30U/L。

【影响因素】

1. 胆红素可抑制ACE活性，故黄疸标本可使测定结果偏低。

2. 标本在室温或4℃可保存1周，-20℃可保存4周，酶活力无明显变化。

3. 避免溶血，红细胞释放ACE类似物。

【临床解读】

ACE是一种肽酰二肽酶，存在于毛细血管内皮细胞中，并广泛分布于全身各种组织，以睾丸、附睾及肺组织活性最强。在多种病理情况下，ACE活性都可升高，主要是心血管和呼吸系统疾病。

1. 高血压用药　50%以上的抗高血压药（如西拉普利、卡托普利等）是ACE抑制剂，这些药有明显的不良反应，如皮疹、眩晕、少尿、高血钾、下肢水肿等。监测高血压患者ACE的活性，以调整药物剂量，减少不良反应的发生。

2. 冠状动脉粥样硬化性心脏病　ACE活性升高是心肌梗死的危险因素。

3. 肺部疾病　绝大多数肺结节病患者血清ACE活力升高，其阳性率及幅度与病情活动与否和病变累及的范围有关。肺肉瘤、肺结核也可升高，而肺癌、哮喘发作、急性心源性肺水肿、慢性阻塞性肺疾病、自发性气胸、肺纤维化、成人呼吸窘迫综合征等血清ACE均有不同程度下降。肺癌患者ACE活性越低，其治愈率越低，缓解期越短，病死率越高。

4. 肝病　多数肝病患者 ACE 活性升高，升高幅度依次为肝硬化、急性肝炎、慢性肝炎，脂肪肝则正常。

5. 甲状腺疾病　甲状腺功能亢进患者 ACE 活性升高，明显高于其他甲状腺疾病。

6. 其他　糖尿病、艾迪生病、尿路感染、肾结石 ACE 活性升高；高血压、结肠炎降低。

二十二、α-L-岩藻糖苷酶（α-L-fucosidase，AFU）

【参考区间】

速率法　血清：0 ～ 40U/L。

【影响因素】

标本避免溶血，低温运输保存，及时分离血清。

【临床解读】

AFU 是存在于血清中的一种溶酶体酸性水解酶，广泛分布于人体组织细胞、血液和体液中，参与体内糖蛋白、糖脂和寡糖的代谢，是原发性肝癌的一种辅助诊断标志物。

1. 原发性肝癌患者血清 AFU 显著高于其他各类疾病（包括良、恶性肿瘤）。血清 AFU 活性动态曲线对判断肝癌治疗效果、估计预后和复发有着极其重要的意义，甚至优于甲胎蛋白（AFP）。原发性肝癌 AFU 增高者，手术切除后很快下降，一般在 12 周内恢复正常，若血清 AFU 下降后再度升高，提示病情复发。

2. 在某些转移性肝癌、肺癌、乳腺癌、卵巢或子宫癌，以及某些非肿瘤性疾病如肝硬化、慢性肝炎和消化道出血等血清 AFU 也有轻度升高。

3. AFU 降低见于遗传性 AFU 缺乏引起的岩藻糖贮积症，患儿多在五六岁死亡。AFU 活性缺失是诊断该罕见病的金标准（需基因检测确认）。

二十三、超氧化物歧化酶（superoxide dismutase，SOD）

【参考区间】

速率法（邻苯三酚法）　血清：110 ～ 215U/ml。

【影响因素】

1. 红细胞内 SOD 含量高，溶血可能导致血清 SOD 假性升高。

2. SOD 对温度敏感，反复冻融或长期室温放置易失活。

【临床解读】

SOD 是一种重要的抗氧化酶，广泛分布于生物体内，其生理作用为催化清除超氧阴离子自由基（O_2^-），O_2^-是由于氧化代谢过程中接受电子不足形成的，对机体有毒性，SOD可清除其毒性作用，保护细胞免受损伤，具有一定的抗氧化、抗炎、抗衰老、抗辐射作用。

1. SOD增高　见于代偿性抗氧化反应，如急性感染、创伤、早期肿瘤（机体对抗氧化应激）、急性心肌梗死、高血压及精神分裂症等。

2. SOD降低　见于阿尔茨海默病、急性脑梗死、颅脑损伤、糖尿病、动脉粥样硬化、肝损伤等。

二十四、溶菌酶（lysozyme，LYS）

【参考区间】

免疫比浊法　血清：2～20mg/L；尿液：0～2mg/L。

【影响因素】

1.采集血清标本后应在2h内分离标本。

2.尿液应完全去除有形成分，否则将会使测定结果偏高。

【临床解读】

溶菌酶（LYS）是一种碱性蛋白，广泛分布于各种组织、体液与分泌物中。血清中LYS主要来源于嗜碱性粒细胞、单核细胞及巨噬细胞的溶酶体中，其功能主要是使细菌胞壁的乙酰氨基的糖成分N-乙酰黏质酸和N-乙酰-*D*-氨基葡萄糖的四聚体之间的糖苷水解，从而使细菌胞壁破裂。

1.增高　见于急性非淋巴细胞白血病、肺结核、泌尿系统感染、慢性肾炎、肾移植发生排异反应期、胆道感染、胰腺炎及流行性出血热等。

2.降低　见于再生障碍性贫血、慢性支气管炎的痰液标本。急性淋巴细胞白血病（简称急淋）患者的血清LYS活性正常或略低，尿中检不出LYS。急淋患者在病情缓解、血象改善的同时，血清、尿液的LYS有回升倾向，故LYS可作为观察急淋疗效的一项较好指标。

二十五、醛缩酶（aldolase，ALD）

【参考区间】

比色法　血清：1.3～8.2U/L。

【影响因素】

1.红细胞中ALD活性是血清中150倍，故溶血标本可严重影响测定结果。

2.进食后，ALD活性可增加，检测需空腹采血。

3.应用促肾上腺皮质激素及可的松等药物时，可使血清ALD活性显著升高。

【临床解读】

醛缩酶（ALD）是糖酵解关键酶，广泛存在于各种组织中，在临床上主要用于诊断肝与肌肉病变。

ALD增高主要见于消化道肿瘤、支气管癌、乳腺癌、卵巢癌、急性病毒性肝炎、心肌梗死、出血性胰腺炎、严重烧伤、肌肉坏死、肌萎缩等。ALD、CK、LDH同时升高提示肌肉损伤（如横纹肌溶解症）。

在肝病中，急性肝炎ALD阳性率为80%～90%，增高幅度可达正常人7～20倍，发病后5～20d恢复正常；慢性肝炎常持续数周或数月。肝硬化、阻塞性黄疸、胆管炎、胆囊炎等ALD正常或中度增高。

二十六、谷胱甘肽还原酶（glutathione reductase，GR）

【参考区间】

速率法　血清：33～73U/L。

【影响因素】

1.低温冷冻保存，-20℃保存3～4周酶的活性可保持不变。

2.剧烈运动、进餐后、饮酒后都会造成GR活性升高，采血前应当避免。

【临床解读】

GR是人体抗氧化防御系统中一个重要的酶，广泛存在于人体红细胞，单核巨噬细胞，心、肝、肾等组织细胞中。它可及时清除人体代谢过程中产生的氧自由基（OFR），也是细胞中还原型谷胱甘肽（GHS）含量的重要核黄素酶，可维持细胞的正常功能及寿命。

1. GR升高　主要见于急性肝损害、药物性肝损害、中毒性肝炎、慢性肝炎、肝癌、肝硬化早期等。血清GR敏感性高，急性肝炎患者GR比转氨酶更早增加达到峰值，可用于肝损伤的早期检测。①GR升高、ALT、AST正常，提示早期肝损伤。②GR与ALT、AST同时升高，提示进入肝损伤暴发期。③GR升高，ALT、AST下降，提示正在进行肝损伤修复，可以结合三者评估临床治疗情况。④三者都出现下降见于一下两种情况：一是修复完成，临床好转；二是重型肝炎，出现胆酶分离现象。

2. GR降低　见于维生素B_2缺乏症、谷胱甘肽还原酶缺乏症。

二十七、谷氨酸脱氢酶（glutamate dehydrogenase，GLDH）

【参考区间】

速率法　血清：0～8U/L。

【影响因素】

1.金属离子如 Ag^+、Hg^+ 及金属离子螯合剂如 EDTA,L-甲状腺素抑制 GLD 的活力。

2.溶血（红细胞含少量 GLD）、样本反复冻融，可引起假性升高，长时间室温放置（酶失活）可引起假性降低。

【临床解读】

GLDH 是催化 L-谷氨酸生成 α-酮戊二酸和氨的酶，肝中含量最高，其次为心肌和肾，少量存在于脑、骨骼肌和白细胞中。存在于细胞线粒体内，并在肝内的氨基酸分解与合成代谢中发挥重要作用。正常人血清 GLDH 活性很低，肝细胞线粒体受损害时其活性显著升高，且升高幅度与线粒体受损程度有关，是反映肝实质受损的敏感指标。

肝细胞病变发生在细胞膜时血清 GLDH 不会明显升高，只有当细胞坏死达到线粒体崩解时，GLDH 才能解离并逸出细胞。GLDH 正常不能排除肝细胞的轻度损害，而 GLDH 异常则提示肝细胞坏死。

1.生理性增高　见于剧烈运动（肌肉释放微量 GLDH），妊娠晚期（生理性肝负荷增加）。

2.病理性增高

（1）轻度升高：见于肝有轻度或中度脂肪浸润，急性病毒性肝炎黄疸型，胆汁性肝硬化患者早期。

（2）显著升高：见于急性病毒性肝炎坏死型，当病情加重时如出现肝性脑病，血清 GLD 活性持续上升，ALT 急剧下降。

（3）药物性肝损伤：血清 GLD 活性与血清一些酶不成比例地异常升高，血清 ALT/GLD 比值明显下降。

（4）肝硬化：中度活动期肝硬化或慢性进展期肝硬化患者的血清 GLD 活性一般在参考值上限，肝炎后肝硬化患者的血清 GLD 活性约为正常的 2 倍。在肝硬化合并静脉高压失代偿期血清 GLD 活性明显升高。门静脉高压继发静脉血栓形成并导致肝严重急性缺血时，患者血清 GLD 活性可高达数百单位。

3.降低　见于神经退行性疾病。

第八节　电解质与微量元素检验

一、钾（potassium，K）

【参考区间】

离子选择电极法　血清：3.5～5.5mmol/L；尿钾：25～100mmol/24h 尿。

【影响因素】

1.防止标本溶血，红细胞内钾浓度是血清中钾的20倍，轻微溶血即可严重干扰测定结果。

2.含铵离子的抗凝剂、枸橼酸钠、草酸盐及EDTA等均可影响测定结果。

3.肾上腺素、四环素、新霉素、螺内酯、去氧皮质酮、肝素、二甲双胍、环磷酰胺等可使血钾测定结果升高。

4.呋塞米、依他尼酸、醛固酮、氢氯噻嗪、环噻嗪、泼尼松、去氧皮质酮、糖皮质激素、氢化可的松、胰岛素等可使血钾测定结果降低。

5.抽血过程中，反复握拳可使血钾升高，止血带使用时间过长，可使得静脉旁细胞受损，钾离子渗出到血浆，使钾测定结果升高。

【临床解读】

1.高钾血症　血清钾＞5.5mmol/L，可引起严重的肌肉、心肌和呼吸功能的抑制性应激紊乱，引起心电图改变（P波消失，T波和QRS波群改变）。血钾超过10mmol/L时，可发生心室颤动，心脏停搏而致死亡。高钾血症常见于下列情况。

（1）肾功能障碍使排钾减少如少尿、尿闭、尿毒症，又如急性肾衰竭、大出血使肾血流量锐减、血压下降，伴有休克。

（2）释放性高钾血症：输血事故、重度溶血反应、组织大量破坏使细胞内钾大量释放出来。

（3）组织缺氧：急性哮喘发作、急性肺炎、呼吸障碍等。

（4）肾皮质功能减退，远曲小管分泌钾少，造成高血钾、低血钠，如艾迪生病。

（5）含钾药物及潴钾利尿药的过度使用，如注射大剂量青霉素钾等。

2.低钾血症　血清钾＜3.5mmol/L，常见于下列情况。

（1）钾进食量不足。

（2）钾丢失过多：消化液中钾含量高于血浆、腹泻、呕吐都可产生低血钾。

（3）肾疾病：急性肾衰竭由尿闭期高血钾转入多尿期时，尿排出大量电解质而导致低血钾。

（4）皮质功能亢进：皮质激素具有对远曲小管的潴钠排钾功能，尤其是醛固酮症，使尿钾丢失过多而出现低钾血症。长期使用皮质激素，如可的松、地塞米松，未同时补钾，也可出现低钾血症。

3.尿钾增高　见于皮质功能亢进、使用利尿药后使排钾增加、碱中毒时尿钾排出增加。

4.尿钾降低　见于皮质功能减退、酸中毒时尿钾排出减少。

二、钠（sodium，Na）

【参考区间】

离子选择电极法　血清：135 ～ 150mmol/L；尿：130 ～ 260mmol/24h尿。

【影响因素】

1. 标本勿溶血。

2. 含铵离子的抗凝剂、枸橼酸钠、草酸盐及EDTA等均可影响测定结果。

3. 糖皮质激素、氢化可的松、皮质类固醇、醛固酮、黄体酮、雌激素、四环素、甲基多巴等可使测定结果升高。

4. 依他尼酸、甘露醇、呋塞米、氯丙嗪等利尿药可使钠测定结果降低。

【临床解读】

1. 低钠血症　血清钠＜130mmol/L，最低可＜100mmol/L。病因如下。

（1）胃肠道失钠：临床上最常见的缺钠性脱水症，发生在腹泻、呕吐及胃肠道、胆管、胰腺造瘘管引流等情况。

（2）尿路失钠：肾小管重吸收功能减退，失盐性肾炎，往往伴有代谢性酸中毒。

（3）肾上腺皮质功能不全：如艾迪生病，尿钠排出增多。

（4）腺垂体功能减退：如尿崩症。

（5）皮肤失钠：大量出汗，补水不补盐，大面积烧伤，伤口失液。

（6）糖尿病：多尿而脱水失钠。

2. 高钠血症　血清钠＞150mmol/L，较少见。病因如下。

（1）钠潴留高钠血症：常伴有水潴留，使高血钠不明显，但体内钠总量过多伴水肿。潴钠性水肿常见于心力衰竭、肝硬化、肾病等。

（2）肾上腺皮质功能亢进：如库欣综合征、原发性醛固酮增多症，因这些激素的潴钠排钾功能，使血钠升高。

（3）钠进量过多：如注射高渗盐水或进盐量过多。

（4）严重脱水症：失水大于失钠。

（5）脑性高钠血症：见于脑血管意外、腺垂体肿瘤等。

3. 尿钠减少　见于尿路以外的失钠过多、潴钠性水肿、盐皮质激素过多使肾小管重吸收钠加强。肾病、肾炎时的忌盐饮食，使钠排出减少。

4. 尿钠增多　见于尿路失钠，肾小管重吸收功能减低、皮质功能不全、糖尿病时排钠增多、使用利尿药后、大量注射氯化钠溶液后。

三、氯（chlorine，Cl）

【参考区间】

离子选择电极法　血清氯：95～115mmol/L；尿液氯：170～250mmol/24h尿。

【影响因素】

1.取血后迅速分离血浆或血清，以避免因血浆中HCO_3^-与红细胞内Cl^-发生交换而使测定结果偏高。

2.利尿药可使Cl^-测定结果降低。

3.氢氯噻嗪可使Cl^-测定结果升高。

【临床解读】

人体内的氯总量约为100g，主要以Cl^-形式存在于体液中，是细胞外液的主要阴离子，少量分布于细胞内液。体内的Cl^-常与Na^+相伴吸收与代谢，变化也基本一致。

1.血清氯升高　可见于脱水引起的高钠血症、高氯性代谢性酸中毒，肾后因素引起的排尿障碍及过量注射生理盐水等。

2.血清氯降低　较常见，主要见于严重呕吐、腹泻、消化液大量丢失、长期限制氯化钠摄入及艾迪生病等。

3.尿氯增多　主要见于肾小管损伤、艾迪生病、糖尿病酮中毒及甲状腺功能亢进症等。

4.尿氯减少　见于脱水、醛固酮症、佝偻病、慢性肾功能不全、心力衰竭、休克、高氯性酸中毒时及尿磷排出减少等。

四、钙（calcium，Ca）

【参考区间】

1.终点法（偶氮胂法）　血清总钙：2.08～2.6mmol/L；尿液钙：2.5～7.5mmol/24h尿。

2.离子选择电极法　血清离子钙：1.15～1.30mmol/L。

【影响因素】

1.使用血清或肝素抗凝血浆标本，不能使用钙螯合剂（如EDTA-Na_2）及草酸盐作抗凝剂的标本。

2.血清总钙受蛋白质浓度影响，血清蛋白异常时，需校正。

3.在使用离子选择电极测定离子钙时，为保证电极的稳定性，离子钙分析仪需24h开机。

4.样品采集后应尽快测定，否则样品pH易发生变化，血清pH每增加0.1，离子钙降低0.1mmol/L。

5.在治疗中使用维生素D、葡萄糖酸钙、氯丙嗪、雄激素、雌激素、黄体酮、己烯雌酚、睾酮等药物可使结果偏高。

6.使用苯妥英钠、苯巴比妥、利尿药、硫酸钠等药物可使测定结果偏低。

【临床解读】

1.血清总钙增高　常见于甲状旁腺功能亢进症、维生素D过多症、多发性骨髓瘤、结节病引起肠道过量吸收钙。

2.血清总钙降低　可引起神经肌肉应激性增强而使手足抽搐，可见于下列疾病：婴儿手足搐溺症、维生素D缺乏症、引起血清白蛋白减少的疾病（恶性肿瘤、严重肝病等），伴高血磷见于甲状旁腺功能减退症（甲状旁腺素分泌不足）和慢性肾衰竭，伴血磷正常或偏低见于佝偻病、骨软化症。

3.血清离子钙增高　甲状旁腺功能亢进症、代谢性酸中毒、肿瘤、维生素D过多症等。

4.血清离子钙降低　原发性和继发性甲状旁腺功能减退症、慢性肾衰竭、肾移植或进行血透析患者、维生素D缺乏症。

五、磷（无机磷）（phosphorus or inorganic phosphorus，P）

【参考区间】

磷钼酸盐紫外终点法，血清　成人：0.74～1.52mmol/L；儿童：1.29～1.94mmol/L；尿液：23～48mmol/24h尿。

【影响因素】

1.黄疸和脂血标本影响结果检测。

2.溶血标本会使结果偏高。

3.使用四环素、甲氧西林、雄激素、合成类固醇、维生素D等药物可引起磷增高。吩噻嗪、甘露醇、口服避孕药可使磷结果降低。

【临床解读】

人体内70%～80%磷沉积于骨骼中，其余大部分构成软组织成分，只有小部分存在于体液中。血液中的磷以无机磷和有机磷两种形式存在。磷在体内的生理功能主要是参与糖、脂质及氨基酸的代谢，转运能量、调节酸碱平衡并参与骨骼与牙齿的组成。儿童和青少年的磷水平通常高于成人，尤其是新生儿和婴儿。

1.血清无机磷增高

（1）甲状旁腺功能减退症，由于激素分泌减少，肾小管对磷的重吸收增强，导致血磷升高。

（2）慢性肾炎晚期、肾功能不全或肾衰竭时，磷酸盐排泄障碍导致血磷滞留。

（3）维生素D过多，促进肠道的钙磷吸收增加，使血清钙磷含量增高。

（4）多发性骨髓瘤、骨质疏松、骨转移癌、变形性骨炎及骨折愈合期。

2.血清无机磷降低

（1）甲状旁腺功能亢进症，由于肾小管对磷的重吸收受抑制，尿磷排泄增多，导致血磷降低。

（2）佝偻病或软骨病伴有继发性甲状旁腺增生，可使尿磷排泄增多，从而导致血磷降低。

（3）糖利用增加：连续静脉输入葡萄糖并同时输入胰岛素和胰腺瘤伴有胰岛素过多症，糖的利用均增加，以上两种情况均需要大量无机磷酸盐参加磷酸化作用，导致血磷降低。

（4）肾小管变性病变时，如范科尼综合征，肾小管对磷的重吸收功能发生障碍，可致血磷偏低。

六、血清铁和总铁结合力测定（serum iron and total iron binding capacity，TIBC）

【参考区间】

终点法（呋喃三嗪法），血清

铁：男性 $10.6 \sim 36.7 \mu mol/L$；女性 $7.8 \sim 32.2 \mu mol/L$。

总铁结合力：男性 $46.5 \sim 75.2 \mu mol/L$；女性 $50.1 \sim 75.2 \mu mol/L$。

【影响因素】

1.标本避免溶血。

2.血清铁含量有昼夜波动，早上最高，然后逐渐降低，午夜时最低，因此标本最好固定时间采集。

3.右旋糖酐、口服避孕药和铁剂可使测定结果升高。阿司匹林、考来烯胺、糖皮质激素、促肾上腺皮质激素和肾上腺素可使结果减低。

【临床解读】

血清铁（SI）是与转铁蛋白结合的 Fe^{3+}，占体内循环铁的 $< 0.1\%$。总铁结合力（TIBC）是反映血清中所有转铁蛋白结合铁的最大容量。

1.血清铁增高　常见于红细胞破坏增多时，如溶血性贫血、恶性贫血及红细胞的再生或成熟障碍，如再生障碍性贫血、巨幼细胞贫血、铅中毒引起的贫血。此外，还可见于铁的吸收率增加，如血色素沉着症、含铁血黄素沉着症、肾炎及反复输血等。

2.血清铁降低　常见于缺铁性贫血、吸收不足（如营养不良、胃肠道病变、消化性溃疡、慢性腹泻等)、体内储存于网状内皮系统的铁释放减少(如急慢性感染、尿毒症、恶病质等)、慢性长期失血及恶性肿瘤等。

3.血清总铁结合力增高 常见于缺铁性贫血、急性肝炎代偿性转铁蛋白合成增加等。

4.血清总铁结合力降低 常见于肝硬化、肾病、尿毒症、色素沉着、溶血性贫血、慢性感染、慢性贫血、白血病、遗传性转铁蛋白缺乏症等。

七、锌(zinc,Zn)

【参考区间】

原子吸收分光光度法 全血:40 ~ 165μmol/L。

【影响因素】

1.橡胶制品含锌较高,故检验容器不可用橡胶制品。

2.所用器皿必须经10%硝酸或盐酸浸泡过夜,洗净备用,建议使用一次性聚乙烯试管。

3.整个过程严格防止锌污染。

4.口服避孕药可使锌测定结果偏低。

5.药物影响:利尿药、抗生素(如四环素)降低锌水平,锌补充剂升高锌水平。

【临床解读】

锌与很多酶的活性有关,锌参与糖类、脂类、蛋白质、核酸的合成和降解。锌与多种维生素代谢有关,锌可以提高机体免疫力,促进生长发育。儿童缺锌,味觉功能、消化功能、食欲明显下降,智力下降;出现腹泻和不易愈合的口腔溃疡及消化道溃疡病;孕妇缺锌易发生流产、早产、胎儿畸形,易导致新生儿先天性锌缺乏;乳母缺锌则受哺婴儿生长缓慢;男性缺锌易患性功能障碍、睾丸萎缩、精子形成和活力失常,引起继发性不育症及第二性征缺乏;女性青春期可出现原发性闭经、乳房发育缓慢、成人继发性闭经;老年人、儿童缺锌免疫力下降,易患感冒,易发生各种感染。

1.血清锌增高 主要见于工业污染引起的急性锌中毒,此外还可见于甲状腺功能亢进症、真性红细胞增多症、风湿性心脏病、子宫肌瘤、局灶性脑病及精神病、X线照射后等。

2.血清锌降低 常见于营养不良、酒精中毒性肝硬化、肺癌、心肌梗死、白血病、慢性感染、恶性贫血、胃肠吸收障碍、妊娠、肾病综合征及部分慢性肾衰竭患者等。

八、铜（copper，Cu）

【参考区间】

原子吸收分光光度法　全血：9.0 ～ 34.0μmol/L。

【影响因素】

1.三碘酪胺、女性激素、口服避孕药等可使铜升高；饮用大量牛奶、口服制锌剂可使铜降低。

2.所用器皿必须经10%硝酸或盐酸浸泡过夜，洗净备用，建议使用一次性聚乙烯试管。

3.比色杯尽可能专用，以免污染影响测定结果。

【临床解读】

铜参与几十种酶的组成和活化，影响机体的生物转化、电子传递、氧化还原、组织呼吸等。铜与机体免疫力及清除自由基也有关系，并参与造血过程，影响铁的吸收，运送和利用。

1.血清铜增高　见于急慢性白血病、各种淋巴瘤（尤其是霍奇金病）、血色素沉着症、胆汁性肝硬化、急性心肌梗死、伤寒、肺结核、恶性贫血、风湿病、急性感染、甲状腺功能亢进症、烟酸缺乏（糙皮病）及恶性肿瘤等。

2.血清铜降低　见于婴儿贫血、中性粒细胞减少症、腹泻、骨骼改变、低铜血症及肝豆状核变性等。此外，还见于一些低蛋白血症，如营养不良和肾病综合征等。也可见于烧伤、缺铁性贫血和慢性局部缺血性心脏病等。

九、镁（magnesium，Mg）

【参考区间】

1.终点法（二甲苯胺蓝法）　血清：0.65 ～ 1.25mmol/L。

2.原子吸收分光光度法　全血：1.1 ～ 2.0mmol/L。

【影响因素】

1.红细胞内含镁量较高，检测血清样本时，避免标本溶血对结果的干扰。

2.不能采用含有枸橼酸盐、草酸盐、乙二胺四乙酸二钠等能与镁结合的抗凝剂的标本。

3.大量使用维生素、长期服用皮质激素、大量使用利尿药等可使血清镁降低。

【临床解读】

镁是许多酶系的辅助因子或活化剂，广泛参与体内各种物质代谢，包括蛋白质、脂肪、糖及核酸的代谢。镁离子对中枢神经系统和神经肌肉接头起到镇静和抑制作用。镁作用于外周血管可引起血管扩张。镁元素是保证机体的骨骼和牙齿的正常生长不可缺少的元素。

1.血清镁增高　见于急慢性肾功能不全、尿毒症、多发性骨髓瘤、严重脱水及一些内分泌疾病（如甲状腺功能减退症、甲状旁腺功能减退症、艾迪生病和糖尿病昏迷等）。临床常表现为嗜睡、肌肉无力、反射减弱、心律失常、低血压、恶心、呕吐。

2.血清镁降低　见于：

（1）长期禁食、吸收不良或长期丢失胃肠液者（慢性腹泻、吸收不良综合征）及长期吸引胃液等造成的镁由消化道丢失。

（2）慢性肾炎多尿期或长期用利尿药治疗者造成镁由尿路丢失。

（3）内分泌疾病如甲状腺功能亢进症、甲状旁腺功能亢进症、糖尿病酸中毒、醛固酮症及长期使用皮质激素治疗等。

（4）急性胰腺炎。临床表现为肌肉痉挛、震颤、抽搐；心律失常、心绞痛、焦虑、抑郁、精神错乱。

十、硒（selenium，Se）

【参考区间】

原子吸收分光光度法　全血：58～234μg/L；红细胞：75～240μg/L；血清或血浆：46～143μg/L。

【影响因素】

1.妊娠期妇女血清硒浓度下降。

2.测定过程应注意防止硒污染。

3.参考范围不同地区差别较大，应根据该地区调查参考范围。

【临床解读】

硒是人体必需的微量元素之一，是构成谷胱甘肽过氧化酶及Ⅱ型甲状腺素脱碘酶的成分。正常人血硒的2/3存在红细胞内，1/3存在于血浆中。硒在组织中以硒甲硫氨酸和硒半胱氨酸两种形式存在，其生理功能主要为抵抗氧化剂的氧化及参与甲状腺激素的代谢。

1.血清硒降低　见于克山病、心肌病、肝炎、肝硬化、溶血性贫血、糖尿病视网膜病变及白内障、消化道癌症及骨骼肌无力。

2.血清硒升高　见于急、慢性硒中毒，急性硒中毒患者可表现为"盲人步态"，严重者可有心、肝、肾等脏器出血性坏死性改变。慢性硒中毒患者可表现为脱发、脱甲、皮肤损害、牙坏死及神经系统异常。

十一、铬（chromium，Cr）

【参考区间】

原子吸收分光光度法　血清铬：2.3～40.3nmol/L。

【影响因素】

1.采样及测定过程中应严格防止铬污染。

2.禁止接触玻璃器皿，可用无菌一次性聚丙烯样品杯或其他无铬污染的器皿收集。

【临床解读】

铬广泛分布于所有组织，其中以肌肉、肺、肾、肝和胰腺的含量较高。铬是胰岛素的激活剂，无铬的参与胰岛素将不能有效调节人体血糖浓度。此外，铬还能增加胆固醇的分解和排泄，因此铬的主要生理功能是控制葡萄糖和脂肪的代谢。

1.血清铬升高　见于急性铬中毒（主要为四价铬）和从事含铬作业工人的慢性铬中毒。铬中毒可导致胃肠综合征、肝炎及肺癌，此外还见于肾透析患者。

2.血清铬降低　见于糖尿病、冠心病等，表现为体重减轻、糖耐量异常、呼吸商减低、抗胰岛素现象和神经系统损伤。

十二、碘（iodine，I）

【参考区间】

1.化学比色法　血清：4.5～9.0μg/L。

2.电化学法　尿，儿童和成人：100～200μg/L；孕妇150～250μg/L。

【影响因素】

1.血清标本避免溶血。

2.测定过程要防止碘的污染。

3.样本需避光保存，防止碘挥发或氧化。

4.氧化剂（如氯、溴）：可能干扰碘的测定。还原剂（如硫化物）可能消耗碘，导致结果偏低。

【临床解读】

人体吸收后的碘70%～80%被摄入甲状腺细胞内储存、利用及合成甲状腺激素，碘通过甲状腺素促进蛋白质的合成，活化多种酶，调节能量代谢。因此碘是通过甲状腺素而发挥其生理作用的，甲状腺素具有的生理作用都与碘有关。

1.血清碘降低　见于长期碘摄入不足引起的一类疾病，由于这些病具有地区性特点，故称为地方性甲状腺肿和地方性克汀病。地方性甲状腺肿一般指碘缺乏所致的甲状腺肿，以甲状腺代谢性肿大，不伴有明显甲状腺功能改变为特征。地方性克汀病是全身性疾病，碘缺乏是引起克汀病的根本原因，其临床表现主要为生长发育迟缓、身材矮小、智力低下、聋哑、神经运动障碍及甲状腺功能减退。

2.血清碘升高　见于摄入含碘量高的饮食及在治疗甲状腺肿等疾病中使用过量的碘剂等情况，常见的有高碘性甲状腺肿、高碘性甲状腺功能亢进等。

3.妊娠期碘营养　碘缺乏可能增加流产、早产、胎儿智力低下风险，碘过量可能影响胎儿甲状腺发育。

十三、铅（lead，Pb）

【参考区间】

原子吸收分光光度法　全血，儿童及孕妇：<100μg/L；成人：<400μg/L。

【影响因素】

1.采用血清标本检测时标本避免溶血。

2.测定过程中防止铅污染。

【临床解读】

铅是一种具有神经毒性的重金属元素，经呼吸道、消化道和皮肤吸收，入血后随血流分布到全身各器官和组织。铅在人体内无任何生理功能。铅毒性主要累及神经、血液、造血、消化、心血管和泌尿系统，可对儿童智力产生不可逆的影响。

1.高铅血症：血铅浓度在100～199μg/L。引起血铅增高的原因主要有：食物污染、空气污染、家庭装修、不良习惯等。

2.铅中毒：血铅浓度等于或高于200μg/L，并根据水平分为轻度、中度和重度。轻度中毒：200～249μg/L；中度中毒：250～449μg/L；重度中毒：≥450μg/L。急性铅中毒的人通常会报告感到疲劳、头痛、易怒，并伴有剧烈的腹痛和便秘。当血液中铅浓度超过800μg/L时，急性铅中毒可能引发癫痫、脑病，甚至导致死亡。慢性铅中毒作为动脉硬化和"铅性"痛风的原因。

3.临床推荐儿童血铅控制水平应<35μg/L，以减少铅中毒的风险。

第九节　血气分析与酸碱平衡检验

一、酸碱度（potential of hydrogen，pH）

【参考区间】

动脉血：pH 7.35～7.45。静脉血pH比动脉血低0.02～0.03。

【影响因素】

1.标本采集过程中应注意无菌，严格隔绝空气，最好使用玻璃注射器。

2.标本必须抗凝，抗凝不佳将会影响测定，并会堵塞电极或仪器的通道，常用肝素作抗凝剂。

3.血标本采集后应立即送检，因血液中含有可呼吸的活性细胞，即使在与空气隔绝的情况下，血液中细胞仍进行代谢。

4.如不能立即送检，标本应存放在 $0 \sim 4\,^{\circ}\mathrm{C}$ 冰箱中，存放时间不应超过30min。

【临床解读】

1. pH是反映酸碱代谢的重要指标，pH＞7.45为碱血症，可见于代谢性碱中毒及呼吸性碱中毒；pH＜7.35为酸血症，可见于代谢性酸中毒、呼吸性酸中毒及代谢性酸中毒合并呼吸性酸中毒时。

2. pH的局限性

（1）只能决定是否有酸血症或碱血症，pH正常并不能排除酸碱失衡，如酸碱平衡紊乱代偿期或酸中毒合并碱中毒时，pH可正常。

（2）单凭pH不能区别是代谢性还是呼吸性酸碱失衡。

二、氧分压（partial pressure of oxygen，PO_2）

【参考区间】

1.成人动脉血 $10.64 \sim 13.3\mathrm{kPa}$（$80 \sim 100\mathrm{mmHg}$）。

2.新生儿动脉血 $8.2 \sim 12.0\mathrm{kPa}$（$61 \sim 90\mathrm{mmHg}$）。

【影响因素】

同酸碱度（pH）测定。

【临床解读】

氧分压（PO_2）是指血浆中物理溶解氧的张力。在1个大气压下，正常体内物理溶解的氧，100ml血液中仅占0.3ml，体内氧的需要主要来自于与Hb化学结合的氧。氧从肺泡进入血液后，除一部分呈物理溶解于血液外，绝大部分进入红细胞与Hb结合，形成HbO_2。PO_2是判断机体是否缺氧的重要指标，PO_2＜55mmHg提示呼吸衰竭，＜30mmHg可危及生命。

1. PO_2降低

（1）通气血流比例失调，如灌注弥散障碍、肺动脉狭窄、肺动脉压改变、肺动静脉瘘或肺内分流增多。

（2）肺泡氧分压降低所致，如高原生活（吸入气氧分压减低）、气道阻塞、中枢性或周围性呼吸肌麻痹、胸廓畸形、胸膜肥厚粘连等引起的通气、换气障碍等。

（3）血红蛋白带氧能力降低，如贫血、血红蛋白病及异常血红蛋白增多等。

（4）循环障碍或心脏血管畸形。

2. PO_2 升高

（1）换气过度，如换气过度综合征、辅助呼吸过度等。

（2）吸入氧浓度增高，如高压氧环境、纯氧吸入等，可致氧中毒。

三、二氧化碳分压（carbon dioxide partial pressure，PCO_2）

【参考区间】

动脉血：$4.1 \sim 6.0kPa$（$35 \sim 45mmHg$）。静脉血比动脉血高 $0.6 \sim 0.9kPa$（$4.5 \sim 6.8mmHg$）。

【影响因素】

同酸碱度（pH）测定。

【临床解读】

CO_2 分子具有较强的弥散能力，血液 PCO_2 基本上反映了肺泡 PCO_2 的平均值，两者数值基本一致，PCO_2 代表了呼吸成分，它的改变可直接引起 pH 的改变。在机械通气及自主呼吸时，PCO_2 是衡量肺泡通气量是否适当的一个客观指标。

PCO_2 增高提示肺泡通气不足，体内 CO_2 潴留。$PCO_2 > 45mmHg$ 时高碳酸血症可以是原发性的（呼吸性酸中毒），也可以是继发的（代谢性碱中毒代偿期），常见于胎儿宫内窒迫或新生儿窒息造成的一过性酸中毒。

PCO_2 降低提示肺泡通气过度，体内 CO_2 排除过多。$PCO_2 < 35mmHg$ 时为低碳酸血症，也同样有原发性的（呼吸性碱中毒）和继发性（代谢性酸中毒代偿期）两种。

1. PCO_2 升高　常见于颅内占位等引起呼吸中枢抑制，各种原因引起的气道阻塞、呼吸肌麻痹、慢性阻塞性肺气肿、支气管扩张、气胸、大量胸腔积液、胸廓畸形、ARDS 及肺水肿等病引起呼吸性酸中毒时。

2. PCO_2 降低　常见于高热、癔症、水杨酸中毒、革兰阴性杆菌败血症、中枢神经疾病、使用人工辅助呼吸不恰当导致通气过度等引起呼吸性碱中毒。

四、肺泡动脉氧分压差（difference of alveolar-arterial oxygen pressure，$A\text{-}aDO_2$）

【参考区间】

儿童：$0.66kPa$（$5.0mmHg$）；年轻人：$1.06kPa$（$8.0mmHg$）；$60 \sim 80$ 岁：$3.2 \sim 4.0kPa$（$24 \sim 30mmHg$）。

年龄公式（mmHg）：$A\text{-}aDO_2 = 2.5 + （0.21 \times 年龄）$。

【影响因素】

同酸碱度（pH）测定。

【临床解读】

A-aDO$_2$指肺泡气氧分压与动脉血氧分压之间存在的差值，为判断肺内气体交换功能正常与否的指标，反映氧气从肺泡弥散到血液的效率。其随年龄的增长而增大，但上限不超过30mmHg。影响A-aDO$_2$增加的主要因素有3个：解剖分流、通气灌注比例失调及肺泡－毛细血管屏障的弥散障碍。以上三种因素的共同特点是使PaO$_2$下降和A-aDO$_2$上升，造成低氧血症。

1. A-aDO$_2$显著上升，表示肺的氧合功能有障碍，可同时伴有PaO$_2$明显降低，PaO$_2$常低于7.98kPa（60mmHg），主要由肺内短路所致，如肺不张、成人呼吸窘迫综合征等引起的低氧血症，吸纯氧不能纠正。A-aDO$_2$中度增加的低氧血症，如慢性阻塞性肺疾病，一般吸入纯氧可获得纠正。

2. 由于通气不足（主要表现为PCO$_2$上升）造成的低氧血症，若A-aDO$_2$正常，则提示基础病因多不在肺，多为中枢神经系统或神经肌肉病变引起肺泡通气不足所致的低氧血症。若PO$_2$下降，而PaCO$_2$与A-aDO$_2$正常时，可考虑此种低氧血症是吸入氧浓度下降所致，而不是肺部本身病变所致，如高原性低氧血症。

五、二氧化碳结合力（CO$_2$ combining power，CO$_2$CP）

【参考区间】

磷酸烯醇式丙酮酸羧化酶法　CO$_2$CP：21～31mmo/L。

【影响因素】

1.溶血：红细胞内CO$_2$浓度高于血浆，溶血可能导致TCO$_2$假性升高。

2.脂血：严重脂血可能干扰吸光度检测，导致结果偏差。

3.暴露空气导致CO$_2$挥发，TCO$_2$假性降低（需密封保存，及时检测）。

【临床解读】

CO$_2$CP表示的是血浆中以HCO$_3$形式存在的CO$_2$含量，即当室温为25℃，PCO$_2$为5.33kPa（40mmHg）时，在100ml血浆中，以HCO$_3$形式存在的CO$_2$量。

1. CO$_2$CP升高：可见于代谢性碱中毒（如缺钾、肾上腺皮质功能亢进、过量使用肾上腺皮质激素）或呼吸性酸中毒（如呼吸道梗阻、重症肺气肿、支气管扩张及肺水肿等）。

2. CO$_2$CP降低：可见于代谢性酸中毒（如糖尿病酮中毒、尿毒症、休克、严重腹泻、脱水等）或呼吸性碱中毒（如呼吸中枢兴奋、呼吸增快、换气过度等）。

3.结合氧分压、二氧化碳分压、血氧饱和度、碳酸氢盐水平、剩余碱、缓冲碱等检测结果，有助于确定酸碱平衡失调的类型。

六、二氧化碳总含量
（total carbon dioxide content，TCO_2）

【参考区间】

电极法　TCO_2：19 ~ 24mmo/L。

【影响因素】

同酸碱度（pH）测定。

【临床解读】

TCO_2是指血浆中所有各种形式存在的CO_2总量，其中大部分（95%）是HCO_3^-结合形式，少量是物理溶解的CO_2（5%），还有极少量是以碳酸、蛋白质氨基甲酸酯及CO_3^{2-}等形式存在。TCO_2在体内受呼吸及代谢两方面因素的影响，但主要还是代谢因素的改变。

1. TCO_2增高　常见于代谢性碱中毒（如呕吐、肾上腺功能亢进、缺钾或过度使用碱性药物等），呼吸性酸中毒（如肺纤维化、肺气肿、呼吸麻痹、支气管扩张、气胸、呼吸道阻塞等）。慢性呼吸性酸中毒代偿，肾重吸收$HCO_3^-↑$，$TCO_2↑$，pH接近正常。

2. TCO_2降低　常见于代谢性酸中毒（如糖尿病酮症酸中毒、尿毒症、休克、严重腹泻、脱水等），呼吸性碱中毒（如呼吸中枢兴奋、呼吸加快等）。慢性呼吸性碱中毒代偿多见于长期低氧（高海拔）、肝性脑病。

七、缓冲碱（buffer base，BB）

【参考区间】

BB：45 ~ 55mmo/L。

【影响因素】

同酸碱度（pH）测定。

【临床解读】

BB是全血中具有缓冲作用的阴离子总和。缓冲碱有以下几种形式。

（1）血浆缓冲碱（BB_p）：由血浆中HCO_3^-和Pr^-（蛋白质阴离子）组成。

（2）全血缓冲碱（BB_b）：是指血浆中HCO_3^-和Pr^-加上血红蛋白组成。

（3）细胞外液缓冲碱（BB_{ecf}）：是由血浆中HCO_3^-和Pr^-及每100ml血液中血红蛋白相当于5g时的缓冲碱（BB_{Hb5}）。

（4）正常缓冲碱（NBB）：指在37℃，1个标准大气压下，使血样在PCO_2为5.33kPa（40mmHg）的氧混合气平衡，Hb充分氧合并调整pH至7.40，所测得的血样的BB值为NBB。

NBB是正常缓冲碱，NBBp和BBp在正常情况下应相等，如BBp＞NBBp，证明代谢碱过多，如BBp＜NBBp，表示有代谢性酸中毒。

由于BB指标不仅受血浆蛋白和Hb的明显影响，而且还受呼吸因素及电解质影响。因此，目前认为，它不能确切反映代谢酸碱内稳情况。

八、碱剩余（base excess，BE）

【参考区间】

BE：-2～3mmol/L。

【影响因素】

同酸碱度（pH）测定。

【临床解读】

BE指在37℃，PCO_2为5.33kPa（40mmHg）时，测定的pH与pH 7.4之间的碱过多或碱不足量。即BB与NBB的差值ΔBB。BE能表示血浆、全血或细胞外液碱储量增加或减少的量。当ΔBB是正值时，在BE前加"＋"符号为碱超（baseexcess）；如为负值时，则在BE前加"-"符号，即碱缺（basedeficit）。

BE是观察代谢性酸碱平衡的简易指标，BE正值增大（超过＋3）提示缓冲碱增多，为代谢性碱中毒；负值增大（超过-3）提示缓冲碱减少，为代谢性酸中毒。BE不易受呼吸因素影响，是反映代谢性酸碱紊乱较准确和实用的指标。

九、标准碳酸氢盐（standard bicarbonate，SB）

【参考区间】

SB：21～28mmol/L。

【影响因素】

同酸碱度（pH）测定。

【临床解读】

标准碳酸氢盐指在PCO_2为5.33kPa（40mmHg）时，37℃及Hb完全氧合状态下的实际碳酸氢盐的含量，它排除了呼吸因素的影响。常结合实际碳酸氢盐（AB）来判断呼吸对血浆HCO_3^-的影响程度，正常情况下SB＝AB，当SB＞AB时，表示CO_2排出增加；当SB＜AB时，表示有CO_2潴留。

标准碳酸氢盐反映体内HCO_3^-储备量的大小，不受呼吸因素影响，代谢性酸中毒如尿毒症、糖尿病酮症酸中毒、严重腹泻时SB下降，代谢性碱中毒如肾上腺功能亢进、缺钾时SB升高。

十、实际碳酸氢盐（actual bicarbonate，AB）

【参考区间】

AB：21 ～ 28mmol/L

【影响因素】

同酸碱度（pH）测定。

【临床解读】

实际碳酸氢盐是指未经PCO_2为5.33kPa（40mmHg）的气体平衡处理的血浆中的HCO_3^-含量，反映血浆中HCO_3^-的真实含量，未排除呼吸因素的影响，是血浆中的重要缓冲碱。

HCO_3^-主要由碳酸氢盐解离而来，当其他阴离子缺乏时，HCO_3^-增加，代替其他阴离子而与阳离子保持平衡。HCO_3^-可因原发性代谢酸碱紊乱而致，也可因呼吸性酸碱紊乱的PCO_2变化而继发性改变，因而AB受呼吸和代谢的双重影响。实际应用中常结合标准碳酸氢盐（SB）来进行判断，正常情况下SB＝AB，当SB＞AB时，表示有呼吸性碱中毒存在；当SB＜AB时，表示有呼吸性酸中毒存在；SB＝AB，且均低于正常为代谢性酸中毒，SB＝AB，且均高于正常为代谢性碱中毒。

十一、血氧饱和度（saturation oxygen，SO_2）

【参考区间】

SO_2：94% ～ 98%。

【影响因素】

同酸碱度（pH）测定。

【临床解读】

SO_2是指在血液一定的PO_2下，HbO_2占全部Hb的百分比值，是了解血红蛋白氧含量程度和血红蛋白系统缓冲能力的指标。主要取决于动脉氧分压，可用下式表示：

SO_2％＝［（血氧含量－物理溶解氧）/血氧容量］×100%

1.当PO_2降低时，SO_2也随之降低，当PO_2增加时，SO_2也相应增加，氧解离曲线为S形，这条S形曲线可受各种因素的影响而发生左移或右移的改变。

（1）温度：体温高时曲线右移，温度低时曲线左移。

（2）PCO_2：PCO_2增高曲线右移，降低曲线左移。

（3）pH：增高曲线左移，降低曲线右移。

（4）红细胞内2，3二磷酸甘油酸（2，3-DPG）：增高曲线右移，降低曲线左移。

2.血氧饱和度降低（低氧血症）

（1）呼吸系统疾病：肺炎、哮喘、COPD、肺栓塞、ARDS。

（2）循环障碍：心力衰竭、休克、严重贫血。

（3）环境因素：高海拔、窒息。常表现为呼吸困难、发绀、意识模糊。

3.血氧饱和度升高（高氧血症）常见于高浓度吸氧、过度通气综合征。长期高氧可能导致氧中毒（肺损伤、视网膜病变）。

4. $SO_2 < 90\%$ 提示呼吸衰竭，$< 80\%$ 提示严重缺氧，贫血时 SO_2 正常并不表明组织和器官不缺氧，应予以注意。

十二、血氧饱和度50%时的氧分压（oxygen half-saturation pressure of hemoglobin，$P_{50}O_2$）

【参考区间】

$P_{50}O_2$：$5.3kPa$（$26.6mmHg$）在 $pH = 7.40$，$PO_2 = 5.3kPa$，$BE = 0$，体温为 $37℃$ 的条件时。

【影响因素】

1.同酸碱度（pH）测定。

2.影响氧解离曲线的各种因素同样影响 $P_{50}O_2$。

【临床解读】

$P_{50}O_2$ 是指血红蛋白50%氧饱和度时的氧分压，$P_{50}O_2$ 可反映血液运输氧的能力以及血红蛋白对氧的亲和力。$P_{50}O_2$ 增加，提示氧解离曲线右移，氧与Hb亲和力降低，Hb易释放氧。$P_{50}O_2$ 降低，提示氧离解曲线左移，氧与Hb亲和力增加，Hb易结合氧，但不易释放氧。因此 $P_{50}O_2$ 降低时，尽管 SO_2 较高，但实际上组织同样缺氧。

1. $P_{50}O_2$ 升高　常见于酸中毒、高碳酸血症、高热、高浓度的2,3-DPG（2,3-二磷酸甘油酯）及异常血红蛋白存在。2,3-DPG浓度的增加主要见于慢性碱中毒、贫血和慢性缺氧。

2. $P_{50}O_2$ 降低　常见于急性碱中毒、低热、低浓度的2,3-DPG、COHb和MetHb增加或异常血红蛋白。2,3-DPG浓度的降低常被观察在持续几个小时酸中毒的状态下。最初由于酸中毒增加的 $P_{50}O_2$，又因2,3-DPG浓度的降低，酸中毒逐渐被代偿，致使 $P_{50}O_2$ 降到正常范围以下。

十三、阴离子间隙（anion gap，AG）

【参考区间】

AG：$6 \sim 22mmol/L$。

计算公式：$AG = Na^+ + K^+ - (Cl^- + HCO_3^-)$。

【影响因素】

1. AG指血液中未测定阳离子与未测定阴离子之差，应排除试验误差，保证电解质测定结果准确，以免造成AG结果偏差。

2.使用大剂量抗生素和碱性药物可使AG升高。

【临床解读】

阴离子间隙（AG）是血浆中未测定阴离子（UA）与未测定阳离子（UC）的差值，反映体内酸碱平衡状态及代谢性酸碱中毒的重要指标之一，在血气分析的同时测定电解质，计算AG，可对酸碱平衡紊乱做出判断。

1. AG升高　提示高AG型代谢性酸中毒，原因为未测定阴离子（UA）蓄积：常见于尿毒症、糖尿病酮症酸中毒、乳酸酸中毒、药物中毒（如甲醇、水杨酸等）。

2. AG降低　少见，一般见于高钙血症、高镁血症、多发性骨髓瘤（异常蛋白阳离子）、低白蛋白血症。

3. AG正常型代谢性酸中毒　常见于腹泻、肠瘘。肾小管病变等原因造成的HCO_3^-丢失增多引起的代谢性酸中毒。HCO_3^-的丢失由Cl^-增加代偿，即高氯型代谢性酸中毒。

十四、血一氧化碳血红蛋白（carboxy/hemoglobin，Hb CO）

参见本章第一节相关内容。

十五、血一氧化氮（nitrogen monoxide，NO）

【参考区间】

比色法　$30 \sim 60\mu mol/L$

【影响因素】

1.由于NO的半衰期很短，在有氧环境中NO很容易被氧化，变成其代谢产物亚硝酸根（NO_2^- 或 NO_3^-），给临床检测带来困难。采用间接方法测定NO，方法快速简便，结果可靠。

2.一氧化氮合酶（nitricoxidesynthase，NOS）是限速酶，它具有神经保护作用。但这种神经保护作用持续时间非常短，多在30min以内。因此急性脑梗死患者由于就诊等多种因素影响，血NO往往检测不到。

3.标本应避免溶血，高胆红素、某些药物（如硝酸甘油）导致假性升高。

4. NO易降解，建议-80℃保存，避免反复冻融。

【临床解读】

NO是血管内皮细胞、血管平滑肌细胞、血小板、巨噬细胞等产生的一种血管活性物质，具有扩张血管、降低血压、松弛平滑肌等活性。正常生理情况下，血中一氧化氮主要由血管内皮细胞释放，可用于评估血管内皮细胞功能状态。NO本身半衰期极短，主要由以亚硝酸盐及硝酸盐的形式存在，通过其浓度可以间接测定NO浓度。

1.增高　常见于感染性疾病、脑梗、中度慢性乙型肝炎、肝硬化、湿疹、皮炎及银屑病等。

2.降低　常见于冠心病、高血压、脑出血、慢性重症肝炎、慢性阻塞性肺疾病等。

第十节　肝胆功能检验

一、胆汁酸（bile acid）

【参考区间】

1.酶循环法，血清　总胆汁酸（total bile acid, TBA）：0～15μmol/L（酶法）。

2.液相串联质谱法，血清　胆酸（cholic acid, CA）：0.08～0.91μmol/L；鹅脱氧胆酸（chenodexycholic acid, CDCA）：0～1.61μmol/L；甘氨胆酸（glycocholic acid）：0.05～1.0μmol/L；脱氧胆酸（deoxycholic acid, DCA）：0.23～0.89μmol/L。

【影响因素】

1.标本的采集检测需在空腹状态下进行。

2.血红蛋白对试验有一定程度干扰，标本应避免溶血。

3.肝毒性的药物（如部分抗生素抗肿瘤药）干扰胆汁酸代谢。

【临床解读】

人类胆汁中存在的胆汁酸主要有胆酸（CA）、鹅脱氧胆酸（CDCA）、脱氧胆酸（DCA）和少量石胆酸（LCA）等。胆汁酸的合成、分泌、重吸收及加工转化等均与肝、胆、肠等密切相关。因此，肝、胆或肠疾病必然影响胆汁酸代谢及胆固醇代谢的平衡。

1.总胆汁酸（TBA）　是一种敏感的肝功能试验，其变化早于ALT和胆红素。升高见于急慢性肝炎、肝硬化、阻塞性黄疸、原发性肝癌、急性肝内胆汁淤积、原发性胆汁性肝硬化和肝外梗阻性黄疸等。妊娠期女性可能因激素变化出现轻度升高，产后逐渐恢复，餐后导致结果升高。降低见于肠道菌群紊乱，如卵形拟杆菌过度增殖可促进次级胆汁酸（如异石胆酸）积累，导致血清胆汁酸结果降低。

2.CA/CDCA比值　各种肝内、外胆管梗阻致胆汁淤积时，CA/CDCA比值增高。在肝实质细胞病变（如肝炎、肝硬化）时，因肝细胞功能障碍及肝细胞数量减少，致使CA的合成显著减少，CA/CDCA比值下降，甚至倒置。

3.餐后2hTBA 肝细胞轻度损害时，胆汁酸清除率即可下降，餐后2h血中胆汁酸仍维持高水平，从而可观察肝细胞微小变化，对早期肝病的诊断极有价值。

二、胆红素（bilirubin）

【参考区间】

1.重氮盐法，血清 总胆红素TBIL：0～26μmol/L；直接胆红素（DBIL）：0～8.6μmol/L。

2.计算法 间接胆红素（IBIL）：1.7～17μmol/L。

【影响因素】

1.标本防止溶血，避免阳光直接照射标本，及时送检。

2.脂血及脂溶色素对测定有干扰。

3.影响胆红素测定的药物主要有乙苯肼、右旋糖酐、新霉素、利福平、氨茶碱、维生素C、甲基多巴、吗啡、苯巴比妥、卡那霉素、地西泮、非那西汀、丙米嗪和奎宁等。

【临床解读】

凡能引起胆红素生成过多或肝细胞对胆红素的摄取、结合和排泄过程发生障碍等因素均可引起血中胆红素增高，当血清中胆红素浓度超过34.2μmol/L时，可出现巩膜、黏膜及皮肤的黄染，称为黄疸。胆红素（TBIL）分为结合胆红素（葡萄糖醛酸胆红素）和未结合胆红素，结合胆红素又称为直接胆红素（DBIL），未结合胆红素又称为间接胆红素（IBIL）。

1.升高

（1）溶血性黄疸以IBIL升高为主：溶血性贫血、G6PD缺乏、疟疾。

（2）肝细胞性黄疸DBIL和IBIL均升高：肝炎、肝硬化、药物性肝损伤。

（3）梗阻性黄疸以DBIL升高为主：胆结石、胰头癌、胆管癌。

（4）新生儿生理性黄疸：出生后2～3d出现，1周内消退，为IBIL升高。

（5）遗传性胆红素代谢异常疾病如Gilbert综合征（先天性非溶血性黄疸）、Crigler-Najjar综合征（先天性葡萄糖醛酸转移酶缺乏症）、Dubin-Johnson综合征（慢性特发性黄疸），均有胆红素升高。

2.降低 见于贫血、长期禁食或营养不良及某些药物（如苯巴比妥诱导UGT_1A_1酶活性，加速胆红素代谢）。

三、δ-胆红素（δ-biliubin）

【参考区间】

正常成人 阴性。

【影响因素】

1.标本要新鲜，轻度溶血对测定无影响，但严重溶血时可使测定结果偏低。

2.胆红素对光敏感，标本及标准应尽量避免阳光直接照射并及时送检。

3.脂血及脂色素对测定有干扰，应尽量空腹采血。

【临床解读】

血清δ-胆红素的测定，特别是δ-胆红素所占总胆红素的百分含量最有可能提供胆汁排泄功能的情况。δ-胆红素的发现，解决了临床上一些长期以来无法解释的现象，如有些黄疸患者血清1min胆红素很高而尿中不出现胆红素。

1.肝炎恢复期，黄疸尿已消失而血清中直接胆红素仍很高，这是因为δ-胆红素与清蛋白紧密结合，不像直接胆红素易通过胆汁和尿液排出。

2.血清δ-胆红素的检测对于肝性黄疸和肝后黄疸的诊断有一定价值。

3.高间接胆红素血症［包括新生儿的溶血黄疸，Gilbert病（先天性非溶血性黄疸）及溶血性黄疸］血清δ-胆红素占的含量较少，低于总胆红素的20%。

4.血清δ-胆红素是肝功能恢复和预后判断的指征，血清δ-胆红素的比例下降常表示病性恶化或预后不良。

四、Ⅳ型胶原（type Ⅳ collagen）

【参考区间】

化学发光法　血清：0 ～ 98ng/ml。

【影响因素】

空腹采血，避免溶血和脂血干扰，保证标本新鲜尽快送检。若要贮藏，则必须少量分装，保存于低温冰箱，并防止反复冻融。

【临床解读】

1.血清Ⅳ型胶原是构成基底膜的主要成分，其水平的升高可以在肝纤维化早期被检测到，因此常用于肝纤维化的早期诊断。其含量与肝纤维化、肝内炎症、坏死程度及肝窦壁Ⅳ型胶原免疫组化染色反应强度显著相关。

2.血清Ⅳ型胶原水平还受伴有基底膜病变的其他疾病的影响，如糖尿病、结缔组织病患者血清Ⅳ型胶原含量明显升高。在分析血清Ⅳ型胶原结果时，尚需排除肝外疾病的影响。

五、人Ⅲ型前胶原N端肽（N-terminal peptide of procollagen typeⅢ，PⅢNP）

【参考区间】

化学发光法　血清：0 ～ 17ng/L。

【影响因素】

同血清纤维连接蛋白测定。

【临床解读】

肝细胞外基质由胶原、氨基葡萄多糖和糖蛋白三类分子物质构成，其中以胶原含量最多。肝脏至少有 5 种胶原，以 Ⅰ、Ⅱ、Ⅲ 型为主，广泛分布于上皮组织及结缔组织中。Ⅲ型前胶原 N 端肽（ P Ⅲ NP）是Ⅲ型前胶原被蛋白水解酶剪切后释放的片段，分子量是Ⅲ型前胶原的 1/3。Ⅲ型前胶原 N 端肽可以反映肝内Ⅲ型胶原的合成情况，血清Ⅲ型前胶原 N 端肽水平与肝纤维化病变程度密切相关，可以反映肝纤维合成状况和炎症活动性。

1. P Ⅲ NP 增高见于原发性肝癌、肝硬化、慢性活动性肝炎、慢性迁延性肝炎等。随着肝纤维化的活动度增加，Ⅲ型前胶原 N 端肽水平的高低与肝活动程度呈正相关。

2. 急性肝炎时血清 P Ⅲ NP 含量与正常人比较无明显变化。

3. 动态观察血清 P Ⅲ NP 含量能判断慢性肝病的预后，P Ⅲ NP 持续升高提示肝纤维化进展，肝硬化形成，恢复正常则提示病情缓解，P Ⅲ NP 可用作疗效评价的指标。

4. 如果是陈旧性肝硬化、部分晚期肝硬化、肝萎缩患者，血清Ⅲ型前胶原 N 端肽水平不一定增高。

六、层粘连蛋白（laminin，LN）

【参考区间】

化学发光法　血清：0 ～ 133ng/ml。

【影响因素】

同血清Ⅳ型胶原测定。

【临床解读】

LN 是一种细胞外基质非胶原糖蛋白，LN 主要存在于基底膜，为基底膜中特有的非胶原性结构蛋白，与肝纤维化活动程度及门静脉压力呈正相关。当患者肝纤维化时，层粘连蛋白会在肝窦内聚集、沉积，促使肝窦毛细血管化的形成。

1. 慢性肝病　当患者有慢性活动性肝炎、肝硬化和原发性肝癌时 LN 明显升高，LN 可以反映肝纤维化的进展与严重程度。肝纤维化时，窦周基质组成和细微结构的改变导致 Ito 细胞向肌成纤维细胞转化，大量合成和分泌胶原、LN 等间质成分，LN 可与其他细胞外基质成分交联，形成基底膜样结构，故该指标可以反映肝窦毛细血管化和汇管区纤维化，可作为诊断早期肝纤维化的指标之一。

2. 其他疾病　恶性肿瘤、胰腺疾病、自身免疫性疾病（如系统性硬化症、类风湿关节炎）患者血清LN亦可升高。

3.血清LN降低 较少见，一般见于遗传性基底膜疾病，长期营养不良或代谢异常。

七、透明质酸（hyaluronic acid，HA）

【参考区间】

化学发光法 血清：0～106ng/ml。

【影响因素】

1.空腹采血，避免溶血和高脂血干扰，保证标本新鲜尽快送检。对于不能及时检测的样本，则必须少量分装，保存于低温冰箱，并防止反复冻融。

2.高浓度类风湿因子（RF）可能导致假阳性。

【临床解读】

血清透明质酸是糖胺多糖的主要成分，主要由星状细胞合成，经血液循环到达肝血窦内皮细胞降解，可较准确灵敏地反映肝内已生成的纤维量及肝细胞受损状况。

1.HA升高

（1）肝纤维化/肝硬化：慢性乙肝/丙肝、酒精性肝病、非酒精性脂肪性肝炎（NASH），血清HA在急性肝炎、慢性迁延性肝炎轻度升高；慢性活动性肝炎显著升高；肝硬化时极度升高。

（2）类风湿关节炎（RA）及骨关节炎（OA）：滑膜炎症促进HA释放。

（3）恶性肿瘤（如肝癌、间皮瘤、乳腺癌）：肿瘤微环境HA合成增加。

2.HA降低 见于遗传性透明质酸代谢障碍（如某些罕见结缔组织病）和急性肝衰竭早期（肝细胞大量坏死，合成减少）。

八、糖缺失性转铁蛋白（carbohydrate deficient transferrin，CDT）

【参考区间】

散射比浊法 28.1～76.0mg/L。

【影响因素】

1.适用的血清样本要尽可能新鲜（2～8℃条件下储存不超过7d），或者冷冻保存，须避免反复冻融。

2.样本中有浑浊现象和颗粒可能干扰测定结果。含有颗粒的样本必须在检测前进行离心沉淀。脂血样本或含有不可通过离心澄清的颗粒的样本不能用于检测，高剂量糖皮质激素或免疫抑制剂可能影响结果。

【临床解读】

糖缺失性转铁蛋白（CDT）为转铁蛋白（transferrin，TRF）的异构体，多见于嗜酒者的血清中，在禁酒一段时间后便会消失。持续大量使用酒精导致体内转铁蛋白所含的唾液酸分子减少，使双唾液酸、单唾液酸和无唾液酸的转铁蛋白亚型水平升高。

1. CDT 对酒精性肝病（ALD）有显著意义，是目前唯一较特异的实验室诊断指标。ALD 患者中 CDT 阳性率可达 93.4%，而非酒精性肝病患者仅 9.4%。

2. CDT/GGT 的联合可检测区分酒精依赖者和酒精过量饮用者，当 CDT、GGT 同时增高很可能为酒精依赖者；CDT 增高而 GGT 低于正常值则为酒精饮用过度者。

3. CDT 水平在戒酒后数天就能下降，可用于监测戒酒效果。CDT 水平再次升高可能提示酒精复饮。

4. 非乙醇导致的可能引发 CDT 增加的疾病包括慢性活动性肝炎、原发性胆汁性肝硬化、肝衰竭和极其罕见的糖类缺乏性糖蛋白（CDG）综合征。

5. CDT 降低无明确病理意义，可能见于铁过载（转铁蛋白饱和度升高）。

九、甘胆酸（cholyglycine，CG）

【参考区间】

胶乳免疫比浊法　血清：0 ～ 2.7mg/L。

【影响因素】

1. 标本严重溶血、黄疸或脂血时会影响检验结果。

2. 当胆红素 ≥ 11.6mg/dl、血红蛋白 ≥ 400.0mg/dl、甘油三酯 ≥ 885mg/dl 时，影响 CG 结果的测定。

【临床解读】

甘胆酸增高常见于以下疾病。

（1）急性肝炎，慢性活动性肝炎，原发性肝癌，肝硬化及慢性迁延性肝炎，血中 CG 均升高，是诊断肝炎灵敏而准确的指标。

（2）正常妊娠时孕妇血清 CG 水平随孕周的增加逐步增高，至足月妊娠 CG 值较非孕时增加 30% ～ 60%，CG 是妊娠期胆汁淤积症（ICP）诊断首选指标，也是诊断 ICP 最敏感最特异性的指标。

（3）胆石症患者血清 CG 水平显著升高，可达 50 倍。梗阻性肝病 CG 水平增高 10 ～ 20 倍，药物性胆汁淤积症血清甘胆酸水平也增高。

第十一节　维生素及其代谢产物检验

一、维生素A（vitamin A，VA）

【参考区间】

液相串联质谱法（LC/MS-MS）

血清（血浆）视黄醇（单位换算系数1mol＝286.45g）：0～6岁，200～570ng/ml；7～12岁，260～570ng/ml；13～19岁，260～720ng/ml；≥19岁，300～800ng/ml。

【影响因素】

1.膳食影响血中维生素A含量，采血前应禁食。

2.标本避免溶血，避光并及时分离血清。

3.血清（血浆）维生素A水平随年龄增长略有增加，男性一般高于女性。

【临床解读】

维生素A是一种脂溶性维生素，包括视黄醇及其活性物质，人体自身不能合成，只能外源性摄取。胡萝卜素在体内可转化为维生素A，是人体维生素A的重要来源。其生物学作用包括：①维持视觉功能；②维持组织和器官表层的完整性；③维持和促进免疫功能；④促进生长发育和维护生殖功能；⑤抑制肿瘤生长；⑥改善贫血。

1.维生素A营养状况可以分为5类：缺乏、边缘型缺乏、充足、过量和中毒。缺乏：血清（血浆）中视黄醇水平儿童（≤6岁及6岁以下）＜0.35μmol/L，6岁以上儿童及成人＜0.70μmol/L；边缘型缺乏：血清（血浆）中视黄醇水平儿童（≤6岁及6岁以下）≥0.35μmol/L～＜0.70μmol/L，＞6岁儿童及成人≥0.70μmol/L～＜1.05μmol/L。维生素A中毒时，血清维生素A显著升高，可达1000～6000ng/ml以上。

2.缺乏维生素A的影响包括视力障碍、免疫力下降、生长发育受阻、皮肤病变、贫血、影响心理行为发育等。维生素A边缘型缺乏时人体内维生素A水平可以维持正常生理功能，但是补充维生素A后血清（血浆）中视黄醇水平上升。维生素A缺乏时人体内维生素A水平不足以维持正常生理功能，可能出现眼、皮肤等的病理改变。其中眼部症状包括暗适应障碍或夜盲症、眼干燥症、角膜软化；皮肤症状包括典型皮肤干燥症状及口腔、咽喉、呼吸道及泌尿生殖系统黏膜萎缩、干燥，纤毛脱落等非典型症状。免疫系统功能异常，变得容易感染，尤其是婴儿和儿童。儿童生长发育缓慢。50%以上的重度维生素A缺乏症患儿会死亡。

3.维生素A过量和中毒：一次大量或长期过量摄入维生素A可导致皮肤、毛发、骨和中枢神经系统出现中毒性病变，分为急性中毒和慢性中毒两种。急性中毒主要有嗜睡或过度兴奋、头痛、恶心、呕吐等高颅内压症状，12～20h后出现皮肤症状，皮肤红肿，进而脱皮，数周后恢复。长期过量摄入维生素A制剂或维生素A的食物会发生慢性中毒，首先出现食欲缺乏、体重下降，继而皮肤脱屑、干燥、脱发、牙龈红肿等皮肤黏膜表现，以及长骨肌肉连接处肿胀疼痛，不会迅速出现高颅内压和皮肤损害症状和体征。

二、维生素 B_1（vitamin B_1，VB_1）

【参考区间】

液相色谱-串联质谱法　0.5～10.0ng/ml。

【影响因素】

1.标本抽取后应及时送检，避光低温保存。

2.维生素 B_1 在EDTA血浆中比血清中稳定。

3.酒精摄入、长期使用利尿药、抗生素或抗酸药物可能影响维生素 B_1 的吸收或代谢。

4.甲状腺功能亢进、肝肾功能异常可能加速维生素 B_1 代谢，影响血清水平；白血病、霍奇金淋巴瘤等疾病可能引发维生素 B_1 异常升高，掩盖实际缺乏状态。

5.检测前大量摄入富含维生素 B_1 的食物（如瘦肉、糙米），可能导致血清浓度短暂升高；素食者或长期食用精制米面的人群，可能因摄入不足导致基线水平偏低，需结合饮食史解读结果。

【临床解读】

维生素 B_1 又称硫胺素（thiamine），是首个被发现的B族维生素，属于水溶性维生素。其活性形式为焦磷酸硫胺素（TPP），在人体内无法自主合成，需要通过食物或补充剂获取，硫胺素最富有的食物是全谷物、酵母、肉类、豆类和坚果，对碳水化合物和氨基酸分解代谢和糖异生至关重要。其生物学功能主要包括：①神经系统的能量需求与代谢；②心血管系统的能量支持，作为关键调节剂影响心肌线粒体功能；③与免疫系统预防感染、细胞免疫、肿瘤抑制、肠道菌群、抗氧化活性有关。

1.维生素 B_1 缺乏引起周围神经、丘脑、垂体和小脑的退行性变、外周神经病变（干性脚气病）、外周血管水肿（湿性脚气病）、Wernicke-Korsakoff综合征及厌食、腹胀、消化不良、便秘、心脏功能失调、心力衰竭等非特异表现。

2.摄入过量的维生素 B_1 很容易从肾排出，所以，很少出现人体维生素 B_1 中毒。只有短时间服用超过100倍RNI以上的剂量时才有可能出现头痛、惊厥和心律失常等症状。若肌内注射过量可发生红斑、风疹块、接触性皮炎、支气管哮喘，甚至过敏性休克。孕妇过量服用会造成产后出血不止。

三、维生素 B₂（vitamin B$_2$，VB$_2$）

【参考区间】

液相色谱-串联质谱法　3～20ng/ml。

【影响因素】

1.标本抽取后应及时送检，避光低温保存。

2.长期使用抗酸药（如质子泵抑制剂）会减少胃酸分泌，降低维生素 B$_2$ 吸收，间接导致血清浓度假性降低；抗生素（如四环素）可能破坏肠道菌群平衡，影响维生素 B$_2$ 的吸收。

3.疾病状态肾功能不全者因排泄减少，可能出现血清维生素 B$_2$ 假性升高；消化吸收障碍（如慢性肠炎）或消耗性疾病（感染、肿瘤）可降低其血清水平。

【临床解读】

维生素 B$_2$ 又称核黄素，是黄素酶辅基的主要组成部分，由于缺乏必需的内源性合成，只能在饮食中获得。维生素 B$_2$ 参与体内生物氧化与能量代谢、细胞的生长代谢、维生素 B$_6$ 和烟酸的代谢，与机体铁的吸收、储存和动员有关，还参与免疫系统的调节，具有抗炎和抗氧化活性等生理功能。

1.维生素 B$_2$ 缺乏多表现为口、眼和外生殖器部位的炎症，如舌炎、口角炎、结膜炎、阴囊炎、脂溢性皮炎等，还可引起妊娠妇女缺铁性贫血、更严重的缺乏可导致生长停滞。

2.维生素 B$_2$ 过量可导致瘙痒、麻痹、肾小管堵塞。维生素 B$_2$ 中毒的症状有口腔疼痛、皮肤炎症、角膜炎、贫血等。

四、维生素 B$_3$（vitamin B$_3$，VB$_3$）

【参考区间】

液相色谱-串联质谱法　5～48ng/ml。

【影响因素】

1.标本抽取后应及时送检，避光低温保存。

2.红细胞和白细胞中含量远高于血清中，溶血会导致检测结果假性升高。

3.抗结核药物、抗生素可能抑制维生素 B$_3$ 的吸收或加速其代谢，间接影响检测结果；降糖药或降脂药长期使用可能干扰维生素 B$_3$ 的代谢通路。

【临床解读】

维生素 B$_3$，也称为烟酸，在体内以烟酰胺形式存在，参与多种代谢反应，细胞代谢所必需的。相比其他 B 族维生素，维生素 B$_3$ 更耐高温和光照。是辅酶 1 和辅酶

2 的重要成分，在体内参与能量代谢、DNA 修复、细胞生长等多种重要生理功能，在促进皮肤健康和抗氧化方面也发挥着重要作用。

1. 维生素 B_3 缺乏可引起糙皮病，临床表现为腹泻、皮炎、痴呆，甚至死亡，其中颈部的皮肤斑块形成环状外观，称为 Casal 项链。引起的胃肠道紊乱包括腹泻、恶心、呕吐、上腹不适、食欲缺乏、腹痛和流涎增多；神经系统症状包括精神错乱、幻觉、易怒、精神运动性不安、共济失调和抑郁。

2. 维生素 B_3 中毒可导致皮肤红疹（面部、手臂和胸部潮红）；严重者会引发肝毒性，从肝酶轻度升高到急性肝衰竭，其中肝细胞损伤型比胆汁淤积型更常见。临床表现为黄疸、瘙痒、乏力、恶心、呕吐；消化性溃疡，高血糖症，心律失常，高尿酸血症，视网膜水肿。

五、维生素 B_5（vitamin B_5，VB_5）

【参考区间】

液相色谱-串联质谱法　10 ～ 100ng/ml。

【影响因素】

1. 标本抽取后应及时送检，避光低温保存。

2. 罕见的泛酸转运蛋白缺陷等遗传病可能导致血清浓度异常，需结合基因检测分析。

【临床解读】

维生素 B_5 又称泛酸，是体内各种代谢功能所必需的水溶性营养素。维生素 B_5 在体内转变成辅酶 A（CoA）或酰基载体蛋白（ACP）参与脂肪酸代谢反应，是脂肪酸合成类固醇所必需的物质。其生物作用包括：①参与能量代谢；②蛋白质修饰酰化反应；③保护皮肤及黏膜健康，促进修复与再生；④参与免疫与应激反应。

维生素 B_5 缺乏最明显的特征就是会出现四肢神经痛综合征，会造成抑郁、疲劳和上呼吸道感染等问题。缺乏维生素 B_5 会影响能量代谢，出现疲劳、无力等症状；可能出现神经衰弱、记忆力减退等问题。皮肤方面，表现为皮肤干燥、粗糙、瘙痒和脱屑等。消化系统方面，表现有食欲缺乏、消化不良、易患十二指肠溃疡。严重时，维生素 B_5 缺乏还可能引发肝脏疾病。

六、维生素 B_6（vitamin B_6，VB_6）

【参考区间】

液相串联质谱法（LC/MS-MS）　2 ～ 25ng/ml。

【影响因素】

1. 维生素 B_6 在干酵母、动物肝脏、其他动物内脏、全谷物食品、鱼和豆类中含量丰富,注意膳食对结果的影响。

2.标本采集后应避光保存,防止维生素B_6分解。

3.异烟肼、环丝氨酸、吡嗪酸、双硫仑、左旋多巴、青霉胺、非那嗪(奋乃静)、口服避孕药等可增加维生素B_6的消耗或影响机体的吸收。

【临床解读】

维生素B_6是一种重要的水溶性B族维生素,包括吡哆醛(PL)、吡哆醇(PN)、吡哆胺(PM)及其磷酸酯PNP、PLP、PMP共6型,具有同样的生物活性,是氨基酸和蛋白质代谢酶系的辅酶成分。维生素B_6是维持人体健康生长和正常生理功能所必需的微量营养素,具有抗炎、抗氧化、神经调节和抗肿瘤等生理功能,对维持神经系统健康、皮肤健康和免疫功能至关重要。

1.维生素B_6缺乏症通常由食物吸收能力受损、酒精使用障碍、维生素B_6在血液透析过程中过量流失、使用药物导致体内储存的维生素B_6耗竭等原因引起。维生素B_6缺乏症常见于严重缺乏蛋白质和热量的人群。

2.在成年人中,维生素B_6缺乏可引起油脂溢性皮炎,手足麻木,有刺痛和针刺感。舌红有溃疡,口角皲裂。患者可有意识障碍或烦躁。可能出现痫性发作。全身症状可见食欲缺乏、恶心、呕吐、虚弱、体重下降、抑郁、头晕、易激惹等。罕见情况下,维生素B_6缺乏症可在婴儿中引起痫性发作。抗癫痫药对治疗这类婴儿癫痫发作可能无效。因维生素B_6是红细胞形成所必需的,缺乏可致贫血。

3.维生素B_6中毒症较为罕见,但可由大剂量服用维生素B_6补充剂而引起。超大剂量服用维生素B_6可能损伤神经,导致足部和腿部疼痛麻木。患者可能无法辨别手臂和下肢的位置及丧失振动觉,行走困难。

七、维生素B_7(vitamin B_7, VB_7)

【参考区间】

液相色谱-串联质谱法 $0.05 \sim 0.83$ng/ml。

【影响因素】

标本抽取后应及时送检,避光低温保存。

【临床解读】

维生素B_7又称生物素,是一种含硫的水溶性维生素。作为辅酶参与碳水化合物、脂肪和蛋白质的代谢,催化糖异生,脂肪酸合成和氨基酸分解代谢中的关键反应,帮助将营养物质转化为能量,参与神经系统与免疫调节,改善皮肤与毛发健康。

生物素缺乏的临床表现主要有皮肤损害有鳞屑状皮疹(脂溢性)和红色皮疹(湿疹样),有些病例皮疹环绕眼、鼻、口,类似肠病性肢端皮炎,亦可有色素变浅，蜡样苍白和泛发性脓疱性银屑病样皮疹，可伴脱发（尤其是眼周脱毛），毛发稀疏和毛发退色，亦见口角炎、结膜炎、角膜炎、角膜溃疡和会阴炎。患者可出现器质性酸中毒，如丙酮酸中毒、乳酸堆积、有机酸尿症。神经系统有肌张力减退、易激惹、冷漠、失眠、共济失调、惊厥、癫痫发作、抑郁、嗜睡、幻觉、肢体感觉异常、痉挛性或瘫痪性步态、神经性耳聋和视神经萎缩。其他有厌食、生长滞缓、生殖能力低下，一些患者因细胞免疫和体液免疫功能低下而合并念珠菌感染。

八、维生素B₁₂（vitamin B₁₂，VB₁₂）

【参考区间】

电化学发光法　血清：148～665pg/ml。

【影响因素】

1.测定前应空腹，避免食物中维生素B₁₂影响测定结果。

2.标本避光保存并及时分离血清。

3.溶血标本影响测定结果，不应使用。

4.脂血标本测定前需13 000g离心。

【临床解读】

维生素B₁₂又称钴胺素，是唯一含金属元素的维生素。自然界中的维生素B₁₂都是微生物合成的，膳食中维生素B₁₂的来源是各种动物性食物。食物来源和肠道中细菌合成的维生素B₁₂被吸收利用，分布贮藏在各组织中。维生素B₁₂的生物学作用主要是：①作为甲基转移酶的辅因子，参与蛋氨酸、胸腺嘧啶等的合成；②保护叶酸在细胞内的转移和储存。

1.维生素B₁₂吸收不良是成人临床表现为维生素B₁₂缺乏症的主要原因；血清中维生素B₁₂的浓度是衡量维生素B₁₂状态的常用指标。恶性贫血、萎缩性胃炎和其他胃肠疾病可导致B₁₂吸收不良。血清维生素B₁₂浓度低于148pmol/L通常被认为是明显缺乏。血清B₁₂浓度在148～220pmol/L或260pmol/L之间通常被认为是轻度缺乏。

2.维生素B₁₂缺乏常见的症状主要有：血细胞计数异常，如贫血、巨幼细胞增多症；认知困难，如注意力难以集中或短期记忆丧失，也可能是谵妄或痴呆的症状；与视神经功能障碍有关的视力问题，如视物模糊、视神经萎缩、视野丧失（暗点）；舌炎；与周围神经病变或中枢神经系统疾病相关的神经系统或行动问题；不明原因的疲劳等。由吸收不良引起的症患者除了缺乏维生素B₁₂本身引起的神经病变等症状外，还会出现胃肠道症状（腹部窘迫、腹胀、恶心和腹泻）。30%～50%的维生素B₁₂缺乏患者有一定程度的神经系统受累。精神症状如精神和情绪障碍及认知功能障碍在维生素B₁₂缺乏症人群中也很常见。

3.血清维生素B_{12}水平升高见于多种血液系统疾病，如慢性粒细胞白血病（CML）、急性淋巴细胞白血病（ALL）、急性骨髓细胞性白血病（AML）、多发性骨髓瘤（MM）、骨髓纤维化（PMF）、嗜酸性粒细胞增多症（HES）、原发性血小板增多症（ET）和真性红细胞增多症（PV）等。此外当患者患肝硬化、酒精性肝炎与病毒性肝病时，维生素B_{12}水平常有异常改变。肾脏出现疾病，如肾功能不全、肾炎、肾病综合征、间质性肾炎、急性肾衰竭等，会使维生素B_{12}的排泄或者代谢减少，从而导致血液中维生素B_{12}水平升高。

九、维生素C（vitamin C，VC）

【参考区间】

液相串联质谱法（LC/MS-MS）　$6 \sim 25\mu g/ml$。

【影响因素】

1.血清维生素C水平受膳食影响，应空腹取血。

2.维生素C极不稳定，接触空气、光照或高温会迅速氧化，标本应避光并及时分离血清，尽快检测。

3.红细胞内维生素C浓度高于血浆，溶血可能导致假性升高。EDTA血浆中浓度低于血清。

4.老年人的维生素C水平较低。

【临床解读】

维生素C又称抗坏血酸，是一种重要的水溶性维生素，它与人体的多种代谢有关。人体不能合成及储存，必须从外界摄取。它在新鲜绿叶蔬菜、橘子、柚及柠檬等中含量丰富。维生素C生理功能主要有：①抗氧化作用；②促进铁的吸收和储存；③促进胶原蛋白的合成；④促进胆固醇代谢；⑤参与神经递质的合成；⑥具有解毒作用，并能阻断某些致癌物的形成等作用。

1.维生素C营养状况评估：血请中维生素C水平从正常范围下降到＜$6\mu g/ml$（＜$34\mu mol/L$）时被认为处于缺乏边缘，当下降到＜$2\mu g/ml$（＜$11\mu mol/L$）时表明存在维生素C缺乏。

2.维生素C缺乏可引起维生素C缺乏症、贫血、免疫功能低下等。维生素C缺乏症临床症状的早期表现为没有食欲、疲劳乏力；创伤愈合缓慢；关节和肌肉疼痛、生长停滞；出血（牙龈出血、皮下星星点点样出血、皮下片状淤青、内出血）；皮肤和头发变得干燥，皮肤可能会变得粗糙。严重缺乏可导致坏血病，症状包括严重贫血、肿胀和疼痛的牙龈，最终可能导致牙齿松动或掉落。长期缺乏将会引起肌肉和心肌衰退、大出血，甚至死亡。在婴儿，症状包括易怒、运动时疼痛、厌食和生长缓慢。婴儿和儿童可能发生骨骼生长受损、出血和贫血。

3.长期超量摄入维生素C可能会引起消化系统问题,如腹泻、恶心和胃痛。此外,由于维生素C的分解产物之一是草酸盐,草酸盐排泄量增加会给泌尿系统带来负担,可导致泌尿系统形成结石。

十、维生素D(vitamin D,VD)

【参考区间】

液相串联质谱法(LC/MS-MS) 血清25(OH)D:50~75nmol/L,相当于20~30ng/ml。

【影响因素】

1.季节变化、地理位置、皮肤色素沉着、体重、性别、年龄、体力活动水平、食物强化及遗传倾向等因素可能影响维生素D水平。

2.维生素D的测定方法和标准化存在差异,不同实验室和测定方法可能会报告不同的25(OH)D水平。

【临床解读】

维生素D是人类必需的一种脂溶性维生素,主要是在光照下经皮肤合成,也可从饮食途中少量摄取。维生素D在人体内主要有25-羟维生素D[25(OH)D]、1,25-二羟维生素D[1,25(OH)$_2$D]、维生素D$_2$和维生素D$_3$四种形式。其中1,25-二羟维生素D是维生素D的活性形式,主要在肾脏中产生,对调节钙和磷的平衡及其他生理功能至关重要。维生素D的生物学作用主要有:①维持血液钙和磷的浓度;②促进骨矿化,有助于骨骼形成和维护;③调节免疫反应;④参与细胞分化、增殖和活性调节;⑤皮肤保护;⑥维持肌肉功能,参与肌肉代谢、修复和再生。

1.维生素D营养状况评估:维生素D营养状况分为正常、不足、缺乏、中毒四类,判定指标及参考判定值如下。

判定指标:血清(血浆)	25(OH)D含量:
正常	≥20ng/ml或≥50nmol/L
不足	12~20ng/ml
或	30~50nmol/L
缺乏	<12ng/ml或<30nmol/L
中毒	>224ng/ml或>560nmol/L

2.维生素D缺乏症主要表现为骨骼疾病,在儿童称为佝偻病,成人依缺乏程度的不同可引起骨质疏松症或骨质软化症。除与骨骼疾病明确相关外,维生素D也可能与一些疾病有相关性,如癌症、心血管疾病、糖尿病、慢性肾病和自身免疫性疾病等。

（1）佝偻病：典型的骨骼畸形表现为方头、鸡胸、漏斗胸、念珠肋、O 形腿和 X 形腿等。一般多见于 6 个月以内婴儿。

（2）骨质疏松症：以骨骼疼痛和骨折风险增加为特征，常见于老年人，特别是老年女性。

（3）骨质软化症：成年人维生素 D 不足主要表现，特别是妊娠和哺乳妇女及老年人。主要表现为肌肉无力，脊柱、肋骨、臀部和腿部疼痛。严重者可发展为剧烈的全身疼痛，活动和行走时加重。

3. 长期摄入大量维生素 D 可能导致过量或中毒发生，维生素 D 中毒严重可出现精神抑郁、肌张力低下、运动失调、甚至昏迷、惊厥等症状，极端情况下会导致肾衰竭、全身软组织钙化、心律失常，甚至死亡。

十一、维生素 E（vitamin E，VE）

【参考区间】

液相串联质谱法（LC/MS-MS） 血清（血浆）α- 生育酚含量：$11.6 \sim 46.4\mu mol/L$。

【影响因素】

1. 采血前禁食。

2. 易溶于脂肪和乙醇等有机溶剂中不溶于水，对热、酸稳定，对碱不稳定，对氧敏感，对热不敏感。

3. 标本避免溶血，采集后应及时处理以免氧化。

【临床解读】

维生素 E 是一种脂溶性维生素，主要有 8 种形式，即 α- 生育酚、β- 生育酚、γ- 生育酚、δ- 生育酚、α- 三烯生育酚、β- 三烯生育酚、γ- 三烯生育酚和 δ- 三烯生育酚。其中 α- 生育酚是人体分布最广泛、含量最丰富、活性最高的形式，也是国内外公认判定人体维生素 E 营养状况的指标。其生理功能主要有：①维持生育功能；②抗氧化作用；③免疫调节功能；④维持细胞膜完整性。

1. 维生素 E 缺乏会导致神经系统受损，出现共济失调、肌肉萎缩等症状；还会导致红细胞膜的稳定性降低，引发溶血性贫血；免疫功能下降，易发生感染；影响生殖系统的正常功能，导致生殖器官受损，影响生育能力。

2. 相对大量的维生素 E 通常不会造成伤害，但偶尔会出现肌肉无力、疲劳、恶心和腹泻。长期大量摄入维生素 E 可能会导致出血和出血性危机，尤其是在同时使用抗凝血药的人群中。

十二、维生素 K（vitamin K，VK）

【参考区间】

液相串联质谱法（LC/MS-MS）　0.1 ～ 2.2ng/ml。

【影响因素】

1.采血前禁食。

2.标本避免溶血，采集后应及时处理。

【临床解读】

维生素 K，又称凝血维生素，属于维生素的一种，具有叶绿醌生物活性，维生素 K 包括 K_1、K_2、K_3、K_4 等几种形式，其中 K_1、K_2 是天然存在的，属于脂溶性维生素；K_3、K_4 是通过人工合成的，是水溶性的维生素。其主要生物学作用包括：①是 γ-羟化酶的辅助因子；②维持体内凝血因子 Ⅱ、Ⅶ、Ⅸ、Ⅹ 在正常水平；③促进骨的重建及钙的动员。

1.维生素 K 缺乏症常见的表现是出血、皮下淤血和黏膜出血（常见为鼻出血、胃肠道出血、月经过多和血尿）。伤口或手术切口常发生渗血。在婴儿中，新生儿出血性疾病和迟发性出血性疾病会引起皮下、胃肠道和胸腔出血，最严重的情况是引起颅内出血。在梗阻性黄疸的患儿中，如果发生出血，则常见于出生后的第 4 天或第 5 天。出血开始可以表现为在切口、牙龈、鼻或胃肠黏膜的缓慢渗血，也可以是胃肠道的大出血。

2.维生素 K 中毒是罕见的，但在配方奶喂养的婴儿中最为常见。维生素 K 毒性的影响可包括溶血性贫血和黄疸，新生儿黄疸可导致红细胞增多症。

十三、叶酸（folic acid）

【参考区间】

1.液相串联质谱法（LC/MS-MS）　血清 5 甲基四氢叶酸 4 ～ 35ng/ml。

2.化学发光免疫分析法　血清叶酸：4.2 ～ 19.9ng/ml；红细胞叶酸：192.1 ～ 577.1ng/ml。

3.微生物法　血清叶酸：13.5 ～ 45.3nmol/L（6 ～ 20ng/ml）。

【影响因素】

1.测定前应空腹，避免食物中叶酸影响测定结果。

2.标本避免溶血，避光并及时分离血清。

3.维生素 B_{12} 缺乏可掩盖叶酸缺乏表现，需同时检测维生素 B_{12}。

4.某些药物（如抗生素）可能干扰微生物法结果。

5.血清叶酸是反映近期叶酸营养状况的指标，单独检测血清叶酸水平并不能区分一过性膳食叶酸摄入不足和慢性叶酸缺乏状态；而红细胞叶酸水平可反映慢性或长期（4个月内）叶酸营养状况，更适合于评价叶酸干预效果。

【临床解读】

叶酸是一种水溶性维生素，又称维生素B_9，参与氨基酸、核苷酸代谢，对于细胞生长、组织修复都有帮助，为人体细胞生长和繁殖所必需。其生理功能主要有：①参与蛋白质和遗传物质的代谢；②保证人体神经系统的正常发育；③抗癌作用；④保护黏膜。

1.叶酸营养状况评估：以预防巨幼细胞贫血为目标时（微生物法）血清/血浆叶酸水平为$6.8 \sim 13.4$nmol/L（$3 \sim 5.9$ng/ml）时可能缺乏；< 6.8nmol/L（<3ng/ml）为缺乏；> 45.3nmol/L（> 20ng/ml）为升高。以预防高Hcy血症为目标时，< 10nmol/L（<4ng/ml）为缺乏。

2.叶酸缺乏会对人体正常的生理活动产生影响。叶酸缺乏常由于酒精中毒、肠道吸收障碍、摄入量不足或需要量增加引起，其典型疾患是巨幼细胞贫血。孕妇叶酸缺乏会引起新生儿神经管缺陷、脊柱关键部位发育受损，导致脊柱裂、无脑儿和脑脊柱裂的畸形儿。此外，叶酸缺乏可使同型半胱氨酸向甲硫氨酸转化出现障碍，导致高同型半胱氨酸血症。

3.叶酸过量常见于治疗巨幼细胞贫血时，服用过量的叶酸会掩盖恶性贫血的某些症状，使疾病发展到严重损害神经系统的阶段。

第十二节　肾功能检验

一、血肌酐（creatinine，Cr）

【参考区间】

肌氨酸氧化酶法　血清：$45 \sim 115$μmol/L。

【影响因素】

溶血或脂血标本对肌酐测定检测结果存在干扰，某些药物（如甲氧苄啶、西咪替丁）可能干扰肌酐代谢或检测。

【临床解读】

血肌酐的浓度取决于机体的产生和摄入及肾的排泄能力，其浓度主要取决于肾小球的滤过功能。血尿素浓度受摄入蛋白质食物量的影响，而肌酐基本不受食物因素影响，故血肌酐测定较血尿素更能准确地反映肾小球功能。因而临床检测Cr浓度主要用于肾功能评价，是反映肾小球滤过率的较好指标。同时，肌酐产量与肌肉量平行，故也可作为肌肉量的评价指标。

1.男性肌酐水平通常高于女性,与肌肉质量相关。血容量不足、横纹肌溶解症或剧烈运动可能导致肌酐水平升高。妊娠期女性、儿童和老年人肌酐水平可能略低。

2.血肌酐与肾小球滤过率之间的关系呈平方双曲线,只有在肾功能不全失代偿期,肾小球滤过率下降到50%以下时,血肌酐才会开始迅速上升。在肾功能不全的代偿期尿素可轻度升高(＞8.0mmol/L),肌酐可不增高或轻度增高;在肾衰竭失代偿期,尿素可中度升高(17.9～21.4mmol/L),肌酐也可中度升高(442.0μmol/L);尿毒症时尿素＞21.4mmol/L,肌酐可达1800μmol/L,为尿毒症的诊断标准之一。

3.血液中Cr含量增高可见于急性或慢性肾功能不全、肾小球肾炎、充血性心力衰竭、休克、肢端肥大症、巨人症等。

4.Cr降低见于尿崩症、妊娠、肌肉萎缩性病变、恶病质等情况。

二、尿素(urea)

【参考区间】

尿素酶法 血清:2.6～8.3mmol/L。

【影响因素】

1.标本避免溶血,溶血对测定有干扰。

2.血氨升高可使尿素测定结果偏高。

3.标本最好使用血清,用铵盐抗凝剂可使测定结果偏高。

4.测定过程中,各种器材及蒸馏水应无氨污染。

【临床解读】

尿素是人体蛋白质分解的代谢产物,氨也能合成尿素。人体内90%以上的尿素通过肾排泄,其血液浓度取决于肾的排泄能力,尿素的浓度可反映肾小球滤过功能的损害程度,是常用的肾功能指标。但只有当肾小球滤过率下降超过50%时,血尿素才会开始迅速上升。临床检测尿素浓度主要用于肾功能的评价和蛋白质代谢及营养学评价。

1.血尿素升高

(1)生理性因素:高蛋白质饮食可引起血尿素浓度和尿液排出量显著升高。成人血清尿素浓度男性比女性平均高出0.3～0.8mmol/L,并随着年龄的增长有增高的倾向。

(2)病理性因素:可分为肾前性、肾性及肾后性三方面。

1)肾前性:主要是严重失水引起的血液浓缩,肾血流量减少及肾小球滤过率降低,从而使尿素潴留,可见于剧烈呕吐、肠梗阻和长期腹泻。

2)肾性:为最常见的因素,可见于急性肾小球肾炎、肾衰竭、慢性肾盂肾炎及中毒性肾炎等，在肾功能不全的代偿期可见尿素轻度升高（＞8.0mmol/L），肾衰竭失代偿期，尿素可中度升高（17.9～21.4mmol/L），肌酐也中度升高（442.0μmol/L）；尿毒症时尿素＞21.4mmol/L，肌酐也可达1800μmol/L，为尿毒症的诊断标准之一。

3）肾后性：如前列腺肥大、尿路结石、尿道狭窄、膀胱肿瘤等都可能使尿路阻塞引起血尿素升高。

2.血尿素降低　较少见，除了妊娠、蛋白质营养不良等情况外，常表示有严重的肝病、肝坏死。

三、尿酸（uric acid，UA）

【参考区间】

尿酸酶法，血清　男性：137～440μmol/L；女性：143～440μmol/L。

【影响因素】

1.空腹采血，避免运动后检测，标本避免溶血，及时分离血清。

2.标本中维生素C浓度过高，可使测定结果偏低。

3.温度过高导致尿酸降解。

【临床解读】

尿酸是机体嘌呤代谢的终末产物，由内源性核酸降解和食物中的核酸代谢产生。血尿酸主要从肾排出，肾功能减退时尿酸增高。尿酸从肾小球滤过后在肾小管中重吸收和分泌，排出滤过量较少，在严重肾衰竭时肾小管分泌大增，大量尿酸被排出，但在慢性尿毒症时尿酸的增高程度不明显。临床检测UA浓度主要用于痛风诊断、关节炎鉴别及肾功能评价。

1.升高　血尿酸＞440μmol/L，被称为高尿酸血症。尿酸水溶解度较低，如果长期的高尿酸血症或UA≥650μmol/L时，尿酸易形成结晶和结石，沉积于关节腔软骨及周围软组织，引起强烈的炎症反应，为痛风。尿酸盐也可在输尿管和肾等处析出，形成泌尿系统的尿酸结石，造成肾小管损害和功能障碍。常见的原因有以下两种。

（1）原发性：由代谢性嘌呤产生过多或嘌呤排泄减少。

（2）继发性：包括各种类型的急、慢性肾疾病；利尿药或酒精中毒等；糖尿病、肥胖等引起的酮症酸中毒或乳酸酸中毒；肿瘤增殖或化疗等。

2.降低　尿酸＜90μmol/L称为低尿酸血症，相对比较少见，主要见于严重的肝细胞病变、肾小管重吸收功能缺陷或过度使用降血尿酸的药物等。

四、半胱氨酸蛋白酶抑制剂C（cystatin C，CysC）

【参考区间】

免疫比浊法　血清：0.5 ～ 1.5mg/L。

【影响因素】

1.标本应避免溶血、脂血。

2.血清样本必须彻底凝固，并在离心沉淀后绝不能含有任何颗粒或残存的纤维蛋白，否则会干扰测定。

【临床解读】

半胱氨酸蛋白酶抑制剂C（CysC），又名胱抑素C，是一种低分子蛋白质，能在几乎所有的有核细胞表达，无组织学特异性。CysC存在于各种体液中，可自由通过肾小球滤过膜，并几乎完全被肾小管重吸收，因而在尿液中含量很低。在体内生成速率稳定，影响因素极少，可作为一个反映肾小球滤过功能的一个理想指标。尤其是血液中CysC的浓度与肾小球滤过率（GFR）呈良好的线形关系，其敏感度高于血肌酐测定。CysC是早期肾损伤的标志，可用于各种肾病、糖尿病及肾移植患者GFR状态的监测。

1.急性和慢性肾损伤　在急性肾损伤中，CysC的水平会迅速升高，早于传统的血清标志物如血肌酐。对于慢性肾损伤，CysC的水平与GFR密切相关，当GFR下降时，血中CysC浓度显著增加。

2.肾移植监测　移植后CysC变化比肌酐更快速，有利于监测移植肾功能和诊断急性排斥反应。

3.糖尿病和高血压相关的肾损害　CysC可评估糖尿病和高血压患者的肾功能状态，作为敏感的标志物发现早期肾损害，帮助早期诊断和干预。

五、内生肌酐清除率（endogenous creatinine clearance rate，Ccr）

【参考区间】

肌氨酸氧化酶法，血清　男性：（105±20）ml/min；女性：（95±20）ml/min。

计算公式：Ccr ＝ ［UCr（μmol/L）× 尿量（ml/min）］/SCr（μmol/L）。

根据体表面积校正后，范围为80 ～ 120ml/（min · 1.73m^2）。

【影响因素】

同肌酐测定。

【临床解读】

肌酐为肌肉中磷酸肌酸的代谢产物，人体肌肉以1mg/min的速度将肌酐排入血中，在严格控制饮食的情况下，血浆中的内生肌酐浓度比较稳定。肌酐经肾小球滤过后，不被肾小管重吸收和分泌，只要同时测定血和尿中的肌酐浓度，并记录下每分钟的尿量就可以计算出内生肌酐清除率（Ccr）。

1.判断肾小球损害　当肾小球功能出现损伤时，最先表现在其肾小球滤过率下降。当肾小球滤过率下降到正常的50%以下时，血浆中的尿素及肌酐浓度才会出现增高，当肌酐高达618.8～707.2μmol/L时，肾小球滤过率已经明显下降到正常的10%了。

（1）Ccr评估肾小球滤过功能：①Ccr＜80ml/min时，提示肾功能有损伤；②Ccr50～80ml/min为肾功能不全代偿期；③Ccr25～50ml/min为肾功能不全失代偿期；④Ccr＜25ml/min为肾衰竭期（尿毒症期）；⑤Ccr＜10ml/min为尿毒症终末期。

（2）Ccr指导临床治疗：①Ccr＜30～40ml/min，应限制蛋白质摄入；②＜30ml/min噻嗪类利尿药无效；③＜10ml/min应进行人工透析疗法。

2.升高　见于妊娠、高蛋白质饮食、一氧化碳中毒等情况。进食过量的鱼、肉类食物和剧烈运动后可使内生肌酐清除率假性升高。

3.降低　肾小球肾炎、肾盂肾炎、肾病综合征、充血性心力衰竭、大出血、休克等情况下，尿液收集不全和肌肉萎缩会导致结果假性降低。

六、肾小管葡萄糖最大重吸收量
（maximum tubular absorption of glucose，TMG）

【参考区间】

葡萄糖氧化酶-过氧化物酶（GOD-POD）法　男性：1.67～2.78mmol/（min·1.73m^2）；女性：1.39～1.94mmol/（min·1.73m^2）。

【影响因素】

同GLU测定。

【临床解读】

正常人血中葡萄糖从肾小球全部滤过后，在近曲小管被全部重吸收，排出的尿液中并无葡萄糖，尿糖呈阴性。当血中葡萄糖浓度增加，使原尿中浓度超过肾小管对葡萄糖的最大吸收极限时，尿液中将会有葡萄糖排出，计算单位时间内肾小球滤出的葡萄糖量，减去尿中出现的葡萄糖量，即可计算出TMG。其值可反映有效肾单位的数量和功能，是衡量肾小管重吸收功能的指标之一。

1.降低　见于慢性肾小球肾炎、肾动脉硬化症、慢性肾盂肾炎等疾病，都可导致肾小球闭塞或肾小管缺血损伤，影响葡萄糖滤过或重吸收。

2.升高　较为少见，一般见于妊娠和糖尿病早期等。

七、尿渗透压测定（urine osmolality，Uosm）

【参考区间】

计算法 尿液：$600 \sim 1000$mOsm/L。

【临床解读】

尿渗量反映尿中各种溶质微粒的总数目，与溶质分子的相对质量、微粒体积大小无关，因而测定尿渗量可反映肾的浓缩和稀释能力。尿渗量和血浆渗量相比，当尿渗量高于血浆渗透压时，表示尿已浓缩，称为高渗尿；低于血浆渗透压表示尿已稀释，称为低渗尿；与血浆渗透压相等为等渗尿。

1.升高 见于糖尿病、高热、脱水、心功能不全、腹泻、急性肾炎等。

2.降低 饮水过多及肾浓缩功能受损的疾病，如慢性肾衰竭、慢性肾盂肾炎、多囊肾、尿崩症、尿酸性肾病、肾小管功能障碍等。

八、自由水清除率（free-water clearance，CH_2O）

【参考区间】

计算法 $25 \sim 100$ml/h。

【临床解读】

CH_2O 指单位时间内使尿液达到等渗，而应从尿中减去或加入的纯水量。在尿浓缩时，排出的尿量等于渗透尿量减去被总吸收的纯水量。在尿稀释时，排出的尿量等于等渗尿量加上血浆中清除的纯水量。

CH_2O 正值代表肾稀释能力，负值代表肾浓缩能力，如 CH_2O 等于或接近于 0，则表示肾不能浓缩和稀释尿液，是肾功能严重损害的表现。在急性肾衰竭早期 CH_2O 趋于 0，CH_2O 呈现的负值大小可反映肾功能恢复的程度，所以此测定对急性肾衰竭早期诊断及病情变化有一定价值。

1.升高 ①尿崩症：中枢性或肾性尿崩症；②大量饮水：水分摄入过多导致尿液稀释。

2.降低 ①脱水或休克：血容量不足导致尿液浓缩；②抗利尿激素分泌失调综合征（SIADH）：抗利尿激素（ADH）分泌过多导致尿液浓缩。

九、肾小球滤过分数 （glomerular filtration fraction，GEFF）

【参考区间】

计算法 $0.18 \sim 0.22$。

【临床解读】

肾小球滤过分数（GEFF）为在流经肾功能组织的血浆总量中能从肾小球滤过形成原尿的血浆所占百分数。GEFF是指肾小球滤过率和肾血流量（RPF）两者比值，受肾小球滤过率（GFR）和肾血流量（RPF）两者的影响。

在高血压或心力衰竭时，由于肾血流量减少而使肾滤过分数增加。急、慢性肾炎时，由于肾小球滤过率降低可使肾滤过分数减低。

1.升高　见于高血压早期、糖尿病肾病、肾动脉狭窄、肥胖相关肾病、心排血量降低（如心力衰竭、休克）等。高蛋白及高盐的摄入和某些药物（如非甾体抗炎药、环孢素）影响会导致GEFF升高。

2.降低　见于急性肾损伤，急性肾小管坏死、慢性肾脏病晚期、脓毒血症、肝硬化等。妊娠及使用血管扩张类药物（血管紧张素转化酶抑制剂、血管紧张素 II 受体拮抗剂等）会导致GEFF降低。

十、滤过钠排泄分数 （fractional excretion of sodium，FENa）

【参考区间】

钠排泄分数＝（尿钠×血肌酐）/（血钠×尿肌酐）×100%。

肾前性氮质血症＜1%；急性肾小管坏死＞2%。

【临床解读】

FENa是鉴别肾前性急性肾衰竭和急性肾小管坏死的敏感指标。

1.在肾前性急性肾衰竭，因肾小管对钠的重吸收相对增高，使尿钠减少，血钠升高，从而使FENa明显降低。肾前性氮质血症如脱水、心力衰竭、休克等，肾脏对钠的重吸收增强。

2.急性肾小管坏死时，肾小管吸收钠障碍，尿钠升高，而FENa也升高。

十一、HCO_3^-重吸收排泄试验 （HCO_3^- reabsorption excretion test）

【参考区间】

正常人尿液中无HCO_3^-，排泄分数为0。

【影响因素】

试验方法：口服$NaHCO_3$1～10mmol/kg或静脉注射5% $NaHCO_3$50ml，测定血浆和尿液中的HCO_3^-和肌酐含量，并按照下列公式计算：

HCO_3^-＝（尿HCO_3^-×血肌酐）/（血HCO_3^-×尿肌酐）

影响因素见HCO_3^-及肌酐测定。

【临床解读】

HCO_3^-重吸收排泄试验用于评估肾小管对HCO_3^-的重吸收和排泄功能，与血气分析结合，可评估酸碱平衡状态，与尿液电解质（如Na^+、K^+、Cl^-）结合，可更全面评估肾小管功能。

当近端肾小管酸中毒时，其重吸收HCO_3^-的功能减退，尿中HCO_3^-的排泄分数＞15%；远端肾小管酸中毒时，则HCO_3^-的排泄分数＜5%。

十二、估计肾小球滤过率
（estimated glomerular filtration rate，eGFR）

【参考区间】

计算法　90～120ml/（min·1.73m^2）。

【影响因素】

高蛋白饮食会增加肾负担，可能使肌酐生成增多，而大量饮水会稀释尿液，使肌酐浓度降低，都可能对eGFR的结果产生影响。男女肌肉含量不同，男性eGFR可能略高于女性。

【临床解读】

估计肾小球滤过率（eGFR）是评估肾滤过功能的核心指标，反映单位时间内（每分钟）双肾生成的超滤液量。临床多以肌酐、年龄等结合公式估算，是评估肾脏功能的重要指标之一，能反映肾小球的滤过功能。通过eGFR可以判断肾是否存在损伤及损伤的程度。

1.慢性肾脏病（CKD）　GFR＜60ml/（min·1.73m^2）持续时间超过3个月是CKD的诊断标准之一，持续时间＜3个月是急性肾脏疾病（AKD）的诊断标准之一。基于eGFR的CKD危险分层见表5-6。

表5-6　基于估算肾小球滤过率（eGFR）的慢性肾脏病（CKD）分期

CKD 分期	eGFR［ml/（min·1.73m^2）］	描述
G1	＞90	正常或增高
G2	60～89	轻度下降
G3a	45～59	轻至中度下降
G3b	30～44	中至重度下降
G4	15～29	重度下降
G5	＜15	肾衰竭

2.糖尿病　①糖尿病CKD诊断：患者eGFR＜60ml/（min·1.73m^2）时并持续3个月以上，在排除感染等其他可能的干扰因素之后，可确诊为糖尿病合并CKD。

②eGFR还用于1型糖尿病患者的临床分期，可反映疾病的严重程度与进展特点。在高滤过期，eGFR轻度增高；微量白蛋白尿期（早期糖尿病肾病期），eGFR正常或轻度下降；大量白蛋白尿期（临床糖尿病肾病期），eGFR是较明显下降趋势；肾衰竭期，eGFR < 15ml/（min·1.73m^2）。③指导用药：对于eGFR ≥ 20ml/（min·1.73m^2）2型糖尿病合并CKD患者，推荐使用钠葡萄糖协同转运蛋白2（SGLT-2i）抑制剂以延缓CKD进展和降低心血管事件风险。在合并高血压的非妊娠糖尿病患者中，强烈推荐eGFR < 60ml/（min·1.73m^2）的患者使用血管紧张素转化酶抑制剂或血管紧张素受体拮抗剂，以延缓肾脏疾病进展和降低心血管事件风险。

3. 监测疗效　在肾病的治疗过程中，定期监测eGFR可以评估治疗效果。如果eGFR保持稳定或有所改善，说明治疗有效。如果eGFR持续下降，提示病情可能进展，预后相对较差。

十三、尿微量白蛋白/肌酐

参见本章第六节尿液检验。

第十三节　激素及内分泌代谢检验

一、促甲状腺素（thyroid stimulating hormone，TSH）

【参考区间】

电化学发光法　血清：0.27 ~ 4.20μU/ml。

【影响因素】

1. 溶血、脂血干扰检测。

2. 采血后4h内分离血清，4℃冷藏可稳定4d。

【临床解读】

1. TSH升高

（1）原发性甲状腺功能减退症（甲减）、克汀症、甲状腺发育不全、特发性黏液性水肿、慢性甲状腺炎。

（2）手术切除甲状腺后甲状腺功能减退、放射治疗、抗甲状腺药物治疗后甲状腺功能减退。

（3）垂体TSH肿瘤（垂体性甲状腺功能亢进）、TSH分泌不当综合征、缺碘性地方性甲状腺肿、异位TSH综合征、组织对甲状腺激素不敏感综合征。

（4）急性传染性肝炎、肝硬化、原发性肝癌、糖尿病、原发性甲状腺功能减退症、垂体肿瘤伴泌乳闭经、甲状腺激素储备减少症。新生儿、老年人、妊娠、长期饥饿、长期低碘膳食、寒冷刺激及低氧血症会导致其升高。

2. TSH 降低

（1）原发性甲状腺功能亢进症、自主性甲状腺腺瘤、亚急性甲状腺炎急性期、甲状腺激素替代治疗。

（2）垂体或下丘脑性甲状腺功能减退、垂体肿瘤（泌乳素瘤，库欣病，肢端肥大症）、垂体功能减退症（Simmonds-Sheehan 综合征）、合并于垂体功能减退的继发性甲状腺功能减退症。

（3）使用糖皮质激素、多巴胺、生长抑素等药物。

（4）Digeore 综合征，抑郁症。

二、总甲状腺素（total thyroxine，TT_4）

【参考区间】

电化学发光法　血清：$70 \sim 140nmol/L$。

【影响因素】

1. 不受饮食、运动影响，无日节律性，可在任何时候采血。

2. 不受碘剂、汞剂、造影剂的影响，但受血清结合球蛋白的影响，TT_4 可呈非病理性增高。

3. 血清应避免反复冻融，避免溶血和长时间放置。

【临床解读】

1. TT_4 升高

（1）甲状腺功能亢进（包括原发性、继发性甲状腺功能亢进及高功能腺瘤、自主功能结节、T_4 型甲状腺功能亢进）时，甲状腺合成和分泌 T_4 增高。

（2）新生儿一时性甲状腺功能亢进。

（3）亚急性甲状腺炎和无痛性甲状腺炎（如慢性淋巴细胞性甲状腺炎）。

（4）大量服用甲状腺素和动物甲状腺。

（5）口服避孕药、雌激素、肝炎、葡萄胎、淋巴肉瘤、遗传性 TBG（甲状腺结合球蛋白）增高、吸毒等均能使 TT_4 增高。

（6）TSH 不适当分泌综合征（如垂体肿瘤、异位 TSH 分泌肿瘤、葡萄胎）时增高。

2. TT_4 降低

（1）甲状腺功能减退、甲状腺缺乏或先天性发育不良、甲状腺全切除后。

（2）各种非甲状腺疾病，如各种肝病、肝硬化、肝性脑病、肾病、肾衰竭、心肌梗死、呼吸及消化系统的严重疾病、传染病、创伤、烧伤、恶性肿瘤、饥饿、蛋白质营养不良、糖尿病等均可导致低 T_3 综合征，病情严重者 T_4 亦降低。若 T_4 显著降低，提示病情危重预后不良，病情缓解后T_3、T_4恢复正常。

三、总三碘甲状腺原氨酸（total triiodothyronine，TT_3）

【参考区间】

电化学发光法　血清：$1.30 \sim 2.40$nmol/L。

【影响因素】

同TT_4。

【临床解读】

T_3测定的临床意义基本同TT_4，其水平与TT_4呈平行变化，但在T_3型甲状腺功能亢进症、轻度或亚临床型甲状腺功能减退症，两者变化不平行，需互相补充。T_3测定对甲状腺功能亢进症的诊断，对甲状腺功能亢进症治疗后复发的监测比T_4灵敏，它是T_3型甲状腺功能亢进症的特异性诊断指标。

1.甲状腺功能综合征时，T_3可轻度增高。

2.原发性或继发性甲状腺功能减退症时T_3降低。

3.在非甲状腺的严重疾病（肝、肾、心脏、消化、呼吸系统疾病及传染病、糖尿病、恶性肿瘤、外伤）、手术应激、营养不良等均可发生低T_3综合征，疾病缓解后T_3恢复正常。

4.低T_3综合征时，伴有反三碘甲状腺原氨酸（rT_3）的明显增高，TSH不增高，可以与甲状腺功能减退症相鉴别。

四、游离T_3和游离T_4（free T_3，FT_3 and free T_4, FT_4）

【参考区间】

电化学发光法　血清：FT_3：$3.1 \sim 6.8$pmol/L；FT_4：$12 \sim 22$pmol/L。

【影响因素】

同TT_4。

【临床解读】

FT_3和FT_4测定不受血清结合球蛋白（TBG）含量的影响，是反映甲状腺功能的灵敏指标。综合评价多项甲状腺功能的指标，对甲状腺功能亢进症的诊断价值依次为$FT_3 > FT_4 > T_3 > T_4$，对甲状腺功能减退症的诊断价值依次为$FT_4 = TSH > T_4 > FT_3 > T_3$。

1.升高

（1）弥漫性或结节性甲状腺功能亢进症、自主高功能性腺瘤、亚急性甲状腺炎或无痛性甲状腺炎的急性期。

（2）甲状腺素（T_4）过量使用。

（3）垂体 TSH 肿瘤、绒毛膜上皮癌、卵巢肿瘤等异位 TSH 分泌。

（4）甲状腺激素不反应症（垂体型或中枢型）。垂体型是垂体对甲状腺激素负反馈功能障碍导致甲状腺素显著增高。

2. 降低

（1）原发性甲状腺功能减退症：先天性甲状腺发育不全、甲状腺激素合成酶障碍、特发性黏液性水肿、慢性淋巴细胞性甲状腺炎、医源性甲状腺功能减低症。

（2）继发性（腺垂体型）甲状腺功能减退症，散发性（下丘脑型）甲状腺功能减退症。

五、反三碘甲状腺原氨酸（reverse triiodothyronine，rT_3）

【参考区间】

化学发光法　血清：$0.31 \sim 0.95 ng/ml$。

【影响因素】

血清 rT_3 水平受体内存在自身抗体、甲状腺结合球蛋白、白蛋白浓度与结合力的影响。

【临床解读】

rT_3 是 T_3 的一种异构体，由甲状腺素（T_4）在脱碘酶的作用下转化而来。与 T_3 相比，rT_3 的生物活性要低得多，它不能直接与甲状腺激素受体结合，因此在正常情况下，rT_3 在体内的浓度相对较低。

1. 升高　见于各种原因所致甲状腺功能亢进症。非甲状腺疾病：各种肝病、肝硬化、肝性脑病、肾病、肾衰竭、心肌梗死、严重呼吸和消化系统疾病、传染病、恶性肿瘤、创伤、烧伤、手术、糖尿病等可致 rT_3 明显升高。新生儿出生时、老年人、TBG 增高者 rT_3 也增高。丙硫氧嘧啶（PTU）、普萘洛尔、地塞米松及含碘制剂如氨碘酮、造影剂等药物可引起 rT_3 水平升高。

2. 降低　见于各种原因所致的甲状腺功能减低症，如慢性淋巴细胞性甲状腺炎、单纯性甲状腺肿。甲减时 rT_3 明显减低，对轻型或亚临床型甲减诊断的准确性优于 T_3、T_4。

3. 甲状腺功能亢进症治疗过程如 T_4、rT_3 均减低，提示药物过量，T_3、rT_3 均正常说明药量适当，故可用于治疗监测。

4. rT_3 测定对判断肝硬化患者预后有一定参考价值。如 T_3/rT_3 比值 <3，预示肝功能极差，死亡率较高。

六、促甲状腺素释放激素（thyrotropin releasing hormone，TRH）

【参考区间】

化学发光法 血清：5～60pg/ml。

【影响因素】

溶血、脂血可能影响结果，需规范前处理。空腹静脉血（EDTA或肝素抗凝），避免反复冻融。4℃保存≤24h，-80℃长期保存（避免多次冻融）。

【临床解读】

促甲状腺激素释放激素（TRH）通过与促甲状腺细胞上的TRH受体结合，刺激促甲状腺细胞释放促甲状腺激素（TSH）。

1.生理变化 昼夜节律：TRH分泌清晨较高，夜间降低。妊娠、急性应激（如手术、创伤）可短暂升高TRH。新生儿TRH水平较高，老年人可能轻度降低。

2.TRH增高 见于原发性、垂体性甲状腺功能减退、医源性甲状腺功能减退及亚急性甲状腺炎、甲状腺癌、晚期乳腺癌。

3.TRH降低 见于先天性TRH缺乏症，甲状腺功能减退、服用巴比妥类镇静药等。

4.药物因素 多巴胺能药物（如左旋多巴）抑制TRH分泌。糖皮质激素长期使用可抑制TRH释放。甲状腺激素替代治疗时，外源性T_4抑制TRH生成。

5.TRH兴奋试验 静脉注射TRH。

（1）20min后，TSH升高至5～20μg/dl为正常反应。

（2）20min后，TSH升高倍数＜1.5倍且基础T_4升高为促甲状腺激素瘤。

（3）20min后，TSH升高超过5倍且基础T_4升高为甲状腺激素抵抗（RTH）。

（4）60min后，TSH＞20min TSH值且基础T_4降低为原发性下丘脑疾病。

七、甲状腺碘-131吸收率（Thyroid iodine 131 uptake rate）

【参考区间】

2h：10%～30%。

4h：15%～40%。

24h：25%～60%。

【影响因素】

凡是进入体内的含碘物均能使吸碘率降低，如含碘造影剂、含碘食物、药物；抗甲状腺药物、外源性甲状腺激素、碘含片、口服避孕药、肾上腺皮质激素等。

【临床解读】

给予受试者已知剂量的 ^{131}I 后，用探测器在甲状腺区测量 ^{131}I 的放射性强度，可以判断甲状腺的功能。

1.增高　见于甲状腺功能亢进症，多数患者吸碘率增高，并伴有吸收速度加快，出现高峰前移。单纯性甲状腺肿、克汀病、青春期甲状腺肿等均可有吸碘率增高，但不伴有高峰前移。

2.减低　见于甲状腺功能减退症及急性、亚急性和慢性甲状腺炎。

3.不同疾病的典型表现

（1）Graves病（甲状腺功能亢进）：2h和24h均升高，高峰前移。

（2）亚急性甲状腺炎：2h和24h均下降，甲状腺疼痛、发热，摄碘率显著抑制。

（3）桥本甲状腺炎（晚期）：2h下降或正常，24h下降，TPOAb/TgAb阳性，甲状腺功能减退。

（4）单纯性甲状腺肿：2h和24h均正常或轻度升高，甲状腺肿大，TSH、T_3/T_4 正常。

（5）碘缺乏性甲状腺肿：2h和24h均升高，TSH可能轻度升高，T_3/T_4 正常或下降。

八、T_3 抑制试验（T_3 inhibition test）

【影响因素】

1.凡是进入体内的含碘物如含碘造影剂、含碘食物或药物（抗甲状腺药物、外源性甲状腺激素、碘含片、口服避孕药、肾上腺皮质激素）等均能使吸碘率降低。

2.诊断甲状腺疾病时除做本试验外，还需结合其他甲状腺功能检查、甲状腺激素水平测定等才能完善诊断。

【临床解读】

主要用于鉴别甲状腺功能亢进和单纯性甲状腺肿，辅助诊断不典型甲亢或亚临床甲状腺功能亢进。

1.正常人服用外源性甲状腺激素后，24h吸碘率较服药前下降0.50以上或＜0.25。甲状腺功能亢进症患者服药后24h吸碘率下降不足0.50。缺碘性甲状腺肿时，吸碘率可明显增高，但无高峰前移，服药后24h吸碘率与正常人相同。

2.缺碘性甲状腺肿的患者可表现为吸碘率明显增加，但在服用外源性甲状腺激素后吸碘率明显受到抑制，可用于鉴别吸碘率增高的原因。

九、促甲状腺激素受体抗体（thyroid stimulating hormone receptor antibody，TRAb）

【参考区间】

电化学发光法　血清：0～1.58U/L。

【影响因素】

患者24h内应没有接受静脉穿刺给予放射性核素。

【临床解读】

TRAb是一种自身抗体，在弥漫性毒性甲状腺肿自身免疫过程中产生的，直接作用于甲状腺细胞膜上的TSH受体，刺激或抑制甲状腺产生甲状腺激素。分为3类：①甲状腺刺激抗体（TSAb），又称甲状腺刺激免疫球蛋白（TSI），与甲状腺滤泡膜上的TSH受体结合，刺激甲状腺肿大，增强其功能活性，是导致Graves病的主要病因。②甲状腺生长刺激免疫球蛋白（TGI），可刺激甲状腺肿大，但不影响其功能。③甲状腺功能抑制抗体（TFIAb），又称甲状腺功能抑制性免疫球蛋白（TFII），与TSH受体结合后，可抑制甲状腺功能，引起甲低。

1. TRAb水平升高　可见于自身免疫性甲状腺疾病，如Graves病、甲状腺功能亢进症、桥本甲状腺炎、亚急性甲状腺炎。

2. TRAb水平降低　可能是桥本甲状腺炎、单纯性甲状腺肿、亚急性甲状腺炎等疾病。

十、甲状腺过氯酸盐排泄试验（perchlorate discharge test）

【结果判读】

吸碘试验60～120min后口服过氯酸钾100mg/kg体重，1h后再测第二次吸碘率，甲状腺功能正常者，第二次吸碘率较第1次无明显下降，为阴性；当存在碘的有机障碍时，第二次吸碘率较第一次明显下降，为阳性。

【临床解读】

在正常人，高氯酸离子（ClO_4^-）易被甲状腺滤泡细胞的胞膜所摄取，在给示踪量的放射性碘60～120min后，再给予过氯酸钾口服，可迅速阻滞甲状腺对放射性碘的摄取，因而在5～10min使甲状腺吸取放射性碘的曲线变平。正常人的甲状腺细胞，摄取了无机碘以后，因迅速发生有机化作用，转变为碘酪氨酸，而无明显无机碘的聚集，不会发生碘的"排泄"现象。若患者存在碘的有机化系统的缺陷，则无机碘即在甲状腺细胞内发生聚集。当高氯离子进入甲状腺细胞后，即将细胞聚集的未被有机化的碘离子置换"驱逐"出来，因而发生碘的"排泄"现象。

排泄阳性见于甲状腺内碘有机化障碍疾病，如先天性甲状腺功能减退症、耳聋-甲状腺综合征、慢性淋巴细胞性甲状腺炎、碘化物所致的甲状腺肿及甲状腺功能亢进症时服用抗甲状腺药物时。

十一、甲状旁腺素（parathyroid hormone，PTH）

【参考区间】

电化学发光法　血清：15 ～ 65ng/L。

【影响因素】

不同患者PTH水平存在异质性。

【临床解读】

甲状旁腺激素（PTH）是由甲状旁腺主细胞分泌的一种多肽类激素，它和降钙素及1，25-二羟维生素D共同调节人体钙磷代谢，维持骨代谢平衡。

1. 升高

（1）原发性甲状旁腺功能亢进症，甲状旁腺组织原发病变（腺瘤、增生和腺癌）导致甲状旁腺PTH分泌过多，导致肾钙重吸收和尿磷排泄增加，引起高钙低磷血症、肾结石等。

（2）继发性甲状旁腺功能亢进，各种原因引起的低钙血症刺激甲状旁腺肥大增生，导致PTH分泌过多引起的甲状旁腺功能亢进，常见于慢性肾病、骨软化症、肠吸收不良综合征维生素D缺乏等。

（3）假性甲状旁腺功能亢进（又称异位PTH增多症）：甲状旁腺本身并无病变，而是由于某些肿瘤（如肝癌、肾癌、肺癌、胰腺癌，卵巢癌等）可能分泌类似PTH的物质，导致血钙升高。

（4）假性特发性甲状旁腺功能减退症：具有甲状腺功能减退的生化特征（低钙血症、高磷血症），是靶组织对PTH生物作用产生抵抗的结果。

（5）其他：糖尿病性骨质疏松，药物或化学因素，如磷酸盐、降钙素、氯中毒等。

2. 降低

（1）特发性甲状旁腺功能减退症、低镁血症性甲状旁腺功能减退症，由于PTH分泌减少引起低钙血症。

（2）非甲状腺功能亢进性高钙血症如恶性肿瘤、结节病、维生素D中毒、甲状腺功能亢进症及其他，由于高钙血症抑制PTH分泌。

3. PTH术中监测　甲状旁腺切除10min后血浆PTH下降值超过切开皮肤前或切除腺体前最高PTH值50%以上，即判断为完全切除病变的甲状旁腺组织。

十二、降钙素（calcitonin，CT）

【参考区间】

电化学发光法　血清：男性，0 ～ 9.52pg/ml；女性，0 ～ 6.4pg/ml。

【影响因素】

1.降钙素的分泌呈脉冲式，采血时间最好固定。

2.儿童和青少年的降钙素水平高于成年人。

【临床解读】

降钙素是一种由甲状腺C细胞（滤泡旁细胞）分泌的肽类激素，由32个氨基酸组成，主要功能是调节钙磷代谢，与甲状旁腺激素（PTH）和维生素D共同维持血钙平衡。

1.升高　①主要见于甲状腺髓样癌，经手术治疗后CT可恢复正常，若手术不彻底或术后复发或已转移，则CT水平不降或不能降至正常水平；②还可见于肺小细胞癌、乳腺癌等引起的异位内分泌综合征，且CT水平与病变活动程度呈明显相关。

2.降低　见于甲状腺功能减退、甲状腺全切或次全切除术后、垂体促甲状腺激素（TSH）分泌不足。

十三、降钙素原（procalcitonin，PCT）

【参考区间】

电化学发光法　血清：0 ～ 0.05ng/ml。

【影响因素】

1.样本保存样本需在低温下保存并尽快送检，避免降解。

2.样本溶血或脂血可能干扰检测结果。

【临床解读】

PCT由甲状腺滤泡旁细胞合成，在感染或炎症后的2 ～ 6h开始升高，12 ～ 24h达到峰值，PCT升高见于细菌性脓毒血症，尤其是重症脓毒血症和感染性休克。PCT可作为脓毒血症的预后指标，也是急性重症胰腺炎及其主要并发症的可靠指标。对于社区获得性呼吸道感染和空调诱导性肺炎患者，PCT可作为抗生素选择及疗效判断的指标。

（1）PCT≥0.25ng/ml时，提示细菌感染可能性较高，可以结合临床启动经验性抗生素治疗。

（2）PCT≥0.5ng/ml时，高度怀疑脓毒血症或严重细菌感染，需立即开始抗生素治疗。

（3）PCT ≥ 2ng/ml时，提示严重脓毒血症或休克风险，需强化治疗，密切监视。

十四、心房钠尿肽（atrial natriuretic peptides，ANP）

【参考区间】

化学发光法　血清：＜120pg/ml。

【影响因素】

1. 在含有10%EDTA-Na$_2$30μl和抑肽酶30μl的试管中，抽取静脉血2ml，混匀。

2. 样本需在30min内离心，4℃，2000r/min，15min，取血浆置于−20℃冰箱保存。

【临床解读】

心房钠尿肽又称心钠肽，主要由心房肌细胞合成并释放，是调节体液、体内钠平衡和血压的重要激素，具有利尿、利钠，抗高血压及心肌肥厚的作用。当心血容积增加使心室压力超负荷时即可大量分泌ANP。

在心力衰竭时，由于ANP合成增加，ANP可明显增高，而且其增加的程度与心力衰竭的严重程度成正比，与射血分数成反比，并随治疗有效而下降。

十五、促卵泡激素（follicle stimulating hormone，FSH）

【参考区间】

电化学发光法，血清　男性：1.5 ～ 12.4IU/L；女性：滤泡期：3.5 ～ 12.5IU/L；排卵期：4.7 ～ 21.5IU/L；黄体期：1.7 ～ 7.7IU/L；绝经期：25.8 ～ 134.8IU/L。

【影响因素】

1. 空腹抽血后立即分离血清进行检测，离心不充分，血清中的纤维蛋白会干扰检测。避免溶血、黄疸和脂血的干扰。

2. 血清中FSH浓度有较大的变异性，应多次测定，采样时间和方式会导致激素浓度的差异。

3. 接受高剂量生物素（＞5mg/d）治疗的患者，至少要等最一次摄入生物素8h后才能采血。

【临床解读】

FSH是人体内由垂体前叶嗜碱性细胞分泌的一种糖蛋白激素。在女性中，其主要的作用在于促进卵巢的卵泡发育和成熟，协同促黄体生成素促使发育成熟的卵泡分泌雌激素和排卵，参与正常月经的形成。

1. FSH升高　女性多是由于原发性卵巢衰竭、下丘脑、垂体功能障碍、原发或继发性闭经、Turner综合征、卵巢发育不良或卵巢功能不良等。男性多是由于原发性睾丸衰竭和细管发育不全、Klinefelter综合征、睾丸精原细胞癌、饥饿、肾功能衰竭，甲状腺功能亢进和肝硬化等。其他还见于早期腺垂体功能亢进、垂体FSH瘤、异位激素分泌综合征、肾上腺皮质激素治疗后等情况。

2.FSH降低　多见于雌激素和孕酮治疗、继发性性功能减退症垂体性或下丘脑性性腺功能减退、垂体功能减退症、席汉综合征、多囊卵巢综合征、晚期腺垂体功能减退症等。

十六、促黄体生成素（luteinizing hormone，LH）

【参考区间】

电化学发光法，血清　男性：1.7～8.6IU/L。女性：滤泡期，2.4～12.6IU/L；排卵期，14～95.6IU/L；黄体期，1.0～11.4IU/L；绝经期，7.7～58.5IU/L。

【影响因素】

同FSH测定。

【临床解读】

促黄体生成素（LH）是垂体对从下丘脑释放的促黄体生成激素释放激素（LHRH）做出反应而释放的一种激素，控制女性卵巢和男性睾丸的功能。卵泡刺激素（FSH）与LH具有协同作用。血清LH在女性排卵时出现峰值，比雌二醇、FSH更准确，是目前首选的判定排卵的指标。

1.LH增高　多见于多囊卵巢综合征、Turner综合征、原发性性腺功能低下、卵巢功能早衰、卵巢肿瘤、垂体肿瘤、睾丸发育不良、隐睾或无精症、卵巢切除术后、更年期综合征或绝经期妇女等。

2.LH降低　可见于下丘脑-垂体促性腺功能不足，如下丘脑性闭经；长期服用避孕药；使用激素替代治疗后，LH和FSH可下降。经常熬夜、劳累或心理压力过大，长期处于紧张焦虑的情绪中，可能导致内分泌系统紊乱，也会出现LH低的情况。

十七、泌乳素（prolactin，PRL）

【参考区间】

电化学发光法，血清　男性：86～324μIU/ml；女性：102～496μIU/ml。

【影响因素】

1.应在上午8：00～10：00安静状态下空腹采血。

2.某些药物可影响PRL的产生和释放。接受高剂量生物素（＞5mg/d）治疗的患者，至少要等最后一次摄入生物素8h后才能采血。

【临床解读】

PRL是一种由垂体前叶分泌的激素，主要作用是促进乳腺发育和泌乳。此外还具有抑制排卵、免疫调节功能。PRL是一种应激性激素，它的水平容易受情绪、压力、运动、睡眠、饮食甚至采血方式的影响，波动较大。

1. PRL生理性升高 见于妊娠期、哺乳期、产后、乳头刺激、应激状态、睡眠、运动、高蛋白饮食、压力、焦虑等情况。

2. PRL病理性升高

（1）高泌乳素血症：垂体泌乳素瘤最常见，泌乳素腺瘤会导致显著升高（＞100ng/ml），可能伴随闭经、溢乳、不孕、性欲下降。也可见于其他垂体丘脑病变，如青春期下丘脑综合征、垂体其他内分泌瘤、脑膜瘤、肿瘤、肉瘤、浸润性病变及脑膜炎等。其他内分泌和非内分泌疾病，如原发性甲状腺功能减退症伴闭经、肢端肥大症、卵巢全部或部分切除、慢性肾衰竭、肝硬化。

（2）药物影响：抗精神病药物（氯丙嗪、利培酮）、抗抑郁药（SSRI类）、多巴胺受体阻滞剂（胃动力药，如甲氧氯普胺、异丙嗪）、口服避孕药等。

3. PRL降低 见于垂体功能减低、席汉综合征、单一性PRL分泌缺乏征、原发性不孕症、多囊性卵巢综合征、功能失调性子宫出血、乳腺癌次全切除术后。

十八、孕酮（progesterone，P）

【参考区间】

电化学发光法，血清（单位换算：nmol/L ＝ μg/L×3.18）

男性：0.2 ～ 1.4μg/L。

女性：卵泡期，0.057 ～ 0.893μg/L；排卵期，0.121 ～ 12.0μg/L；黄体期，1.83 ～ 23.9μg/L；绝经期，0.05 ～ 0.126μg/L。

【影响因素】

1. 女性妊娠期要注明妊娠天数及末次月经时间。

2. 接受高剂量生物素（＞5mg/d）治疗的患者，至少要等最后一次摄入生物素8h后才能采血。

3. 不同测定方法所测结果之间不具有可比性，受检者样本应采用同一方法进行检测。

【临床解读】

孕酮是又称黄体酮，是由卵巢黄体分泌的类固醇激素，是一种天然孕激素，由胎盘和黄体产生，在体内对雌激素激发过的子宫内膜有显著形态学影响，为维持妊娠所必需。正常妊娠从第1周开始孕酮升高，35周达高峰。如果在妊娠期孕酮过低，就很容易引起妊娠期流产、早产、死产等的发生。

1. 妊娠 妊娠期间孕酮的水平会随着孕周的变化而有所不同。

（1）妊娠早期（1 ～ 13周）：通常在27.82 ～ 154.54nmol/L。

（2）妊娠中期（14～27周）：孕酮的正常值范围会有所上升，在39.46～241.1nmol/L。妊娠晚期（28～41周）：孕酮水平会进一步升高，可能高达186.03～707.01nmol/L。

2. 升高　见于葡萄胎、妊娠高血压综合征、原发性高血压、先天性肾上腺增生、糖尿病孕妇、多胎、先天性17-α羟化酶缺乏症、卵巢颗粒层膜细胞瘤及卵巢脂肪样瘤等。

3. 降低　见于先兆流产、异位妊娠、早产、死胎、闭经、不孕症、先天性卵巢发育不全症、黄体功能不全、绒毛膜上皮细胞癌、严重妊娠高血压综合征、肾上腺和甲状腺功能严重失调等。

十九、雌二醇（estradiol，E_2）

【参考区间】

电化学发光法，血清　男性：25.6～60.7ng/L。女性：排卵期，41～398ng/L；黄体期，22.3～341ng/L；卵泡期，12.4～223ng/L；绝经期，0～138ng/L。

【影响因素】

1. 不同测定方法所测结果之间不具有可比性，受检者样本应采用同一方法进行检测。

2. 接受高剂量生物素（＞5mg/d）治疗的患者，至少要等最后一次摄入生物素8h后才能采血。

【临床解读】

雌二醇主要由卵巢产生，睾丸和肾上腺皮质也产生少量，是雌激素中活性最强、生理作用最重要的成分。其主要作用是促进女性生殖器官的发育、维持第二性征和生殖功能，还有一些非常重要的非生殖功能。胎盘也会在妊娠期间产生雌激素。

1. 增高　见于妊娠、内分泌失调、肝硬化、卵巢癌、浆液性囊腺癌、心脏病、系统性红斑狼疮、男性乳腺发育症、女性性早熟等情况。

2. 降低　见于妊娠高血压综合征、皮质醇增多症、内分泌失调、黄体功能不全、原发性或继发性闭经、卵巢早衰、卵巢功能减退、葡萄胎、更年期综合征等。

二十、雌三醇（estriol，E_3）

【参考区间】

化学发光法，血清（雌三醇水平随孕周增加而显著升高）

妊娠期女性：妊娠初期，0～0.3ng/ml；妊娠中期，1～8ng/ml；妊娠晚期，5～27ng/ml。

【影响因素】

1.样本因素：血清是最常用的样本类型，尿液和羊水也可用于特定情况。溶血、脂血或污染可能影响检测结果。

2.接受高剂量生物素（＞5mg/d）治疗的患者，至少要等最后一次摄入生物素8h后才能采血。

【临床解读】

雌三醇是雌二醇的代谢产物，主要由胎儿-胎盘单位合成，是反映胎儿-胎盘功能的重要指标之一。雌三醇（E_3）主要用于妊娠期监测，正常妊娠雌三醇（E_3）水平随孕周增加而升高。

1.升高　见于胎儿肾上腺皮质活动增强（如巨大胎儿、双胎或多胎、无脑儿）；心脏病、肝硬化、先天性肾上腺发育不全所致胎儿男性化、肝硬化；过期妊娠。

2.降低　见于无脑儿、胎儿假死、胎儿发育迟缓、肾上腺皮质发育不全或不发育等胎儿因素；母体肝、肾功能障碍，大量使用皮质激素，妊娠高血压综合征、糖尿病合并妊娠，RH不合等情况。如果游离雌三醇的含量持续下降，可能表示胎盘功能严重不良，可能引发宫内胎儿生长迟缓、先兆子痫、胎儿先天畸形、葡萄胎、宫内死胎等情况。

二十一、雄性激素（andeogen）

【参考区间】

（一）睾酮（testosterone，T）

电化学发光法，血清

男性：0～18岁：0～8.22μg/L；

　　　19～49岁：2.49～8.36μg/L；

　　　＞50岁：1.9～7.4μg/L。

女性：0～18岁：0.025～0.383μg/L；

　　　19～49岁：0.084～0.481μg/L；

　　　＞50岁：0.029～0.408μg/L。

（二）脱氢表雄酮（dehydroepiandrosterone，DHEA）

化学发光法，血清

男性：1.0～9ng/ml；

女性：0.5～8.0ng/ml。

（三）雄烯二酮（androstenedione，A_4）

化学发光法

男性：0.7～2ng/ml；

女性：0.5 ~ 3.0ng/ml；绝经后女性：＜1.0ng/ml；青春期前：通常低于0.5ng/ml。

（四）血清双氢睾酮（serum dihy drotestosterone，DHT）

化学发光法

男性：250 ~ 990pg/ml；

女性：24 ~ 450pg/ml。

（五）游离睾酮（Free Testosterone，FT）

化学发光法

男性：7.0 ~ 28pg/L；

女性：0.2 ~ 2.3pg/L。

（六）脱氢表雄酮硫酸酯（dehydroepiandrosterone sulfate，DHEA-S）

化学发光法

成人男性：100 ~ 600μg/dl；

成人女性：35 ~ 430μg/dl。

儿童和青少年：青春期前儿童通低于100μg/dl，青春期后逐渐接近成人。

不同实验室的参考范围可能略有不同，应以报告为准。

【影响因素】

1.生理因素：大多雄性激素受性别，年龄影响，有昼夜节律性，早上高，下午逐渐降低，其中脱氢表雄酮硫酸酯（DHEA-S）水平稳定且不受昼夜节律影响。

2.药物因素：激素类药物，如雌激素、糖皮质激素可影响其水平。

3.不同检测方法（如免疫分析法、质谱法）存在一定的结果差异，样本采集保存和处理不当影响结果的准确性。

【临床解读】

雄性激素主要包括睾酮、脱氢表雄酮、雄烯二酮、双氢睾酮、游离睾酮、脱氢表雄酮硫酸酯等。脱氢表雄酮（DHEA）主要由肾上腺分泌，少量来自性腺。具有较弱的雄激素活性，参与调节免疫和代谢功能。脱氢表雄酮硫酸酯（DHEA-S）是脱氢表雄酮的储存形式，可在需要时转化为脱氢表雄酮，再生成其他性激素。脱氢表雄酮又可转化为雄烯二酮（Androstenedione，A_4），雄烯二酮又通过17β-羟类固醇脱氢酶转化为睾酮（testosterone，T）。睾酮通过5α-还原酶转化双氢睾酮（DHT），双氢睾酮（DHT）是人体内活性最强的天然雄激素。脱氢表雄酮硫酸酯在体内较稳定，是评估肾上腺雄激素分泌的重要指标。游离睾酮（FT）是未与性激素结合球蛋白（SHBG）或白蛋白结合的睾酮，是睾酮在血液中具有生物活性的部分，可直接作用于靶组织（如肌肉、前列腺、毛囊）。比总睾酮更能反映雄激素的生物效应。

1.脱氢表雄酮

（1）升高：肾上腺皮质增生或肿瘤（如肾上腺腺瘤、癌）、女性多囊卵巢综合征（PCOS）、卵巢雄激素分泌瘤。儿童见于肾上腺性早熟。

（2）降低：肾上腺功能减退（如艾迪生病）、衰老（DHEA随年龄增长自然下降）。

2.血清双氢睾酮

（1）升高：见于在女性多毛症、甲状腺功能亢进症。

（2）降低：见于5α-还原酶缺陷所致性分化异常甲状腺功能减退、男性性发育不全。

3.雄烯二酮

（1）升高：见于肾上腺来源：先天性肾上腺皮质增生症（CAH），如21-羟化酶缺乏）、肾上腺肿瘤。性腺来源：PCOS、卵巢肿瘤、睾丸肿瘤。儿童：性早熟、CAH。

（2）降低：肾上腺功能减退（如艾迪生病）或性腺功能衰竭。

4.游离睾酮和总睾酮

（1）升高：男性可见于睾丸肿瘤、肾上腺肿瘤、滥用雄激素类药物。女性提示高雄激素血症，常见于PCOS、卵巢或肾上腺肿瘤。

（2）降低：男性提示性腺功能减退（如睾丸功能衰竭、Klinefelter综合征），表现为性欲低下、肌肉减少、骨质疏松。女性可能与卵巢功能衰退、更年期相关。

5.脱氢表雄酮硫酸酯

（1）升高：CAH、肾上腺肿瘤。POCS，卵巢雄激素分泌瘤。用于区分女性高雄激素血症卵巢或肾上腺来源（如DHEA-S显著升高，提示肾上腺）儿童见于肾上腺性早熟。

（2）降低：肾上腺功能减退（艾迪生病）、垂体功能减退（如黄体生成素LH/促卵泡生成素FSH/促肾上腺皮质激素ACTH不足）男性下降以睾酮和血清双氢睾酮为主，女性下降以雄烯二酮（卵巢来源）和DHEA-S（肾上腺来源）为主。

二十二、17α-羟孕酮（17α-hydoxyprogesterone，17α-OHP）

【参考区间】

液相色谱串联质谱法，血清

成人：男性：1.2 ～ 5.0nmol/L。

女性（卵泡期）：0.6 ～ 4.0nmol/L。

女性（黄体期）：1.0 ～ 6.0nmol/L。

儿童：1月龄～1岁：2.6～52.88nmol/L。

　　　　1～13岁：<7.38nmol/L。

【影响因素】

同孕酮测定。

【临床解读】

17α-OHP为一切类固醇激素合成的中间产物，肾上腺、睾丸、卵巢的黄体和胎盘都可合成和分泌。17α-OHP是诊断先天性肾上腺皮质增生症（尤其是21-羟化酶缺乏症）的核心指标，对新生儿筛查、肾上腺功能评估及妇科内分泌疾病鉴别具有重要意义。月经后半期可用于预测排卵期。

1. 生理因素　17α-OHP分泌有昼夜波动，晨间较高。新生儿水平较高（出生后逐渐下降），女性在黄体期和妊娠期升高，急性疾病、创伤或剧烈运动可能导致短暂升高。

2. 升高　见于先天性肾上腺皮质增生症（CAH）、21-羟化酶缺乏症、肾上腺肿瘤或增生、性早熟或性腺功能异常、多囊卵巢综合征（PCOS）部分轻度升高。

3. 药物干扰　糖皮质激素抑制ACTH分泌，可能降低17α-OHP水平。避孕药或激素替代治疗可能干扰检测结果。

二十三、人绒毛膜促性腺激素-β亚基（β-subunit of human chorionic gonadotropin，β-hCG）

【参考区间】

电化学发光法，血清

总β-hCG：非妊娠女性：≤3U/L；

妊娠女性：3周：5.8～71.2U/L；

4周：9.5～750U/L；

5周：217～7138U/L；

6周：158～31795U/L；

7周：3697～163 563U/L；

8周：32 065～14 9571U/L；

9周：63 803～151 410U/L；

10周：46 509～186 977U/L；

12周：27 832～210 612U/L；

游离β-hCG：0.00～0.10U/L。

【影响因素】

1. 样本脂血、黄疸、溶血可导致检测结果为假性升高。

2.药物影响：激素类药物如促排卵药物、黄体酮等可能影响β-hCG水平。

3.绝经期妇女血液中有时可检出β-hCG样免疫活性物质。

【临床解读】

人绒毛膜促性腺激素（human chorionic gonadotropin, hCG）是由滋养层细胞分泌的一种糖蛋白，在受精后6d开始分泌，在妊娠早期分泌增加很快，每36～48小时即可增加一倍，至妊娠10周左右达到高峰，持续1～2周后开始下降，分娩后若无胎盘残留，产后2周左右消失。hCG由α和β两个亚基组成，其中α亚基与垂体分泌的卵泡刺激素（FSH）、黄体生成素（LH）和促甲状腺激素（TSH）的α亚基相似，β亚基则是特异的。总β-hCG一般包括游离的β亚基和hCG。游离β-hCG包括天然游离β亚基和缺刻游离β亚基，是妊娠滋养细胞疾病和生殖细胞瘤中分泌的主要分子形式。正常妊娠时，孕妇血中游离β-hCG的水平很低，占总hCG浓度的0.15%～0.19%。

总β-hCG测定可用于早孕、葡萄胎、绒毛膜上皮细胞癌的辅助诊断及对某些避孕药和化疗药物的疗效观察，完全或不完全流产鉴别、绝育效果评价。游离β-hCG主要是与AFP、游离雌三醇、妊娠相关血浆蛋白-A联合用于唐氏筛查。

1.总β-hCG增高　见于妊娠、绒癌、葡萄胎、睾丸肿瘤，异位分泌hCG综合征（乳腺癌、卵巢癌、肠癌、胰腺癌、宫颈癌、肺癌、胃癌）。

2.总β-hCG降低　见于先兆流产、宫外孕、妊毒症或死胎。

3.唐氏综合征筛查　早期筛查检测妊娠相关血浆蛋白-A（Papp-A）和游离β-hCG，正常母体血清中的游离β-hCG水平会随着孕周下降，Papp-A水平则上升。在21-三体检查中游离β-hCG越高，则Papp-A越低，21-三体的风险越高。中期筛查指标包括甲胎蛋白、游离β-hCG、游离雌三醇和抑制素A，与正常妊娠比较，母体血清中游离β-hCG升高，唐氏综合征胎儿的风险越高，但还要根据抑制素A水平、甲胎蛋白和游离雌三醇等指标综合判断。

4.游离β-hCG增高　在患有妊娠滋养细胞疾病的患者中，hCG过度降解导致游离β-hCG的比值异常升高，其水平可增加4～100倍。葡萄胎：游离β-hCG水平异常升高（常＞100 000U/L），且与孕周不符。绒毛膜癌：游离β-hCG持续升高或下降后再次上升，需结合影像学及组织学检查确诊。

二十四、人垂体促性腺激素（human pituitary gonadotropin，hPG）

【参考区间】

电化学发光法，晨尿

绝经期：FSH: 16.74～113.59U/L。LH: 10.87～58.64U/L。

生育期：FSH：3.85～21.95U/L。LH：14.04～95.60U/L。

【影响因素】

1.尿 hPG 测定个体差异大，直接测血清 FSH 及 LH 水平优于尿 hPG 的测定。

2.避孕药、激素类药物影响检测结果。

【临床解读】

　　人垂体促性腺激素是由垂体前叶分泌的一组糖蛋白激素，主要包括以下两种：促卵泡生成素（FSH）和促黄体生成素（LH）。测定尿 hPG 对鉴别垂体闭经和卵巢性闭经有一定帮助，多囊卵巢综合征、功能性子宫出血病、痛经等 hPG 排量可在正常范围。

　　尿 hPG 排量显著升高常见于更年期、绝经后期、卵巢切除及卵巢发育不良等。尿 hPG 升高还可见于卵巢肿瘤、卵巢无性细胞瘤时，当手术切除后，尿 hPG 排量下降，可降至正常水平。

二十五、血浆总皮质醇（plasma total cortisol，PTC）

【参考区间】

电化学发光法，血清

早晨 6：00～10：00：172～497nmol/L。

下午 16：00～20：00：74～286nmol/L。

【影响因素】

1.皮质醇的分泌有昼夜节律变化。

2.采取静脉血，送检时并注明采血时间，采血前至少安静休息 30min。

3.严重溶血，脂血或浑浊的样本不能用于检测。

4.需考虑或排除药物和应激状态的影响。

【临床解读】

1.增高

（1）库欣综合征、异位 ACTH 综合征、甲状腺功能亢进。

（2）肾上腺皮质功能亢进、腺垂体功能亢进症、单纯性肥胖、急性心肌梗死。

（3）应激状态（手术、精神疾病、创伤、大量出血、感染性休克、妊娠时、寒冷等）、低血糖反应。

（4）全身消耗性疾病、肝硬化等严重肝病。

2.降低

（1）慢性肾上腺皮质功能减退症、腺垂体功能减退并继发性肾上腺皮质功能减退症、先天性肾上腺皮质功能减退症、席汉综合征、尼尔森病。

（2）肾上腺切除术后。

（3）药物性降低，如水杨酸类、苯妥英钠等。

二十六、尿游离皮质醇（urine free cortisol，UFC）

【参考区间】

化学发光法　24h尿：50～437μg。

【影响因素】

1.患者避免应激和接触抗醛固酮、利尿药螺内酯、喹丫因等。

2.塑料容器中预先按比例加入防腐剂硼酸（如1000ml尿液中加入10g硼酸），防止24h尿液样本滋生细菌，影响检测结果。准确留取24h尿量，取总尿量后，取约10ml送检，4℃可以稳定1周。

【临床解读】

1.增多　见于肾上腺皮质功能亢进、异位ACTH分泌瘤、腺瘤或腺癌、各种应激、情绪激动、体力活动、妊娠、口服避孕药及肥胖。

2.减少　见于肾上腺皮质功能减低。<10μg/24h可排除库欣综合征，但低值不能确认皮质功能低下，因留取标本、肾疾病等因素可导致错误结果，应做兴奋试验。

二十七、血浆醛固酮（plasma aldosterone）

【参考区间】

化学发光法　血浆：立位，40～310pg/ml；卧位，10～160pg/ml。

【影响因素】

1.血浆钾、钠离子变化对血浆醛固酮水平影响很大。

2.应采用平衡饮食，每日钠、钾离子的摄入量分别为160mmol、60mmol，5～7d测定血、尿醛固酮水平。

3.口服避孕药、雌激素类药物、利舍平、普萘洛尔及使用肝素时结果偏低。

4.溶血，脂血或浑浊的样本不能用于测定。

【临床解读】

1.增高

（1）原发性醛固酮增多症、继发性醛固酮增多症、肾性高血压、双侧肾上腺增生、肾上腺癌等。

（2）充血性心力衰竭、肾病综合征、肝硬化腹水、多发性肾囊肿等。

（3）下丘脑-垂体功能紊乱、异位促肾上腺皮质激素分泌等原因造成的高继发性醛固酮增多症。

2.降低

（1）原发性低醛固酮症、继发性低醛固酮症、腺垂体功能减低、肾上腺皮质功能不全、皮质醇增多症。

（2）恶性葡萄胎、死胎、流产、18-羟类固醇脱氢酶缺乏症及18-羟化酶缺乏症。

二十八、尿醛固酮（urine aldosterone，urine，ALD）

【参考区间】

化学发光法　24h尿：＜5.1μg。

【影响因素】

1.禁用降压药、利尿药、雌激素至少4周。

2.醛固酮分泌有昼夜节律性：清晨：6：00～8：00达最高值，凌晨2：00～4：00最低。

3.塑料容器中预先按比例加入防腐剂硼酸（如1000ml尿液中加入10g硼酸），防止24h尿液样本滋生细菌，影响检测结果。

4.准确留取24h尿，并记录尿量。4℃稳定1周。

【临床解读】

用于肾上腺醛固酮肿瘤的诊断，尿醛固酮增高见于原发性或继发性醛固酮增多症，降低见于原发性肾上腺皮质功能减退。

二十九、尿17-酮类固醇（urine17-ketosteroids，17-KS）

【参考区间】

均相酶免疫法　24h尿：6～25mg。

【影响因素】

1.先排空膀胱，留取24h尿，送检尿液置于阴暗处，准确记录尿量。

2.使测定升高的药物有螺内酯、乙硫异烟胺、氯丙嗪、青霉素、红霉素、氯霉素、头孢菌素等。

3.使测定值降低的药物有雌激素、利舍平、奎尼丁、苯妥英钠等。

【临床解读】

尿17-酮类固醇（17-KS）要来源于肾上腺雄激素（如脱氢表雄酮、雄烯二酮）和外周组织中的性腺雄激素代谢，如睾酮。女性的大部分17-KS来自肾上腺，而男性则有部分来自睾丸。此外，部分17-KS也可能来自糖皮质激素的代谢，但比例较低。雄激素经肝脏代谢后，17位酮基结构保留，生成雄酮、原胆烷醇酮等，统称为17-KS。

1. 17-KS增高　①皮质醇增多症（Cushing病）、原发性肾上腺皮质肿瘤、Cushing综合征或异位ACTH肿瘤、睾丸间质细胞瘤、多囊卵巢；②先天性肾上腺增生症，表现为多毛、男性化、女性假两性畸形、男性不完全性早熟。

2. 17-KS 减少 ①腺垂体功能减退、垂体性侏儒、黏液性水肿、某些全身性慢性病（结核病、肝炎肝硬化、严重营养不良）；②甲状腺功能亢进症。

三十、尿17-羟类固醇
（urine 17-hydroxycorticosteroids，17-OHCS）

【参考区间】

均相酶免疫法 24h尿：2～10mg。

【影响因素】

1. 受应激、活动、饮食、昼夜分泌节律的影响。

2. 先排空膀胱准确留取24h尿，准确记录尿量。

3. 使测定值升高的药物有利福平、乙硫异烟胺、乙酰螺旋霉素、氯霉素、头孢菌素、洋地黄毒苷和氯丙嗪等。

4. 使测定值降低的药物有合成皮质类固醇、红霉素、苯巴比妥、吗啡、卡马西林和苯妥英钠等。

【临床解读】

尿17-羟类固醇（17-OHCS）是肾上腺皮质激素的代谢产物，主要来源于皮质醇，皮质醇由肾上腺皮质分泌，经过肝代谢后，侧链被氧化断裂，保留17位羟基和21位羟基结构，生成四氢皮质醇、四氢可的松等，统称为17-OHCS，通过尿液排出。主要反映糖皮质激素（如皮质醇）的代谢情况。

1. 17-OHCS 增多

（1）库欣病、库欣综合征、异位ACTH肿瘤。

（2）肾上腺性征综合征11-β羟化酶缺乏症。

（3）甲状腺功能亢进症、肥胖症、手术、各种应激。

2. 17-OHCS 减少

（1）肾上腺皮质功能减低（原发或继发）、艾迪生病、血浆ACTH升高，ACTH刺激试验无反应或反应减低。

（2）垂体功能减低症，如ACTH单独缺乏症、Simmons-Sheehan综合征。

（3）先天性肾上腺皮质增生症，如21-羟化酶缺陷症、17-羟化酶缺陷症。

（4）医源性皮质功能减低症，如长期使用皮质类固醇激素，肾上腺皮质失用性萎缩。

（5）其他原因，如甲状腺功能减退症、肝硬化、肾功能不全等。

三十一、儿茶酚胺类及代谢产物
（catecholamines metabolites）

（一）血浆儿茶酚胺（plasma catecholamine，CA）

【参考区间】

液相色谱-串联质谱法　多巴胺（DA）：108～398pg/ml；去甲肾上腺素（NE）：104～547ng/L；肾上腺素（E）：0～50pg/ml。

【影响因素】

1.体位：立位去甲肾上腺素（NE）可升高50%～100%（交感神经激活）。

2.运动/应激：肾上腺素（E）和NE显著升高（如剧烈运动后E可升高10倍）。

3.血液标本应空腹4h以上，48h内禁烟、香蕉、胡桃仁和甲基多巴，1周内禁用拟肾上腺素药如肾上腺素、去甲肾上腺素等。

4.1个月内避免使用体内放射活性扫描。

【临床解读】

血浆儿茶酚胺是人体内一组重要的应激激素和神经递质，主要包括3种物质：肾上腺素（E）、去甲肾上腺素（NE）、多巴胺（DA）。

1.增高　见于嗜铬细胞瘤、成交感神经细胞瘤、原发性高血压、高血压性心力衰竭、心绞痛发作时、急性心肌梗死、慢性肾功能不全、甲状腺功能减退症等。

2.减低　见于艾迪生病、尿毒症、甲状腺功能亢进症、营养不良、风湿热等。

（二）尿儿茶酚胺（urine catecholamine，CA）

【参考区间】

液相色谱-串联质谱法，24h尿　肾上腺素：0～20μg；去甲肾上腺素：10～70μg；多巴胺：65～400μg。

【影响因素】

1.高血压发作时留取标本，如高血压发作时间短，可测定发作时尿与平时尿对比。

2.每升尿液加入10～15ml浓盐酸，准确留取24h尿，记录总尿量，混合后取10ml送检。

3.某些药物和食物可以干扰测定结果，试验前3d应停用：维生素C、B族维生素、铁剂、金霉素、氯丙嗪、咖啡、可可、香蕉、橘子等。

4.试验前应避免过度刺激和精神紧张。

【临床解读】

1.增高　见于嗜铬细胞瘤、成交感神经瘤、特发性高血压、高血压心力衰竭、心绞痛发作时、心肌梗死、慢性肾功能不全、甲状腺功能减退症、糖尿病、十二指肠溃疡、肝硬化。对肾上腺髓质增生、神经母细胞瘤的诊断也具重要参考价值。

2.降低　见于艾迪生病、尿毒症、风湿性疾病、甲状腺功能亢进症、特发性直立性低血压、癫痫、垂体功能减退症、苯丙酮尿症。

（三）肾上腺素（adrenaline，E）

【参考区间】

液相色谱－串联质谱法　肾上腺素（24h尿）：0～20μg；肾上腺素（血浆）：0～50pg/ml。

【影响因素】

1.血液样本使用含EDTA抗凝剂的真空管，避免使用肝素，因肝素影响检测。冰水浴立即送检。尿液采用浓盐酸防腐，准确留取24h尿，记录总尿量，混合后取10ml送检。

2.样本需冷藏（4℃）保存，并尽快送检（通常建议2h内）。若无法及时检测，应分离血浆后冷冻保存（-20℃以下），避免反复冻融。

3.肾上腺素分泌具有昼夜节律，通常在早晨较高。

4.立位时肾上腺素水平通常高于卧位。

【临床解读】

肾上腺素是一种重要的激素和神经递质，属于儿茶酚胺类化合物。它在应急反应、代谢调节和心血管功能中发挥核心作用物。

1.升高　见于应激状态（创伤、低血糖）、甲状腺功能亢进。

2.降低　罕见，可能提示肾上腺髓质功能减退（如艾迪生病）或长期皮质醇缺乏。

（四）去甲肾上腺素（norepinephrine，NE）

【参考区间】

液相色谱－串联质谱法　去甲肾上腺素（24h尿）：10～70μg；去甲肾上腺素（血浆）：104～547ng/L。

【影响因素】

同肾上腺素检测。

【临床解读】

去甲肾上腺素（NE）是交感神经末梢释放的神经递质，其水平异常与高血压、嗜铬细胞瘤、心功能不全等疾病密切相关。

1.升高　见于持续刺激神经、精神紧张、寒冷、长期给予利舍平治疗，神经母细胞瘤及嗜铬细胞瘤等。

2.降低　见于交感神经功能减退、肾上腺功能不全、维生素B$_6$缺乏、慢性肝病、感染性休克、心源性休克等。

（五）尿香草扁桃酸（urine vanillylmandelic acid，VMA）

【参考区间】

均相酶免疫法　0 ～ 12mg/24h。

【影响因素】

1.留取高血压发作当日 24h 尿。

2.甲基多巴、左旋多巴、茶碱等药物可使结果偏高。

【临床解读】

1.增多　见于嗜铬细胞瘤、神经节细胞瘤、神经母细胞瘤、皮质醇增多症、原发性醛固酮增多症、先天性心脏病、脑血管障碍、急性肝炎、糖尿病、甲状腺疾病等。

2.减少　见于苯丙酮尿症、Shy-Drager 综合征（特发性直立性低血压）等。

（六）甲氧肾上腺素（metanephrines，MN）

【参考区间】

化学发光法　血液：18 ～ 112pg/ml；尿液：105 ～ 354μg/24h。

【影响因素】

1.应激状态下导致甲氧肾上腺素水平暂时升高。

2.甲氧肾上腺素水平可能有昼夜波动，建议在早晨或特定时间采集样本。

3.体位：站立或卧位可能影响血浆中甲氧肾上腺素的浓度。

4.药物因素：某些药物（如三环类抗抑郁药、β受体阻滞剂、α受体激动剂等）可能干扰检测。

5.样本因素：样本采集过程中避免过度压力或长时间止血带使用，以免影响结果。需在低温下保存并尽快送检，避免降解。

6.检测方法：不同实验室可能采用不同的检测方法（如高效液相色谱法、质谱法等），结果可能存在差异。

【临床解读】

甲氧肾上腺素是儿茶酚胺（肾上腺素、去甲肾上腺素）的代谢产物，显著升高（超过正常上限 3 ～ 4 倍）高度提示嗜铬细胞瘤/副神经节瘤，特别是对副神经节瘤的诊断价值高于传统检测（如 VMA）。

（七）尿甲氧去甲肾上腺素（urinary normetanephrines）

【参考区间】

化学发光法　24h 尿：74 ～ 297μg。

【影响因素】

同甲氧肾上腺素。

【临床解读】

尿甲氧去甲肾上腺素特指尿液中肾上腺素和去甲肾上腺素的代谢产物，通常需收集24h尿液进行检测。增高常见于嗜铬细胞瘤和副神经节瘤，以及原因不明的高血压。

（八）3-甲氧酪胺（3-methoxytyramine，3-MT）

【参考区间】

质谱法　血浆3-MT：＜0.1nmol/L；尿液3-MT：＜400μg/24h。

【影响因素】

1.某些药物（如多巴胺受体激动剂、单胺氧化酶抑制剂等）可能影响3-MT水平，检测前需停用相关药物或告知医师。

2.饮食和应激：检测前应避免摄入富含酪胺的食物（如奶酪、巧克力、酒精等），并减少应激状态，以确保结果准确。

3.样本采集：血液样本需在空腹状态下采集，尿液样本需收集24h尿液。

【临床解读】

3-MT是多巴胺代谢的终产物，在多巴胺分泌型肿瘤中水平显著升高，多见于嗜铬细胞瘤和副神经节瘤。3-MT水平升高也可能提示多巴胺代谢途径异常，需结合其他临床和实验室检查进一步评估，降低通常无明确临床意义。

三十二、促肾上腺皮质激素（adrenocorticotropic hormone，ACTH）

【参考区间】

电化学发光法　血浆：7.2～63.3pg/ml。

【影响因素】

1. ACTH水平呈昼夜波动，早晨（6：00～8：00）最高，午夜（23：00～1：00）最低，检测时需注明采血时间。

2.留取标本前禁用药物，以排除药物对试验的干扰。

3.留取标本以EDTA抗凝，冰水浴快速送检，并注明采血时间。

【临床解读】

1. ACTH增高

（1）原发性肾上腺功能不全（艾迪生病）、ACTH不敏感综合征及ACTH受体异常。

（2）垂体瘤引起的继发性库欣病、双侧肾上腺皮质增生（Nelson综合征）、脑垂体原发或继发性ACTH腺瘤。

（3）异位ACTH分泌综合征、肺癌、神经性畏食、妊娠、应激状态。

2. ACTH 降低

（1）下丘脑垂体功能减退、手术切除垂体、垂体柄切除术、垂体 ACTH 肿瘤。

（2）原发性库欣病、肾上腺皮质肿瘤，应用大剂量皮质激素。

（3）继发于垂体功能减低的肾上腺皮质功能减退症。

三十三、生长激素（growth hormone，GH）

【参考区间】

电化学发光法，血清

男性：0～10岁，0.094～6.29ng/ml；11～17岁，0.077～10.8ng/ml；

　　　＞18岁，0.03～2.47ng/ml。

女性：0～10岁，0.12～7.79ng/ml；11～17岁，0.13～8.05ng/ml；

　　　＞18岁，0.126～9.88ng/ml。

【影响因素】

1.样本溶血不能检测。

2.试验前1d晚餐后不再进食，卧床休息，避免精神刺激。

3. GH分泌呈昼夜节律性，夜间21：00～凌晨1：00达到高峰，尤其是入睡后1～2h，GH会出现几次脉冲式分泌，峰值可能达到5～30ng/ml，甚至更高。

4. GH水平受年龄影响很大，新生儿及婴儿最高，以后逐渐降低。

【临床解读】

1. GH增高　见于垂体肿瘤、生长激素瘤、巨人症、手术后、低血糖反应、应激反应、进蛋白质餐后、应用性激素治疗后、溴隐亭治疗失败、糖尿病控制不良。

2. GH降低　见于全垂体功能低下、垂体性侏儒、高泌乳素血症，生理性降低（如休息、肥胖等）、医源性降低（高血糖、皮质类固醇过多、生长激素抑制素、氯丙嗪、利舍平）。

三十四、胰岛素样生长因子-1（insulin-like growth factor-1，IGF-1）

【参考区间】

电化学发光法　血清：11.8～94.6ng/ml。

【影响因素】

1.严重溶血或污染样本。

2.对于接受高剂量生物素治疗的患者（即＞5mg/d），必须在末次生物素治疗后至少8h采集样本。

3.少数病例中针对分析物特异性抗体、链霉亲合素或钌抗体的极高滴度抗体会影响检测结果。

【临床解读】

胰岛素样生长因子-1水平与儿童的生长发育密切相关，可用于评估儿童生长迟缓或过速的原因。

1.降低　常见于身材矮小的儿童，生长激素缺乏症，严重烧伤、创伤等营养状态差的患者。

2.增高　常见于肢端肥大症、巨人症等。由于生长激素呈脉冲式分泌，单次检测可能不准确，而胰岛素样生长因子-1水平相对稳定，且与生长激素的过度分泌密切相关，其显著升高对诊断具有重要意义。

三十五、胰岛素样生长因子结合蛋白3（insulin-like growth factor-binding protein-3，IGFBP-3）

【参考区间】

电化学发光法　血清：0.92 ～ 22.78μg/ml。

【影响因素】

1.严重溶血或污染样本对检测结果有影响。

2.对于接受高剂量生物素治疗的患者（即＞5mg/d），必须在末次生物素治疗后至少8h采集样本。

【临床解读】

IGFBP-3与儿童的生长发育密切相关，可作为诊断生长障碍的另一个标志物，特别是在童年时期和青春期，可辅助判断儿童生长迟缓或过速的原因。

1.降低　常见于儿童生长缓慢、生长激素缺乏症、营养不良、慢性消耗性疾病。

2.增高　常见于肢端肥大症患者、巨人症等。

三十六、前列腺素（prostaglandins，PG）

【参考区间】

酶联免疫吸附试验，血浆

前列腺素A（PGA），男性：10.5 ～ 16.1nmol/L；女性：9.5 ～ 13.6nmol/L。

前列腺素E（PGE），男性：3.2 ～ 4.7nmol/L；女性：2.9 ～ 3.7nmol/L。

前列腺素F（PGF），男性：0.7 ～ 1.0nmol/L；女性：1.2 ～ 2.0nmol/L。

【影响因素】

1.通常使用EDTA-K_2或肝素钠抗凝，以防止血小板激活和前列腺素的降解。

2.样本需在30min内离心，4℃ 2000r/min，15min取血浆置-20℃冰箱保存。

【临床解读】

前列腺素（prostaglandin，PG）是一类具有多种生理活性的不饱和脂肪酸，广泛分布于身体各组织和体液中。

1.升高 见于恶性肿瘤、妊娠、低氧血症、心绞痛、分娩、尿毒症、心肌梗死、炎症、应激、创伤、Bartter综合征（高醛固酮症和低血钾碱中毒的肾小球旁器增生综合征）、原发性高血压、肾移植排异反应、肾病综合征、糖尿病、高脂血症等。

2.降低 见于原发性高血压、动脉硬化症、心绞痛、血栓性血小板减少性紫癜、溶血性尿毒症综合征等。

三十七、抗利尿激素（antidiuretic hormone，ADH）

【参考区间】

化学发光法 血清：0.5～3.0pg/ml。

【影响因素】

1.长春新碱、巴比妥类、吗啡等可引起药物性增高。

2.乙醇、苯妥英钠、氯丙嗪使用可引起ADH分泌减少。

【临床解读】

抗利尿激素又称加压素，是由下丘脑视上核分泌的一种含有9个氨基酸的多肽激素，可通过控制肾脏重吸收水量调节体内水平衡。血浆渗透压升高（如脱水）会刺激ADH分泌，而渗透压降低（如水中毒）会抑制ADH分泌。血容量减少（如出血、休克）会刺激ADH分泌，而血容量增加会抑制ADH分泌。

1. ADH增高 ①腺垂体功能减退、肾性尿崩症、ADH不适当分泌综合征、对ADH抵抗综合征；②ADH分泌异常症：肾上腺功能减退症、腺垂体功能不全、急进型高血压、慢性肾功能不全等；③异位ADH分泌：肺癌、胰腺癌、胃肉瘤、恶性胸腺瘤等。

2. ADH降低 ①中枢性尿崩症：原发性尿崩症（原发于下丘脑或神经垂体障碍）、继发性尿崩症（脑外伤、脑肿瘤、结核病手术）、遗传性尿崩症（常染色体显性遗传）；②分泌抑制因素：过多输液、神经性多饮症、负压呼吸。

三十八、胰岛素（insulin，INS）

【参考区间】

化学发光法 空腹血清：2.3～11.6μU/ml。

【影响因素】

1.胰岛素分泌具有脉冲式特点，随机采血可能导致结果波动；空腹与餐后采血的胰岛素水平差异显著。

2.采血后需及时分离血清或血浆，避免长时间室温放置；避免样本溶血，冷冻保存时反复冻融可能导致胰岛素降解。

3.糖尿病患者长期使用外源性胰岛素可能产生抗体，干扰检测结果。

【临床解读】

胰岛素是一种多肽类激素，由两条不同的肽链（A链和B链）构成，A、B链之间有两个二硫键相连。胰岛素由胰岛β细胞合成胰岛素前体，即胰岛素原。最终，在特定蛋白酶的作用下，胰岛素原被切搋成胰岛素分泌到血液中。

1.增高

（1）胰岛素瘤、胰岛素自身免疫性疾病等。

（2）肢端肥大症、肥胖症、皮质醇增多症、胰高血糖素症、甲状腺功能亢进症等。

（3）纤维肉瘤、间质瘤、腹腔黏液瘤、胆管癌、肾上腺皮质癌、肾胚胎瘤、淋巴瘤、肝癌、胃癌及肺癌等。

（4）异常胰岛素血症、胰岛素受体异常、胰岛素抵抗、家族性高胰岛素原血症。

2.降低

（1）1型糖尿病（胰岛素依赖性糖尿病）、部分继发性糖尿病、嗜铬细胞瘤、生长抑素瘤、醛固酮增多症、原发性甲状旁腺功能减退症、多发性垂体功能减退、Laron侏儒、胰腺疾病、血色病。

（2）胰外肿瘤、肾上腺功能减退、垂体功能低下。

（3）药物所致糖尿病，如噻嗪类利尿药、苯妥英钠、吩噻嗪类等。

三十九、胰岛素原（proinsulin，PI）

【参考区间】

电化学发光法　血清：1.11～6.9pmol/L。

【影响因素】

1.防止标本溶血或脂血。

2.高浓度的嗜异性抗体、类风湿因子可能干扰检测。

【临床解读】

胰岛素原是胰岛素的前体物质，由胰岛素和C肽组成，具有双重免疫活性，既可与胰岛素抗体结合，又可与C肽抗体结合。PI由胰岛β细胞合成和分泌，主要在肾脏分解代谢。

1.升高　常见于1型糖尿病、2型糖尿病、胰岛素瘤、慢性肝病、肾功能不全；以及胰岛素抵抗，如肥胖、代谢综合征和多囊卵巢综合征（PCOS）患者等。

2.降低 常见于β细胞功能衰竭，晚期糖尿病、β细胞功能严重受损、长期使用外源性胰岛素可能抑制内源性胰岛素原的合成和分泌。

3.胰岛素原/胰岛素比值

（1）比值升高：常见于2型糖尿病和胰岛素瘤，提示胰岛素加工异常。

（2）比值正常或降低：常见于健康人或1型糖尿病患者，提示胰岛素加工正常。

四十、胰岛素释放试验（insulin releasing test，IRT）

【影响因素】

进行本试验前，糖尿病患者服用空腹降血糖药者应停药1周。其他注意事项同葡萄糖耐量试验。

【临床解读】

胰岛素释放试验主要用于评估胰岛β细胞的功能，通过测量空腹及口服葡萄糖后不同时间点的胰岛素水平，可以帮助诊断糖尿病及其亚型，以及评估胰岛功能的储备状态。胰岛素释放试验曲线可分为4种类型。

1. INS分泌正常型 空腹INS为2.3 ～ 11.6μU/ml，30 ～ 60min峰值是空腹的5 ～ 10倍，120min时接近空腹水平。

2. INS分泌减低型 INS高峰延迟，曲线低平，见于1型糖尿病、失控的2型糖尿病、胰腺切除的胰源性糖尿病。

3. INS分泌增高型 空腹INS明显增高，见于肥胖症、2型糖尿病早期、胰岛素抵抗、胰岛素自身免疫综合征、皮质醇增多症。

4. INS分泌延迟型 空腹INS正常、减低或增高，但高峰延迟于血糖高峰之后，见于胰岛β细胞反应性降低，表现为餐后反应性低血糖。

四十一、胰高血糖素（glucagon，GLUN）

【参考区间】

化学发光法 空腹血浆：50 ～ 120pg/ml。

【影响因素】

1.胰高血糖素易受蛋白酶分解，需加蛋白酶抑制剂（抑肽酶与EDTA）。

2.促进分泌的因素：精氨酸、丙氨酸、肾上腺素、血管活性肠肽等多肽激素。

3.抑制分泌的因素：游离脂肪酸、高血糖、生长抑素等

4.避免样本溶血：红细胞释放蛋白酶降解胰高血糖素，导致假性降低。

【临床解读】

胰高血糖素是一种由胰岛α细胞分泌的激素，主要作用是促进肝糖原分解和糖

异生，从而升高血糖水平。

1.轻度增高　见于糖尿病、饥饿状态、急性胰腺炎、高渗透压状态、急性心肌梗死、低血糖反应、外科手术、应激状态、肝硬化、肾功能不全等。

2.显著增高　主要见于胰高血糖素瘤，血浆胰高血糖素通常＞500pg/ml。

3.降低　见于胰腺摘除、重症慢性胰腺炎、垂体功能减退症、不稳定型糖尿病、胰高血糖素缺乏症。

四十二、C 肽（connecting peptide，C-P）

【参考区间】

化学发光法

血清，空腹：0.78 ～ 5.19ng/ml；餐后30min：2.7 ～ 13.5ng/ml；餐后60min：3.4 ～ 16.9ng/ml；餐后120min：2.0 ～ 10.2ng/ml；餐后180min：1.0 ～ 5.1ng/ml。尿液：20 ～ 80μg/24h。

【影响因素】

1.需严格遵循检测要求的时间点采血。C肽在室温下稳定性较差，需及时分离血清，反复冻融可能导致降解。

2. 24h尿液样本可用于C肽的检测。采集尿液样本时，必须用清洁、单一、不添加任何防腐剂的容器采集24h尿。

3.尿潴留、神经性膀胱炎、尿路感染或尿标本保存不当，均可使测定值减低。

4.尿C-P受饮食成分和数量影响，应连续测定3d求平均值。

【临床解读】

C肽是从胰岛素原分裂而成的与胰岛素等分子肽类物，不受肝酶的灭能，仅受肾作用而排泄，故血中浓度可更好地反映胰岛β细胞储备功能。

1.增高　见于胰岛B细胞瘤、异位胰岛素瘤、胰岛素自身免疫综合征、胰岛素抗体、肥胖、皮质醇增多症、甲状腺功能亢进症、肢端肥大症、肾衰竭。

2.降低　见于1型糖尿病、长期失于控制或口服降血糖药继发失效的2型糖尿病、胰源性糖尿病、垂体功能减退症、肾上腺功能不全症、饥饿状态。

四十三、胃泌素 -17（gastrin-17，G-17）

【参考区间】

化学发光法　血清：1.7 ～ 7.6pmol/L。

【影响因素】

1.标本应避免溶血、脂血。

2.检测期间需停抑制胃酸的药物，如质子泵抑制剂。

【临床解读】

胃泌素-17是胃泌素家族中的一种主要活性形式,由胃窦部的G细胞分泌,占胃泌素总量的90%。参与胃酸分泌调节和胃粘膜保护功能。

1.降低 ①幽门螺杆菌阳性,提示患者有萎缩性胃窦胃炎;②无Hp感染或萎缩性胃炎的患者,易发生消化性溃疡和胃食管反流性疾病;③如同时伴有低水平PG-I,则表明患者有广泛性的萎缩性胃炎。

2.升高 见于幽门螺杆菌感染引起的局部炎症;长期使用质子泵抑制剂;胃泌素瘤、胃癌患者;胃底腺萎缩等。

四十四、胃蛋白酶原Ⅰ和胃蛋白酶原Ⅱ（pepsinogen Ⅰ and pepsinogen Ⅱ，PGⅠ、PGⅡ）

【参考区间】

化学发光法 血清:PGⅠ＞70ng/ml,PGⅠ/PGⅡ＞3.0。

【影响因素】

1.长期使用质子泵抑制剂(PPI)等抑酸药物可能导致PGⅠ水平升高。

2.幽门螺杆菌感染感染可能导致胃黏膜炎症,进而影响PGⅠ的水平

【临床解读】

胃蛋白酶原(PG)由胃底腺的主细胞和颈粘液细胞分泌的一种蛋白质,是胃蛋白酶的无活性前体,主要包括胃蛋白酶原Ⅰ(PGⅠ)和胃蛋白酶原Ⅱ(PGⅡ)。

1.PGⅠ水平降低提示萎缩性胃炎,若联合PGⅠ/PGⅡ比值也降低,PGⅠ≤70且PGⅠ/PGⅡ≤3.0,可能提示胃黏膜萎缩或肠上皮化生,是胃癌前病变的标志。

2.PGⅠ水平升高可能与胃溃疡相关,PGⅡ水平升高可能与胃底腺萎缩或假幽门腺化生有关,若PGⅠ和PGⅡ同时升高,可能提示胃黏膜存在炎症、糜烂等病变,常见于慢性浅表性胃炎等疾病。

3.PGⅠ/PGⅡ比值降低提示胃底腺萎缩进展,与胃癌风险增加相关。PGⅠ/PGⅡ比值增高可能提示胃溃疡或胃酸分泌亢进。

四十五、胰多肽（pancreatic polypeptide，PP）

【参考区间】

化学发光法 血清:50～300pg/ml。

【影响因素】

1.PP浓度随年龄增长而增高,有性别差异,男性比女性略高。

2.PP水平随饥饿时间延长而增高,进食后PP快速升高(检测需空腹)。

【临床解读】

胰多肽（PP）是由胰腺PP细胞分泌的一种多肽激素，主要功能是调节胰腺外分泌，抑制胰液和碳酸氢盐的分泌，同时也参与食欲调节。

1.增高　见于胰腺和消化管肿瘤、类癌综合征、神经性畏食、肾功能不全、血管活性肠肽（VIP）瘤、糖尿病。糖尿病患者空腹和餐后PP水平高于正常，伴有自主病变者PP水平降低。

2.降低　见于慢性胰腺炎、迷走神经切除术后、胰腺全切除术后、糖尿病性自主神经病变。肥胖症基础值和餐后PP均显著降低。

四十六、胰液素（secretin）

【参考区间】

化学发光法　空腹血浆：10 ～ 60pg/ml。

【影响因素】

1.需空腹采血，避免剧烈运动和应激状态

2.胰液素在血浆或血清中均不稳定，需冰水浴送检，立即分离血浆。

【临床解读】

胰液素（secretin）是由十二指肠黏膜S细胞分泌的激素，主要调节胰腺外分泌功能。

1.增高　见于十二指肠溃疡、乳糜泻、慢性胰腺炎、慢性肾衰竭。

2.降低　见于腹腔疾病、乳糜泻、胰腺切除术后等。

四十七、5-羟基吲哚乙酸 （5-hydroxyindoleacetic acid，5-HIAA）

【参考区间】

酶联免疫吸附试验　24h尿：2 ～ 8mg；血浆 5-HIAA：＜ 10ng/ml。

【影响因素】

1.5-HIAA的分泌率与年龄、性别和种族无关。

2.应排除食物因素（富含5-HT的食物如香蕉、李子、西红柿和核桃等）。

3.应排除药物（利舍平、噻嗪类衍生物、卢戈液等）可能引起的假阳性或假阴性的影响，一般需禁种该类药物48h以上。

【临床解读】

5-HIAA是血清素（5-羟色胺）的主要代谢产物，通常通过尿液检测来评估体内血清素水平。

1.增高　见于类癌综合征、神经母细胞瘤、肠易激综合征、热带性口炎性腹泻、支气管燕麦细胞癌。

2.降低 见于肾病。

四十八、新蝶呤（neopterin）

【参考区间】

酶联免疫吸附试验 血清：2.0～10.0nmol/L（空腹）；随机尿：30～150μmol/g 肌酐；24h尿：50～250μmol/mol 肌酐。

【影响因素】

1.肾功能对新蝶呤排出有影响，故可用尿新蝶呤与肌酐的比值（μmol/mol 肌酐）来表示新蝶呤的含量。

2.血液：需避免溶血（红细胞破裂释放干扰物质），建议使用EDTA抗凝血浆。

3.收集24h尿（需肌酐校正），避免污染。

【临床解读】

新蝶呤是一种嘌呤代谢产物，主要由活化的单核巨噬细胞产生，常用于评估免疫激活状态，比如在感染、自身免疫性疾病或癌症中。

新蝶呤水平升高见于多种自身免疫性疾病、风湿性关节炎、系统性红斑狼疮（活动期）、急性肝炎、慢性肝病、川崎综合征等、细菌性脑膜炎、获得性免疫缺陷综合征（艾滋病）和其他的细菌感染。新蝶呤水平升高还是反映移植物抗宿主的早期指标，如骨髓移植患者在无排异反应时血清浓度为10～20nmol/L，发生排异反应后立即明显上升。

四十九、环磷酸腺苷
（cyclic adenosine monophosphate，cAMP）

【参考区间】

酶联免疫吸附试验

血清/血浆：3.5～20pmol/ml；24h尿：40～350nmol/gCr。

【影响因素】

cAMP在细胞内代谢迅速，采样后需立即处理以防止降解。

【临床解读】

cAMP是细胞内重要的第二信使，参与激素调节、神经信号传导等生理过程。

1.增高：见于甲状腺功能亢进症、甲状旁腺功能亢进症、急性心肌梗死、尿毒症、肝炎、肝硬化、脑出血、嗜铬细胞瘤。心脏病经治疗随病情好转cAMP可降至正常，如持续升高提示预后不佳。

2.降低：见于甲状腺功能减退、支气管哮喘（尿中cAMP浓度降低）。

3.狂躁型精神病及甲状旁腺功能亢进时尿中cAMP排出量增加。

五十、环磷酸鸟苷
（cyclic guanosine monophosphate，cGMP）

【参考区间】

酶联免疫吸附试验 血清/血浆：1～10pmol/ml；24h尿：50～400nmol/gCr；脑脊液：0.5～5pmol/ml。

【影响因素】

1.标本需避免溶血（红细胞破裂释放核苷酸干扰检测）。

2.24h尿需添加防腐剂（如硼酸）。

【临床解读】

同cAMP。

五十一、血浆肾素（plasma rennin activity，PRA）

【参考区间】

化学发光法 血浆：立位3.8～38.8pg/ml，卧位2.4～32.8pg/ml。

【影响因素】

1.样本采用EDTA抗凝全血，采血后立即送检，严重溶血、脂血或浑浊的样本不能用于测定。

2.样本收集处理后在室温放置不可超过8h，如超过8h检测，应提取血浆，转至合适的容器内，冷冻保存在-20℃或更低温度下，使用时快速解冻，避免反复冻融。

【临床解读】

肾素，也被称为血管紧张素原酶，主要是由肾脏近球旁组织分泌的一种水解蛋白酶，在血容量、血压下降和钠流失等生理刺激时释放。可用于辅助诊断由于肾动脉狭窄导致的高血压或肾血管性高血压。

1.增高 见于继发性醛固酮增多症、肾动脉狭窄、产生肾素的异位肿瘤（如肺癌）、Bartser综合征、药物因素（如服呋塞米、避孕药等）。

2.降低 见于原发性醛固酮增多症、先天性肾上腺增生症、药物因素影响（如β受体阻滞药、甲基多巴、可乐宁和血平等）。

五十二、血管紧张素Ⅰ（AngiotensinⅠ，AI）

【参考区间】

化学发光法 血清：卧位，10～60pg/ml；立位（1h），20～120pg/ml。

【影响因素】

1.采血前需空腹12h，避免剧烈运动，使用EDTA抗凝血浆，避免样本溶血。

2.保持特定体位：先卧位1h后采血；若需立位检测，需站立1h后再次采血。

【临床解读】

血管紧张素Ⅰ由肾素作用于血管紧张素原形成。肾素能催化血管紧张素原亮氨酸（Leu）与缬氨酸（Val）间的肽键水解产生十肽血管紧张素Ⅰ。血管紧张素Ⅰ基本没有生物学活性，而是作为血管紧张素Ⅱ的前体存在。

1.增高

（1）继发性醛固酮增多症、Bartter综合征、肾血管瘤、单侧肾动脉狭窄、Desmit综合征、出血、肾上腺功能低下。

（2）口服避孕药、肝硬化、肾炎、充血性心力衰竭、原发性高血压、甲状腺功能亢进症及嗜铬细胞瘤等。

2.降低　见于类固醇治疗、原发性高血压等。

五十三、血浆肾素-血管紧张素Ⅱ活性（plasma renin activity-angiotensin Ⅱ，PRA-AT Ⅱ）

【参考区间】

化学发光法　血清：卧位25～129pg/ml；站位49～252pg/ml。

【影响因素】

1.因受钠摄入量、体位和多种药物影响，随意留取的标本无临床价值。

2.需停用利尿药、雌激素、皮质类固醇激素、降压药等药物至少2周。

3.对原发性醛固酮增多症进行鉴别诊断时还应同时做血浆血管紧张素测定，立、卧位血、尿醛固酮测定。

4.样本采用EDTA抗凝全血，采血后需冰水浴立即送检，严重溶血、脂血或浑浊的样本不能用于测定。样本收集处理后在室温放置不可超过8h，如超过8h检测，应提取血浆，转至合适的容器内，冷冻保存在-20℃或更低温度下，使用时快速解冻，避免反复冻融。

【临床解读】

1.增高　见于原发性高血压（高肾素型）、急进型高血压、原发性和继发性醛固酮增多症、嗜铬细胞瘤等。

2.降低　见于原发性醛固酮增多症、17-羟化酶缺乏症、皮质醇增多症、晚期肾衰竭及Liddle综合征。

五十四、肠血管活性肽
（vasosctive intestinal polypeptide，VIP）

【参考区间】

酶联免疫吸附试验　血清：10 ～ 75pg/ml。

【影响因素】

空腹（禁食水）10 ～ 12h 以上。

空腹采血（避免食物刺激 VIP 分泌），使用 EDTA 抗凝管，分离后立即冷冻保存（-20℃以下）。

【临床解读】

肠血管活性肽（VIP）是一种神经肽，主要在肠道和神经系统中发挥作用，参与调节肠道运动、分泌和血管舒张。

增高见于嗜铬细胞瘤、成纤维细胞瘤、类癌综合征、甲状腺髓样癌、肝硬化。异常升高主要用于诊断 VIP 瘤（一种罕见的胰腺内分泌肿瘤）。VIP 瘤时增高，如超过 ＞ 200pg/ml 具有诊断价值。髓细胞性白血病时，因含有 VIP 的不成熟白细胞由骨髓进入血液循环，测定外周血中白细胞的 VIP 含量可作为有无不成熟白细胞的判定标志。

五十五、血浆 P 物质（substance P）

【参考区间】

酶联免疫吸附试验　血浆：10 ～ 50pg/ml。

【影响因素】

1.采用 EDTA 或肝素抗凝（避免血清，因血小板释放可能干扰结果）。

2.采血后立即冰浴离心，分离血浆并冷冻保存于-80℃。

【临床解读】

血浆 P 物质是一种由 11 个氨基酸组成的神经肽，属于速激肽家族，广泛分布于中枢神经系统（如脊髓背根神经节）和外周组织（如胃肠道、呼吸道、免疫细胞）中。

1.增高　见于胃肠内分泌肿瘤患者、风湿关节炎活动期、银屑病急性发作时。

2.降低　见于巨结肠病、帕金森病患者。

五十六、促红细胞生成素（erythropoietin，EPO）

【参考区间】

化学发光法　血清：2.59 ～ 18.50U/L。

【影响因素】

溶血、脂血或反复冻融可能影响结果准确性。需按规范分离血清/血浆并低温保存（-20℃或-80℃）。嗜异性抗体（如人抗鼠抗体）可能导致假阳性/阴性。

【临床解读】

促红细胞生成素（EPO）是一种主要由肾所产生的糖蛋白，它是调节哺乳动物红细胞生成的首要因子。

1.升高　在缺氧状况下，血液循环中的EPO水平会升高，进而造成红细胞产生量增加；缺铁性贫血时EPO代偿性增高；肾细胞癌或某些肿瘤（如肝癌、小脑血管母细胞瘤）可能异位分泌EPO导致水平升高。

2.降低　常见于慢性病性贫血，肾功能不全、慢性肾病等。

五十七、抗米勒管激素
（anti-mullerian hormone，AMH）

【参考区间】

电化学发光法，血清

1.男性　1.43 ～ 11.6（ng/ml）。

2.女性　20 ～ 24岁：1.66 ～ 9.49（ng/ml）。

　　　　25 ～ 29岁：1.18 ～ 9.16（ng/ml）。

　　　　30 ～ 34岁：0.672 ～ 7.55（ng/ml）。

　　　　35 ～ 39岁：0.777 ～ 5.24（ng/ml）。

　　　　40 ～ 44岁：0.097 ～ 2.96（ng/ml）。

　　　　44 ～ 50岁：0.046 ～ 2.06（ng/ml）。

【影响因素】

对于接受高剂量生物素治疗的患者（即＞5mg/d），必须在末次生物素治疗后至少8h采集样本。

【临床解读】

抗米勒管激素是一种属于转化生长因子β（TGF-β）家族的二聚体糖蛋白。在女性，AMH在卵巢的卵泡发育中发挥重要作用。在男性，AMH由睾丸的支持细胞分泌，负责米勒管的衰退和男性生殖道的正常发育。AMH从睾丸中持续生成直至青春期，随后缓慢减少至青春期后水平。

1.升高　主要见于多囊卵巢综合征（PCOS），AMH常＞3.5ng/ml；卵巢过度刺激综合征（OHSS）；两性畸形等。促排时，高AMH可能预示获卵数多，需警惕OHSS，低AMH可能需要调整促排方案。女性儿童AMH异常升高需排查睾丸组织存在。

2. 降低　低 AMH（＜ 1.1ng/ml）提示卵巢储备下降，可能与生育力降低、促排卵反应差相关。AMH 随年龄下降，低水平可能提示绝经提前，男性儿童 AMH 低提示睾丸功能异常（如隐睾）。

五十八、胎盘生长因子（placental growth factor，PIGF）

【参考区间】

电化学发光法，血清　妊娠 15 ～ 19 周：66.2 ～ 289pg/ml；妊娠 20 ～ 23 周：119 ～ 605pg/ml；妊娠 24 ～ 28 周：169 ～ 1117pg/ml；妊娠 29 ～ 33 周：114 ～ 1297pg/ml；妊娠 34 ～ 36 周：78 ～ 984pg/ml；妊娠 37 周～生产：54.4 ～ 862pg/ml。

【影响因素】

对于接受高剂量生物素（即＞ 5mg/d）治疗的患者，必须在末次生物素治疗至少 8h 后采集样本。

【临床解读】

胎盘生长因子属于血管内皮生长因子（VEGF）家族，主要由胎盘合体滋养层细胞分泌，分子量为 25 ～ 32kDa，通过结合血管内皮生长因子受体 1（VEGFR-1），促进胎盘血管生成、滋养细胞浸润及母胎血管重塑，对胎盘的正常发育至关重要。

1. PIGF 降低　见于子痫前期，胎盘缺血导致分泌减少，临床症状出现 PIGF 水平即可出现，是早期的筛查标志物。低水平的 PIGF 与胎盘功能不足相关，胎儿营养供应减少，胎儿生长受限。

2. 可溶性 fms 样酪氨酸激酶 -1/ 胎盘生长因子（sFlt-1/PlGF）比值　可提高先兆子痫的预测准确性，当 sFlt-1/PlGF 比值≤ 38 时，可以有效地排除 PE 的可能性。sFlt-1/PlGF 比值还与 PE 的严重程度呈正相关。

五十九、可溶性 fms 样酪氨酸激酶 -1（soluble fms-like tyrosine kinase₁，sFlt-1）

【参考区间】

电化学发光法，血清　妊娠 10 ～ 14 周：652 ～ 2501pg/ml；妊娠 15 ～ 19 周：708 ～ 2807pg/ml；妊娠 20 ～ 23 周：572 ～ 2997pg/ml；妊娠 24 ～ 28 周：618 ～ 3205pg/ml；妊娠 29 ～ 33 周：773 ～ 5165pg/ml；妊娠 34 ～ 36 周：992 ～ 7363pg/ml；妊娠 37 周～生产：1533 ～ 9184pg/ml。

【影响因素】

对于接受高剂量生物素（即＞ 5mg/d）治疗的患者，必须在末次生物素治疗至少 8h 后采集样本。

【临床解读】

可溶性fms样酪氨酸激酶-1（sFlt-1）为血管内皮生长因子受体1（VEGFR-1）的可溶性剪接变体，缺少跨膜结构域，由胎盘（尤其是缺血性滋养层细胞）和内皮细胞释放。作为竞争性拮抗剂，结合并中和血管内皮生长因子（VEGF）和胎盘生长因子（PlGF），抑制其促血管生成和血管保护作用。

1. sFlt-1升高　见于子痫前期，胎盘缺氧促使sFlt-1过度释放，导致血管收缩和内皮功能障碍，其水平显著升高（孕中晚期敏感）。早产、妊娠高血压严重并发症（HELLP综合征）中亦见升高，且与疾病严重程度相关。

2. sFlt-1/PlGF比值　预测和诊断子痫前期（PE）。

六十、妊娠相关血浆蛋白A
（pregnancy associated plasma protein A，PAPP-A）

【参考区间】

电化学发光法　血清：0.00～7.24mU/L。

【影响因素】

1. 标本应避免溶血黄疸。

2. 药物影响：激素类药物如促排卵药物、黄体酮等可能影响结果。

3. 检测结果与孕周密切相关。

4. 孕妇年龄较大、肥胖或体重过高的孕妇PAPP-A水平可能偏低。

【临床解读】

PAPP-A是一种与妊娠密切相关的大分子糖蛋白，主要由胎盘合体滋养层细胞、蜕膜细胞合成并分泌进入血液循环，该蛋白起免疫抑制作用，可保护胎儿免遭母体排斥，并维持胎盘屏障。PAPP-A与胎盘功能及成熟度有关，血清浓度变化可直接监测胎盘成熟度，间接反映胎儿生长情况。

正常妊娠时，PAPP-A水平随孕周增加而升高，在妊娠早期（8～14周）显著上升，之后逐渐下降。

1. PAPP-A降低

（1）胎儿染色体异常：唐氏综合征（21-三体）、18-三体综合征（爱德华综合征），PAPP-A水平显著降低。

（2）妊娠并发症：子痫前期的风险增加、胎盘功能不良、早产风险增加等相关。

（3）妊娠失败：流产风险增加，死胎时PAPP-A水平可能显著降低。

2. 妊娠早期联合筛查　通常在妊娠8～14周时联合检测PAPP-A和游离β-hCG，用于妊娠早期筛查。

第6章 临床免疫学检验

第一节 体液免疫检验

一、免疫球蛋白G、M、A
（immunoglobulin G/M/A，IgG/M/A）

【参考区间】

免疫散射比浊法，血清 成人（≥18岁）见表6-1。

表6-1 中国成人免疫球蛋白G、M、A参考区间（g/L）

检验项目	分组	参考区间
IgG	男/女	8.6～17.4
IgA	男/女	1.0～4.2
IgM	男	0.3～2.2
	女	0.5～2.8

各实验室应建立自己的参考区间。

【影响因素】

标本发生凝血、溶血、黄疸或脂血；免疫球蛋白水平过高未稀释至合适浓度；仪器反应杯清洗不干净或未及时更换；标本中存在自身抗体、嗜异性抗体、类风湿因子等物质干扰。

【临床解读】

血清免疫球蛋白（immunoglobulin，Ig）在免疫防御、免疫自稳和免疫监视中发挥重要作用。IgG是人血清中含量最高的Ig，属于再次体液免疫应答抗体，也是唯一能够通过胎盘的抗体；IgA分为血清型和分泌型，其中分泌型IgA参与机体局部免疫，在呼吸道、消化道防御机制中发挥作用；IgM是体液免疫应答过程中最先产生的抗体，参与机体早期免疫防御过程。

1.生理性变化

（1）IgG：正常人血清Ig含量个体间差异很大，且随年龄发生变化。胎儿出生前从母体获得IgG，因此新生儿IgG水平与母体相近，随后逐渐下降，出生3个月降至最低水平，3个月后开始自身合成，16岁前达到成年人水平。

（2）IgA：新生儿仅含有极微量IgA，出生后4～6个月开始合成，4～12岁达到成年人水平。

（3）IgM：从孕20周起，胎儿自身可合成大量IgM，胎儿和新生儿IgM浓度是成人水平的10%，随年龄的增长而升高，8～16岁前达到成人水平。

2.病理性升高

（1）多克隆性升高：慢性活动性肝炎主要为IgG升高，肝硬化时IgG和IgA显著增加，肝硬化合并肝癌时IgG和IgA增加更为显著；反复或慢性感染血中IgG升高；寄生虫感染可出现IgM升高；宫内感染时脐血或新生儿血中IgM可升高；自身免疫性疾病如系统性红斑狼疮IgG显著升高，类风湿关节炎和原发性胆汁性肝硬化以IgM升高为主，干燥综合征多出现IgG升高。

（2）单克隆性升高：①恶性单克隆丙种球蛋白血症，如多发性骨髓瘤包括IgG型、IgA型、IgM型、轻链型、罕见的IgD型和IgE型，华氏巨球蛋白血症可见单克隆IgM；②其他单克隆丙种球蛋白血症。意义未明的单克隆丙种球蛋白血症可见低浓度的单克隆Ig，还可见于原发性冷凝集素病、冷球蛋白血症等。

3.病理性降低

（1）原发性

①抗体免疫缺陷病：血清全部Ig严重降低，伴B细胞数显著降低或缺如，包括Btk基因突变的X连锁无丙种球蛋白血症、μ链缺陷、λ5缺陷等；血清至少两种Ig严重减低，伴B细胞数正常或降低，包括CVID、CD19缺陷、TACI缺陷等；血清IgG和IgA明显降低，伴IgM正常/升高，B细胞数正常，包括AID缺陷、UNG缺陷等；Ig亚型、轻链或功能缺陷，B细胞数正常，包括选择性IgA缺陷病、选择性IgM缺陷病等。

②联合免疫缺陷病：其中重症联合免疫缺陷病，一般血清免疫球蛋白会明显降低，但婴儿出生6个月内尚有部分来自母体IgG可能造成IgG检测正常，包括γc缺陷、JAK3缺陷、RAG缺陷、CD40缺陷等。

（2）继发性：如肾病综合征可导致各种Ig降低、反复呼吸道感染可出现IgA减少、非霍奇金淋巴瘤也可出现Ig降低；还可见于免疫抑制剂/化疗药物或长期糖皮质激素治疗后、严重营养不良（蛋白质缺乏）、大面积烧伤或渗出性皮炎、癌症晚期、重症结核病机体长期处于消耗状态等。

4.B细胞靶向用药评估　在使用B细胞靶向药如利妥昔单抗（rituximab，

RTX）、贝利尤单科或泰它西普治疗前需要完善免疫球蛋白检查，当IgG＜4g/L或IgA＜0.1g/L时不推荐单抗治疗；持续性低丙种球蛋白血症是药物（尤为RTX）不良反应，动态监测Ig水平可评估是否继续靶向治疗。

二、免疫球蛋白D（immunoglobulin D，IgD）

【参考区间】

ELISA，血清　见表6-2。

表6-2　免疫球蛋白D参考区间（mg/dl）

年龄（岁）	均值	第95百分位点
0～0.5	0.5	1.5
0.6～0.9	2.4	11.7
1～2	5.1	47.0
3～4	11.4	145.5
5～6	34.4	207.7
7～10	32.1	295.6
11～15	34.6	168.9
＞15	13.9	169.1

各实验室应建立自己的参考区间。

【影响因素】

标本溶血可导致红细胞中过氧化物酶，与预包被抗体结合；标本脂血、黄疸或纤维蛋白残留；抗原抗体比例不合适导致Hook效应；洗板不彻底；嗜异性抗体、类风湿因子、自身抗体的存在等均可能干扰试验。

【临床解读】

免疫球蛋白D（immunoglobulin D，IgD）含量很低，占血清总Ig不到1%，结构与IgG相似，在个体发育中合成较晚。IgD的一个重要特征是非常不稳定，在储存和分离过程中可因血浆酶的作用而自发降解成碎片，半衰期为2.8d。IgD是B细胞的重要表面标志，在B细胞分化至成熟B细胞阶段，细胞表面除表达SmIgM外，还同时表达SmIgD，此时B细胞受到抗原刺激方可激活产生免疫应答，而未成熟的B细胞只表达SmIgM。

IgD升高可见于高IgD综合征、IgD型多发性骨髓瘤，也可见于霍奇金淋巴瘤、结节病、结核感染、曲霉菌、HIV感染、共济失调性毛细血管扩张等。

IgD降低见于原发性无丙种球蛋白血症、硅沉着病等。

三、免疫球蛋白E（immunoglobulin E，IgE）

【参考区间】

免疫散射比浊法，血清 见表6-3。

表6-3 免疫球蛋白E参考区间（U/ml）

年龄分组	参考区间
新生儿	<1.5
≤1岁	<15
2～5岁	<60
6～9岁	<90
10～15岁	<200
成人	<100

各实验室应建立自己的参考区间。

【影响因素】

同免疫球蛋白G、M、A。

【临床解读】

免疫球蛋白E（immunoglobulin E，IgE）由呼吸道（鼻咽部、扁桃体、支气管）和消化道黏膜固有层的浆细胞产生，主要分布于这些部位的黏膜组织、外分泌液及血液内，以单体形式存在，血清中IgE含量极微，仅占血清总Ig的0.002%。IgE又称为反应素或亲细胞性抗体，可与肥大细胞、皮肤组织、嗜碱性粒细胞和血管内皮细胞表面表达Fc受体结合，介导Ⅰ型超敏反应。

1.生理性变化

（1）年龄：在不同年龄的健康人群中存在较大差异，新生儿IgE水平非常低，此后逐渐上升，在7～10岁达到成人水平，在10～15岁达到高峰，随后逐渐下降。

（2）性别：男性高于女性。

（3）种族：混血人种IgE比白种人高3～4倍，黑种人水平更高，黄种人水平也较高。

2.IgE升高辅助疾病诊断

（1）超敏反应性疾病：变应性鼻炎、过敏性哮喘（AA）、特应性结膜炎、特应性皮炎、食物和药物过敏等疾病中IgE升高。在儿童变应性支气管肺曲霉病（Allergic bronchopulmonary aspergillosis，ABPA），未经全身糖皮质激素治疗情况下，总IgE＞1000U/ml是诊断标准之一；对于临床怀疑ABPA且总IgE在500～1000U/ml的患儿需要定期复查；对于哮喘及囊性纤维化患儿，总IgE＞500U/ml时建议进行ABPA的其他诊断性检查，200～500U/ml时应间隔1～3个月复查；总IgE正常时基本可除外ABPA。

（2）以高IgE为表型的原发性免疫缺陷性疾病：包括高IgE综合征（如Job综合征、DOCK8缺陷等）、Omenn综合征、Wiskott-Aldrich综合征（WAS）等。患者IgE＞2000U/ml、嗜酸性粒细胞计数＞1500个/μl，需重点关注患者的皮肤表现，警惕高IgE综合征的可能性。

（3）其他疾病：嗜酸性肉芽肿性多血管炎病情与血IgE和IgG水平相关，反复发作时，血IgE和IgG可持续升高，病情缓解时下降；感染性疾病如寄生虫感染和真菌感染；血液肿瘤如IgE型多发性骨髓瘤等。

3.IgE水平用于病情监测、用药评估和疗效观察

（1）奥马珠单抗治疗：总IgE水平和体重是计算患者用药剂量的基础，根据患者治疗前血清中总IgE水平和体重确定给药剂量和频次，用于计算剂量的患者基线血清总IgE水平范围为30～1500U/ml；血清总IgE水平≥76U/ml及过敏原阳性种类＞3种的AA患者对奥马珠单抗治疗应答较好；儿童AA患者长期治疗后总IgE呈下降趋势可考虑药物减量。

（2）ABPA治疗效果和监测病情变化：对于急性期患儿，经过治疗临床症状缓解后总IgE水平下降＞35%，且维持6个月以上可判定为ABPA缓解；ABPA经治疗后，血清总IgE水平可降低，但大多数患者不会降至正常范围；多次随访并确定总IgE水平的基线值后如出现明显回升，提示疾病复发。

四、免疫球蛋白G亚类（immunoglobulin G subclasses）

【参考区间】

免疫散射比浊法，血清　见表6-4。

表6-4　免疫球蛋白G亚类参考区间（g/L）

检验项目	≤1岁	2～3岁	4～6岁	7～12岁	13～18岁	＞18岁
IgG$_1$	1.51～7.92	2.65～9.38	3.62～12.28	3.77～11.31	3.62～10.27	4.05～10.11
IgG$_2$	0.26～1.36	0.28～2.16	0.57～2.90	0.68～3.88	0.81～4.72	1.69～7.86
IgG$_3$	0.093～0.920	0.087～0.864	0.129～0.789	0.158～0.890	0.138～1.058	0.11～0.85
IgG$_4$	0.004～0.464	0.009～0.742	0.013～1.446	0.012～1.699	0.049～1.985	0.03～2.01

各实验室应建立自己的参考区间。

【影响因素】

同免疫球蛋白G、M、A。

【临床解读】

人类IgG有4个亚类：IgG_1、IgG_2、IgG_3和IgG_4，它们占总IgG含量比依次为IgG_1（60%～70%）＞IgG_2（15%～20%）＞IgG_3（5%～10%）＞IgG_4（＜5%），IgG部分亚类异常升高或降低与自身免疫性疾病、免疫缺陷病、感染、肿瘤相关，特别是在IgG_4相关性疾病和抗体缺陷病的发生、发展中起重要作用。

1. 生理性变化　IgG亚类在不同年龄、种族及不同测定方法的情况下，检测结果都存在差异。儿童IgG亚型水平与年龄相关，6个月时IgG_1和IgG_3浓度约为成人水平的50%，3岁达成人水平；IgG_2和IgG_4产生较晚，1岁时水平是成人的25%，3岁时达成人水平的50%。

2. 病理性变化

（1）IgG_4相关性疾病（IgG_4 related diseases，IgG_4-RD）：血清IgG_4升高（≥1350mg/L）是诊断IgG_4-RD的标准之一，其诊断特异性随IgG_4升高而增加；绝大多数IgG_4-RD患者血清IgG_4升高与疾病活动度相关，经有效治疗后，IgG_4可显著下降，但较少降至正常水平；若IgG_4持续性升高，结合临床表现及其他检查结果，可用于疾病复发预警。

（2）超敏反应性疾病：哮喘及其他过敏性疾病常伴有IgG亚类异常，其中缺乏以IgG_2为主，升高以IgG_4为主；支气管哮喘免疫治疗后过敏原特异性IgE下降，但过敏原特异性IgG（sIgG）升高，且以$sIgG_4$升高为主。

（3）抗体缺陷性疾病：在儿童时期男性IgG亚类缺陷比女性常见，比例为3：1，成年男女为4：2，儿童中IgG_2缺陷最常见，成人IgG_1和IgG_3缺陷最常见。IgG_1和IgG_3血清浓度降低常见于难治性复发性感染；慢性鼻窦炎和中耳炎可见IgG_2或IgG_4降低；原发性免疫缺陷性疾病如：①选择性IgA缺乏症伴有1种或多种IgG亚类缺陷，其中IgG_2、IgG_4缺乏最常见；②选择性IgG亚类缺陷，1种或多种IgG亚类缺陷显著降低（均值低于同龄正常人2SD以上），总IgG、IgM、IgA正常，其中IgG_3单独或联合IgG_1、IgG_2缺乏最常见。

（4）自身免疫性疾病：系统性红斑狼疮中存在IgG_1和IgG_3显著升高，而IgG_2显著下降；在干燥综合征中，IgG_1和IgG_3明显升高，而IgG_2和IgG_4明显降低；在其他的系统性硬化症和ANCA相关性血管炎中也有相似的变化。

五、分泌型免疫球蛋白A
（secretory immunoglobulin A，sIgA）

【参考区间】

免疫比浊法

泪液：135 ～ 549mg/L；

涎液：30 ～ 260mg/L。

各实验室应建立自己的参考区间。

【影响因素】

样本采集时间可能会影响检测结果，如唾液中的sIgA浓度在早晨可能较低，而在下午和晚上较高；样本的处理和保存条件不当，如长时间暴露在高温或低温环境中，可能导致sIgA的降解或变性，从而影响检测结果；其他同免疫球蛋白G、M、A。

【临床解读】

sIgA来自局部呼吸道、涎腺、生殖道黏膜及产妇乳腺组织细胞等，主要存在于初乳、涎液、泪液、胃肠液、支气管等外分泌液中，是黏膜局部免疫最重要的因素。

sIgA降低常见于选择性IgA缺乏症；泪液中sIgA升高可见于单纯疱疹病毒性角膜炎；涎液中sIgA升高见于干燥综合征、口腔黏膜白斑、扁平苔藓、类风湿关节炎等；食物过敏患儿粪便中sIgA升高，在治疗过程中呈逐渐上升趋势。

六、脑脊液免疫球蛋白和免疫球蛋白G指数
（cerebrospinal fluid immunoglobulin；
immunoglobulin G index）

【参考区间】

免疫散射比浊法，脑脊液　IgG：0 ～ 34mg/L；IgA：0 ～ 5mg/L；IgM：0 ～ 1.3mg/L；IgG生成指数：0.30 ～ 0.77；IgG 24h鞘内合成：＜2.5mg。

各实验室应建立自己的参考区间。

【影响因素】

血清和脑脊液非同步采集；未使用新鲜的脑脊液样本或反复冻融的样本；上机检测前未进行离心处理；其他同免疫球蛋白G、M、A。

【临床解读】

脑脊液Ig可由中枢神经系统局部产生抗体的反应，或由血液中Ig通过血-脑屏障而来。正常生理情况下，脑脊液中Ig含量最高的是IgG，其次为IgA，最少的是IgM。脑脊液IgG生成指数反映鞘内IgG产生速度；IgG 24h鞘内合成率可以避免

因血清中白蛋白和IgG升高对IgG指数产生的影响，更为真实地反映鞘内IgG合成情况。

1.脑脊液Ig升高　若脑脊液以IgG升高为主，可见于脑血栓、蛛网膜下腔出血、系统性红斑狼疮、神经性梅毒、重症肌无力等；脑脊液IgG、IgA均升高，可见于化脓性脑膜炎和结核性脑膜炎；在神经系统肿瘤时，以脑脊液中IgA和IgM升高为主；精神分裂症时，脑脊液IgG、IgM可明显升高；IgM升高是感染存在的标志，见于SLE脑病、50%神经性梅毒、多发性硬化症急性期、精神分裂症等；IgM轻度升高是急性病毒性脑膜炎的特征，若超过30mg/L，则可排除病毒感染的可能。

2.脑脊液Ig降低　IgG减少见于癫痫，X线照射，服用类固醇药物等；IgA减少见于支原体脑脊髓膜炎、20%～30%癫痫、小脑共济失调等。

3.脑脊液IgG指数　脑脊液IgG生成指数或IgG 24h鞘内合成率升高反映鞘内IgG合成增加，多见于多发性硬化症。

七、尿液免疫球蛋白和选择性蛋白尿指数（urine immunoglobulin；selective proteinuria index，SPI）

【参考区间】

免疫散射比浊法，尿液　IgG：0～9.6mg/L；选择性蛋白尿指数：≤0.1。

各实验室应建立自己的参考区间。

【影响因素】

血清和尿液非同天采集；经过冷冻的尿液样本；上机检测前未进行离心处理；其他同免疫球蛋白G、M、A。

【临床解读】

正常人尿液中的Ig含量极微，当肾小球滤过膜分子屏障破坏或电荷屏障受损时，从而引起Ig及其他大分子蛋白质漏出增多。在肾小球滤过膜损伤较轻微时，尿液中以中分子量的转铁蛋白滤出增多为主，随着肾小球滤过膜损伤的加重，尿液中开始出现IgG，当肾小球滤过膜损伤较严重时，尿液中除IgG被滤出外，分子量较大的IgM也可被滤出。

采用SPI评估肾小球滤过膜破坏程度及观察治疗效果和预后。当SPI＜0.1时，表明肾脏高选择性排泌分子量较小的蛋白质，注意微小病变型肾病的SPI大多＜0.1；当SPI＞0.2时，表明肾脏非选择性排泌分子量较大的蛋白质，常见于膜性肾病、增殖性肾炎与肾病综合征。

根据尿内Ig升高的类型来辅助鉴别诊断肾小球疾病种类。尿中IgG在原发性肾小球肾炎和慢性肾炎时含量较高，其他类型肾小球疾病时仅轻度升高；尿中IgA在原发性肾小球肾病和慢性肾炎肾病时含量最高，在慢性肾炎高血压型和普通型可轻度升高，而在隐匿性肾炎及急性肾炎时含量很少；尿中IgM仅出现在慢性肾炎，原发性肾小球肾炎和隐匿性肾炎时含量甚微。

八、补体3和补体4（complement 3，C3；complement 4，C4）

【参考区间】

免疫散射比浊法，血清　见表6-5。

表6-5　中国成人免疫球蛋白C3、C4参考区间（g/L）

检验项目	分组	参考区间
C3	男/女	0.7～1.4
C4	男/女	0.1～0.4

各实验室应建立自己的参考区间。

【影响因素】

补体性质不稳定，易受各种理化性质的影响，标本未进行低温或干燥保存、紫外线照射、机械震荡、强酸、强碱、乙醇或蛋白酶均可使补体灭活；其他同免疫球蛋白G、M、A。

【临床解读】

C3是血清中含量最高的补体成分，也是连接补体经典途径与旁路途径的枢纽，主要由肝细胞合成，属于β₁球蛋白，半衰期为50～70h。在补体经典激活途径中，C3在C3转化酶作用下，裂解为C3a、C3b，游离C3a可发挥过敏毒素作用。补体C3缺乏则机体调理作用减弱，易发生反复感染，先天性C3缺乏通常伴有反复严重的化脓性感染。

C4属于β₁球蛋白，由肝细胞和巨噬细胞合成，C4活化后被裂解为C4a、C4b两个小片段。C4b活性期较短，多在液相中失活，一部分与抗原－抗体复合物及细胞表面分子结合，并与活化的C2a形成C3转化酶，参与补体激活的经典途径。

1.血清补体升高　C3和C4升高见于风湿性疾病的急性期，包括风湿性关节炎、风湿热、强直性脊柱炎等；其他疾病如急性病毒性肝炎、恶性肿瘤、糖尿病、甲状腺炎、伤寒、大叶性肺炎等。

2.血清补体降低

（1）先天性因素：C1抑制剂缺乏症导致的遗传性血管神经性水肿，可导致C4或C2消耗；C3缺乏；C4缺乏；I和H因子缺陷导致的C3消耗等。

（2）获得性因素

1）补体消耗过多：如系统性红斑狼疮、急性肾小球肾炎、自身免疫性溶血性贫血、冷球蛋白血症、类风湿关节炎、强直性脊柱炎、移植排斥等；细菌感染时也可导致补体暂时性降低。

2）补体大量丢失：如大面积烧伤、大出血、肾病综合征等。

3）补体合成不足：如重症肝炎、肝硬化、肝细胞癌、慢性肝炎、HBV相关结节性多动脉炎等肝细胞受损或大量破坏导致补体合成不足。

3. 血清补体与疾病活动度 血清补体降低程度与疾病活动度相关，如系统性红斑狼疮、自身免疫性溶血性贫血、类风湿关节炎、强直性脊柱炎等，病情恢复后补体水平可恢复。

九、总轻链和游离轻链（total light chain，TLC；free light chains，FLC）

【参考区间】

免疫散射比浊法，血清 见表6-6。

表6-6 轻链参考区间

检验项目	κ	λ	κ/λ比值
总轻链（g/L）	1.7～3.7	0.9～2.1	1.35～2.65
游离轻链（mg/L）	6.7～22.4	8.3～27.0	0.26～1.65

各实验室应建立自己的参考区间。

【影响因素】

同免疫球蛋白G、M、A。

【临床解读】

Ig分子由4条多肽链组成，即2条相同的分子量较小的轻链（L链）和2条相同的分子量较大的重链（H链）。L链共分为两型：κ型和λ型，正常人血清中κ/λ比值约为2，血清游离κ/λ比值的参考区间约0.6。

1. 单克隆丙种球蛋白血症相关结果解释 根据游离轻链、总κ/λ比值或游离κ/λ比值情况，判断是否存在单克隆丙种球蛋白血症，如多发性骨髓瘤（multiple myeloma，MM）、华氏巨球蛋白血症、B细胞淋巴瘤、系统性轻链（AL）型淀粉样变性、轻链沉积病、轻链近端肾小管病等（表6-7）。

表6-7　游离轻链结果解读

κ	λ	κ/λ比值	结果解读
正常	正常	正常	正常血清
降低	降低	正常	排除骨髓瘤，出现骨髓抑制
		升高/降低	单克隆丙种球蛋白血症合并骨髓抑制
	正常	正常	正常血清或骨髓抑制
		降低	单克隆丙种球蛋白血症合并骨髓抑制
	升高	降低	
正常	降低	升高	单克隆丙种球蛋白血症合并骨髓抑制
		正常	正常血清或骨髓抑制
	正常	升高/降低	单克隆丙种球蛋白血症合并骨髓抑制
	升高	正常	多克隆免疫球蛋白增加或肾脏损害
		降低	未出现骨髓抑制的骨髓瘤
升高	降低	升高	单克隆丙种球蛋白血症合并骨髓抑制
	正常	升高	未出现骨髓抑制的单克隆丙种球蛋白血症
		正常	多克隆免疫球蛋白增加或肾脏损害
	升高	正常	
		升高	单克隆丙种球蛋白血症合并肾脏损害
		降低	

2. MM

（1）疾病诊断：受累的游离轻链（involved FLC，iFLC）/非受累游离轻链（uninvoloved FLC，uFLC）比值（iFLC/uFLC）≥100（iFLC≥100mg/L）是诊断MM的标准之一；血清iFLC＜100mg/L是寡分泌型MM的特点之一；iFLC/uFLC≥20是判断冒烟型骨髓瘤高危型的标准之一。

（2）疗效评估：血清游离κ/λ比值和iFLC与uFLC差值可作为MM的疗效评估的依据。连续2次血清游离κ/λ比值恢复正常用于判断完全缓解（CR）和严格意义的完全缓解（sCR）；连续2次iFLC与uFLC差值缩小＞90%用于判断非常好的部分缓解（VGPR）；iFLC与uFLC差值缩小≥50%用于判断部分缓解（PR）；当iFLC与uFLC差值增加≥25%，且绝对值增加＞100mg/L时提示疾病进展。

3. AL型淀粉样变性

（1）疾病分期与预后：2012年梅奥分期系统采用血清游离轻链差值（dFLC）≥180mg/L，南京分期系统采用dFLC＞78.89mg/L；iFLC＞125mg/L提示总生存期（overall survival，OS）更差，dFLC＞50mg/L提示心脏受累比例更高更严重，OS

更差。

（2）血液学评估：免疫固定电泳阴性，血清FLC和比值正常可用于评估CR；dFLC下降至<40mg/L用于评估VGPR；dFLC>50mg/L的患者治疗后下降>50%或dFLC在20～50mg/L的患者治疗后dFLC<10mg/L可评估PR；治疗缓解后FLC比值异常或iFLC增加≥50%并且>100mg/L，提示AL疾病进展。

十、B因子（B factor，BF）

【参考区间】

免疫散射比浊法，血清　0.144～0.268g/L。

各实验室应建立自己的参考区间。

【影响因素】

待检血清要新鲜，最好当日内检测完毕，不宜在冰箱保存，否则活性降低影响结果；其他同免疫球蛋白G、M、A。

【临床解读】

BF又称为C3激活剂前体，由巨噬细胞和肝细胞产生，是补体旁路活化途径中的一个重要成分，属于不耐热的β_2-微球蛋白，50℃ 30min即可失活。BF在D因子的作用下裂解为抗原性不同的Ba、Bb两个片段，Bb与C3b结合形成旁路途径的C3转化酶。

BF水平下降可见于肝炎、肾炎、镰状细胞贫血、SLE、混合结缔组织病、肝硬化、荨麻疹、风湿性心脏病等，由于这些疾病中补体旁路途径被激活，使BF消耗所致。BF显著升高见于肿瘤患者，可能由于其体内单核巨噬细胞系统活力增强，合成BF的能力也增强，是机体一种抗肿瘤的非特异性免疫应答反应；此外反复呼吸道感染的急性期，BF也明显升高。

十一、C5b-9复合物测定（complement 5b-9，C5b-9）

【参考区间】

ELISA　血清：0.02～0.60g/L。

各实验室应建立自己的参考区间。

【影响因素】

同补体3、4。

【临床解读】

C5b-9复合物，又称末端补体复合物，是补体系统激活的最终产物。该复合物在细胞膜上形成孔道，导致细胞溶解或激活细胞内信号通路，参与炎症反应和组织损伤。C5b-9复合物的检测可作为某些疾病（如类风湿关节炎、坏死性肌病）的辅助诊断指标。通过动态监测C5b-9复合物的水平，可以评估疾病的活动性和治疗效果。

十二、冷球蛋白（cryoglobulin，CG）

【参考区间】

正常人血清可有微量血清冷球蛋白（CG），但各家报道不一（＜14mg/L、＜80mg/L、＜150mg/L等），可根据自己实验室对正常人群调查定出参考区间。

【影响因素】

采集针管与试管未提前置37℃温箱中预热；标本脂血、溶血、黄疸或有纤维蛋白干扰；样本4℃放置时间；单克隆性CG浓度较高时未使用氯化钙等可干扰试验结果。

【临床解读】

冷球蛋白（cryoglobulin，CG）是一种4℃时沉淀，37℃可再溶解的蛋白或抗原抗体复合物，其实质为γ球蛋白，也属于免疫球蛋白。根据其组成分为3型：Ⅰ型为单克隆型，多由IgG或IgM组成，约占CG的25%；Ⅱ型为单克隆混合型，由2种或2种以上Ig组成，其中一种必为单克隆Ig，约占CG的25%；Ⅲ型为混合多克隆型，由多克隆性Ig组成，约占CG的50%。通常单克隆型CG引起大血管损害，而混合型多引起皮肤和肾等小血管损害，常见症状为皮肤紫癜、坏死、溃疡、寒冷性荨麻疹、雷诺现象、关节痛、感觉麻木、肌力减退、肾小球损害、深部血管受累可有肝脾大、肝功能异常、腹痛等。

Ⅰ型CG血症见于多发性骨髓瘤、淋巴瘤、原发性巨球蛋白血症、慢性淋巴细胞白血病；Ⅱ型CG血症见于类风湿关节炎、干燥综合征、血管炎、淋巴增殖性疾病、混合性特发性CG血症（指不伴有任何明确的疾病，临床特点为紫癜、关节痛、乏力，常有淋巴结与肝脾大，血管炎和肾炎，可因急性肾衰竭而死亡，约有1/3病例于2～10年发展成为自身免疫性疾病或血液病）；Ⅲ型CG血症见于类风湿关节炎、干燥综合征、系统性红斑狼疮、传染性单核细胞增多症、巨细胞病毒感染、急性病毒性肝炎、慢性活动性肝炎、链球菌感染后肾炎、原发性胆汁性肝硬化、麻风、黑热病、传染性心内膜炎及热带性巨脾综合征等。

第二节 细胞免疫与流式检验

一、免疫细胞与免疫功能
（immune cells and immune function）

（一）T淋巴细胞（T lymphocyte subsets）

【参考区间】

流式细胞仪法，全血，成人。

1.相对计数

$CD3^+$占淋巴细胞百分比：53.33% ～ 81.22%；

$CD3^+CD4^+$占淋巴细胞百分比：24.01% ～ 49.05%；

$CD3^+CD8^+$占淋巴细胞百分比：15.71% ～ 38.24%；

$CD4^+/CD8^+$：0.60 ～ 2.88。

2.绝对计数

$CD3^+$细胞绝对数：876.8 ～ 2310.0细胞/μl；

$CD3^+CD4^+$细胞绝对数：455.7 ～ 1261.0细胞/μl；

$CD3^+CD8^+$细胞绝对数：258.9 ～ 958.7细胞/μl。

各实验室应建立自己的参考区间。

【影响因素】

未使用新鲜采集的EDTA抗凝血；标本发生凝血、溶血、黄疸或脂血；标本低温保存；采集血液后超过24h才完成染色溶血固定程序；红细胞未充分溶解；标记后未及时上机检测；检测试剂变质或污染；未使用标准化的圈门策略；淋巴细胞门内纯度＜95%或细胞较少或有单核细胞干扰；加样不准确；未设置阴阳对照和同型对照等对检测结果有影响。

【临床解读】

1.单一$CD3^+CD4^+$变化

（1）增多：生理性增多见于生命早期相对较多，比例较高；病理性增多可见于：细菌感染后$CD4^+$细胞增多比例增高，也可见于肥胖、高血糖、高血脂、高血压、心力衰竭患者等。

（2）减少：生理性减少可见于年龄增长、睡眠不足、吸烟、心理压力；病理性减少可见于HIV感染、先天性$CD4^+$缺陷、特发性$CD4^+$细胞减少症、因原发性或继发性淋巴管扩张导致腹泻使$CD4^+$细胞丢失、慢性阻塞性肺疾病急性加重、哮喘急性加重、糖尿病、慢性肾病、自身免疫性疾病等。

2. 单一 $CD3^+CD8^+$ 变化

（1）增多：生理性增多可见于肥胖、吸烟、心理压力；病理性增多可见于病毒感染（EBV、CMV 感染等最常见）、真菌感染、系统性红斑狼疮、肿瘤、高血压、心力衰竭等。

（2）减少：生理性减少可见于年龄增长、睡眠不足、缺乏运动；病理性减少可见于慢性阻塞性肺疾病急性加重、哮喘急性加重、慢性肾病、慢性乙肝进展、肿瘤、类风湿关节炎、糖尿病、先天性 $CD8^+$ 细胞缺陷等。

3. $CD3^+CD4^+$ 和 $CD3^+CD8^+$ 均变化 均减少可见于重症联合免疫缺陷病或先天性胸腺发育不良、细菌感染或一些病毒感染导致的暂时性 $CD3^+CD4^+$ 和 $CD3^+CD8^+$ 均减少、自身免疫性疾病如皮肌炎。

4. $CD4^+/CD8^+$

（1）升高：可见于动脉粥样硬化程度加重、类风湿关节炎、糖尿病、哮喘急性加重等、重症肝炎、移植后排斥反应。

（2）降低：可见于慢性阻塞性肺疾病急性加重或感染、病毒感染、恶性肿瘤、自身免疫性疾病、传染性单核细胞增多症、急性巨细胞病毒感染、再生障碍性贫血、骨髓移植恢复期、肾病、艾滋病等。

（二）B 淋巴细胞（B lymphocyte）

【参考区间】

流式细胞仪法，全血，成人。

1. 相对计数 $CD3^-CD19^+$ 占淋巴细胞百分比：5.39% ～ 18.23%。

2. 绝对计数 $CD3^-CD19^+$ 细胞绝对数：95.90 ～ 412.10 细胞 /μl。

各实验室应建立自己的参考区间。

【影响因素】

同 T 淋巴细胞。

【临床解读】

1. 增多 可见于亚健康状态、某些细菌/病毒感染导致的暂时性增多、部分淋巴瘤患儿等。

2. 减少 可见于吸烟人群、慢性乙肝疾病进展期、部分白血病患者和 EBV 感染者、继发性 B 细胞缺陷、重症联合免疫缺陷、使用靶向 B 细胞的药物（如利妥昔单抗）治疗后等。

（三）自然杀伤细胞（natural killer cell，NK）

【参考区间】

流式细胞仪法，全血，成人。

1. 相对计数 $CD3^-CD16^+CD56^+$ 占淋巴细胞百分比：6.37% ～ 34.83%。

2.绝对计数　CD3$^-$CD16$^+$CD56$^+$细胞绝对数：109.8 ～ 780.4细胞/μl。

各实验室应建立自己的参考区间。

【影响因素】

同T淋巴细胞。

【临床解读】

1.增多　可见于亚健康状态、病毒感染、NK细胞淋巴瘤或白血病、化学毒物或药物中毒等。

2.减少　可见于缺乏运动，吸烟和睡眠缺乏人群、先天性NK细胞缺陷、慢性乙肝进展、自身免疫性疾病、感染性疾病、肿瘤发生等。

（四）调节性T细胞（regulatory cell，Treg）

【参考区间】

流式细胞仪法，全血，成人。

1.相对计数　CD3$^-$CD4$^+$CD25$^+$CD127low占CD4$^+$细胞百分比：4.70% ～ 12.50%。

2.绝对计数　CD3$^-$CD4$^+$CD25$^+$CD127low细胞绝对数：25.3 ～ 124.9细胞/μl。

各实验室应建立自己的参考区间。

【影响因素】

同T淋巴细胞。

【临床解读】

Treg细胞是CD4$^+$ T细胞的负向调节亚群，通过接触性抑制和分泌免疫抑制因子等途径抑制CD4$^+$ T和CD8$^+$ T细胞的活化、增殖和效应功能，从而抑制细胞免疫应答，参与肿瘤、自身免疫性疾病、复发性流产等多种疾病的发生发展过程。

1. Treg细胞与肿瘤　Treg通过抑制抗肿瘤免疫反应促进肿瘤的发生发展，其增高提示肿瘤风险增加；肿瘤患者Treg表达升高，与疾病发展呈正相关；实体肿瘤如胃癌、非小细胞肺癌（non-small cell lung cancer，NSCLC）和鼻咽癌等，Treg基线水平上升与生存呈负相关。

2. Treg细胞与自身免疫性疾病　自身免疫性疾病如系统性红斑狼疮、1型糖尿病、类风湿关节炎、特发性血小板减少性紫癜、自身免疫性肝炎、炎症性肠病等患者体内Treg细胞数量较正常人明显减少。

3. Treg细胞与原因不明的复发性流产　患者外周血Treg降低和活性异常及Th17/Treg失衡导致免疫抑制功能受损，流产风险增加。

4. Treg细胞与器官移植　Treg细胞升高往往与移植器官功能良好、免疫耐受的出现等呈现正相关。

（五）T 淋巴细胞分化亚群（T lymphocyte differentiation subsets）

【参考区间】

流式细胞仪法，全血，成人　见表6-8。

表6-8　T 淋巴细胞分化亚群参考区间

检验项目	免疫分子标志	相对计数（%）	绝对计数（细胞/μl）
初始辅助性T细胞（Tn）	$CD4^+CD45RA^+CD62L^+$	15.3 ～ 63.0	113.8 ～ 515.0
效应型辅助性T细胞（Te）	$CD4^+CD45RA^+CD62L^-$	0.5 ～ 5.9	3.1 ～ 62.9
中央记忆性辅助T细胞（Tcm）	$CD4^+CD45RA^-CD62^+$	22.7 ～ 54.8	102.6 ～ 539.9
效应型记忆性辅助T细胞（Tem）	$CD4^+CD45RA^-CD62L^-$	9.7 ～ 45.6	52.1 ～ 397.9
初始杀伤性T细胞（Tn）	$CD8^+CD45RA^+CD62L^+$	1.9 ～ 63.1	59.0 ～ 431.3
效应型杀伤性T细胞（Te）	$CD8^+CD45RA^+CD62L^-$	6.0 ～ 56.5	26.2 ～ 281.4
中央记忆性杀伤T细胞（Tcm）	$CD8^+CD45RA^-CD62L^+$	0.2 ～ 35.3	26.3 ～ 319.9
效应型记忆性杀伤T细胞（Tem）	$CD8^+CD45RA^-CD62L^-$	8.4 ～ 45.9	3.2 ～ 279.3

【影响因素】

同T淋巴细胞。

【临床解读】

1. 生理性变化　随着年龄的增长，通过CD45RA和CD62L定义的初始细胞数量会随衰老过程逐渐减少，记忆细胞逐渐增加。

2. T淋巴细胞分化亚群与实体肿瘤

（1）辅助评价细胞免疫功能状态：多种实体肿瘤患者外周血中$CD3^+$ T、$CD4^+$ T、$CD8^+$ T细胞细胞绝对数的下降，而比例无明显变。

（2）评估预后：外周血正向调节细胞免疫应答的T细胞功能亚群细胞绝对数与患者预后呈正相关，免疫负向调节亚群（Treg细胞）或衰老亚群（$CD8^+CD28^-$ T）比例的上升是预后不良的危险因素；外周血Tn细胞和Tm细胞基线水平尤其是T记忆干细胞（stem memory T cell，Tscm）和Tem细胞的比例与持续临床获益和预后呈正相关；终末分化阶段的衰老T细胞的比例与预后可呈负相关。

3. T淋巴细胞分化亚群与其他疾病　在淋巴造血系统肿瘤如B淋巴细胞增殖性疾病、骨髓增生异常综合征中存在免疫失衡；在重症联合免疫缺陷新生儿筛查中，$CD4^+CD45RA$＋初始细胞＜20%可初步评估为阳性，$CD3^+$ T细胞＞$0.3×10^9$/L、＜$1.0×10^9$/L，$CD4^+CD45RO$＋记忆细胞＞80%时可考虑Omenn综合征。

（六）程序性细胞死亡受体-1（programmed cell death protein 1，PD-1）

【参考区间】

流式细胞仪法，全血，成人。

1.相对计数

$CD3^+PD-1^+$ 占 $CD3^+$ 细胞百分比：6.50% ～ 22.40%；

$CD8^+PD-1^+$ 占 $CD8^+$ 细胞百分比：5.30% ～ 32.90%。

2.绝对计数

$CD3^+PD-1^+$ 细胞绝对数：75.1 ～ 393.6细胞/μl；

$CD8^+PD-1^+$ 细胞绝对数：23.2 ～ 224.6细胞/μl。

各实验室应建立自己的参考区间。

【影响因素】

同T淋巴细胞。

【临床解读】

PD-1是一种抑制性免疫分子，T淋巴细胞、B淋巴细胞、自然杀伤细胞、活化单核细胞、树突状细胞和巨噬细胞等多种免疫细胞表达。PD-1与其配体PD-L1和PD-L2的结合，传递抑制信号，加速了活化淋巴细胞的凋亡，从而控制免疫耐受和避免过激的自身免疫反应。

$PD-1^+$ T细胞水平升高，提示T细胞耗竭程度加重，常见于肿瘤、细菌和病毒感染后；实体肿瘤如NSCLC患者 $CD8^+$ $PD-1^+$ T、$CD4^+$ $PD-1^+$ T细胞基线表达水平高，免疫检查点抑制剂（immune checkpoint inhibitors，ICI）治疗可能获得更大的临床获益和更佳的预后；ICI治疗后 $PD-1^+$ $CD8^+$ T细胞的功能状态变化与临床应答密切相关，如NSCLC、黑色素瘤患者治疗后外周血 $PD-1^+$ $CD8^+$ T细胞 Ki-67 的水平增高程度与持续临床获益和预后呈正相关；格菲妥单抗治疗弥漫大B细胞淋巴瘤过程中，患者T细胞活化标志物如Ki-67、HLA-DR、PD-1和Tim3升高，提示长期T细胞活化，抗肿瘤活性增强。

（七）CD28（cluster of differentiation 28，CD28）

【参考区间】

流式细胞仪法，全血，成人。

1.相对计数

$CD3^+CD4^+CD28^+$ 占 $CD4^+$ 细胞百分比：76.3% ～ 99.9%；

$CD3^+CD8^+CD28^+$ 占 $CD8^+$ 细胞百分比：26.0% ～ 88.9%。

2.绝对计数

$CD3^+CD4^+CD28^+$ 细胞绝对数：332.0 ～ 1333.7细胞/μl；

$CD3^+CD8^+CD28^+$ 细胞绝对数：117.2 ～ 804.9细胞/μl。

各实验室应建立自己的参考区间。

【影响因素】

同 T 淋巴细胞。

【临床解读】

CD28$^+$ T 细胞为功能性 T 细胞，包括初始 T 细胞和早期阶段记忆 T 细胞，反映细胞免疫储备能力；CD28$^-$ T 细胞包括晚期记忆 T 细胞和终末分化的效应细胞，具有杀伤功能，但增殖能力和存活能力差，反映 T 细胞无能和衰老。

1. 生理性变化　免疫衰老是衰老过程中免疫系统功能逐渐下降的现象，随着年龄的增长，T 细胞表面 CD28 的表达水平通常会下降。这种下降在 CD8$^+$ T 细胞上尤为明显，导致所谓的"CD28null"或"CD28$^-$"T 细胞群体的增加。

2. 病理性变化　CD4$^+$ CD28$^-$ T 细胞在急性冠脉综合征、巨细胞病毒感染、自身免疫性疾病如类风湿关节炎、系统性红斑狼疮、抗中性粒细胞胞质抗体相关性血管炎、原发性干燥综合征特发性炎症性肌病中水平升高；实体肿瘤患者 CD28$^-$ T 细胞的比例上调，提示预后不良；CD28 表达异常减少或缺如可见于 CD28 基因变异导致的 CD28 缺陷。

（八）T 淋巴细胞线粒体功能（T lymphocyte mitochondrial function）

【参考区间】

流式细胞仪法，全血，成人　见表 6-9。

表 6-9　T 淋巴细胞线粒体功能参考区间

检验项目	免疫分子标志	线粒体质量（MM）	线粒体低膜电位（%）（MMP-Low）
初始辅助性 T 细胞（Tn）	CD4$^+$CD45RA$^+$CD62$^+$	0.8 ～ 7.8	0.3 ～ 28.1
效应型辅助性 T 细胞（Te）	CD4$^+$CD45RA$^+$CD62L$^-$	0.7 ～ 11.0	4.7 ～ 62.5
中央记忆性辅助 T 细胞（Tcm）	CD4$^+$CD45RA$^-$CD62L$^+$	1.0 ～ 10.7	1.8 ～ 19.6
效应型记忆性辅助 T 细胞（Tem）	CD4$^+$CD45RA$^-$CD62L$^-$	1.0 ～ 10.0	1.8 ～ 19.6
初始杀伤性 T 细胞（Tn）	CD8$^+$CD45RA$^+$CD62$^+$	0.7 ～ 4.1	1.9 ～ 63.6
效应型杀伤性 T 细胞（Te）	CD8$^+$CD45RA$^+$CD62L$^-$	0.6 ～ 8.6	2.6 ～ 66.0
中央记忆性杀伤 T 细胞（Tcm）	CD8$^+$CD45RA$^-$CD62L$^+$	0.9 ～ 9.8	1.7 ～ 42.5
效应型记忆性杀伤 T 细胞（Tem）	CD8$^+$CD45RA$^-$CD62L$^-$	0.9 ～ 9.8	1.7 ～ 42.5

【影响因素】

同 T 淋巴细胞。

【临床解读】

线粒体是细胞内氧化磷酸化和合成三磷酸腺苷（ATP）的主要场所，细胞生命活动所需的能量95%来自线粒体。线粒体还参与细胞分化、细胞信息传递和细胞凋亡等过程，并拥有调控细胞生长和细胞周期的能力。线粒体膜电位（mitochondrial membrane potential，MMP）代表免疫细胞代谢水平的实际状态，反映机体免疫功能的即时状态，MMP越高，ATP生产速率越高；线粒体质量（mitochondrial mass，MM）代表线粒体内膜呼吸链上的有效蛋白含量，反应免疫细胞代谢能力的实际上限，反映机体免疫力的实际强弱，MM值越高，ATP生产速率越高。

1.线粒体指标与免疫状态　见表6-10。

表6-10　线粒体指标与免疫状态

线粒体指标	免疫状态	临床解读
MM ↑ MMP-Low% ↑	免疫耗竭	淋巴细胞的免疫功能经过长期激活进入失能状态，常见于肿瘤晚期患者或多发转移
MM ↓ MMP-Low% ↓	免疫效应能力低下	相应的淋巴细胞虽然正在发挥免疫清除，但清除能力较低，表现为杀伤性物质分泌不足，常见于营养状况较差的患者
MM ↓ MMP-Low% ↑	免疫抑制	相应淋巴细胞尚未开始执行免疫清除，一般认为是来自肿瘤的免疫逃逸或抑制，常见于肿瘤早期患者；自身免疫性疾病有效治疗后；重度抑制可见于多重耐药菌或罕见菌群感染
MM ↑ MMP-Low% ↓	免疫过度激活	相应的淋巴细胞正在执行免疫效应，但效应能力可能超出机体可承受范畴，容易出现各类并发症，主要出现在放疗、免疫治疗或联合治疗导致的免疫相关不良反应（immune related adverse events，irAE）；机体发生病原体感染后；未经有效治疗的自身免疫性疾病患者或疾病的活动期

2. T淋巴细胞亚群与免疫状态　表6-11。

表6-11　线粒体指标与免疫状态

初始T细胞（Tn）	效应T细胞（Te）	效应型记忆T细胞（Tem）	中央型记忆T细胞（Tcm）	免疫状态
/	免疫耗竭	免疫耗竭	/	免疫耗竭
活化能力极差	免疫清除能力极差	免疫监视和清除能力极差	分化增殖能力极差	严重免疫抑制
活化能力较弱	免疫清除能力较弱	免疫监视和清除能力较弱	分化增殖能力较弱	免疫抑制
容易活化	正在免疫清除或免疫效应过强	正在免疫清除或免疫效应过强	分化增殖能力过强	免疫过激
极度容易活化	可致自身免疫性疾病	可致自身免疫性疾病	/	严重免疫过激

（九）外周血浆母细胞（plasmablast cell）

【参考区间】

流式细胞仪法，全血，成人。

1. 相对计数

浆母细胞CD45dimCD3$^-$CD14$^-$CD27$^+$CD38briCD19dim$^{+/-}$占CD19$^+$细胞百分比：0.9%～9.4%。

记忆B细胞CD45dimCD3$^-$CD14$^-$CD27$^+$CD19$^+$占CD19$^+$细胞百分比：9.8%～54.0%。

纯真B细胞CD45dimCD3$^-$CD14$^-$CD27$^-$CD19$^+$占CD19$^+$细胞百分比：45.7%～90.0%。

2. 绝对计数

浆母细胞CD45dimCD3$^-$CD14$^-$CD27$^+$CD38briCD19dim$^{+/-}$细胞绝对数：1.3～19.9细胞/μl。

记忆B细胞CD45dimCD3$^-$CD14$^-$CD27$^+$CD19$^+$细胞绝对数：21.0～162.2细胞/μl。

纯真B细胞CD45dimCD3$^-$CD14$^-$CD27$^-$CD19$^+$细胞绝对数：38.0～356.3细胞/μl。

【影响因素】

同T淋巴细胞。

【临床解读】

浆母细胞作为浆细胞的前体，既可分泌大量自身免疫抗体，参与自身免疫性疾病的发生；又可分化为长寿浆细胞，长时间内持续分泌自身免疫抗体，对疾病造成长远的影响。

1.浆母细胞与自身免疫性疾病进展和预后 浆母细胞与系统性红斑狼疮、干燥综合征、IgG$_4$相关疾病等疾病活动度的变化呈正相关,其水平增高提示疾病处于活动期或有复发风险;外周血浆母细胞基线水平与疾病预后相关,水平低提示预后好。

2.浆母细胞与自身免疫性疾病治疗 外周血浆母细胞可用于预测B细胞靶向治疗应答情况,水平升高患者提示可能为B细胞靶向治疗受益人群;治疗有效后外周血浆母细胞水平下降;动态监测外周血浆母细胞水平,可用于调整治疗药物剂量和治疗周期。

(十)中性粒细胞CD64指数(neutrophil CD64 index,nCD64)

【参考区间】

流式细胞仪法,全血,成人 0.2 ~ 1.03。

各实验室应建立自己的参考区间。

【影响因素】

标本采集前抗菌药物的使用或标本检测前在室温长时间的放置会导致假阴性结果,INF-γ、GM-CSF治疗后会导致假阳性结果,其他同T淋巴细胞。

【临床解读】

CD64是免疫球蛋白IgG的Fc段受体1,属免疫球蛋白超家族的成员,主要表达在巨噬细胞、树突状细胞及单核细胞的表面,中性粒细胞表面表达微量或者不表达。但在机体感染或细菌内毒素大量入侵时,中性粒细胞受到细菌脂多糖或IL-8、IL-12、TNF-α、INF-γ、G-CSF等免疫调节因子刺激后,nCD64在4 ~ 6h表达上调,在缺乏刺激因素的情况下,48h后开始下调,并在7d内恢复到基线水平。

1.生理性变化 nCD64的表达无性别差异,但新生儿表达高于成人,妊娠妇女高于未妊娠者,老年人高于成年人。使用重组γ-干扰素和中性粒细胞集落刺激因子治疗时,可引起CD64升高。

2.nCD64与感染性疾病 nCD64是细菌感染的早期标志物,细菌感染后迅速升高,表达水平与感染严重程度密切相关,且不受疾病活动性、药物使用、酒精暴露、种族来源等因素的影响;病毒及其他病原体感染后一般不升高或轻度升高,但在EB病毒、巨细胞病毒、汉坦病毒和羔虫病东方体感染时也会升高;nCD64是脓毒症早期诊断标志物,与脓毒症严重程度和器官衰竭程度呈正相关。

3.nCD64与自身免疫性疾病 nCD64可用于鉴别自身免疫性疾病是否合并感染,nCD64不受疾病活动期或类固醇、抗风湿药物及生物剂使用的影响,在自身免疫性疾病中通常不升高,当继发感染时表现为明显升高。

4.nCD64与术后感染监测 由于机体免疫应激反应,正常术后会导致细胞因子和生物标志物的释放,引起CD64表达升高,通常1 ~ 3d达到峰值,5d左右恢复正常。若nCD64升高异常或持续升高,应考虑是否合并感染。

（十一）单核细胞HLA-DR表达率（monocyte HLA-DR，mHLA-DR）

【参考区间】

流式细胞仪法，全血，成人　＜30%提示免疫麻痹。

各实验室应建立自己的参考区间。

【影响因素】

同T淋巴细胞。

【临床解读】

单核巨噬细胞表面的HLA-DR是外来抗原提呈过程中最重要的分子，当病原微生物入侵时，细胞活化通过HLA-DR将有效抗原成分呈递给淋巴细胞，提供给T细胞活化第一刺激信号，机体进行免疫应答过程。

1. mHLA-DR与脓毒症　mHLA-DR能识别脓毒症免疫抑制患者和评估预后，成人和新生儿脓毒症患者外周血mHLA-DR表达水平较健康对照者明显下降，降低的幅度和持续时间与病情恶化有关；免疫调理治疗过程中，mHLA-DR水平升高可能与降低继发感染和病死率有关。

2. mHLA-DR与其他疾病　创伤、烧伤、手术和肿瘤等患者外周血中mHLA-DR下降，提示免疫功能降低，发生感染或病情恶化的风险增高；在噬血细胞性淋巴组织细胞增多症或细胞因子释放综合征中，单核细胞活化，mHLA-DR升高。

（十二）细胞因子（cytokine，CK）

【参考区间】

流式细胞仪法，血浆，成人　表6-12。

表6-12　细胞因子参考区间（pg/ml）

检验项目	参考区间
白细胞介素1β（IL-1β）	0～12.4
白细胞介素2（IL-2）	0～7.5
白细胞介素4（IL-4）	0～8.56
白细胞介素5（IL-5）	0～3.1
白细胞介素6（IL-6）	0～5.4
白细胞介素8（IL-8）	0～20.6
白细胞介素10（IL-10）	0～12.9
白细胞介素12p70（IL-12p70）	0～3.4
白细胞介素17（IL-17）	0～21.4
肿瘤坏死因子α（TNF-α）	0～16.5
γ-干扰素（IFN-γ）	0～23.1
α-干扰素（IFN-α）	0～8.5

各实验室应建立自己的参考区间。

【影响因素】

未使用新鲜采集的EDTA抗凝血；标本发生凝血、溶血、黄疸或脂血；血液采集后未在4h内送至实验室；标本处理不当，需及时分离出血浆；标本保存不当，在常温或4℃冰箱超过24h；加样不准确；标记后未及时上机检测；检测试剂变质或污染；未使用标准化的圈门策略或圈门不准确等对检测结果有影响。

【临床解读】

细胞因子是由免疫细胞（如单核细胞、巨噬细胞、T细胞、B细胞、NK细胞等）和某些非免疫细胞（内皮细胞、表皮细胞、纤维母细胞等）经刺激而合成、分泌的一类具有广泛生物学活性的小分子蛋白质，具有调节固有免疫和适应性免疫应答、促进造血、刺激细胞活化、增殖和分化等功能，参与机体免疫反应和炎症反应。

1. 细胞因子与细胞因子风暴　感染、创伤、肿瘤放化疗、CAR-T或单抗药物治疗后等可引起细胞因子风暴，当多种细胞因子同时升高或单种细胞因子显著升高时提示细胞因子风暴发生风险高；区分机体炎症状态：多种促炎因子如IL-1β、IL-6、IL-12、TNF-α等显著升高提示可能存在全身炎症反应，抗炎因子如IL-4、IL-10等显著升高提示可能存在代偿性抗炎反应综合征，促炎因子和抗炎因子同时升高提示可能存在混合性拮抗反应综合征。

2. 细胞因子与感染　区分感染类型：细菌感染时以IL-6或IL-6和IL-10同时升高为主，病毒、结核、真菌感染时IFN-γ升高为主；区分感染性和非感染性炎症：非感染性炎症一般IL-8显著升高，而感染性炎症中细菌感染以IL-6或IL-6和IL-10同时升高为主，病毒、结核、真菌感染时IFN-γ升高为主。

3. 细胞因子与手术创伤应激反应　手术创伤应激反应导致细胞因子异常，一般术后2～3d恢复正常，如出现持续升高则提示感染风险大。

4. 细胞因子与肿瘤　多种实体肿瘤患者外周血中免疫抑制细胞因子和促肿瘤细胞因子如IL-6、IL-8、IL-10、TGF-β等水平增高，免疫激活细胞因子如IL-12水平下降；外周血IL-6、IL-8、IL-10等基线水平与肿瘤分期、肿瘤大小、疾病进展等呈正相关，与患者预后呈负相关；放疗、化疗或联合治疗后出现细胞因子如IL-6显著升高，提示可能发生免疫治疗不良反应（irAE）。

5. 细胞因子与过敏性疾病　2型炎症型哮喘出现2型细胞因子IL-4、IL-5、IL-13高表达；而非2型炎症性哮喘IL-17、IL-1β、IL-6、TNF-α升高。

二、造血干细胞计数（hemopoietic stem cell，HSC）

【参考区间】

流式细胞仪法，外周全血，成人。

1. 相对计数

外周血：CD34$^+$活细胞占有核细胞百分比：0.006%～0.045%。

2. 绝对计数

外周血：CD34$^+$活细胞绝对数：0.32～3.5细胞/μl。

各实验室应建立自己的参考区间。

【影响因素】

骨髓或外周血白细胞要用PBS稀释至$1×10^6$/ml后进行免疫标记，并注意设立相应的同型对照，其他同T淋巴细胞。

【临床解读】

1. 自体造血干细胞移植（auto-HSCT）中外周血造血干细胞动员采集

（1）成人急性白血病：给予粒细胞集落刺激因子（G-CSF）动员后，造血恢复期每日监测外周血CD34$^+$细胞计数，患者CD34$^+$细胞计数（0.015～0.02）×10^9/L时开始采集。如外周血采集CD34$^+$细胞总量不足（连续2d，$<1×10^6$/kg），可采集骨髓作为补充。

（2）淋巴瘤：优质动员目标值为CD34$^+$细胞≥$5×10^6$/kg，达标动员目标值为CD34$^+$细胞≥$2×10^6$/kg，未达标但CD34$^+$细胞≥$1×10^6$/kg（单个核细胞数≥$2×10^8$/kg）也可根据患者情况考虑行auto-HSCT。

（3）多发性骨髓瘤：动员后外周血中CD34$^+$细胞达到10个/μl作为采集的阈值，达到20个/μl容易获得采集成功。

2. 造血干细胞移植物中CD34$^+$细胞剂量控制　成人急性白血病auto-HSCT中CD34$^+$细胞输注剂量$>2×10^6$/kg；儿童AML脐血干细胞移植以CD34$^+$细胞$>1.5×10^5$/kg（患者体重）作为中国公共脐血库中初筛标准之一，如果HLA 6/6位点相合，CD34$^+$细胞可降低至$>1.2×10^5$/kg（患者体重），初筛脐血复苏后，要求CD34$^+$细胞活力$>90%$；对于异基因干细胞移植，外周血CD34$^+$细胞采集和输注量一般采用≥$2×10^6$/kg。

三、人白细胞抗原B27（human leukocyte antigen B27，HLA-B27）

【参考区间】

流式细胞仪法，全血，成人　0～150道。

各实验室应建立自己的参考区间。

【影响因素】

获取的细胞中至少2%为T淋巴细胞，以保证软件能够设门，CD3$^+$和CD3$^-$细胞群要能清楚分开，软件能够识别；其他同T淋巴细胞。

【临床解读】

HLA-B27抗原的表达与强直性脊柱炎有高度相关性，超过90%的强直性脊柱炎患者HLA-B27抗原表达为阳性，健康人群中仅6% ～ 8%为阳性，而强直性脊柱炎由于症状与许多疾病相似而难以确诊，因此HLA-B27的检测在疾病的诊断中有着重要意义。此外，许多其他疾病与HLA-B27抗原的表达有或多或少的相关性，如Reiter's综合征，HLA-B27阳性率为70% ～ 90%；银屑病性关节炎，HLA-B27阳性率为40% ～ 50%；葡萄膜炎，HLA-B27阳性率为40% ～ 50%等。

四、白血病免疫分型（leukemia immunophenotyping）

【参考区间】

流式细胞仪法，全血，未见异常细胞。

【影响因素】

骨髓样本优先选择肝素抗凝，外周血样本可选择EDTA或肝素抗凝，尽量在12h内处理，EDTA抗凝样本保存不宜超过48h，肝素抗凝不宜超过72h；免疫分型时白细胞要用PBS稀释至$1×10^7$/ml，取50 ～ 100μl/管标记，微量残留（MRD）检测需至少获取$1×10^6$细胞，取200μl/管标记，不得＞250μl；宜采用CD45/SSC设门进行分析，去除细胞碎片、死细胞、红细胞、黏连细胞及气泡的干扰；同时需设同型对照及阴性对照，减少假阳性；其他同T淋巴细胞。

【临床解读】

白血病免疫分型主要用于分析骨髓、外周血或体液中异常免疫表型细胞，对白血病诊断、分型、治疗、预后判断，微量残留的检测及发病机制的研究都具有较重要的作用。

1.发现异常细胞　根据正常造血细胞分化发育规律中免疫分子标志变化特点，分析有无异常抗原表达模式的细胞。

2.造血及淋巴组织肿瘤诊断与分类　参照2022版《WHO造血与淋巴组织肿瘤分类》中免疫表型辅助诊断和分类；对于系列不明的急性白血病或混合表型急性白血病参照WHO或欧洲白血病免疫分型协作组（EGIL）等提出的标准进行系别判定，如WHO 2008版提出的不同系列标准，髓系标准：cMPO或单核细胞分化（至少2个标志：NSE、CD11c、CD64、CD14、溶菌酶)；T系标准：c/mCD3；B系标准：CD19、cCD79a、cCD22、CD10。

3.微量残留病（MRD）检测　参照初诊白血病样本时鉴定出白血病相关免疫表型（leukemia-associated immunophenotyping，LAIP），即在正常骨髓和外周血中不表达或表达比例较低的免疫表型，结合正常骨髓细胞表型相鉴别（different from normal，DFN）作为后续检测MRD的主要标志，监测白血病治疗。

五、血小板膜糖蛋白
（platelet membrane glycoprotein，GP）

【参考区间】

流式细胞仪法，全血，成人　见表6-13。

表6-13　血小板膜糖蛋白参考区间（%）

检测项目	计算方法	参考区间
CD41 膜糖蛋白	$CD41^+/PLT$	$60 \sim 100$
CD42a 膜糖蛋白	$CD42a^+/CD41^+$	$80 \sim 100$
CD42b 膜糖蛋白	$CD42b^+/CD41^+$	$80 \sim 100$
CD61 膜糖蛋白	$CD61^+/PLT$	$60 \sim 100$
活化血小板 CD62P	$CD62P^+/CD61^+$	$0.01 \sim 3$

【影响因素】

未空腹或餐后2h采血；未使用专用CTAD采血管采血；未在2h内送检；多项目采血未按要求采血：应先抽其他抗凝管，使用第二管以后的采血管进行血小板活化检测。若只要该项目，可采集两管血，第一管弃用；采集过程挤压到采血针的软管，止血带捆绑时间太长或剧烈拍打肘部；采血后未在1min内轻摇混匀（颠倒180°，3～4次）并立刻竖直立于试管架上；标本运输至过程中剧烈摇晃；标本采集后未2～8℃保存，未在4h内检测完毕。

【临床解读】

1.血小板膜糖蛋白与血栓前状态及血栓性疾病　血小板活化标志物尤其是CD62P增高，提示体内可能处于血栓前状态或有局部血栓形成，对心肌梗死、脑血管血栓形成、深静脉血栓形成、脑栓塞和肺栓塞等血栓性疾病和慢性病患者不良心血管事件的发生有重要的预警和诊断作用。

2.血小板膜糖蛋白与抗血小板治疗　抗血小板治疗期间，定期动态监测血小板活化等指标，了解个体对抗血小板药物的反应性，评估出血和缺血风险，有助于制订抗血小板治疗策略。

3.血小板膜糖蛋白与血小板缺陷性疾病　CD41和CD61减少或缺失是血小板无力症的诊断指标；CD42a和CD42b减少或缺失是巨大血小板综合征的诊断指标；CD62P减少或缺失可见于灰色血小板综合征、α颗粒与致密颗粒联合缺陷症患者。

4.血小板膜糖蛋白与血小板输注　血库中储存血小板有时间依赖性的活化现象，检测血小板活化指标如CD62，可对有效血小板进行筛选，提高血小板输注的有效性。

六、DNA倍体分析（DNA ploidy analysis）

【参考区间】

流式细胞仪法，全血，成人，正常细胞DI指数为1。

【影响因素】

1.实验应设正常对照，一般以人外周血淋巴细胞作为正常二倍体参照，若检测标本为组织，则应以同种正常组织细胞为参照。

2.人为因素造成的死细胞都会影响荧光参数。死细胞会成为G0/G1期前峰，可误认为是亚二倍体峰或凋亡峰。死亡细胞超过20%，试验结果多不可靠。

【临床解读】

DNA的非整倍体出现与癌变率和癌前病变增生程度有关，是癌前病变的一个重要指标。DNA非整倍体出现是鉴别良性与恶性肿瘤的特异性指标：良性肿瘤和正常组织良性增生不出现DNA非整倍体细胞而恶性肿瘤常可出现异倍体细胞，实体瘤以超三倍体或多倍居多。实体恶性肿瘤的非整倍体出现率＞70%，淋巴瘤和白血病以亚二倍体居多，出现率达50%。交界性肿瘤形态学介于良、恶性之间难以鉴别，如果交界性肿瘤出现异倍体即已具有恶性特征，尽管病理形态学尚不能证实，也应视为恶性。非整倍体的肿瘤恶性程度高，复发率高转移率高，预后差。近二倍体和二倍体肿瘤，预后差。但少数肿瘤DNA分析对预后无判断价值。

七、P-糖蛋白（P-glycoprotein，P-gP）

【参考区间】

流式细胞仪法　成人：P-gP＋≤0.05（5%）（全血）。

各实验室应建立自己的参考区间。

【影响因素】

获取的细胞中至少2%为T淋巴细胞，以保证软件能够设门，CD3$^+$和CD3$^-$细胞群要能清楚分开，软件能够识别；其他同T淋巴细胞。

【临床解读】

P-gP是一种相对分子质量为170 000的跨膜糖蛋白（P170），它具有能量依赖性"药泵"功能。已证实P-gP与多重耐药相关，许多常用化疗药物均为P-gP的底物，细胞会通过P-gP介导的主动转运，将药物转运到细胞外，降低了细胞内的药物浓度使细胞产生耐药性。化疗前P-gP表达与化疗效果呈负相关；化疗后P-gP表达升高，如乳腺癌、急性髓细胞性白血病、多发性骨髓瘤等，化疗后高表达的肿瘤与预后不佳有关，如骨肉瘤、卵巢癌、非霍奇金淋巴瘤、急性淋巴细胞白血病、慢性淋巴细胞白血病等。

八、阿尔茨海默病体液标志物（fluid biomarkers of Alzheimer's disease）

【参考区间】

流式细胞仪法，成人，血浆 见表6-14。

表6-14 阿尔茨海默病体液标志物参考区间（pg/ml）

检验项目	简称	参考区间
β淀粉样蛋白1-42	Aβ1-42	≥6.20
β淀粉样蛋白1-40	Aβ1-40	/
Aβ1-42/40	/	≥0.09
磷酸化Tau蛋白181	p-Tau181	≤1.30

各实验室应建立自己的参考区间。

【影响因素】

1.要新鲜采集的EDTA抗凝血，不能发生凝血、溶血、黄疸和脂血，血液采集后4h内送至实验室。

2.血液采集后需及时分离出血浆，如不能及时检测血浆需保存常温下不得超过8h，在4℃冰箱不超过24h，超过24h检测需保存于-20℃或-80℃冰箱，可保存6个月；样本不可反复冻融；加样要准确；标本制备后应尽快上机检测。临床脑脊液标本采集常受限，一般采集血液分离血浆进行检测。

3.其他同T淋巴细胞亚群。

【临床解读】

目前认为β淀粉样蛋白沉积导致老年斑和Tau蛋白异常磷酸化引起神经纤维缠结是阿尔茨海默病（Alzheimer's disease，AD）主要的病理过程，其中Aβ1-42、Aβ1-40、p-Tau181作为AD的核心标志物，可用于AD的早期筛查、辅助诊断和长期随访等。

早期筛查中，脑脊液Aβ1-42、Aβ1-42/40、p-Tau分别在发展为AD痴呆前18年、14年、11年就开始变化，血浆p-Tau181可将AD患者和认知正常的老年人区别开来，血浆Aβ1-42/40在AD出现症状前的早期阶段已出现变化，且与Aβ-PET和脑脊液Aβ1-42/40具有良好的一致性。

Aβ1-42和Aβ1-42/40降低、p-Tau181升高是AD的特征性改变。体液标志物与AD分期相关，脑脊液和血浆Aβ 1-42/40、p-Tau181是初始期标志物。

长期随访中，在认知正常和轻度认知障碍的人群中，脑脊液Aβ1-42和t-Tau异常者发展为AD的风险高。多种血浆和脑脊液标志物有一致的变化趋势，其中p-Tau181、p-Tau217、Aβ1-42/40异常预测轻度源性认知障碍患者发展为AD的风险高。

第三节　感染性疾病检验

一、甲型肝炎病毒抗体（anti-hepatitis A virus antibody）

【参考区间】

化学发光法，血清　抗HAV-IgM：< 1.00S/CO；抗HAV-IgG：< 1.00S/CO。

【影响因素】

1.标本严重脂血、溶血、黄疸和纤维蛋白原残留、反复冻融或冻融后未充分混匀等外源性因素干扰检测结果；类风湿因子、补体、嗜异性抗体、自身抗体、溶菌酶等内源性因素造成的假阳性结果。

2.标本中待测抗原/抗体含量过高，造成抗原–抗体比例不合适，出现钩状效应导致假阴性。

3.检测"窗口期"、免疫功能受损或接受免疫抑制剂治疗可导致假阴性结果。

【临床解读】

甲型肝炎病毒（hepatitis A virus，HAV）属于小RNA病毒科，为嗜肝RNA病毒，在体内主要在肝细胞内进行复制，主要通过粪–口途径传播。HAV感染可引起典型的感染性黄疸，感染的病程及严重性随患者年龄而加重。除少数急性暴发性感染和合并乙肝或丙肝的致命性感染外，HAV感染病程多在2～4周，且感染后可获得终生免疫。

抗HAV包括IgM抗体和IgG抗体，可在临床或亚临床症状出现前乃至更早时期即可呈现阳性。血清抗HAV-IgM在急性感染1～4周出现，3个月后滴度下降，6个月后则不易测出，抗HAV-IgM阳性是近期感染的标志。抗HAV-IgG出现较抗HAV-IgM稍晚，可长期或终身存在。抗HAV-IgG阳性表示既往感染，意味着对HAV感染有免疫力。血清IgG抗体阳性还可见于接种HAV疫苗之后、通过母体获得或输注含IgG抗体的血液制品尤其是免疫球蛋白制品。

二、乙型肝炎病毒血清标志物

乙型肝炎病毒（hepatitis B virus，HBV）属于有包膜的嗜肝DNA病毒科，主要经血和血制品、母婴、破损的皮肤和黏膜及性接触传播。常用的HBV血清学标志物包括抗原抗体系统，具体见表6-15，俗称乙肝五项，是经典的HBV血清标志物。抗-HBc IgM和PreS1 Ag作为乙肝五项的补充指标，在临床中也经常使用。

（一）乙肝五项

【参考区间】

化学发光法，血清　见表6-15。

表6-15　乙肝五项参考区间

项目名称	正常值
乙型肝炎病毒表面抗原（HBsAg）	＜0.05U/ml
乙型肝炎病毒表面抗体（抗-HBs）	＜10mU/ml
乙型肝炎病毒e抗原（HBeAg）	＜0.1U/ml
乙型肝炎病毒e抗体（抗-HBe）	＜0.15PE U/ml
乙型肝炎病毒核心抗体（抗-HBc）	＜0.7PE U/ml

【影响因素】

1.窗口期和S基因突变可出现HBsAg阴性反应；HBV疫苗接种后，短时间（1周）内血清中可以检测到HBsAg，导致HBV感染的假阳性结果。

2.其他同甲型肝炎病毒抗体。

【临床解读】

HBV血清标志物或靶基因检测只能说明机体是否感染HBV病毒，乙型肝炎的临床诊断还需依据临床症状、超声、组织弹性成像、组织病理学、肝细胞损伤的实验诊断标志物等进行综合诊断和评估。

HBsAg是HBV感染后首先出现的血清标志物，在急性肝炎潜伏期即可出现阳性反应，早于临床症状和肝功能异常1～7周，在感染的全程均可呈阳性反应。HBsAg阳性反应表示肝细胞中HBV转录翻译活跃，阴性反应不能完全排除HBV感染。HBsAg定量对了解慢性乙型肝炎病程及病毒感染情况有明显作用，HBeAg阴性者抗病毒治疗时，HBsAg的下降速度是判断其清除率的主要依据，下降速度快的患者发生HBsAg清除的概率更大。HBsAg再次升高意味着病毒复发或进入活动期。HBsAg定量可作为判断治疗终点的指标，HBsAg转阴并出现抗-HBs是HBV感染抗病毒治疗的最终目标。

抗-HBS是一种HBV保护性抗体，可用于监测HBV免疫接种效果，可以评估个体感染病毒的风险。阳性反应表示机体对HBV有免疫力，见于HBV感染恢复期、既往感染或乙肝疫苗接种后，一般认为，疫苗接种后，抗-HBs血清浓度大于10mIU/ml才有保护作用，效价低的应该加强免疫。

　　HBeAg一般仅见于HBsAg阳性者，与HBV复制成正比。HBeAg阳性反应表示HBV传染性较强，患者处于高感染低应答期，阳性反应持续超过3个月的患者，有向慢性转化的倾向。HBeAg阳性患者同时定量监测HBsAg和HBeAg，作为疗效观察和预后判断的指标。

　　抗-HBe多出现于急性乙型肝炎恢复期、慢性乙型肝炎、肝硬化或无症状HBV携带者，可长期存在，无保护作用。HBeAg消失伴抗-HBe出现称为HBeAg的血清转换，是慢性乙型肝炎治疗的近期目标。

　　抗-HBc包括IgM和IgG，IgM在发病第一周即可出现，6个月内消失，活动期慢性乙型肝炎患者可持续存在，是HBV急性感染的早期指标和病毒复制标志。IgG在血清中可长期存在，是既往感染的标志。

　　HBV血清标志物可呈现多种模式，常见模式及结果解读如下（表6-16）。

表6-16　乙型肝炎病毒标志物常见模式与结果解读

乙型肝炎病毒血清标志物常见模式					临床意义或结果解释
HBsAg	抗-HBs	HBeAg	抗-HBe	抗-HBc	
-	-	-	-	-	无HBV感染，未接种疫苗；不能排除潜伏期感染
-	+	-	-	-	既往感染或疫苗接种者，有免疫力
-	+	-	-	+	HBV感染后恢复，有免疫力
+	+	-	-	+	HBV感染后HBsAg血清转换期；不同亚型HBV感染
-	+	-	+	+	HBV感染后恢复，有免疫力
-	+	-	+	+	HBV感染后HBsAg血清转换期；不同亚型HBV感染
+	-	-	-	-	HBV感染早期
+	-	-	-	+	HBV感染慢性活动期
+	-	-	+	+	急性HBV感染血清转换；慢性HBV携带者（小三阳）
+	-	+	-	-	潜伏期或急性HBV感染早期，病毒复制活跃，传染性强
+	-	+	-	+	急性或慢性HBV感染；病毒复制活跃，传染性强（大三阳）
+	-	+	+	+	HBV感染后HBeAg血清转换期，机体由免疫耐受转为免疫激活，传染性降低；HBeAg浓度过高导致的抗-HBe假阳性

续表

乙型肝炎病毒血清标志物常见模式					临床意义或结果解释
HBsAg	抗-HBs	HBeAg	抗-HBe	抗-HBc	
–	–	–	–	+	既往感染，感染早期；低水平慢性感染；无症状携带；S基因突变
–	–	–	+	+	既往感染或感染恢复期；初次发现建议定期监测，多年稳定者可视为正常

（二）乙型肝炎病毒前S₁抗原和抗前S₁抗体

【参考区间】

化学发光法，血清 乙型肝炎病毒前 S_1 抗原（Pre-S$_1$）：阴性；乙型肝炎病毒抗前 S_1 抗体（抗 Pre-S$_1$）：阴性。

【影响因素】

同甲型肝炎病毒抗体检测。

【临床解读】

Pre-S$_1$ 是 HBV 外膜蛋白成分，通常连接在 Pre-S$_2$ 蛋白的氨基末端，Pre-S$_1$ 第 21～47 位氨基酸为肝细胞膜受体，HBV 可通过此受体黏附于肝细胞膜上，进而进入肝细胞。Pre-S$_1$ 抗原性较强，可刺激机体产生抗 Pre-S$_1$ 抗体。

Pre-S$_1$ 阳性提示病毒复制活跃，具有较强传染性；尤其适用于 HBeAg 阴性但病毒仍复制的患者（如 Pre-C 区突变），可弥补传统乙肝五项检测的不足。抗 Pre-S$_1$ 是 HBV 的中和抗体，机体较早出现表示预后良好。抗 Pre-S$_1$ 阳性见于急性乙肝恢复期，提示 HBV 正在或已被清除。

三、丙型肝炎病毒血清标志物

【参考区间】

化学发光法，血清 HCV 抗体：＜1.00S/CO；HCV 核型抗原 p22：＜1.00S/CO。

【影响因素】

1.血液透析、免疫功能缺陷和自身免疫性疾病患者可出现 HCV 抗体假阳性。

2.艾滋病、恶性肿瘤化学治疗、造血干细胞移植、实体器官移植、血液透析、低 γ-球蛋白血症、全身使用糖皮质激素等存在免疫功能抑制的患者，HCV 抗体检测可出现假阴性。

3.其他同甲型肝炎病毒抗体。

【临床解读】

丙型肝炎病毒（hepatitis C virus，HCV）属于黄病毒科的丙型肝炎病毒属，是有包膜的单股正链RNA病毒。HCV主要由血液传播、性接触传播和母婴垂直传播，其中血液传播是最主要的传播途径。HCV感染首先引起急性感染，第1～2周即可检测到出HCV RNA，而HCV核心抗原p22与RNA水平呈正相关，第3周开始可检出HCV抗体。在无治疗情况下，一部分患者在感染后6个月内清除HCV病毒；未内在6个月内清除病毒者转为慢性HCV感染；如不经有效治疗，可进展为肝硬化或肝细胞肝癌。

1. HCV抗体

（1）阳性结果：①HCV感染过后产生的抗体可持续存在，但并非中和抗体，不能提供持久保护。HCV抗体阳性提示HCV病毒感染，但不能区分既往感染和现症感染，也不能区分急性或慢性HCV感染，需检测HCV RNA或HCV核心抗原以确定感染状态。低滴度HCV-IgG抗体提示病毒处于静止状态，高滴度HCV-IgG提示病毒复制活跃。②HCV抗体阳性也可见于某些自身免疫性疾病患者中，可使用另一种抗体检测试剂再次检测确认抗体是否存在。

（2）阴性结果：①未发生HCV感染；②HCV感染后6～10周为血清学检测"窗口期"，此时期内可能仍无HCV抗体应答产生，因此出现HCV抗体阴性结果。③见于免疫抑制患者中，如艾滋病、恶性肿瘤化学治疗、免疫抑制剂使用后、血液透析人群、低丙种球蛋白血症、全身使用糖皮质激素等情况，需检测HCV RNA以确认感染情况。

2. HCV核心抗原p22

（1）阳性结果：HCV核心抗原阳性是现症感染的标志。HCV核心抗原p22是HCV的一种核衣壳多肽，在病毒组装过程中释放到血浆中，在HCV感染早期和整个HCV感染过程中均可检测到。作为核酸检测的替代方法，HCV核心抗原检测可提高早期感染检出率，缩短抗体检测试剂的窗口期。

（2）阴性结果：①未发生HCV感染；②处于感染的极早期。需检测HCV RNA以确认感染情况，或结合流行病学史进行随访；③见于免疫抑制患者中，同HCV抗体。

四、丁型肝炎病毒血清标志物

【参考区间】

ELISA法，血清 HDV抗原（HDAg）：阴性；HDV抗体（抗HDV）：阴性。

【影响因素】

1. 标本因素：严重溶血、脂血、黄疸及细菌污染等干扰检测结果。类风湿因子、补体、嗜异性抗体、自身抗体、溶菌酶等内源性因素造成的假阳性结果。

2.钩状效应：即标本中待测抗原/抗体含量过高，造成抗原-抗体比例不合适，致使出现假阴性结果。

3.洗涤次数要适当，防止洗涤不彻底致假阳性或洗涤过多致假阴性；要严格按照试剂盒说明书要求进行操作。

【临床解读】

丁型肝炎病毒（hepatitis D virus，HDV）是一种缺陷的单股负链RNA病毒，其复制需依赖于HBV的存在，包括以HBsAg作为外壳，核心为HDAg和HDV-RNA，只有与HBV共存才能感染患者。HDAg是HDV唯一的抗原成分，因此仅一个血清型，刺激机体所产生的抗HDV不是保护性抗体。临床诊断HDV感染主要依据为血清HDAg、抗HDV-IgM、抗HDV-IgG测定。

HDAg阳性见于HDV急性感染早期，但很快下降，一般1～2周即难以检测到；慢性感染患者血清中HDAg可持续阳性。短期内阴转预后较好，持续阳性表示肝损害严重，预后欠佳。

抗HDV-IgM出现较早，但持续时间较短，可用于急性感染早期诊断，阳性见于急性HDV共感染，可能康复的HDV混合感染及慢性超感染患者。

抗HDV-IgG阳性证实有活动性或既往HDV感染，但只能在HBsAg阳性患者中检出，是诊断慢性HDV感染的可靠指标。急性期时滴度低，慢性感染滴度高，且HDV被清除后仍可持续多年。重叠感染HBV和HDV时，常表现为抗HBc-IgM阴性，抗HDV-IgM和抗HBc-IgG阳性，提示患者可能发展为肝硬化，且进展快。

五、梅毒螺旋体血清学检测

【参考区间】

1.TP特异性抗体

TP特异性抗体（CLIA）：＜1.00S/CO；

梅毒螺旋体明胶颗粒凝集试验（TPPA）：阴性。

2.TP非特异性抗体

快速血浆反应素试验（RPR）：阴性；

甲苯暗红不加热血清试验（TRUST）：阴性。

【影响因素】

1.TP特异性抗体假阳性：见于雅司病、品他病、地方性梅毒等其他螺旋体感染；也可见于罹患传染性单核细胞增多症、麻风、疟疾、系统性红斑狼疮、甲状腺炎、弓形虫病、幽门螺杆菌感染等疾病的患者中。

2.TP非特异性抗体假阳性：见于自身免疫性疾病、急性病毒性感染、肿瘤等，以及老年人、吸毒人员、孕妇等均可引起非特异性抗体生物学假阳性。

3.其他参见甲型肝炎病毒抗体检测。

【临床解读】

梅毒螺旋体（treponemapallidum，TP）是引起梅毒的病原体。一般感染梅毒螺旋体2～4周后，机体首先产生TP特异性抗体，分为IgM抗体和IgG抗体，IgM抗体持续时间短，IgG抗体在大多数患者中维持终身阳性；5～7周后机体产生非特异性抗体，其滴度随着疾病的进展呈现先升高后降低的过程，并可转为阴性。

TP特异性抗体阳性不能区分现症感染与既往感染，需结合非特异性抗体结果综合判断；非特异性抗体适于有梅毒临床症状早期患者的梅毒筛查、疗效观察、愈后判断、再感染监测，阴性反应不能排除TP感染，阳性反应需进一步检测特异性抗体，详见表6-17。

表6-17 TP抗体血清学检测结果及意义

RPR/TRUST	CLIA	TPPA	临床意义
–	–	–	排除梅毒感染或一期梅毒感染2周前
+	+	+	梅毒近期感染（一期、二期梅毒）
–	+	+	梅毒既往感染、潜伏梅毒、一期梅毒早期
–	+	–	非梅毒感染，抗-TP化学发光法假阳性
+	–	–	非梅毒感染，非特异性抗体假阳性
+	+	–	假阳性，RA、SLE等干扰

六、TORCH

【参考区间】

化学发光法，血清 见表6-18。

表6-18 TORCH参考区间

项目名称	参考区间
弓形虫IgM抗体（TOX-IgM）	<6AU/ml
弓形虫IgG抗体（TOX-IgG）	<0.8U/ml
风疹病毒IgM抗体（RV-IgM）	<5AU/ml
风疹病毒IgG抗体（RV-IgG）	<5U/ml
巨细胞病毒IgM抗体（CMV-IgM）	<8AU/ml
巨细胞病毒IgG抗体（CMV-IgG）	<10AU/ml

续表

项目名称	参考区间
单纯疱疹病毒1型IgM抗体（HSV-1-IgM）	＜6AU/ml
单纯疱疹病毒1型IgG抗体（HSV-1-IgG）	＜14AU/ml
单纯疱疹病毒2型IgM抗体（HSV-2-IgM）	＜6AU/ml
单纯疱疹病毒2型IgG抗体（HSV-2-IgG）	＜9AU/ml

【影响因素】

同甲型肝炎病毒抗体检测。

【临床解读】

弓形虫（toxoplasma，TOX）、风疹病毒（rubella virus，RV）、巨细胞病毒（cytomegalovirus，CMV）、单纯疱疹病毒（herpes simplex virus，HSV）和其他易引起宫内感染和胎儿异常的一组病原体称为TORCH，是引起先天感染的常见病原体，也可引起其他组织器官的感染或机会感染。

1. TOX感染　TOX感染呈世界性分布，人兽共患，在人体内多为隐性感染，猫是其唯一的终宿主。孕妇初次感染TOX可通过胎盘传染给胎儿，引起先天性弓形虫病，可出现死胎、流产、死产、脑积水等。

TOX感染后7～8d出现TOX-IgM，多数患者可持续4～6个月，新生儿IgM阳性反应提示宫内TOX感染。TOX-IgM阳性或IgG、IgM均阳性，提示近期感染。双份血清IgG效价增高4倍以上或IgG低亲和力，提示近期感染。TOX-IgG和IgM均阴性说明未感染过TOX，无免疫力，妊娠期易发生初次感染。TOX-IgG单独阳性反应提示既往感染，孕妇将终身免疫。孕前未感染者，妊娠期间避免亲密接触猫和猫科动物。怀疑母亲有TOX感染时，需要进一步评估胎儿是否感染及胎儿发育情况，慎重决定是否终止妊娠。

2. RV感染　RV是常见的空气传播病毒，可引起儿童和成人的RV感染。成人RV感染症状较重，可出现局部和全身症状。95%的成人在儿童和青少年时期曾经感染过RV，具有免疫力。孕妇感染RV可经胎盘垂直传播感染胎儿，导致流产、死胎，或出生后患先天性心脏病、耳聋、失明、智力障碍等先天性风疹综合征。

RV-IgM在感染RV后2周左右产生，第3周时达高峰，6～7周时就不能测出，RV-IgM阳性提示近期感染，新生儿IgM阳性反应提示宫内RV感染；RV-IgG在感染后3周测出，可长时间存在。在IgG阳性、IgM阴性情况下不能排除此前8周时的RV感染。IgG阴性、IgM阳性可能是急性感染或IgM假阳性，需间隔5～10d动态监测。如果IgG转为阳性则为初次感染，应等待急性期后、IgG水平维持稳定后再妊娠；如果IgG仍为阴性，则考虑IgM为假阳性，可以妊娠。IgG和IgM均为阳性可能是急性感染、或感染后期、或IgM假阳性、或IgM长期阳性，同样需间隔5～10d再次检测，如果IgG上升4倍为急性感染，暂不宜妊娠，否则按IgG阳性IgM阴性处理，考虑既往感染或接种疫苗，机体有免疫力，不需要动态监测。RV-IgG单独阳性反应提示既往感染，机体有免疫力，与RV-IgM同时阳性反应，或恢复期血清抗体效价增高4倍以上，提示近期感染。

3. CMV感染　CMV感染多发生在2岁以下，主要是隐性感染，大多数人出现长期潜伏感染，机体免疫力低下时易发生复发感染。CMV是先天性和围生期感染的常见病原体。若妊娠3个月内发生宫内感染，可引起流产、死胎、早产、小头、智力低下等。

初次感染后第2～3周开始产生IgM抗体，IgM抗体可持续4～8个月，复发感染者可持续18个月，CMV-IgM阳性提示近期感染，新生儿IgM阳性反应提示宫内CMV感染。CMV-IgG于6～8周时出现，于第10周时迅速上升，IgG持续较长的时间。CMV-IgG单独阳性反应提示既往感染，IgG抗体用于流行病学调查，双份血清滴度变化增长4倍以上或IgG低亲和力，提示近期活动性感染。CMV-IgG和IgM均阴性或者IgG阳性、IgM阴性，均可以准备妊娠，但前者无免疫力，妊娠期易发生初次感染；后者免疫保护弱，妊娠期应注意复发感染。IgG阴性、IgM阳性或者IgG和IgM均阳性，2～3周后复查，如果前者IgG由阴性转为阳性（发生了初次感染），后者IgG抗体滴度升高4倍（发生了复发感染），应避孕3～6个月再准备妊娠。

4. HSV感染　HSV可分为HSV-1和HSV-2两个亚型，HSV-1主要是通过呼吸道、皮肤和黏膜密切接触传播，10岁以前的儿童较易受到感染，有症状的感染主要是引起疱疹性口腔炎、疱疹性角膜炎、疱疹性脑炎等。HSV-2主要通过性传播，可引起生殖器疱疹。HSV感染后长期潜伏在神经节，终身携带。先天感染有宫内感染、产道感染和产后接触感染3种途径，以产道感染最常见，宫内感染可引起流产、早产、死胎或畸形，产道感染可出现皮肤、眼部和口腔的局部感染，严重者可发生脑炎。

HSV-IgM抗体于感染后1～2周可测到，感染后第3周抗体效价最高，此后慢慢下降，6个月左右消失，再次感染再次升高，而IgG持续较长时间。HSV-IgG和IgM均阴性提示未感染过HSV，无免疫力，妊娠期易发生初次感染。HSV-IgM阳性提示近期感染。HSV-IgG单独阳性反应提示既往感染示。

七、EB病毒抗体

【参考区间】

化学发光法，血清　见表6-19。

表6-19　EB病毒抗体参考区间

项目名称	正常值
EB病毒衣壳抗原IgM抗体（抗VCA-IgM）	＜3AU/ml
EB病毒衣壳抗原IgG抗体（抗VCA-IgG）	＜4AU/ml
EB病毒早期抗原IgG抗体（抗EA-IgG）	＜4AU/ml
EB病毒核抗原IgG抗体（抗EBNA-IgG）	＜4AU/ml
EB病毒早期抗原IgA抗体（抗EA-IgA）	＜3AU/ml
EB病毒衣壳抗原IgA抗体（抗VCA-IgA）	＜4AU/ml

【影响因素】

同甲型肝炎病毒抗体检测。

【临床解读】

EB病毒（epstein barr virus，EBV）为疱疹病毒科，是一种嗜人类淋巴细胞的疱疹病毒，主要通过唾液传播，也可经输血传染。EBV在正常人群中感染非常普遍，90%以上的成人感染过EBV，并在体内长期存在。抗原有早期抗原、衣壳抗原、膜抗原、核抗原和潜伏膜蛋白。

1.原发性EBV感染　患者第一次感染EBV，其典型临床表现为传染性单核细胞增多症（infectious mononucleosis，IM）。原发性EBV感染过程中首先产生抗VCA-IgM和IgG；抗EA-IgG出现提示急性感染的后期；抗EBNA-IgG产生提示在恢复期晚期。原发性EBV感染的实验室证据包括①抗VCA-IgM和抗VCA-IgG抗体阳性，且抗EBNA-IgG阴性；②单一抗VCA-IgG抗体阳性，且为低亲和力抗体，抗VCA-IgM阴性。EBV抗体检测结果及意义见表6-20。

表6-20　EBV血清学检测结果及意义

抗EBV抗体			意义
VCA-IgM	VCA-IgG	EBNA-IgG	
－	－	－	无免疫反应
＋	－	－	急性感染或非特异反应
＋	＋	－	急性感染
－	＋	＋	既往感染
－	＋	－	急性感染或既往感染
＋	＋	＋	原发感染晚期或再激活
－	－	＋	既往感染或非特异反应

IM患者的抗EBNA-IgG水平的升高表明患者从恢复早期步入恢复后期。抗VCA-IgG水平的升高表明急性感染，而抗VCA-IgM水平的升高可能表明从早期感染到急性感染的演变。同样地，抗VCA-IgM水平的降低可能表明从急性感染到预警感染的演变。健康人中抗EBNA-IgG的出现表明过往EBV感染；抗VCA-IgG的出现则表明无症状的初期感染或既往感染。

2.鼻咽癌　IgA抗体在鼻咽癌患者中有较高的阳性率，主要有抗EA-IgA和抗VCA-IgA。

八、肺炎支原体抗体

【参考区间】

化学发光法，血清　MP-IgM抗体：＜1.00S/CO；MP-IgG抗体：＜20AU/ml；凝集法：阴性。

【影响因素】

1.高滴度病原体特异性IgG抗体会与特异性IgM抗体竞争抗原结合部位，会使检测的敏感性降低，IgM结果可能会出现假性低值或阴性结果。

2.其他病原体（如肺炎衣原体、腺病毒）或自身抗体（如类风湿因子）引起的交叉反应，可能导致假阳性。

3.早期治疗中使用抗生素可能会抑制抗体的生成，影响检测敏感性。

【临床解读】

肺炎支原体（mycoplasmapneumoniae，MP）是引起无症状性、轻度或少数严重上呼吸道和下呼吸道感染的常见人类病原体，已经发现肺炎支原体感染占所有肺炎病例的15%～20%。肺炎支原体主要通过呼吸道飞沫传播，平时多为散发病例，全年均可发病，但以秋冬初春为高峰，每隔3～7年发生一次地区性流行。学龄儿童患病较多，学龄前儿童包括婴幼儿也可发生肺炎支原体感染。

1.阳性结果　MP-IgM一般在感染后5～7d出现，3～4周达高峰，2～3个月逐渐降低；MP-IgG出现在感染MP后14d左右，第5周浓达峰值，具有较长的维持时间。

只有MP-IgM阳性时提示可能为现症感染，应结合病程、病史综合判断，必要时动态监测以明确诊断。只有MP-IgG阳性时提示既往感染，常用于流行病学调查；当恢复期和急性期双份血清MP-IgG滴度呈4倍及4倍以上增高或减低时，可确诊MP感染。当MP-IgM及MP-IgG均为阳性时提示现症感染或近期感染。

颗粒凝集法中，单份血清抗体滴度≥1∶160可以作为MP近期或急性感染的标志；双份血清特异性抗体恢复期4倍及以上升高可确诊MP感染。

近几个月内接受过输血或其他血液制品治疗患者可能会导致阳性结果。

2.阴性结果 ①未发生过 MP 感染；②感染初期，病原体特异性抗体未产生或滴度很低会导致阴性结果，当临床高度疑似时应定量检测 MP 抗体或核酸检测以明确感染情况；③免疫功能低下、缺陷的人群、产生抗体能力较低的婴幼儿，可能不产生或产生低滴度的抗体。

3.灰区结果 ①感染早期抗体水平较低；②各种因素干扰试验结果，需进行核酸检测或根据流行病学史随访。

九、肺炎衣原体抗体

【参考区间】

1.化学发光法 血清，CP-IgM 抗体＜1.00S/CO。

2.凝集法 阴性。

【影响因素】

同肺炎支原体抗体检测。

【临床解读】

肺炎衣原体（chlamydiapneumoniae，CP）是呼吸道感染主要病原体之一，与小儿肺炎、哮喘及慢性咳嗽等呼吸道疾病密切相关。CP 感染所致的肺炎占 5%～20%，症状和体征无特异性，多数起病缓慢，潜伏期一般为 30d 左右，临床表现流感样的上呼吸道症状、咽炎、头痛、发热，一般低于 38℃，数天至数周后出现持续性干咳，如不积极治疗可持续数月，痰分泌很少或无痰，肺部可闻及干湿啰音。

CP-IgM 在感染后 1～2 周出现，3～4 周达高峰。CP-IgM 阳性可作为急性期感染的辅助诊断指标，IgM 滴度≥1∶16 或 IgG 滴度增加 4 倍，提示近期感染；IgG 滴度≥1∶16，怀疑既往感染；抗体滴度和类别不能可靠地鉴别急性原发感染、再感染及慢性、持续性或既往感染。

CP-IgM 为阴性，提示未发生 CP 感染，但需注意感染早期抗体水平较低和免疫缺陷人群未发生抗体应答，均可导致结果假阴性。灰区结果可见于感染早期抗体水平较低；各种因素干扰试验结果，需进行核酸检测或根据流行病学史随访。

十、嗜肺军团菌抗体

【参考区间】

化学发光法，血清 LP 抗体：＜1.00S/CO。

【影响因素】

同肺炎支原体抗体检测。

【临床解读】

嗜肺军团菌（legionella pneumophila，LP）是引起军团菌病的主要病原体，临床表现主要是肺炎样症状和轻症流感样庞蒂亚克热。

体内特异性IgM是军团菌感染的早期诊断依据，LP感染机体1周左右可检测出血清中特异性IgM抗体，2周左右可检测到血清特异性IgG抗体，1个月左右达到高峰。抗生素的使用会影响机体抗体的产生，使IgM抗体的检出率降低。有20%～30%的患者已经培养证实为军团菌感染，但始终无抗体升高，可能与早期特异性治疗影响抗体形成、轻症或低龄儿体液免疫低下使达不到诊断标准等有关。

LP-IgM和IgA抗体阳性提示近期感染。急性期与恢复期双份血清特异性IgG抗体4倍以上升高有诊断意义。LP-IgG单独阳性反应多提示既往感染或恢复期，可作为流行病学的回顾性调查。

十一、呼吸道合胞病毒抗体

【参考区间】

化学发光法，血清 RSV抗体：< 1.00S/CO。

【影响因素】

1.交叉反应：与其他副黏病毒（如副流感病毒、麻疹病毒）抗原存在交叉反应，可能导致假阳性。

2.既往感染RSV或接种疫苗者体内可能存在低水平IgG抗体，干扰结果解读。

3.同肺炎支原体抗体检测。

【临床解读】

呼吸道合胞病毒（respiratory syncytial virus，RSV）是全球引起5岁以下儿童、老年人及免疫功能低下人群急性下呼吸道感染最重要的病原之一，感染后临床表现以呼吸道感染症状为主，可引起支气管炎，毛细支气管炎和肺炎等。RSV感染者是重要的传染源，发病早期住院患者大量排出RSV，排毒时间可持续3周以上。最主要的传播方式是与患者密切接触，在院内感染的主要传播途径是通过手→眼和手→鼻途径。

RSV的血清学诊断方法不作为急性RSV感染的临床诊断方法，仅在血清流行病学调查或评估人群免疫状态中应用。RSV-IgM抗体阳性可提示近期感染，不一定提示急性感染；单份血清标本IgM或IgG阳性不能单独作为临床RSV感染诊断的实验室指标，应该结合体征、临床症状、影像学检查和病毒核酸检测等；IgG抗体检测主要用于流行病学调查，RSV-IgG抗体单独阳性反应多提示既往感染。

十二、腺病毒抗体

【参考区间】

化学发光法，血清　ADV抗体：＜1.00S/CO。

【影响因素】

1.与其他病毒（如呼吸道合胞病毒）的交叉反应可能导致假阳性。

2.同肺炎支原体抗体检测。

【临床解读】

　　腺病毒（adenovirus，ADV）是一种无外壳的双链DNA病毒，属腺病毒科。腺病毒主要引起呼吸道疾病，但也可感染消化道、泌尿道、眼部、心肌等部位而引起疾病。通常认为B1、C、E组腺病毒主要引起呼吸道疾病，而B2组主要引起泌尿系统感染。主要通过空气飞沫传播，多数型别的腺病毒可通过消化道途径传播。密切接触也是很重要的传播方式。ADV感染后可诱发较强的免疫反应，产生特异性抗体。一般发病后1周，患者体内的IgM开始产生，7～10d IgG开始产生，随后逐渐升高。机体对同型腺病毒再感染可产生有效免疫。

　　ADV-IgM阳性提示急性感染期；急性期与恢复期双份血清标本腺病毒特异性IgG抗体4倍以上升高有诊断意义。ADV-IgG单独阳性反应多提示既往感染，IgG抗体检测主要用于流行病学调查。

十三、柯萨奇病毒抗体

【参考区间】

化学发光法　血清：＜1.00S/CO。

【影响因素】

同肺炎支原体抗体检测。

【临床解读】

　　柯萨奇病毒（coxsackie virus，CV）属小RNA病毒科肠道病毒属，基因组为单链RNA。根据该病毒对小白鼠的致病性不同分为A、B两组，A组含23个血清型，B组含6个血清型。该病毒主要通过粪－口途径、呼吸道飞沫及直接接触传播，常见于夏秋季节，儿童和免疫力低下人群易感。柯萨奇病毒A组常见手足口病（典型三联征：手、足、口腔疱疹）、疱疹性咽峡炎（咽部疱疹伴高热）。柯萨奇病毒B组是呼吸道感染的主要病原体之一，主要侵犯免疫力低下的围生儿，可引起脑膜炎、中枢神经系统感染等多种疾病，亦是引起病毒性心肌炎的主要病原体之一，占病毒性心肌炎诱因的20%～25%，病情严重者可导致死亡。

　　CV感染的早期所引起的人体IgM抗体可以持续存在数周以上。CV-IgM阳性提示急性期或持续性感染。CV-IgG单独阳性反应提示既往感染或疫苗接种反应，单次检测意义有限，动态监测更可靠。

十四、新型冠状病毒抗体

【参考区间】

化学发光法 血清：＜1.00S/CO。

【影响因素】

1.接种灭活疫苗可诱导S蛋白IgG/IgM抗体，可能导致假阳性，需结合N蛋白抗体结果区分自然感染。

2.轻症患者抗体反应较弱。

3.样本灭活导致低水平抗体降解。

4.其他同肺炎支原体抗体检测。

【临床解读】

新型冠状病毒（severe acute respiratory syndrome coronavirus 2，SARS-CoV-2）为β属冠状病毒，病毒颗粒中包含4种结构蛋白：刺突蛋白（spike，S）、包膜蛋白（envelope，E）、膜蛋白（membrane，M）、核壳蛋白（nucleocapsid，N），是引起新型冠状病毒肺炎（coronavirus disease 2019，COVID-19）的主要病原体。

SARS-CoV-2特异性抗体检测多以S蛋白和N蛋白作为捕获抗原，主要检测IgM、IgG。《新型冠状病毒肺炎诊疗方案（试行第7版）》首次将"血清SARS-CoV-2特异性IgM和IgG抗体阳性；血清SARS-CoV-2特异性IgG抗体由阴性转为阳性或恢复期较急性期4倍及以上升高"作为疑似病例的确诊标准之一。绝大多数SARS-CoV-2感染者在症状出现后的5～15d出现血清转化，在症状出现后的第10天约90%的COVID-19患者可检测到针对S蛋白的IgM和IgG抗体，这些抗体能够特异性的与S蛋白的受体结合域结合，发挥抗病毒的作用。IgM产生最早，SARS-CoV-2特异性IgM抗体多在症状出现后3～5d开始产生，但浓度及亲和力较低、维持时间短，IgM抗体阳性提示急性期感染；IgG产生略晚，一般在感染后10d左右产生，但浓度及亲和力高、维持时间较长，IgG抗体阳性提示感染中后期或既往感染，恢复期特异性IgG抗体水平为急性期4倍或4倍以上升高有回顾性诊断意义。

重症患者晚期IgG抗体表达明显升高，总抗体滴度和抗体效价的升高是COVID-19患者疾病危重化的危险因素；抗体的早期峰值水平不能作为预后良好的指标。

在低流行风险人群中，若抗体检测结果呈弱阳性或阳性，建议结合核酸检测等结果进行解读，亦可采用另一种高特异度的方法或试剂盒进行复检；如抗体检测结果呈阴性，但临床怀疑为SARS-CoV-2感染，建议进行核酸检测，并采用另一种高灵敏度的方法或试剂盒进行复检。

SARS-CoV-2特异性IgM和IgG抗体在发病1周内阳性率较低，一般不单独以血清学检测作为诊断依据，需结合流行病学史、是否接种SARS-CoV-2疫苗、临床表现和基础疾病等情况进行综合判断。

十五、流感病毒抗体

【参考区间】

化学发光法，血清　甲型流感病毒抗体：< 1.00S/CO；乙型流感病毒抗体：< 1.00S/CO。

【影响因素】

1.既往流感疫苗接种或感染其他流感亚型可能导致抗体交叉反应，需结合流行病学史鉴别。

2.同肺炎支原体抗体检测。

【临床解读】

流感病毒（influenza virus，IFV）属于正黏病毒科，具有负义单链、分节段的RNA基因组。IFV根据其核蛋白和基质蛋白的抗原性不同，分为甲型（influenza A virus，IFA）、乙型（influenza B virus，IFB）、丙型（influenza C virus，IFC）和丁型（influenza D virus，IFD）。IFA是最常见且致病性最强的IFV。

流感是由IFV感染引起的传播性强、传播速度快的呼吸道感染疾病，主要通过空气飞沫传播，也可通过口腔、鼻腔、眼睛等处粘膜直接或间接接触传播。流感患者和隐性感染者是流感的主要传染源，从潜伏期末到发病的急性期都有传染性，其典型症状是发热，且有咳嗽、上呼吸道症状（如咽痛、流鼻涕）和全身症状（如头痛、肌痛、萎靡不振）。潜伏期一般为1～7d，多为2～4d。

IFA和IFB的特异性抗体检测可辅助诊断甲、乙型流感病毒感染，然而单份血清流感特异性IgM抗体阳性不可作为流感现症感染的指标。流感潜伏期较短，特异性IgM的产生具有一定窗口期，一般临床发病后1周才可检测到抗体阳性；IgM产生后可持续存在4～8周，无法有效区分急性期感染和既往感染。因此，流感特异性IgM抗体在疾病早期往往阴性，单份血清流感特异性IgM抗体阳性不能作为现症流感的指标。

恢复期IgG抗体阳转或较急性期呈4倍及4倍以上升高，有回顾性诊断意义。单次IgG抗体阳性可能为既往感染或疫苗接种后免疫记忆反应，需结合临床排除现症感染。

第四节 肿瘤标志物检验

一、甲胎蛋白（alpha-fetoprotein，AFP）

【参考区间】

电化学发光法 血清：AFP＜20ng/ml。

【影响因素】

1.空腹采血，标本在4℃冰箱保存可稳定1周，避免反复冻存。补充高剂量生物素干扰检测结果。

2.不同检测方法和试剂质量影响检测结果。

【临床解读】

AFP是胎儿发育早期由卵黄囊和肝脏合成的血清糖蛋白，在成人血清中水平通常很低，但某些肝脏疾病或肿瘤会导致AFP水平升高。AFP是被推荐可以用于恶性疾病筛查的肿瘤标志物，并可用于治疗监测和随访。

1.肝细胞癌 癌变的肝细胞有合成AFP的能力，因此原发性肝癌患者血清AFP水平明显升高，阳性检出率达80%以上，因此AFP成为肝细胞癌重要的肿瘤标志物，但其无器官特异性，其他恶性肿瘤患者（如胚胎细胞癌、胃癌、胆管癌、胰腺癌、肺癌等）血清AFP含量也可升高。临床动态监测AFP更有参考指导意义，癌症根治后AFP降至正常水平，复发时再次升高。AFP已成为肝癌筛查、诊断、疗效评价、复发评估和预后判断的的常规检测指标。

2.良性肝病 肝脏良性疾病，如病毒性肝炎、新生儿肝炎、肝硬化等疾病时，由于受损的肝细胞再生而幼稚化，使患者血清AFP水平有不同程度升高。在病情好转后AFP的含量逐渐下降、持续低水平或正常。

3.先天性疾病 妊娠期监测羊水中AFP含量有助于某些先天性疾病的产前筛查，此时AFP高于正常胎儿值，提示胎儿畸形，如脊柱裂、无脑畸形、食管闭锁、开放性神经管缺损等，或是死胎、畸胎瘤等。

4.生殖细胞肿瘤 睾丸、卵巢或外生殖腺生殖细胞肿瘤，血清AFP也可明显升高。

迄今为止，尚未证实AFP水平与肿瘤大小、肿瘤生长、恶性程度和分期之间有相关性。

二、高尔基体蛋白 73（Golgi protein 73，GP73）

【参考区间】

化学发光法，血清 GP73：0 ～ 15ng/ml。

【影响因素】

1.标本应避免溶血、黄疸、脂血。

2.血清或血浆需及时分离，避免长时间室温放置导致蛋白降解。

3.高尔基体蛋白73通过肾脏代谢，严重肾功能不全（如GFR＜30ml/min）可能导致血液中GP73蓄积性升高。

【临床解读】

高尔基体蛋白73（Golgi Protein 73，GP73）是由GOLM$_1$基因编码的Ⅱ型跨膜糖蛋白，主要定位于高尔基体顺式和内侧区域。正常情况下，GP73在胆管上皮细胞中低表达，肝细胞几乎不表达；但在肝脏炎症、纤维化、肝硬化或肝癌等病理状态下，肝细胞GP73表达显著上调，并通过分泌或细胞损伤释放入血，成为重要的血清标志物。

1.在原发性肝癌患者中，血清GP73水平显著升高，且其诊断肝癌的灵敏度和特异度均较高，尤其对于甲胎蛋白（AFP）阴性的肝癌患者，GP73具有重要的补充诊断价值，有助于提高肝癌的早期诊断率。

2.增高常见于肝纤维化、肝硬化。在乙型肝炎和丙型肝炎患者中，GP73水平会随着肝脏炎症活动度的增加而升高。GP73水平与肝纤维化程度呈正相关，尤其在肥胖或脂肪肝患者中增高更显著。

三、癌胚抗原（carcinoembryonic antigen，CEA）

【参考区间】

电化学发光法，血清 CEA：0 ～ 5μg/L。

【影响因素】

1.标本类型不同结果有差异，一般采用血清标本进行检测。

2.测定方法不同结果有差异，连续检测应采用同一方法。

【临床解读】

CEA是一种细胞表面糖蛋白，可表达于结直肠等多种器官组织，在胚胎期由胃肠道和肝脏合成，成人血清中含量极低。老年人和吸烟者血清CEA水平高于年轻人和非吸烟者。

1. CEA水平与消化系统肿瘤有关，也见于非消化系统肿瘤和非肿瘤性疾病，无器官特异性。在胰腺癌、胆管癌、肺癌、胃癌、结肠癌、直肠癌、乳腺癌、肝细胞癌、食管癌等患者可出现CEA增高。CEA含量与肿瘤大小、有无转移存在一定关系，与肿瘤分化程度没有必然的联系。化疗或放疗肿瘤细胞坏死或损伤使CEA释放，可提高阳性检出率。CEA的动态检测可作为评估肿瘤复发、转移、疗效及判断预后的依据之一。

2. 血清CEA检测可以用于结直肠癌的预后评估及切除术后残留肿瘤的辅助诊断。术前或治疗前CEA浓度越高提示预后不良。原发肿瘤术后CEA检测是诊断局部或远处肿瘤转移复发的最敏感的有效指标。

3. 良性肿瘤、炎症和退行性疾病，部分患者的CEA的含量也可增高，但其值远低于恶性疾病。

四、糖类抗原125（carbohydrate antigen 125，CA125）

【参考区间】

电化学发光法　血清：CA125 0 ～ 35U/ml。

【影响因素】

1. 不同的检测方法和试剂质量影响检测结果。

2. 高浓度溶血、脂血会影响检测结果，应空腹采血。

【临床解读】

CA125是一种糖蛋白，广泛存在于间皮细胞组织中，也存在于女性生殖道上皮表面，是很重要的卵巢癌相关抗原，在非黏液性卵巢癌和上皮细胞性卵巢癌细胞上表达，正常或良性卵巢组织不表达，是卵巢癌最重要的肿瘤标志物。

1. CA125是卵巢癌诊断、评估疗效和监测病程的重要辅助指标。CA125在卵巢浆液性腺癌患者阳性率为82%，Ⅲ～Ⅳ期的病变阳性率可达100%，黏液性卵巢癌CA125可不升高。CA125升高可先于临床症状出现之前，因此是观察疗效的良好指标。CA125阳性患者在手术、化疗及免疫治疗有效时，CA125浓度可在1周后逐渐降至正常人水平。若不能恢复，则提示治疗无效或有残存肿瘤存在。还应注意到由于18%的卵巢癌患者CA125值在参考区间内，诊断时应结合临床和其他诊断手段同时使用。

2. 其他非卵巢恶性肿瘤也有部分CA125阳性，乳腺癌40%，胰腺癌50%，胃癌47%，肺癌41.1%，结肠直肠癌34.2%，其他妇科肿瘤43%。

3. 某些良性疾病如肝硬化、慢性胰腺炎、肝炎、子宫内膜异位症、子宫肌瘤、子宫肌腺症、卵巢囊肿和盆腔炎症等疾病时都可见CA125升高。早期妊娠3个月内，CA125可升高。

五、糖类抗原 15-3（carbohydrate antigen 15-3，CA15-3）

【参考区间】

电化学发光法，血清 CA15-3：0～30U/ml。

【影响因素】

1. 不同的检测方法和试剂质量影响检测结果。

2. 高浓度溶血、脂血会影响检测结果，应空腹采血。

【临床解读】

CA15-3 是一种 300kD 的大分子糖类抗原，属于乳脂肪球黏蛋白家族。

1. CA15-3 主要是用于监测转移性乳腺癌患者病程的标志物。由于其检测对于局部病变的诊断灵敏度太低而且良性疾病和其他器官的癌症也有相当数量的患者 CA15-3 升高，因此不适于乳腺癌筛查或初步诊断的指标。

2. 其他恶性肿瘤，如肺、结肠、胰腺、肝、卵巢癌、子宫颈和子宫内膜的恶性肿瘤也都可见到 CA15-3 不同程度的阳性率（低于 10%）。

3. 良性疾病：肝硬化、肝炎、结节病、结核病、自身免疫性疾病及卵巢、乳腺的良性病变中，CA15-3 值略高于参考区间，但阳性率一般低于 10%，妊娠中后期，部分孕妇血清 CA15-3 可见升高。

六、糖类抗原 19-9（carbohydrate antigen19-9，CA19-9）

【参考区间】

电化学发光法，血清 CA19-9：0～39U/ml。

【影响因素】

1. 空腹采血，避免脂血和溶血，以免影响结果。

2. 标本避免汗液、唾液污染，以免假性升高。

3. 补充高剂量生物素会影响结果，在末次补充生物素后 8h 才能采血。

4. 化疗药物会导致结果一过性增高。

【临床解读】

CA19-9 是一种单唾液酸神经节苷脂（糖脂），是乳酸-N-岩藻五糖 II 的唾液酸衍生物，也是一种人类 Lewis-a 血型抗原的半抗原，以糖脂或黏蛋白形式存在。

1. CA19-9 在鉴别诊断胰腺癌与其他消化道肿瘤中具有较高的灵敏度和特异度。在胰腺癌时 CA19-9 阳性率高达 80%～90%，特异度为 72%～90%。其他消化道恶性肿瘤如胆囊癌、胆管癌、胃癌、结肠癌、肝癌等血清 CA19-9 也见升高但敏感性低。CA19-9是胰腺癌的辅助诊断与鉴别诊断的参考指标。动态检测患者血清中CA19-9值对于了解肿瘤的发展、治疗效果提供参考依据。

2.在某些良性疾病中，如急性胰腺炎、胆囊炎纤维化、胆汁淤积性胆管炎、肝炎、肝硬化、结肠息肉样腺瘤及自身免疫性疾病时CA19-9也有不同程度升高，此外重症肝炎、肺炎、糖尿病、卵巢囊肿、子宫肌瘤等疾病时也有假阳性，应注意与恶性肿瘤的鉴别。妇女在经期和妊娠期都有CA19-9升高现象。

3.CA19-9抗原决定簇是由LewisA血型物质与涎酸连接后形成的。约有10%的人是遗传性缺乏Lewis合成酶，呈Lewis阴性，这些人即使有癌症，CA19-9也呈阴性。此类患者CA50检测可为阳性。

4.血清CA19-9含量很高，但肝、胆、胰无异常者，应全面检查胃、结肠、肺等脏器。CA19-9与CEA联合检测可明显提高其诊断的敏感性和特异性。

七、糖类抗原50（carbohydrate antigen 50，CA50）

【参考区间】

化学发光法，血清　CA50：0 ～ 25U/ml。

【影响因素】

1.不同的检测方法和试剂质量影响检测结果。

2.高浓度溶血、脂血会影响检测结果，应空腹采血。

【临床解读】

CA50是一种与肿瘤相关的糖类抗原，广泛分布于结肠、直肠、肺、胰、胆囊、子宫和肝等多种肿瘤组织中。癌症时因癌细胞糖酵解不完全和酸性产物堆积，使CA50产生过多，释放于血液中。在肿瘤诊断中的敏感性及特异性均较低。

1.消化道肿瘤：血清CA50水平升高最多见，尤其以胰腺癌和胆囊癌阳性检出率最高，在80%以上，结肠癌、直肠癌及肝癌为60% ～ 70%，肺癌为60%，对肺癌的鉴别诊断优于CEA。卵巢癌、肺癌、宫颈癌、乳腺癌患者血清CA50浓度也可升高。恶性胸、腹腔积液中CA50阳性率很高，良性胸腔积液中极少阳性，提示胸腔积液、腹水CA50检测进行良恶性鉴别诊断比血清更有意义。

2.良性疾病：慢性胰腺炎、结肠炎、胆囊炎和肺炎时也有CA50量升高，但随着炎症消除而下降。肝硬化时CA50阳性率达50%，肝炎约25%，未透析的肾功能不全患者约有37%阳性，因此，CA50阳性时应结合临床综合判读评估其价值。

3.CA50与CA19-9相关性极高，因此CA50检测对消化道肿瘤诊断价值与CA19-9相似，但部分Lewis阴性的结肠癌、胰腺癌患者CA19-9检测阴性时，CA50可为阳性。因此，两者联合检测可已提高其应用价值。

八、糖类抗原 72-4（carbohydrate antigen 72-4，CA72-4）

【参考区间】

电化学发光法，血清　CA72-4: 0 ～ 10U/ml。

【影响因素】

1. 标本严重溶血影响检测结果。

2. 标本在 2 ～ 8℃只能存放 48h，否则应于 -20℃存放并应避免反复冻融。

3. 中成药如冬虫夏草、茯苓、豆角等致假性升高，停用 1 周后采血。

【临床解读】

CA72-4 是由 cc49 和 B72.3 两株单抗识别的一种血清中黏蛋白样肿瘤相关糖蛋白（TAG72）。CA72-4 的相对分子质量＞ 400 000，表面结构有多种不同的表位。

1. CA72-4 是监测胃癌患者病程和疗效的首选标志物，对卵巢癌也有一定提示价值，与 CA19-9 或 CEA 联合检测可进一步提高其诊断敏感性。胃癌术后，CA72-4 水平可迅速下降至参考区间，而如果肿瘤组织被完全切除，CA72-4 可持续维持在正常水平。在 70% 的复发病例中，CA72-4 浓度升高先于临床诊断。

2. 其他肿瘤：结直肠癌、胆管癌、胰腺癌、食管癌、卵巢癌、宫颈癌及子宫内膜癌等患者可见血清 CA72-4 有不同程度的阳性检出率。

3. 多种良性疾病患者也可出现血清 CA72-4 浓度升高，结合临床综合评估。

九、糖类抗原 24-2（carbohydrate antigen 24-2，CA24-2）

【参考区间】

化学发光法，血清　CA24-2: 0 ～ 10U/ml。

【影响因素】

1. 不同厂家、不同批号的试剂不相匹配，不能混用。

2. 高浓度溶血、脂血会影响检测结果，应空腹采血。

【临床解读】

CA24-2 是一种唾液酸化的鞘糖脂抗原，存在于在胰腺边缘顶端的细胞、结肠黏膜上皮细胞及 Goblet 细胞中，存在的部位与 CA19-9 和 CA50 相同。主要应用于诊断和监测消化道恶性肿瘤。

1. 消化道肿瘤　在胃癌、结直肠癌、胰腺癌等多种消化道恶性肿瘤患者的血清 CA24-2 水平显著升高。在胃癌患者中，CA24-2 水平与肿瘤分期相关，其升高可提示肿瘤进展。在诊断结直肠癌和胰腺癌时相比 CA50 或 CEA 具有更高的特异性。

2.疗效监测 CA24-2水平的变化可用于监测肿瘤治疗的效果。治疗后CA24-2水平下降通常提示治疗有效，而持续升高不降提示疗效不佳或疾病进展。

3.预后评估 在胃癌和结直肠癌患者中，CA24-2水平升高与预后不良相关。CA24-2水平较高的结直肠癌患者，其5年累计生存率显著低于水平较低的患者。

4.良性疾病 胰腺炎、胆囊炎、肝炎、胃肠道炎症等患者血清CA24-2水平轻度升高。因此，在解读CA24-2结果时，需要结合患者的临床症状、体征及其他检查结果进行综合判断，以排除良性疾病的干扰。

十、细胞角蛋白19片段（cytokeratin 19 fragment，CYFRA21-1）

【参考区间】

电化学发光法，血清 CYFRA21-1：＜4ng/ml。

【影响因素】

1.标本可采用血清或EDTA-K$_3$抗凝血浆。

2.分离血清或血浆在2～8℃可保存4周，-20℃可保存6个月。

3.胆红素＜1112μmol/L，血红蛋白＜1.5g/dl对测定结果无影响。

4.受肾功能的影响较大，肾衰竭时可出现假性升高。

【临床解读】

细胞角蛋白19片段（CYFRA21-1）是细胞角蛋白19的可溶性片段，是形成上皮细胞中间纤维的结构性蛋白，主要存在于单层上皮细胞，如肺泡上皮、支气管上皮等。当细胞受到损伤或凋亡时，细胞角蛋白19会被释放入血，经过蛋白酶的作用，形成可溶性的细胞角蛋白19片段，进入血液循环，成为重要的肿瘤标志物。

1.增高常见于

（1）非小细胞肺癌，特别是肺鳞癌的首选标志物，且水平高低与肿瘤临床分期呈正相关，可以很好地区别肺鳞癌和良性肺部疾病，且其浓度高低与肺鳞癌分期密切相关。CYFRA21-1还可作为肺癌手术和放化疗后追踪早期复发的有效指标。不推荐把单一肿瘤标志物作为亚厘米的小结节和微小结节筛查和评估的指标。在临床应用中可联合监测标志物谱（ProGRP、SCC、CEA、CYFRA21-1）进行病程、疗效及预后综合评估。

（2）其他颈部、乳腺、宫颈、膀胱、消化道肿瘤等均有一定的阳性率，高CYFRA21-1血清浓度意味着肿瘤晚期以及预后不良，正常或仅轻度升高也不能排除肿瘤的存在。

2.其他良性疾病 在急性感染、肝炎、肾衰竭、肝硬化、胆汁淤积等可见到CYFRA21-1不同程度的升高，妊娠时也会有升高。

十一、神经元特异性烯醇化酶
（neuron-specific enolase，NSE）

【参考区间】

电化学发光法，血清　NSE：0 ～ 24μg/L。

【影响因素】

1.溶血可使测定值假性增高。

2.分离血清前放置超过3h可使测定值增高。

3.-20℃冷冻可稳定数月，反复冻融可使测定值降低。

【临床解读】

神经元特异性烯醇化酶（NSE）是参与糖酵解途径的烯醇化酶中的一种，存在于神经元及神经内分泌组织中，与神经内分泌起源的肿瘤有关。作为评价神经内分泌细胞损伤严重程度及判断预后的敏感指标。

1.增高

（1）小细胞肺癌：小细胞肺癌的NSE水平显著高于肺鳞癌、腺癌、大细胞癌等非小细胞肺癌，可用于鉴别诊断，监测小细胞肺癌放疗、化疗后的治疗效果。

（2）神经母细胞瘤：神经母细胞瘤患者，NSE水平明显增高，其灵敏度可达90%以上，且升高幅度和肿瘤分期相关。病情缓解时NSE活性降低，而复发时NSE活性升高。

（3）神经内分泌肿瘤：如嗜铬细胞瘤、胰岛细胞瘤、甲状腺髓样癌、黑色素瘤等患者，血清NSE水平也会增高。

2.其他良性疾病　脑出血、脑缺血、脑外伤等脑部疾病引起的神经元细胞受损，NSE被动释放，患者血液中NSE水平随之增高，且血中NSE水平与患者疾病严重程度具有密切的相关性。溶血性疾病、尿毒症肾透析患者也可见NSE升高，红细胞内酶释放入血，造成NSE的假性升高。

十二、胃泌素释放肽前体
（pro-gastrin releasing peptide，ProGRP）

【参考区间】

电化学发光法，血清　ProGRP：0 ～ 69.2pg/ml。

【影响因素】

1.肾功能不全时，ProGRP需结合eGFR解读。

2.不同检测方法（ELISA/ECLIA）结果不可直接比较。

【临床解读】

胃泌素释放肽前体（ProGRP）是胃泌素释放肽的前体结构，是一种神经内分泌肿瘤标志物，普遍存在于胃肠的神经纤维、脑和肺的神经内分泌细胞中。其半衰期较长，为19～28d，有3种分子结构，在血液中稳定表达，在小细胞肺癌（SCLC）的诊断、疗效监测和预后评估中具有重要价值。

1.增高常见于

（1）小细胞肺癌，是SCLC的特异性肿瘤标志物，ProGRP＞150pg/ml强烈提示SCLC（需排除肾功能不全）。ProGRP作为单个标志物对SCLC诊断的特异度优于其他标志物，且与SCLC分期呈正相关，有助于鉴别SCLC和良性肺部疾病。与NSE、CYFRA21-1、SCCA、CEA联合检测用于辅助肺癌的分型及鉴别诊断，尤其是对于那些不能获得病理检查结果的患者。

（2）具有神经内分泌功能的未分化大细胞肺癌、甲状腺髓样癌、其他神经内分泌恶性肿瘤也可能增高、但通常不如小细胞肺癌和神经内分泌肿瘤明显。

2.其他良性疾病　肾功能不全、妊娠、胃炎或肺部感染也可导致ProGRP升高。

十三、鳞状上皮细胞癌相关抗原
（squamous cell carcinoma associated antigen，SCCA）

【参考区间】

电化学发光法，血清　SCCA：＜2.5ng/ml。

【影响因素】

1.不同的检测方法和试剂质量影响检测结果。

2.高浓度溶血、脂血会影响检测结果，应空腹采血。

3.标本在4℃冰箱保存可稳定1周，避免反复冻融。

【临床解读】

SCCA存在于鳞状细胞癌的胞质内，是鳞癌肿瘤标志物。鳞状细胞癌患者的SCCA升高水平与肿瘤负荷相一致，有助于评估肿瘤的早期复发及病程监测。

1.宫颈癌、食管癌、肺癌、头颈部鳞状细胞癌患者的病程及疗效监测。SCCA在宫颈鳞癌患者血清和组织提取物中升高，其阳性率与肿瘤分期相关，Ⅰ期阳性率29%，Ⅳ期为89%。不同部位的肿瘤其阳性率不同，子宫颈癌最高为45%～83%，肺鳞癌为39%～78%，头颈部癌为34%～78%，食管癌为30%～39%，肛门和皮肤鳞癌患者SCCA也可见不同的升高。肿瘤越到晚期，SCCA水平越高。手术后SCCA下降不明显或反而升高，提示有残余病灶，疗效欠佳。

2.其他非鳞癌恶性肿瘤如肺腺癌、子宫颈腺鳞癌、胰腺癌和胃癌患者的SCCA水平也可升高。

3.良性疾病如子宫内膜异位症、肺炎、肾衰竭、结核、肝炎、肝硬化等SCCA水平也有不同程度升高。因此，必须结合临床及其他检查手段综合评估。

十四、人附睾蛋白4
（human epididymis protein 4，HE4）

【参考区间】

电化学发光法，血清　HE4：0 ～ 140pmol/L。

【影响因素】

1.严重脂血、溶血和黄疸时会影响检验结果。

2.不同的检测方法和试剂质量影响检测结果。

【临床解读】

HE4是一种小分子分泌蛋白，存在于人附睾远端上皮细胞内，在多种癌症中呈现高表达，尤其在卵巢癌和子宫内膜癌患者血清中明显升高。

1.卵巢癌　HE4是卵巢癌诊断和复发监测的重要指标，其诊断卵巢癌的特异度达90% ～ 95%，明显高于CA125。早期无症状阶段的Ⅰ期疾病中，HE4对卵巢癌检测的灵敏度最高。HE4和CA125联合监测有助于卵巢良恶性肿瘤的鉴别诊断。HE4为监测卵巢癌疾病进展及复发的标志物。手术后1周即可检测HE4水平，若治疗有效，HE4水平会明显下降；若治疗无效，HE4水平无明显变化或升高。

2.子宫内膜癌　HE4在子宫内膜癌中患者血清中明显升高，在疾病的早期灵敏度更高并与疾病的严重程度相关。HE4在子宫内膜癌患者中的灵敏度与特异度均高于CA125。

3.盆腔肿瘤预后评估　HE4是缩短无病生存期和总生存期的独立影响因素。在复发时，75%的患者HE4升高，54%的患者CA125升高。与局部复发患者相比，远处转移患者具有更高的HE4表达水平。血清HE4在其诊断、监测和预后评估中具有重要的临床价值。

十五、前列腺特异性抗原
（prostate specific antigen，PSA）

【参考区间】

电化学发光法，血清　T-PSA：＜4μg/L；F-PSA＜1μg/L；F-PSA：T-PSA＞0.16。

【影响因素】

1.不同方法测出的PSA值有所不同，不能相互混用。

2.激素治疗会影响PSA的表达，此时低水平的PSA不能正确反映病情是否复发或有无残留病灶。

3.采集血标本前应避免进行前列腺按摩、直肠指检、前列腺活检、膀胱镜操作、留置导尿管等可使前列腺创伤的因素，否则将导致血清PSA升高。血清PSA检测应在前列腺操作前或操作后1周后进行，前列腺活检则须等待更长时间。

【临床解读】

前列腺特异性抗原（PSA）是由前列腺上皮细胞分泌的一种糖蛋白，含糖量约为70%，具有丝氨酸蛋白酶的活性。存在于前列腺上皮组织和精液中，正常人血清内含量极微，当腺管结构遭到良性、恶性肿瘤或炎症的破坏时，致使血清中PSA含量升高，血清总PSA（T-PSA）中有20%的PSA以未结合的形式存在，称为游离PSA（F-PSA）。

1.前列腺癌　血清中T-PSA浓度和阳性率与病程的进展呈正相关，患者PSA阳性率50% ～ 80%。若T-PSA和F-PSA升高，而T-PSA/F-PSA比值降低，考虑诊断前列腺癌。前列腺癌C期、D期和部分B期患者血清PSA浓度明显高于良性前列腺疾病患者。约有5%的前列腺癌患者T-PSA在正常范围内，但前列腺酸性磷酸酶（PAP）升高，两项目同时检测可提高前列腺癌的检出率。PSA值持续递增时应高度怀疑前列腺癌。

2.其他良性疾病　前列腺肥大、前列腺炎、前列腺息肉、肾炎和泌尿生殖系统的疾病也可见血清T-PSA和F-PSA轻度升高。单独使用T-PSA或F-PSA诊断前列腺癌时，不能排除前列腺良性疾病的影响，特别是当T-PSA在4.0 ～ 20.0μg/L时，F-PSA/T-PSA比值＜15%提示前列腺癌风险高，F-PSA/T-PSA比值＞25%倾向于良性病变。

3.正常人群筛查　指南推荐年龄≥50岁，建议进行PSA基线检测。PSA＜1μg/L，每2 ～ 4年复查；PSA：1 ～ 2μg/L，每1 ～ 2年复查；T-PSA≥2ng/ml，每年复查，并评估F-PSA/T-PSA值并结合其他指标（如直肠指检）进行评估。年龄的老化将使前列腺上皮细胞增生加快，从而影响腺体的体积和PSA的水平。

十六、前列腺特异性抗原同源异构体
（isoform-2 prostate-specific antigen，p2PSA）

【参考区间】

结合总PSA、游离PSA、p2PSA计算前列腺健康指数（PHI），PHI＞30为高风险。

【影响因素】

标本不能使用血浆，其水平受年龄、前列腺疾病、操作和药物等因素影响。

【临床解读】

前列腺特异性抗原同源异构体2（p2PSA）是前列腺特异性抗原（PSA）的

一种亚型，属于游离PSA的组成部分，分子结构稳定，p2PSA在前列腺癌（尤其是侵袭性癌）的诊断中具有更高的特异性，尤其在总PSA水平处于"灰色地带"（4～10ng/ml）时，p2PSA有助于区分前列腺癌和良性前列腺增生，并可以减少不必要的活检。

1.前列腺健康指数（PHI）是由前列腺特异性抗原同源异构体（P2PSA）与PSA、F-PSA组成的多参数检验模型计算所得，phi能更准确评估前列腺癌风险。phi不仅可以提高前列腺癌诊断的阳性率，减少不必要的前列腺穿刺活检，还与前列腺癌的恶性程度和术后不良病理结果显著相关，对前列腺癌患者的预后判断具有一定的临床价值。phi值越高提示前列腺患者肿瘤恶性程度更高、更具有侵袭性，也预示术后更容易复发。前列腺健康指数（PHI）计算公式：

2.其他良性疾病：随年龄增长而升高，前列腺按摩、直肠指检、膀胱镜检查等操作，前列腺炎、良性前列腺增生也可能导致p2PSA升高。

十七、异常凝血酶原
（des-γ-carboxy prothrombin，DCP）

【参考区间】

化学发光法，血清 PIVKA-Ⅱ：0～40mAU/ml。

【影响因素】

溶血对测定有干扰，操作过程中应尽量避免溶血。使用维生素K拮抗剂（如华法林）会抑制凝血因子的合成，导致PIVKA-Ⅱ水平升高。

【临床解读】

异常凝血酶原又称为蛋白诱导的维生素K缺乏或拮抗剂-Ⅱ（protein induced by vitamin K absence or antagonist-Ⅱ，PIVKA-Ⅱ），是因为在维生素K缺乏或存在维生素K拮抗剂的情况下，肝脏无法正常合成依赖维生素K的凝血因子，从而导致这种异常蛋白质的产生。

1.增高常见于

（1）肝癌的早期诊断：PIVKA-Ⅱ是肝癌的重要标志物，尤其对甲胎蛋白（AFP）阴性的肝癌患者有较高的辅助诊断价值。PIVKA-Ⅱ水平显著升高可能提示肝癌。

（2）肝癌的病情监测：PIVKA-Ⅱ水平可用于监测肝癌的治疗效果和复发情况。治疗后下降提示治疗有效，而水平升高可能提示复发或进展。

（3）维生素K缺乏的诊断：PIVKA-Ⅱ升高可用于诊断维生素K缺乏或使用抗凝血药物（如华法林）有关。

（4）与其他标志物联合使用：PIVKA-Ⅱ常与AFP联合使用，提高肝癌的诊断准确性。PIVKA-Ⅱ水平升高并不一定意味着肝癌，需结合影像学检查（如超声、CT、MRI）和其他实验室检查综合判断。

（5）新生儿（尤其是早产儿）由于维生素K储备不足，PIVKA-Ⅱ水平可能升高。长期饮酒或脂肪肝也可能影响PIVKA-Ⅱ水平。

2.降低常见于 提示患者的凝血功能出现异常，可能有血栓栓塞的疾病。

十八、肺癌自身抗体（lung cancer autoantibodies）

【参考区间】

酶联免疫吸附法，血清 p53抗体＜13.1U/ml；SOX2抗体＜10.3U/ml；GAGE7抗体＜14.4U/ml；GBU4-5抗体＜7U/ml；MAGE A1抗体＜11.9U/ml；CAGE抗体＜7.2U/ml；PGP9.5抗体＜11.1U/ml。

【影响因素】

1.标本应避免溶血、黄疸。

2.吸烟者，长期接触石棉、砷等有害物质可能增加抗体水平。

3.不同试剂和仪器的检测结果可能不同，操作不当可能影响结果准确性。

【临床解读】

肺癌自身抗体一般有7项，分别是肿瘤蛋白p53（p53）、蛋白基因产物9.5（PGP9.5）、性别决定区Y框蛋白2（SOX2）、睾丸抗原7（GAGE7）、富含鸟嘌呤的四核苷酸结合蛋白4和5（GBU4-5）、黑色素瘤抗原基因A1（MAGEA1）、癌症/睾丸抗原（CAGE）抗体等。

常见的肺癌自身抗体检测项目如下。

1. p53抗体 p53抗体在非小细胞肺癌（NSCLC）中阳性率相对较高，尤其是肺腺癌。其检测有助于肺癌的早期诊断，且与肿瘤的恶性程度和预后相关，阳性患者可能预后相对较差。

2. SOX2抗体 SOX2是一种转录因子，参与干细胞维持和肿瘤发生。SOX2抗体对小细胞肺癌的诊断具有较高的特异性，尤其是在早期小细胞肺癌的筛查和诊断中具有重要价值，可作为小细胞肺癌的一个重要血清学标志物。

3. GAGE7抗体 GAGE7是一种癌症-睾丸抗原，在肺癌中高表达。GAGE7抗体与非小细胞肺癌（NSCLC）相关，在肺鳞状细胞癌中可能相对较高。

4. GBU4-5抗体 GBU4-5是一种与肺癌相关的抗原。GBU4-5抗体在肺癌患者中升高，尤其是肺腺癌。

5. MAGE A1抗体 MAGE A1是一种癌症-睾丸抗原，在多种肿瘤中表达。MAGE A1抗体与肺癌相关，尤其在早期肺癌筛查中有潜在意义，与肿瘤的分期、转移等可能存在关联，可作为评估病情和预后的参考指标。

6. CAGE抗体 CAGE是一种癌症相关基因，CAGE抗体在肺癌诊断中具有一定的敏感性和特异性，尤其对于非小细胞肺癌的早期诊断有一定帮助，其水平可能与肿瘤的大小、分期等相关。

7. PGP9.5抗体 PGP9.5是一种神经元特异性泛素羧基末端水解酶，在神经内分泌细胞及神经内分泌肿瘤中高表达。在小细胞肺癌等神经内分泌源性肺癌中，PGP9.5抗体可能呈阳性，对小细胞肺癌的诊断和鉴别诊断有重要意义，可用于与其他类型肺癌及肺部良性病变的区分。

十九、S100蛋白（S100 protein）

【参考区间】

电化学发光法 血清≤0.105μg/L，脑脊液＜2μg/L。

【影响因素】

1.标本溶血会导致假性升高。

2.建议使用血清或肝素抗凝血浆（避免EDTA对钙结合蛋白的干扰）。

3. S100在室温下不稳定（降解速率每小时约5%），需尽快分离血清/血浆（2h内）。4℃保存不超过24h，长期保存需-20℃以下（避免反复冻融）。

【临床解读】

S100蛋白是一类小分子钙结合蛋白家族，在多种细胞中表达，尤其在神经胶质细胞、黑色素细胞、软骨细胞等中含量丰富。参与细胞内钙信号调控、细胞增殖、凋亡、炎症反应等。主要用于肿瘤、炎症及神经系统损伤的评估。

恶性黑色素瘤患者，特别是Ⅱ、Ⅲ和Ⅳ期患者，血清S100浓度升高可预示其疾病的进展情况。连续检测对于疗效的评估非常有用。此外多种类型的大脑损伤，CSF（脑脊液）中S100的浓度会升高，并能释放到血循环中。多种疾病导致的脑损伤，如脑外伤或中风的患者血清中能也检测出S100。

二十、胸苷激酶（thymidine kinase，TK）

【参考区间】

化学发光法，血清 TK：＜2.0pmol/L。

【影响因素】

标本应避免溶血。胸苷激酶在室温下易降解，建议采集后2h内分离血清，-20℃保存以保持活性。

【临床解读】

胸苷激酶（TK）是催化脱氧胸苷磷酸化为脱氧胸苷单磷酸（dTMP）的关键酶，参与DNA合成。根据亚细胞定位，分为TK1（胞质型，主要存在于增殖细胞）

和TK2（线粒体型，维持线粒体DNA修复）。正常情况下，TK1活性仅在细胞分裂期（S期）短暂升高，增殖停止后迅速降解，因此健康人血清中几乎检测不到TK1；但在细胞异常增殖（如恶性肿瘤）时，TK1活性持续升高，成为肿瘤早期筛查和疗效监测的重要标志物。

1. TK1水平升高常见于多种恶性肿瘤，如肝癌、乳腺癌、结直肠癌、淋巴瘤等。TK1可作为肝硬化、慢性肝炎等高危人群的筛查，联合影像学提高早期检出率。

2. 在肿瘤治疗过程中，监测胸苷激酶水平的变化可以评估治疗效果。如果治疗有效，肿瘤细胞被抑制或杀伤，胸苷激酶水平通常会下降；反之，如果治疗效果不佳或肿瘤复发，胸苷激酶水平可能会再次升高。

第五节　自身免疫性疾病检验

一、抗核抗体（antinuclear antibody，ANA）

【结果判读】

1. 间接免疫荧光法，血清　健康人一般为阴性，老年人也可见到低滴度荧光核型。

2. 化学发光法　血清＜20U/ml。

各实验室应建立自己的参考区间。

【影响因素】

1. 间接免疫荧光法　标本脂血、溶血、黄疸；制片过程中清洗不洁净；经荧光染色的标本未及时镜检；镜检时间过长导致荧光淬灭。

2. 化学发光法　严重脂血、溶血、黄疸和纤维蛋白原残留；反复冻融或冻融后未充分混匀；类风湿因子、补体、异嗜性抗体等干扰检测；待测抗体含量过高造成的钩状效应。

【临床解读】

抗核抗体（antinuclear antibody，ANA）是一组将自身各种细胞核成分作为靶抗原的自身抗体的总称。ANA主要是IgG，无器官种属特异性，主要存在于血清中。

健康人一般无荧光核型，但在老年人群中常出现低滴度的荧光核型。常见的荧光核型有核均质型、核颗粒型、着丝点型、核致密细颗粒型、核点型、核仁型、核膜型、胞质网状/线粒体样型、胞质颗粒型等。

1. 核均质型　细胞核呈现均匀荧光，有些核仁部分不着色。分裂期细胞（中期，后期和末期）染色质浓缩成为染色体且均匀、透明的荧光，且亮度更强。相关自身抗体主要有抗dsDNA抗体、抗ssDNA抗体、抗核小体抗体和抗组蛋白抗体。

高滴度主要见于系统性红斑狼疮（systemic lupus erythematosus，SLE）患者，低滴度可见于治疗后的 SLE、类风湿关节炎（rheumatoid arthritis，RA）、慢性肝脏疾病、传染性单核细胞增多症或药物性狼疮等患者。

2. 核颗粒型　细胞核内出现颗粒状荧光，分裂期细胞（中期、后期和末期）浓缩染色体阴性。相关自身抗体主要是抗 U1RNP、抗 Sm、抗 SSA/Ro、抗 SSB/La 抗体等。高滴度常见于混合性结缔组织病（mixed connective tissue disease，MCTD）、干燥综合征（Sjögren's syndrome，SS），也可见于系统性硬化症（systemic sclerosis，SSc）、SLE、RA 等。

3. 着丝点型　间期细胞呈现离散型的粗荧光颗粒（40 ~ 80/ 细胞），分裂期细胞的中间位置出现带状的浓缩点状荧光。相关自身抗体为抗着丝点抗体。阳性核型常见于局限皮肤型 SSc 的患者，是硬化症的特异性抗体，也可检出于 SS、SLE 及 RA 患者。

4. 致密细颗粒型　间期细胞核呈现大小不一、荧光强度不同、分布不均的颗粒，且这些颗粒在某些区域排列密集，而在其他的区域则较为稀疏（典型的特征）。分裂中期板区呈现强颗粒荧光，并有明显的粗颗粒核型。相关自身抗体为 DFS70/LEDGF。在健康人群或非系统性自身免疫性风湿疾病的患者中可出现高滴度此荧光核型阳性，单阳性有助于临床排除抗核抗体相关自身免疫性疾病。

5. 核点型　细胞核中出现清晰可数的点状荧光，相关自身抗体为抗 Sp100 抗体、抗 P80 螺旋蛋白抗体。阳性核型常见于原发性胆汁性胆管炎（primary biliary cholangitis，PBC）患者，也可检出于自身免疫性肝炎（autoimmune hepatitis，AIH）、丙型肝炎和原发性硬化性胆管炎（primary sclerosingcholangitis，PSC）患者。

6. 核仁型　荧光着色主要在核仁区，相关自身抗体包括抗 RNA 多聚酶 I 抗体、抗原纤维蛋白抗体（U3-snoRNP）、抗 PM-Sc1 抗体等。高滴度对诊断 SSc 有一定特异性，常见于 SSc、多发性肌炎/系统性硬化症（PM/SSc）重叠综合征，偶尔也出现于 SLE、RA、SS 等多种自身免疫性疾病及恶性肿瘤等。

7. 核膜型　间期细胞核膜呈现均匀或颗粒状荧光，邻近细胞相触部位的荧光增强。分裂中期和后期细胞的染色体阴性。相关自身抗体为抗 gp210 抗体、抗核纤层蛋白 A、B、C、抗 nup62 抗体等。阳性核型常见于 PBC 患者，也可检出于 AIH、SLE 及其他自身免疫性疾病患者。

8. 胞质网状/线粒体样型　分裂间期细胞胞质内呈现粗颗粒样荧光。相关自身抗体为抗线粒体抗体 M2 亚型。阳性常见于 PBC，是 PBC 特异性血清学标志物。

9. 胞质颗粒型　细胞胞质中呈现散在细小颗粒的染色，多具均匀或致密细颗粒的背景。相关自身抗体为抗 Jo-1 抗体、抗组氨酰-tRNA 合成酶抗体。阳性常见于多发性肌炎/皮肌炎（PM/DM），是肌炎的特异性抗体，亦可见于儿童和青少年 SLE

患者。

10.胞质散点型　相关自身抗体为抗GW182抗体，抗anti-Su/Ago2抗体。阳性常见于SS患者和具有神经系统症状的患者，也可见于SS、间质性肺纤维化、SLE和RA患者。

二、风湿病相关抗体

【参考区间】

化学发光法/免疫印迹法，血清。

【影响因素】

1.化学发光法：标本严重脂血、溶血、黄疸和纤维蛋白原残留；反复冻融或冻融后未充分混匀；类风湿因子、补体、异嗜性抗体等干扰检测；待测抗体含量过高造成的钩状效应，致使结果低于真实值或假阴性。

2.免疫印迹法：严重溶血、脂血、黄疸；漂洗不充分导致膜条背景过高；类风湿因子、补体、异嗜性抗体等干扰检测；待测抗体含量过高造成的钩状效应。

3.由于大部分自身抗体检测缺乏标准化，方法学或抗体特异性等原因，因此，不同试剂之间检测结果不应直接比较，以免造成错误的医学解释，建议实验室在发检测报告时注明所用试剂特征。

【临床解读】

由自身免疫引起的疾病称为自身免疫性疾病（autoimmune disease，AID）。机体自身免疫应答中，由B淋巴细胞产生的针对自身成分的抗体，称为自身抗体（autoantibodies）。AID在发展过程中大多伴有特征性的自身抗体谱，AID患者血清或其他体液中通常可检测到一种或多种高滴度的自身抗体。风湿病（rheumatism）是一组以侵犯关节、骨骼、肌肉、血管及有关软组织或结缔组织为主的疾病，其中多数为AID，自身抗体检测在自身免疫性风湿病的辅助诊断、鉴别诊断及预后评估中具有重要的应用价值。主要的风湿病相关抗体列于表6-21。

表6-21　风湿病相关抗体参考区间

项目名称	参考区间
抗双链DNA抗体（抗dsDNA）	<30U/ml
抗环瓜氨酸肽抗体（抗CCP）	<5RU/ml
抗Sm抗体（抗Sm）	<20RU/ml
抗核糖核蛋白抗体（抗U1RNP）	<20RU/ml
抗干燥综合征抗原A抗体（抗SSA）	<20RU/ml
抗干燥综合征抗原B抗体（抗SSB）	<20RU/ml

续表

项目名称	参考区间
抗核糖体P蛋白抗体（rRNP）	＜20RU/ml
抗Scl-70抗体（抗Scl-70）	＜20RU/ml
抗Jo-1抗体（抗Jo-1）	＜20RU/ml
抗PM-Scl抗体（抗PM-Scl）	＜20RU/ml
抗增殖细胞核抗原抗体（抗PCNA）	＜20RU/ml
抗组蛋白抗体（AHA）	＜20RU/ml
抗核小体抗体（AnuA）	＜20RU/ml
抗着丝点蛋白B抗体（抗CENP-B）	＜20RU/ml
抗线粒体抗体M2亚型（AMA-M2）	＜20RU/ml
抗Ku抗体（抗Ku）	阴性
抗Mi-2抗体（Mi-2）	阴性
抗RA33抗体（RA33）	阴性
抗角蛋白抗体（AKA）	阴性
抗核周因子抗体（APF）	阴性
抗C1q抗体（抗C1q）	阴性

1. **系统性红斑狼疮**　SLE是以自身免疫性炎症为突出表现的典型的弥漫性结缔组织病。95%未经治疗的SLE患者出现多种自身抗体阳性，SLE的免疫学标准包括ANA抗体滴度异常，抗dsDNA抗体阳性，抗Sm抗体、抗磷脂抗体阳性、低补体血症和直接Coombs试验阳性。①抗dsDNA抗体阳性是SLE患者的特征标志抗体，阴性不能排除SLE；抗dsDNA抗体与SLE疾病活动性关系密切，其抗体滴度随疾病的活动或缓解而升降，活动期增高，缓解期降低甚至转阴。②抗Sm抗体阳性见于10%～30%的患者，对SLE诊断具有高度特异性，但敏感性较低，抗体阴性不能排除SLE；抗Sm抗体水平与SLE疾病活动性不相关，治疗后的SLE也可阳性。③约60%的SLE患者抗C1q抗体阳性，抗C1q抗体可作为SLE的预测因子和疾病活动的标志。④此外，SLE患者常出现抗磷脂抗体阳性，包括狼疮抗凝物、抗心磷脂抗体和抗β_2糖蛋白抗体；部分SLE患者也有抗SSA抗体、抗SSB抗体的检出；此外，抗rRNP抗体、AHA、AnuA、PCNA阳性亦可见于SLE，对其诊断具有重要参考意义。

2. **类风湿关节炎**　RA是一种慢性、系统性自身免疫性疾病，其主要特征是对称性多关节炎。①筛查和诊断：类风湿因子（RF）及其抗体滴度、CCP、AKA、APF是诊断RA重要的自身抗体。抗CCP抗体阳性可在RA患者表现出临床典型症状前产生并且具有一定的预测价值，而且阳性者更易发生关节损害；AKA阳性对于早期诊断RA具有重要参考意义，与RF联合检测能进一步提高诊断效能，阴性不能排除；抗RA33抗体、APF阳性亦是早期诊断RA的有效指标之一。②预后和治疗：CCP、AKA、APF对RA病情尤其是关节的侵蚀性病变有重要预测价值。抗体持续阳性与疾病严重程度、影像学进展、残疾及病死率增加相关。高滴度AKA阳性通常提示疾病较为严重。

3.干燥综合征 SS是一种以淋巴细胞增殖及进行性外分泌腺体损伤为特征的慢性炎症性自身免疫病，临床除有涎腺、泪腺功能受损外，亦可出现多系统多脏器受累，患者血清中存在自身抗体和高免疫球蛋白血症。根据是否伴发其他结缔组织病，SS分为继发性SS和原发性SS（primary SS，pSS），前者常继发于SLE、RA等。SS患者ANA阳性率为50%～80%，其中抗SSA抗体、抗SSB抗体阳性率最高，是诊断SS较特异的抗体，两者联合检测可提高SS检出率，阴性不能排除。抗着丝点抗体、抗胞衬蛋白抗体、RF等亦常阳性。

4.系统性硬化症 SSc是一种以皮肤及多脏器纤维化为突出表现的系统性自身免疫病。当病变仅累及皮肤而不伴有内脏损害时，称为局限性硬化症，其特异性抗体为抗CENP-B抗体，该抗体阳性SSc患者较其他标志性抗体阳性患者总体预后相对较好，病死率较低。病变累及内脏器官时则称为进行性系统性硬化症（progressive systemic sclerosis，PSS），其特异性抗体为抗Scl-70抗体，该抗体阳性高度提示预后不良，病死率增高，与间质性肺病高度相关。部分SSc患者可出现抗RNA聚合酶抗体、抗SSA抗体、抗SSB抗体和低滴度的抗dsDNA抗体阳性。

5.多发性肌炎及皮肌炎 多发性肌炎（polymyositis，PM）以损害肌肉为主要表现，如果同时有皮肤损害，则称为皮肌炎（dermatomyositis，DM）。①抗Jo-1抗体为多发性肌炎/皮肌炎（PM/DM）的血清标记性抗体，在合并肺间质病变的PM/DM患者中阳性率高达60%，对肌炎的诊断具有较高特异性；抗Jo-1抗体与疾病的活动性相关，抗体阳性肌炎患者与阴性患者相比，发病年龄相对较轻、病情进展快、疗效差、停药易复发。②抗Mi-2抗体是一种肌炎高度特异性抗体，阳性主要见于DM、PM/DM及PM患者，对DM有高度特异性，在正常人及其他结缔组织病患者中无表达；抗Mi-2抗体阳性患者对治疗反应与预后均较好。③抗Ku抗体与PM/SSc重叠综合征患者显著相关并常有较高的滴度，特异性高达99%，被认为是PM/SSc重叠综合征的特异性抗体，且抗Ku抗体阳性的患者预后较好。

6.混合性结缔组织病 MCTD通常指患者出现手肿胀、滑膜炎肌炎、雷诺现象、肢端硬化等一种或多种临床表现，伴血清中高滴度斑点型ANA和高滴度抗U1RNP抗体阳性，而抗Sm抗体阴性。多见于30岁左右的女性，可出现SLE、RA、SSc和炎性肌病的重叠表现，各种重叠表现很少同时发生，而是在数月或数年间序贯出现。患者高滴度抗U1RNP抗体是诊断MCTD必不可少的条件，具有高滴度抗U1RNP抗体的MCTD患者较少发生严重肾脏疾病和危及生命的神经系统损害，故预后优于SLE，但重要脏器受累者预后差。抗内皮细胞抗体和抗心磷脂抗体阳性与病死率增加有关。

7.药物性狼疮　药物性狼疮是指服用某些药物后出现的与SLE临床表现及血清学特点相似的一类临床综合征。药物（普鲁卡因、肼屈嗪等）诱导的红斑狼疮常见AHA抗体阳性；抗dsDNA抗体、抗U1RNP抗体阳性亦可见于药物性狼疮患者。

8.狼疮肾炎　狼疮肾炎是SLE引起的肾脏损害，临床表现多样，轻者可表现为无症状性蛋白尿和（或）血尿，重者可出现肾病综合征或急进性肾小球肾炎。80%的弥漫性增生性狼疮肾炎患者抗C1q抗体阳性，且狼疮肾炎活动期的患者体内抗C1q抗体滴度升高，抗C1q抗体与狼疮肾炎的增生形式密切相关，可作为疾病活动性的标志。抗dsDNA抗体升高和补体C3降低常提示狼疮肾炎活动性增加。另外，aPLs、LAC阳性有助于狼疮血栓性微血管病的诊断。

三、抗磷脂抗体谱（antiphospholipid antibodies，aPLs）

【参考区间】

化学发光法，血浆/血清　狼疮抗凝物（LAC）：阴性；抗心磷脂抗体（aCL）：< 20RU/ml；抗β_2糖蛋白I（β2GPI）抗体：< 20RU/ml。

【影响因素】

1. LAC的检测应在抗凝血药物治疗前或抗凝药物停用足够时间（至少1周）后采集血液标本。血液标本采集后应及时进行离心（推荐2次离心），以确保离心后血浆中血小板计数< 10×10^9/L，确保凝血因子活性。

2.接受华法林、肝素及新型口服抗凝剂治疗的患者可能出现LAC假阳性，因此对接受抗凝剂治疗患者的LAC检测结果，应谨慎解读。

3. aCL和抗β_2GPI抗体检测建议使用血清标本，避免热灭活、溶血及脂血，避免反复冻融。

4.同风湿病相关抗体检测。

【临床解读】

aPLs是一组以磷脂和（或）磷脂结合蛋白为靶抗原的自身抗体总称，包括LAC、aCL、抗β_2糖蛋白I（β2GPI）抗体、抗磷脂酸抗体和抗磷脂酰丝氨酸抗体等。aPLs主要存在于抗磷脂综合征（antiphospholipid syndrome，APS）、SLE、SS等自身免疫病患者中，是APS最具特征的实验室标志物。

1.抗磷脂综合征　APS是一种以反复血管性血栓事件、复发性自然流产、血小板减少等为主要临床表现，伴aPLs持续中、高滴度阳性的自身免疫病，其临床表现复杂多样，全身各个系统均可受累。①筛查及诊断：血浆LAC阳性、血清aCL、抗β2GPI抗体持续中、高滴度阳性作为APS分类标准中的实验室指标，至少满足1

条临床标准和1条实验室标准方可诊断APS，是APS筛查和诊断最具特征的实验室标志物；aPLs低滴度阳性可见于生理性、暂时性、感染或病理状态，对aPLs低滴度阳性需结合患者临床表现，并定期检测随访；若检测结果与临床不符时，应进行实验室与临床的相互沟通，以明确其确切意义。aPLs阴性时不能排除APS，临床中有很少部分患者存在典型的血栓事件复发性自然流产、血小板减少等临床表现，高度疑诊APS，但常规检测aPLs抗体均为阴性，称为"血清阴性APS"，因此阴性不能排除。②血栓及病理妊娠风险评估：aPLs阳性亦是APS患者血栓事件再发和病理妊娠的主要风险预测因素，LAC、aCL及抗β_2GPI抗体"三阳"APS患者与1种或2种自身抗体阳性比，血栓再发风险或病理妊娠的发生概率更高。aCL及抗β_2GPI抗体滴度的高低与临床事件的相关性尚不明确。

2.其他疾病　aPLs阳性不仅是APS的诊断标准之一，阳性还可见于SLE、RA、SS和急性脑血管疾病等患者。aPLs阳性SLE女性患者更易形成血栓，妊娠时易发生流产；血清及脑脊液aPLs阳性有助于神经精神性狼疮患者的临床诊断；高滴度aPLs阳性是急性脑血管病患者预后不良的危险信号，抗体水平降低提示病情好转。aPLs阳性也可存在于某些恶性肿瘤（如淋巴瘤、白血病、肺癌等）、感染性疾病（如梅毒、结核、传染性单核细胞增多症等）、某些药物（如普鲁卡因酰胺、氯丙嗪、避孕药等）使用后及部分健康人群中，通常一过性存在，与疾病进程不相关。aPLs阳性患者6～8周后要进行复查，以排除其他疾病干扰。

四、ANCA相关血管炎抗体

【参考区间】

1.间接荧光免疫法　抗中性粒细胞胞浆抗体（ANCA）：阴性。

2.化学发光法

抗髓过氧化物酶（MPO）抗体：＜20RU/ml；

抗蛋白酶3（PR3）抗体：＜20RU/ml；

抗肾小球基底膜（GBM）抗体：＜20RU/ml。

【影响因素】

常见于抗核抗体干扰，如抗Sm、抗U1RNA及抗着丝点等干扰结果判读；如基底细胞为非中性粒细胞，虽也出现类似的荧光着染，但并非是ANCA，可用化学发光法或RIA法加以鉴别。其余同风湿病相关抗体检测。

【临床解读】

ANCA是以中性粒细胞及单核细胞胞质成分为靶抗原的自身抗体。采用间接免疫荧光法检测ANCA时，荧光染色模式主要有2种：胞质型（cytoplasmic ANCA，cANCA）和核周型（perinuclear ANCA，pANCA）。cANCA的主要靶抗原是蛋白酶

3（proteinase 3，PR3），pANCA的主要靶抗原是髓过氧化物酶（myeloperoxidase，MPO）；根据靶抗原不同，采用抗原特异性免疫学方法检测可分为PR3-ANCA和MPO-ANCA。

ANCA相关血管炎（ANCA-associated vasculitis，AAV）AAV是以肉芽肿性和中性粒细胞组织炎症为特征的小血管炎，临床类型包括肉芽肿性多血管炎（granulomatosis with polyangiitis，GPA）、显微镜下多血管炎（microscopicpolyangitis，MPA）及嗜酸性肉芽肿性多血管炎（eosinophilicgranulomatosis with polyangiitis，EGPA）。82%～94%的GPA和MPA患者ANCA阳性。GPA患者表现为小血管的肉芽肿性炎症，可有肾的小血管炎病变，肾间质的单核巨噬细胞浸润较明显，常有局灶节段坏死性肾小球肾炎，患者cANCA/抗PR3抗体阳性，在我国，PR3-ANCA阳性的GPA占26.3%。MPA患者更常见的是血pANCA/抗MPO抗体阳性，表现为小血管的坏死性炎症，很少或无免疫复合物沉积，局灶节段坏死性肾小球肾炎很常见，MPO-ANCA阳性的MPA占90.7%。EGPA患者约40%为ANCA阳性，通常是MPO-ANCA。抗GBM抗体是抗GBM肾小球肾炎标志物，阳性提示肾小球肾炎、肺出血-肾炎综合征。

1. AAV筛查和诊断　ANCA是AAV，特别是GPA和MPA诊断的主要血清学标志物，主要存在于AAV患者中，也可存在于炎症性肠病、自身免疫性肝病等其他自身免疫病，以及恶性疾病、感染性疾病及药物诱导性血管炎等。以ANCA水平评估AAV活动性或疾病复发仍有争议。详细结果解读如下。

cANCA阳性，抗PR3抗体或（和）抗MPO抗体阳性，可见于活动性AAV患者中。cANCA阳性，抗PR3抗体和抗MPO抗体阴性可以见于经治疗后的AAV患者中。

pANCA阳性，抗MPO抗体和（或）抗PR3抗体阳性，可以见于活动性AAV患者中。pANCA阳性，抗MPO抗体和抗PR3抗体阴性可以见于经治疗后的AAV患者中。

cANCA阴性/抗PR3抗体阳性或pANCA阴性/抗MPO抗体阳性，可出现在部分AAV患者中。

不典型cANCA或不典型pANCA阳性，也可出现在炎症性肠病、自身免疫性肝病、恶性疾病、感染性疾病及药物诱导性血管炎等。

2. 预后评估　MPA、高龄、高滴度PR3-ANCA阳性、肾功能不全、肺部感染和贫血等因素与AAV全因死亡相关，是AAV患者发生心血管事件的独立危险因素。女性、高龄、MPO-ANCA阳性及血肌酐水平升高与AAV治疗抵抗相关。ANCA滴度升高或ANCA持续阳性，肺和上呼吸道受累疾病复发的风险增加。GPA复发风险高于MPA，PR3-ANCA阳性患者复发风险高于MPO-ANCA阳性患者，PR3-ANCA对复发的预测价值更大。目前尚无充分证据支持对ANCA转阳性或滴度升高患者预防性加强激素或免疫抑制剂治疗，但对于ANCA持续阳性或升高的患者需要加强随访，增加临床评估的频率。AAV治疗决策的改变应该基于临床评估，不能单纯依据ANCA的变化而改变治疗。

五、抗磷脂酶A2受体抗体

参见第5章第二节脂质及其代谢产物检验。

六、自身免疫性肝病相关自身抗体

【参考区间】

间接免疫荧光法/免疫印迹法，血清　见表6-22。

表6-22　自身免疫性肝病相关自身抗体参考区间

项目名称	参考区间
抗平滑肌抗体（ASMA）	阴性
抗肝肾微粒体抗体1型（抗LKM-1）	阴性
抗肝细胞溶质抗原1型（抗LC-1）	阴性
抗可溶性肝抗原抗体（抗SLA）	阴性
抗线粒体抗体（AMA）	阴性
抗sp100抗体	阴性
抗gp210抗体	阴性

【影响因素】

1.严重溶血、高血脂、高胆红素等高水平干扰物质，可对检测结果产生干扰；高浓度的免疫复合物或其他免疫球蛋白聚集体，可产生非特异性结合，影响结果判读。该情况应结合样本情况及患者的病史、症状等做出正确判断，必要时选择他类方法学检测试剂盒进行重新检测。

2.同风湿病相关抗体检测。

【临床解读】

自身免疫性肝病（autoimmune liver disease，ALD）是由于机体免疫系统对自身组织的抗原丧失免疫耐受，从而诱发肝脏受到免疫攻击而导致的疾病，在非病毒肝病中占有非常重要的比例。临床常见的主要有自身免疫性肝炎（autoimmune hepatitis，AIH）、原发性胆汁性肝硬化（primary biliary cirhosis、PBC）和原发性硬化性胆管炎（primary sclerosing cholangitis，PSC）。重叠综合征在ALD中很常见，多表现为任何两种ALD同时存在或任一种ALD重叠其他疾病：如其他自身免疫性疾病或病毒性肝病。

1.自身免疫性肝炎　AIH也称自身免疫性慢性活动性肝炎（chronic active hepatitis），是一种自身免疫性、进展性慢性肝炎，临床特点包括血清氨基转移酶水平升高、高免疫球蛋白G血症、血清自身抗体阳性，肝组织学上存在中重度界面性肝炎等。可发生于任何年龄，多见于女性，有两个发病高峰期，分别是10～30岁和40岁以上。大多数AIH患者血清中存在一种或多种高滴度的自身抗体，AIH可根据自身抗体的不同分为两型：ANA和/或ASMA阳性者为1型AIH，约占AIH病例的90%；抗LKM-1和（或）抗LC-1阳性者为2型AIH。

高滴度的ANA、ASMA、抗LKM-1和抗SLA抗体阳性对AIH的诊断和鉴别诊断有重要意义。高滴度的抗F肌动蛋白（ASMA的主要靶抗原）对Ⅰ型AIH有重要的诊断意义。抗LKM-1和（或）抗LC-1阳性主要见于2型AIH，抗LKM-1阳性对儿童AIH患者诊断的敏感度较高（13%～38%）；约10%的2型AIH患者中抗LC-1是唯一可检测到的自身抗体。抗SLA抗体是公认的AIH高特异性指标，阳性预测值可达100%，但敏感性略低，故阴性不能排除。ANA和ASMA等自身抗体缺乏疾病特异性，低滴度阳性也可见于其他多种肝内外疾病如病毒性肝炎、代谢相关性脂肪性肝病、Wilson病等肝病及乳糜泻、系统性红斑狼疮、类风湿关节炎等自身免疫性疾病。

2.原发性胆汁性胆管炎　PBC是一种慢性自身免疫性肝内胆汁淤积性疾病，多见于女性。30%的患者无自觉症状，体检发现AMA阳性、ALP、γ-GGT升高，随后数月火树年出现临床症状。PBC常见ANA、AMA、抗sp100抗体和抗gp210等自身抗体阳性。AMA是诊断PBC的特异性标志物，高滴度的AMA-M2诊断PBC的敏感度和特异度高达90%～95%。对于AMA阴性的PBC患者，抗sp100和抗gp210抗体对于PBC辅助诊断临床价值更为明显，且阳性与活动度有关，如抗gp210抗体阳性预示疾病处于进展期，预后较差。

3.原发性硬化性胆管炎　PSC是一种多灶性胆管狭窄和进展期肝病为特征的少见疾病。PSC好发于男性（男女之比为2∶1），平均确诊年龄20～57岁。PSC缺乏特异性的自身抗体，部分患者血清中可出现ANA、pANCA、ASMA、抗内皮细胞抗体、抗磷脂抗体等多种自身抗体阳性。通常上述抗体为低滴度阳性，对PSC诊断无特异性。pANCA是检测PSC的一个重要指标，近期被证实一种DNA结合的乳铁蛋白也称为DNA-ANCA，在PSC患者中的阳性率可达70%～80%。

七、糖尿病相关自身抗体

【参考区间】

化学发光法，血清　见表6-23。

表6-23　糖尿病相关自身抗体参考区间

项目名称	参考区间
谷氨酸脱羧酶自身抗体（GADA）	<10U/ml
胰岛素自身抗体（IAA）	≤20.0AU/ml
胰岛细胞自身抗体（ICA）	<29.79U/ml
蛋白酪氨酸磷酸酶自身抗体（IA-2A）	≤28.0U/ml
锌转运蛋白8抗体（ZnT8A）	阴性

建议各实验室建立自己的参考区间。

【影响因素】

1. 药物治疗　含有人抗鼠抗体（HAMA）的样本，如接受鼠单克隆抗体制品治疗或诊断患者，可能多检测结果产生影响，会出现假性升高或假性下降的情况，需要其他临床或诊断信息才能确定患者状态。

2. 标本因素　严重脂血、溶血、黄疸和反复冻融样本，高浓度类风湿因子、抗核抗体可干扰检测结果；异嗜性抗体可与试剂中的免疫球蛋白发生反应，干扰体外免疫测定。

3. 钩状效应　待测抗体含量过高造成的钩状效应，致使结果低于真实值或假阴性。

【临床解读】

1型糖尿病（type 1 diabetes mellitus，T1DM）是由易感基因与环境因素共同作用，导致胰岛B细胞破坏，终身依赖胰岛素治疗的内分泌代谢性疾病。胰岛自身抗体的检测和滴度，在T1DM的预防、诊断、风险分层和治疗与疗效评价方面发挥着重要作用。

1. T1DM诊断　胰岛自身抗体是诊断自身免疫性T1DM的关键指标，临床常用的胰岛自身抗体包括GADA、IAA、ICA、IA-2A和ZnT8A等，抗体阳性者可以确诊，阴性不能排除。目前以GADA诊断的敏感性和特异性最高，在我国经典T1DM人群中GADA阳性率约为70%；GADA、IAA、IA-2A和ZnT8A联合检测可提高成人隐匿性自身免疫糖尿病（LADA）和T1DM一级亲属中的阳性检出率。

胰岛素治疗常致患者产生胰岛素抗体（insulin antibody，IA），而目前常用的检测方法不能区分IA与IAA，导致结果呈假阳性，因此IAA应用于糖尿病分型仅限于未用过胰岛素或胰岛素治疗2周以内的患者。少数甲巯咪唑治疗的甲状腺功能亢进症患者可能会导致IAA阳性，在1型糖尿病筛查时需注意鉴别。

2. 鉴别诊断　胰岛自身抗体可用于LADA和2型糖尿病的鉴别诊断。LADA属于自身免疫性T1DM亚型，临床表型介于T1DM和T2DM之间，早期容易误诊为

T2DM。GADA和（或）ICA阳性是LADA的特点可用于和T2DM的鉴别诊断。

3.高危人群筛查、监测 胰岛自身抗体可用于糖尿病高危人群的筛查、监测，以识别亚临床T1DM和监测疾病进展。对未达到糖尿病诊断标准但胰岛自身抗体阳性的T1DM一级亲属可诊断为亚临床T1DM；早期出现胰岛自身抗体阳性数目越多，个体快速进展为临床T1DM的风险越高。首次抗体筛查呈阳性者应在3个月内复核，若两次及以上结果阳性则可以确定阳性。

八、自身免疫性甲状腺疾病相关抗体

【参考区间】

电化学发光法，血清 甲状腺过氧化物酶抗体（TPOAb）：0～34U/ml；抗甲状腺球蛋白抗体（TgAb）：0～115U/ml；促甲状腺素受体抗体（TRAb）：0～1.58U/ml。

【影响因素】

1.甲状腺球蛋白升高（＞100ng/ml）会干扰TgAb检测，导致结果假性降低。对于TgAb＞115U/ml的样本，较低浓度的血红蛋白即可造成检测结果的升高。

2.药物影响：每日治疗剂量下的伊曲康唑会引起TPOAb浓度升高；使用肝素钠治疗的患者可影响TRAb检测；对于接受生物素治疗的患者，必须在末次生物素治疗后8h采集样本进行检测。

3.标本因素：严重脂血、溶血、黄疸和反复冻融样本，高浓度类风湿因子、生物素可干扰检测结果；异嗜性抗体可与试剂中的免疫球蛋白发生反应，干扰体外免疫测定。

4.钩状效应：待测抗体含量过高造成的钩状效应，致使结果低于真实值或假阴性。

【临床解读】

甲状腺的自身免疫性内分泌疾病可导致腺体功能低下或过度活跃，并与其他内分泌腺如肾上腺、胰岛细胞和卵巢的自身免疫性疾病相关。自身免疫性甲状腺疾病（autoimmune thyroiddiseases，AITD）以甲状腺功能亢进或功能减退为特征，该疾病是由遗传因素、碘摄入不足、妊娠、放疗、病毒感染、手术、侵入性疾病或自身免疫所引起。AITD包括自身免疫性甲状腺功能亢进（Graves病）和自身免疫性甲状腺功能减退（桥本甲状腺炎）。涉及自身免疫性甲状腺疾病3种重要自身抗体是：TPOAb、TgAb和TRAb。

1. TPOAb、TgAb 是确定原发性甲减病因的重要指标和诊断自身免疫甲状腺炎（包括桥本甲状腺炎、萎缩性甲状腺炎）的主要指示。桥本甲状腺炎患者TPOAb的阳性率85%～100%，TPOAb水平升高提示临床甲减和亚临床甲减的发生率显著增加。TgAb与TPOAb联合检测对桥本甲状腺炎的阳性率可达98%，TgAb

与TPOAb阴性可排除桥本甲状腺炎。TPOAb阳性患者在药物治疗期间（如胺碘酮、IFN-α、IL-2）出现甲状腺功能异常的风险增加；TPOAb阳性是唐氏综合征（Down syndrome）患者出现甲减的危险因素；TPOAb阳性是妊娠期间甲状腺功能异常或产后发生甲状腺炎的危险因素。

TgAb与TPOAb阳性也可见于其他自身免疫性疾病，艾迪生病（Addison's disease）、原发性黏液性水肿、1型糖尿病等，应结合临床表现进行诊断。部分健康人也可出现低滴度的TgAb或TPOAb阳性。

2. TRAb　主要用于毒性弥漫性甲状腺肿（Graves病）的诊断，阳性见于初发Graves病和"甲状腺功能正常的Graves眼病"。Graves病患者经抗甲状腺药物治疗后，TRAb低浓度或消失可能提示疾病缓解；TRAb阳性提示有甲状腺功能亢进复发的风险。TRAb是Graves眼病的独立危险因素，有助于预测疾病的严重程度和预后。若TRAb持续维持低水平，则患者轻度病程的可能性增加；若TRAb连续高水平，则患者重度病程的风险增加。

此外，因为该抗体可以通过胎盘刺激胎儿的甲状腺产生过量甲状腺激素，对于有Graves病或病史的妊娠妇女，TRAb检测有助于预测胎儿或新生儿甲状腺功能亢进发生的可能性。如果TRAb阴性，则胎儿发生甲状腺功能亢进的可能性极小；如果母体存在高滴度的TRAb，则应对胎儿进行密切监控。

九、神经系统自身免疫性疾病相关抗体

【参考区间】

间接免疫荧光法（IIFT）/ELISA法，血清/脑脊液　抗谷氨酸受体抗体（NMDAR）：阴性；乙酰胆碱受体（AchR）抗体：＜0.2nmol/L；肌肉特异性受体酪氨酸激酶（MuSK）抗体：＜0.2nmol/L。

【影响因素】

见抗核抗体和风湿病相关抗体检测。

【临床解读】

1. 自身免疫性脑炎（autoimmune encephalitis，AE）　泛指一类由自身免疫机制介导的脑炎，以抗NMDAR脑炎最常见，占AE病例的54%～80%。脑脊液中抗NMDAR抗体阳性为抗NMDAR脑炎的确诊标准之一，抗NMDAR抗体在脑脊液中阳性率更高，因此建议同时检测血清和脑脊液样本，低滴度的血清抗NMDAR抗体阳性（1∶10）不具有确诊意义。脑脊液中抗NMDAR抗体滴度升高与临床复发呈正相关。

抗NMDAR抗体阳性也可见于单纯疱疹病毒脑炎患者，阳性提示诱发抗NMDAR脑炎。部分痊愈后的脑炎患者血清和脑脊液中也可检出阳性。

2.重症肌无力（myasthenia gravis，MG） 是一种由自身抗体介导的神经-肌肉接头信号传递障碍的获得性自身免疫性疾病。血清AChR抗体和（或）MuSK抗体阳性是MG诊断和鉴别诊断指标之一。

AChR抗体阳性主要见于全身性MG患者和眼肌型MG患者，抗体滴度的升降与MG患者病情进展及症状改善无显著相关性。MuSK抗体阳性常见于部分AChR抗体阴性的MG患者，少数情况下与AChR抗体或LRP4抗体共同存在；MuSK抗体滴度波动与疾病进展显著相关，高滴度提示更易出现呼吸肌无力或治疗抵抗，抗体滴度下降常预示症状缓解，复发前可能先出现滴度升高。另外，AChR抗体阳性可见于少数非MG人群以及其他自身免疫病患者（如视神经脊髓炎患者）。

十、不孕不育相关自身抗体

【参考区间】

ELISA法，精液/血清/宫颈黏液 抗精子抗体（ASA）：阴性；抗子宫内膜抗体（EMAb）：阴性；抗透明带抗体（ZPA）：阴性。

【影响因素】

1.精液：标本收集时间：禁欲3～5d后留取精液；精液液化不完全、细菌污染等可能干扰ELISA检测结果。

2.血液：严重溶血、脂血、黄疸或细菌污染等干扰检测结果。类风湿因子、补体、嗜异性抗体、自身抗体、溶菌酶等内源性因素造成的假阳性结果。

3.钩状效应：即标本中待测抗原/抗体含量过高，造成抗原-抗体比例不合适，致使出现假阴性结果。

4.洗涤次数要适当，防止洗涤不彻底致假阳性或洗涤过多致假阴性；要严格按照试剂盒说明书要求进行操作。

【临床解读】

免疫性不孕不育是由生殖系统抗原的同种免疫或自身免疫引起的常见病和多发病之一，占各种原因不孕不育症的20%～40%。最常见的为抗精子抗体、抗透明带抗体、抗子宫内膜抗体和抗卵巢抗体。其他一些自身抗体也可能与免疫性不孕不育相关，例如，抗睾丸间质细胞抗体也可见于男性性腺功能不全患者；抗胎盘抗原抗体可见于不孕或自身免疫性多内分泌综合征患者；抗卵巢细胞膜抗体可见于自身免疫性卵巢炎患者。

1. ASA ASA是机体免疫系统针对精子表面抗原产生的特异性抗体，可存在于男性或女性生殖系统（如精浆、宫颈黏液）或血液中，可降低生育力，导致不育。ASA在血液和淋巴液中主要是IgG，精液、阴道和宫颈黏膜分泌物中主要为分泌型IgA，偶有IgM和IgE。

男性ASA阳性提示自身免疫性不育，抗体可能干扰精子活力、穿透宫颈黏液或受精能力。高滴度抗体（如IgA类）与精子质量下降显著相关。

女性ASA阳性可影响精子在生殖道的存活、运输及精卵结合；宫颈黏液中ASA阳性对生育影响更直接。ASA阴性结果不能完全排除免疫因素，需结合其他检查。

低滴度的ASA可能短期延迟怀孕，而高滴度的抗体将在较长时间内明显影响怀孕；精液中出现ASA阳性比血清中阳性对不孕影响作用更明显。

ASA及滴度升高是造成免疫不育不孕重要但不是唯一的原因，因此判断是否由于ASA导致不孕不育时要慎重，必须同时做男性精液量、精子数及精子活动度，还要排除其他感染及器质性病变。

2. EMAb 正常情况下子宫黏膜不诱发机体产生自身免疫应答反应，剖宫产、刮宫手术及某种病理情况下，月经通过输卵管逆流均可导致子宫内膜异位症，引起自身免疫病理反应，产生EMAb，此抗体常会加重疾病进程，并干扰生育功能。

人工流产组织、胚囊可作为抗原刺激机体产生EMAb抗体。部分女性初次人工流产后继发不孕，这种继发不孕患者多数是因体内产生EMAb所致。

EMAB见于不明原因的不孕的子宫内膜异位症患者。子宫内膜异位症Ⅰ期、Ⅱ期患者EMAb检出率可达60%～86%，而在合并不孕的Ⅰ期患者中，阳性率可达90%。在不明原因的不孕中，EMAb阳性率达73.9%。EMAb也见于其他疾病，如盆腔炎。

3. AZP 抗透明带免疫性不孕症有赖于AZP的检测，AZP可阻止精子对卵细胞的附着与穿透，影响受精；同时对受精卵有损伤作用，即使着床也会因前期的损伤作用而致流产。不孕女性患者中AZP的阳性率明显高于正常生育女性。不明原因不孕症女性的阳性率为30.6%，并且不孕时间越长AZP阳性率越高。因此，AZP是不明原因不孕的一种自身免疫性病因。

第六节 超敏反应性疾病

一、过敏原特异性IgE（specific IgE，sIgE）

【参考区间】

化学发光法，血清 单项sIgE < 0.1U/ml；混合sIgE < 0.35U/ml。

【影响因素】

标本不新鲜、标本脂血、溶血、黄疸、纤维蛋白残留或反复冻融；过敏原的非致敏蛋白组分干扰；交叉反应性碳水化合物决定簇（cross-reactive carbohydrate determinants，CCD）的干扰；过敏原间的交叉反应等。

【临床解读】

总IgE包括非特异性IgE和特异性IgE（sIgE），仅sIgE与Ⅰ型超敏反应疾病相关。根据变应原进入机体途径不同过敏原分为食入性和吸入性，吸入性过敏原有螨类、蟑螂、动物皮屑、真菌、花粉（包括杂草、牧草、树木花粉）等，可以起过敏性哮喘、过敏性鼻炎、过敏性结膜炎，偶尔亦可通过皮肤接触引起特应性皮炎，甚至通过食入引起严重过敏反应，如薄饼综合征。食入性过敏原有动物类（包括鸡蛋清、鸡蛋黄、牛奶、牛羊肉、鱼、虾等）、植物类（包括小麦、花生等），主要引起消化系统为主的过敏症状，也可通过气溶胶吸入或皮肤接触途径引起呼吸道、皮肤黏膜系统过敏症状。

在sIgE在Ⅰ型超敏反应疾病中结果解读如下：

1.临床病史、症状及体征阳性，sIgE阳性 sIgE较客观地反映致敏状态，单顶sIgE＞0.1U/ml，即表示患者被该过敏原致敏；混合sIgE＞0.35U/ml，则表示已被一种或几种过敏原致敏；对于低龄儿童，sIgE＞0.1U/ml，表示被某种过敏原致敏，预示未来发生症状的风险高，需引起注意；sIgE浓度与发生过敏反应的风险呈正相关；注意sIgE结果及等级并不与临床症状和疾病的严重程度完全一致。

2.临床病史、症状及体征阴性，sIgE阳性

（1）致敏状态：曾经过敏已耐受；未来将可能过敏；总IgE过高而sIgE/总IgE比值过低并未产生临床症状。

（2）CCD干扰：CCD广泛存在于多种植物或（无脊椎）动物的过敏原中，如花粉、蔬菜、水果、坚果、种子食物、蜂毒、一些寄生虫等，可导致多种植物或（无脊椎）动物sIgE检测呈阳性，但不引发临床症状。

（3）交叉反应致敏：如出现多种同类过敏原阳性，应考虑花粉-花粉间、花粉-食物间、尘螨/蟑螂-甲壳类食物间的交叉反应导致的假阳性结果。

3.临床病史、症状及体征阳性，sIgE阴性 所用试剂组套未包含致病过敏原或致病过敏原试剂未上市；sIgE处于检测阈值以下但仍具备高sIgE/总IgE比值；靶器官病症由局部sIgE参与；类风湿因子或免疫治疗后产生的高水平特异性IgG干扰；生物制剂如奥马珠单抗使用后其他Ig对sIgE检测的干扰；sIgE检测所用过敏原粗提物缺乏关键组分；年龄、非IgE介导过敏反应、其他疾病如原发性免疫缺陷病。

4.评估过敏性疾病的免疫耐受 初始sIgE水平或sIgE峰值越高，越容易造成持续性食物过敏，越难出现食物耐受；sIgE下降幅度越大，速率越快，发生耐受的概率越高。12个月内sIgE下降幅度达90%时，鸡蛋过敏患儿发生鸡蛋耐受的可能性为78%，牛奶过敏患儿发生牛奶耐受的可能性为66%。

5.指导过敏原特异性免疫治疗（allergen immunotherapy，AIT） sIgE和接触过

敏原后出现临床症状是启动AIT的标准。临床上患儿sIgE水平≥0.70kUA/L且有螨暴露后过敏性哮喘（allergic asthma，AA）相关症状，可以考虑启动尘螨AIT；螨AA患儿AIT治疗后血清sIgE水平降低，特异性免疫球蛋白G_4抗体（specific immunologic G_4 antibody，sIgG_4）有升高趋势。

二、过敏原特异性IgG（specific IgG，sIgG）

【参考区间】

ELISA，血清　sIgG抗体＜50U/ml。

【影响因素】

标本不新鲜，标本脂血、溶血、黄疸、纤维蛋白残留或反复冻融；过敏原的非致敏蛋白组分干扰；过敏原间的交叉反应等。

【临床解读】

食物不耐受是一种IgG介导的迟发型超敏反应，多在进食不耐受食物2h或数天后发生，可引起全身各系统的慢性症状。大多数人由多种食物引发，少数人由单一食物引起。常见的食物性过敏原包括：牛肉、鸡肉、鸡蛋、鳕鱼、玉米、螃蟹、牛奶、猪肉、大米、虾、大豆、西红柿、小麦、蔬菜、肉类、酵母和水果等。

1.发现食物不耐受　食物不耐受导致的症状比较隐蔽，涉及食物较多，sIgG抗体达到一定水平后才会出现明显的症状或不适，通常难以自我发现不耐受食物的存在。通过发现sIgG升高可判断不耐受食物种类，预测食物不耐受的发生风险。

2.制订饮食计划，积极干预　在机体出现慢性症状前，根据sIgG结果积极进行食物干预，针对病因制订饮食计划，指导患者禁食或少食不耐受食物，控制疾病的源头，阻止疾病的发生和发展。一般情况下，sIgG＜50U/ml结果为阴性，此食物可安全食用；sIgG 50～100U/ml提示对此食物过敏原轻度敏感，需轮换或忌食；sIgG 100～200U/ml提示对此食物过敏原中度敏感，需忌食；sIgG≥200U/ml提示对此食物过敏原高度敏感，需忌食。

三、嗜碱性粒细胞活化试验（basophil activation test，BAT）

【参考区间】

流式细胞仪法，血清　嗜碱性粒细胞CD63：0～10.6%。

【影响因素】

当使用$CD63^+$/IgE^+检测嗜碱性粒细胞活化时，需要考虑anti-IgE可以活化嗜碱粒细胞，可能产生假阳性的结果；当使用$CD63^+$/$CD123^+$/$HLA-DR^+$检测嗜碱性粒细胞活化时，需要考虑CD123的表达水平低于IgE水平，可能产生假阴性结果。

【临床解读】

CD63是分子量为53kD的跨膜四超家族成员，也被称为溶酶体相关膜蛋白3（LAMP3）。CD63除在活化的嗜碱性粒细胞膜表面表达外，在血小板、内皮细胞、淋巴细胞、单核细胞及中性粒细胞膜表面也有表达。静息的嗜碱性粒细胞，CD63仅表达在胞内颗粒膜上，在过敏原或anti-IgE刺激后，颗粒膜与细胞膜融合，以胞吐的方式释放炎症介质，同时伴随着CD63在胞膜上表达。流式细胞术检测嗜碱性粒细胞胞膜CD63表达情况在研究食物过敏、毒液过敏、花粉过敏和药物过敏等方面已广泛应用。

BAT特异度和敏感度均较高，既能证实sIgE的存在，又能证明sIgE的功能性，较单纯皮肤试验或sIgE阳性结果更有临床意义，可用于预测超敏反应的严重程度、监测免疫治疗效果及判断预后，具有良好应用前景。

四、嗜酸性粒细胞阳离子蛋白（eosinophil cationic protein，ECP）

【参考区间】

ELISA法　参考范围各实验室不同，参照各实验室给出的参考范围。

【影响因素】

临床进行ECP测定时必须严格控制血样的采集和处理条件，包括严格控制采血量、凝血时间、温度、离心力和离心时间，采血时需使用特殊真空管且不能溶血，否则会影响ECP的测定结果。

【临床解读】

嗜酸性粒细胞阳离子蛋白（ECP）是一种单链糖蛋白，呈强碱性（pH<11），是嗜酸性粒细胞活化后脱颗粒释放的一种炎症介质，是反应炎症发生发展的重要指标之一。ECP的主要功能：①在凝血过程中与蛋白质相互反应；②有纤维蛋白溶解作用；③有较强的细胞毒作用。

血清中ECP水平主要取决于嗜酸性粒细胞的数量、激活程度和分泌蛋白的能力，它比嗜酸性粒细胞更能准确反映患者的病情，并准确地反映患者的治疗与局部炎症控制情况。因此，动态监测血清中ECP水平是观察支气管哮喘等过敏性疾病患者病情变化的重要指标之一，同时也可作为判断病情严重程度和预后的指标。

五、皮肤点刺试验和皮内试验（skin prick test，SPT；intradermal test，IDT）

【结果判读】

1. SPT　点刺过敏原15～20min后观察结果，与阴性对照比较，风团平均直径＞3mm判定为SPT阳性。反应强度则采用皮肤指数（skin index，SI），分别测量过敏原和组胺风团的最长直径及最长垂直直径，同时要避开伪足，计算出风团平均直径，两者平均直径的比值即为SI，分为4个等级：＋为$0.3 \leqslant SI < 0.5$；＋＋为$0.5 \leqslant SI < 1.0$；＋＋＋为$1.0 \leqslant SI < 2.0$；＋＋＋＋为$SI \geqslant 2.0$。

2. IDT　体内注射过敏原15～20min后观察结果，风团平均直径＞5mm或比阴性对照大3mm判为IDT阳性。

【影响因素】

过敏原皮肤测试溶液浓度、未包含所有主要致敏成分或保存不当导致失效；点刺部位或方式不当；观察时间过短或过长；未设置阴阳性对照；药物影响如口服抗组胺药、抗抑郁药或局部皮质类固醇类药等。

【临床解读】

SPT和IDT适用于Ⅰ型超敏反应性疾病，如过敏性鼻炎、过敏性哮喘、过敏性结膜炎、食物过敏和昆虫毒液过敏等，可根据患者的病史、居住环境及与症状有关的疑似过敏原决定应检测的种类。

SPT和IDT阳性结果仅表现出对特定过敏原的致敏情况，但并不一定意味着个人在暴露于该过敏原时会出现症状；因临床检测的过敏原有限，SPT的阴性结果仅表示对该过敏原不过敏，但不代表无过敏反应。另IDT的敏感性高于SPT，当SPT为阴性结果且无法排除怀疑的过敏原时，可执行IDT。

六、过敏原激发试验（allergen provocation test，APT）

【结果判读】

不同激发试验，结果判读方式不同。

【影响因素】

患者处于过敏反应性疾病发作期；变应原试剂因素（如试剂的非标准化、过期、浓度过低、含有杂质）；给药方式错误；鼻周期、鼻腔黏膜处于非特异性高反应状态、受试者对检查环境不适应、剧烈运动后测试会影响过敏原黏膜挑衅测试。

【临床解读】

APT是模拟自然发病条件，以少量过敏原引起一次较轻的过敏反应，用于确定过敏原的种类。常用试验包括过敏原支气管挑衅测试（ABPT）、过敏原黏膜挑衅测试（ANPT）、过敏原结合挑衅测试（ACPT）、口服食物激发试验（OFC）和药物挑衅测试（DPT）等。APT适用于：高度怀疑的过敏性疾病（如局部过敏性鼻炎）而皮肤测试和sIgE结果阴性；需要从多种致敏变应原中寻找主要或关键变应原；在免疫疗法前评估过敏性哮喘患者的耐受性；区分非IgE介导的食物不耐受。

ANPT是诊断过敏性鼻炎的金标准，尤其是对于SPT及血清sIgE阴性患者是最佳的确诊手段。OFC是诊断食物过敏的金标准，用于明确引起过敏反应的可疑食物；明确婴儿食物过敏相关特应性皮炎诊断；评估诱发过敏症状的阈值；安全摄入剂量和判断食物耐受情况。

七、结核菌素皮肤试验
（old tuberculin skin reaction test，OT）

【结果判断】

皮内注射抗原后24～48h观察结果，分别测量红斑与硬结的直径，若硬结直径＞5mm即为阳性反应；若硬结较小，可能是交叉反应；4～18h发生红肿可能合并有速发型过敏反应。

【影响因素】

实验技术操作因素：抗原保存不当或剂量不够、浓度太低；注射过深进入皮下或液体漏出；观察结果不准确等可出现假阴性反应；抗原剂量太大或浓度过高；抗原本身或溶剂的非特异性刺激；空气注入皮内等可出现假阳性反应。

【临床解读】

OT是Ⅳ型变态反应最典型、用途最广的试验，当过敏原注射至曾致敏的个体内，引起机体致敏T细胞分化增殖，释放出多种细胞因子，其中炎性因子可使血管扩张、毛细血管通透性增加，形成红斑；而转移因子、促分裂因子、趋化因子、巨噬细胞移动抑制因子等可使皮试部位淋巴细胞和单核细胞浸润，产生硬结。此过程一般在5～6h出现，18～24h达高峰，故应在24h判断结果。目前常用的结核菌素皮试抗原制剂有OT和结核菌素的纯蛋白衍生物（purified protein derivative，PPD）两种，OT含有较多的类脂、多糖和培养基杂质，因此作为测试抗原不如PPD。

OT是一项简便有效的结核普查方法，OT阴性表示未感染过结核菌；阳性则表示曾感染过结核菌，根据反应强弱和临床症状可判断结核病的严重程度，结核病患者多为强阳性；OT还可用于观察卡介苗的接种效果，接种成功者应呈阳性；用于检测机体细胞免疫功能状态，正常者应为阳性反应。

OT可出现假阴性：皮肤敏感性降低或消失，如老年人、恶病质者；结核感染早期，变态反应尚未发生，皮试可呈阴性；全身粟粒性结核、麻疹、结节病、淋巴瘤、霍奇金病、原发性细胞免疫功能缺陷疾病及其他联合免疫缺陷病均可出现OT假阴性反应；接种麻疹、脊髓灰质炎或黄热病疫苗后，OT也暂时受抑制；使用免疫抑制药物如皮质激素或硫唑嘌呤也可使OT反应减弱或消失。

OT也可出现假阳性：非典型分枝杆菌如光色分枝杆菌、暗色分枝杆菌、无色分枝杆菌和腐生菌等与结核杆菌在抗原性上有交叉反应，当患者感染上述细菌时，可出现假阳性反应；用结核菌素反复做皮试可使一些无结核菌感染者产生假阳性；

患者皮肤敏感性过高，如划痕阳性者。

第七节　移植免疫检验

一、HLA配型（HLA typing）

【影响因素】

进行供受者的HLA基因分型方法主要有序列特异性引物（sequence specific primer，SSP）、序列特异性寡核苷酸探针（sequence specific oligonucleotide probes，SSOP）、测序分型（sequencing based typing，SBT）及二代测序（next generation sequencing，NGS）等。

SSP法实验操作相对较简便，结果需要人工判断，常为低分辨率水平（血清型）。SSOP法实验操作相对简便，分析数据时间较短，约6h内完成，但结果为低或中分辨率水平，在判断时存在较多模棱两可等位基因组合的问题。

SBT法是HLA分型检测的金标准，可得到高分辨率水平的分型结果。实验操作复杂，约16h内完成，适用于肾移植等待者、非紧急状态下器官供者进行HLA-A、B、C、DRB1/3/4/5、DQB1、DQA1、DPB1、DPA1位点的基因分型，可准确反映上述位点关键氨基酸序列。

NGS法需要4～5d完成整个实验步骤，具有分辨率高、分型准确、覆盖位点更广的优势。除可检测经典HLA-A、B、C、DRB1/3/4/5、DQB1、DQA1、DPB1、DPA1位点外，还可以检测非经典HLA-E、F、G、H位点，以及MICA、MICB位点的等位基因分型结果。

【临床解读】

人类白细胞抗原（human leukocyte antigen，HLA）是一种具有高度多态性的同种异体抗原，是机体免疫系统识别的主要同种异体抗原。HLA配型决定了移植供者与受者的基因相符程度，供者和受者HLA相容性越高，排斥反应发生率越低，移植成功率和器官存活率越高，反之就越容易发生排斥。HLA等位基因匹配越多，发生免疫排斥、供者特异性抗体和移植失败的风险越低。

1.肾移植：HLA配型是预测移植肾存活率的有效指标，随着HLA错配程度的增加，移植失败风险越大。其中，HLA-DR错配对移植肾结局的影响远大于HLA-B或-A错配，此外，HLA-A、-B和-DR的错配与等待再次肾移植患者的HLA致敏风险增加密切相关。HLA-DQ错配也与肾移植受者的排斥反应和移植肾丢失风险升高有关，且HLA-DQ和-DR是新生供者特异性抗体（DSA）的危险因素。

2.造血干细胞移植：在造血干细胞移植中，供者与受者的Ⅰ类和Ⅱ类HLA单倍型匹配是异基因移植成功的关键。HLA不匹配会增加移植后的并发症风险，如移植物抗宿主病（GVHD）。供者和受者如果在HLA-A、B、C、DR、DQ、DP这6个位点上完全匹配，称为"12/12相合"，在HLA-A、B、C、DR、DQ 5个位点基因分型上完全相合，称为"10/10相合"，或者在HLA-A、B、C、DR 4个位点等位基因完全相合，称为"8/8相合"，以上情况均称为"全相合"。全相合的概率在兄弟姐妹中是25%，在无血缘关系的人群中仅为十万分之一。全相合是最理想的造血干细胞移植匹配状态。在亲缘供者进行造血干细胞移植时，如果供者受者在HLA-A、B、C、DR位点存在错配，至少有3个位点匹配，也可能是4个或5个位点相合，即称为"半相合"。父母与子女之间通常是半相合，兄弟姐妹之间HLA半相合的概率是50%。半相合也可以作为造血干细胞移植的选择。

3. HLA相容性在其他实体器官和（或）未致敏的心脏或肺移植中重要性较低。

二、HLA抗体检测（HLA antibody test）

【影响因素】

HLA抗体筛检法目前常用检测方法：①细胞学检测法：交叉反应（cross-match，XM）法、群体反应性抗体（panel reactive antibody，PRA）法、补体依赖性细胞毒反应（complement-dependent cytotoxicity，CDC）、流式细胞仪检测（flow cytometry，FC）。②纯化抗原检测法：HLA抗体筛检法、HLA-PRA检测法、HLA-DSA检测法。

XM检测法是用供者细胞作为靶细胞，检测受者体内是否存在供者特异性抗体（donor specific antibody，DSA），是在供者组织细胞可获得情况下的最佳的、最直接的检测方法。PRA检测法采用潜在供者人群中有足够代表性的部分个体的细胞组合作为抗原载体，对潜在排斥反应的预测作用受到用于检测的细胞组合的人群代表性的影响，其敏感性和特异性远低XM反应法。CDC实验检出的抗体是可以激活补体的抗体，要求淋巴细胞的活性在80%以上，敏感度不高，对于低抗体滴度的HLA抗体容易出现假阴性。

纯化抗原法的优点是敏感度高，可操作性好；缺点是检测结果解读时，混杂因素较多，假阳性比例较高。而且只能检出HLA抗体，和细胞学检测法比较，会漏检所有非HLA同种异体抗原的抗体。此外，纯化抗原检测法会因为靶标抗原组合选取的代表性和完整性不足，导致漏检HLA抗体，尤其是DSA。

【临床解读】

HLA抗体是移植受者产生的、针对具有人群多态性HLA抗原的抗体。根据HLA类型的不同，相应的抗体主要包括HLA-Ⅰ类抗体（A、B、C）和HLA-Ⅱ类抗体（DR、DP、DQ）。移植受者HLA抗体的产生来源于对供者器官（或其他来源，如输血、妊娠等）同种异体HLA产生的免疫应答。

1.受者HLA抗体检测阳性是HLA预致敏的证据。PRA超过20%为致敏，达到80%以上为高致敏。移植前预致敏患者体内的预存DSA可诱发超急性排斥反应、加速急性排斥反应和早期活动性抗体介导的排斥反应。HLA抗体阳性时不推荐肾移植。

2.PRA阴性≠HLA抗原未致敏状态。等待移植受者可能通过妊娠或输血暴露于同种HLA抗原，并对其产生应答，但完全有可能在当前的血清中检测不到HLA抗体。

3.肾移植术后受者体内产生的HLA抗体，即移植后新生供者特异性抗体与晚期抗体介导的排斥反应（AMR）、慢性活动性抗体介导的排斥反应和移植肾肾小球病变相关，是预测AMR抗体介导的排斥反应的生物标志物，与蛋白尿、较差的移植物功能和存活率显著相关。

4.脱敏治疗前、治疗后患者HLA抗体水平变化可以评估脱敏治疗方法是否有效，从而选择最有效的脱敏手段进行个体化脱敏治疗。

三、白细胞血清学交叉配型（serological cross-matching of leukocytes）

【影响因素】

1.血清中存在的IgM自身抗体会干扰试验结果，需要将血清与二硫苏糖醇混合以去除。

2.淋巴细胞可来自外周血或脾脏，未分选淋巴细胞可同时检测HLA Ⅰ和Ⅱ类抗原，采用T和B细胞可以区分HLA Ⅰ和Ⅱ类抗原。

【临床解读】

白细胞血清学交叉配型是检测受体血清中是否存在针对供体淋巴细胞的细胞毒性抗体。交叉配型阳性，提示受体血清中存在针对供体的抗体，移植后发生超急性排斥反应的风险极高，这种情况下一般不建议进行移植；只有交叉配型阴性，表明移植具备基本条件，可进一步考虑移植手术。

第7章 临床微生物学检验

第一节 常见临床标本的微生物检验

送检标本是否合格是制约临床实验室检验报告质量的首要因素。如果不能在合适的时间、合适的部位、用合适的方法采集适当的标本，并采用正确的方法保存和送检，就不能获得准确、有价值的检验报告。这需要临床医护人员、患者（及其家属）、检验工作者相互配合、共同努力。临床微生物学检验尤其如此。

一、血液及骨髓（blood and bone marrow）

【参考区间】

正常人血液及骨髓中没有细菌、病毒等。

【临床标本采集和处理的注意事项】

1.防止皮肤寄生菌或环境微生物引起的污染是血培养的关键问题。即使在理想的消毒条件下，仍有3%血培养中混有污染菌，它们来源于皮肤（表皮葡萄球菌、痤疮丙酸杆菌、梭杆菌属、类白喉杆菌）或环境（革兰阳性芽孢杆菌、不动杆菌属）。这些微生物有时也能致病，导致临床判断困难。对于同一次2个不同部位血培养生长同一种微生物，且微生物快速生长（<48h）等情况，可考虑是感染。

2.留取血培养标本时，为防止皮肤寄生菌污染，可使用碘伏、≥2g/L氯己定－乙醇（70%）溶液、70%～80%乙醇溶液、70%异丙醇等消毒剂。消毒擦拭方法、时间和等待干燥的时间严格遵循产品的使用说明，建议成人皮肤消毒面积直径为6～7cm。皮肤消毒后血管穿刺前不能再次触诊静脉（如有必要，应戴无菌手套）。

【临床解读】

1.正常人体的血液和骨髓是无菌的，当人体局部感染向全身播散和出现全身感染时，血液中可出现细菌，依程度不同分为菌血症、败血症或毒血症、脓毒血症等。当细菌侵入骨髓可引起严重的骨髓炎。

2.采血指征：入院的危重病患者未进行系统性抗生素治疗时，应及时进行血液培养，目前，血培养适应证无统一标准。简单标准如发热（体温>38℃）或局部中重度感染，复杂标准则有多条。患者出现以下临床表现时可作为采集血培养的重要指征：

（1）发热（≥38℃）或低体温（<36℃）。

（2）寒战。

（3）白细胞增多（>10×10⁹/L，特别是伴有"核左移"者）或减少（<4.0×10⁹/L）。

（4）呼吸频率>20次/分，或动脉血二氧化碳你分压（$PaCO_2$）<32mmHg。

（5）心率>90次/分。

（6）皮肤、黏膜出血：常见于溶血性链球菌感染的菌血症，伤寒患者第4~10天可出现玫瑰疹，斑疹伤寒第4~6天可出现暗红色斑丘血疹。

（7）昏迷：严重毒血症可致神志昏迷或休克。

（8）多器官衰竭。

（9）血压降低。

（10）炎症反应参数如C反应蛋白、降钙素原（PCT）、1,3-β-D葡聚糖（G试验）升高等。

3.疾病指征

（1）局部感染：如脑膜炎、心内膜炎、肺炎、肾盂肾炎、腹腔内脓肿及烧伤等。

（2）血液病：如白血病、再生障碍性贫血、粒细胞缺乏症及恶性肿瘤，尤其是淋巴瘤及多发性骨髓瘤。

（3）长期输液和介入性治疗患者。

（4）血液透析患者。

（5）重症监护室（ICU）的患者。

（6）获得性免疫缺陷综合征（艾滋病）患者。

4.采血时间关系到血培养的成功与否对。间歇性寒战，应该估计寒战或体温高峰时间，在其到来之前采血，因为细菌进入血流与寒战发作通常间隔1h，由于细菌很快会从血流中清除，发热时血液中可能已没有细菌。但实际上，血培养通常在寒战或发热后进行，这也是某些临床实验室血培养阳性率低的原因之一。当预测寒战或高热时间存在困难时，应在寒战或发热时尽快抽血培养。呼吸、心跳加快是细菌入血的常见指征，且多在发热前，所以是较适宜的血培养采集时间的选择指征。另外，采集血培养都应该在使用抗生素之前进行，用过抗生素治疗可能导致血培养结果阴性，微生物延迟生长更为常见。目前很多种商品化血培养瓶中加入了树脂或活性炭颗粒等以吸附血液中的抗生素，也仅是部分解决了这一问题。对已应用抗生素且病情不允许停药的患者应在下一次用药之前采血。

5.采血量一般情况下，血流感染患者外周血中细菌浓度为1~10CFU/ml。每个培养瓶抽取的血量是某一患者、某次血培养唯一重要的变量。当血量从2ml增加到20ml时，血培养的阳性率可增加30%～50%。培养的血液量每增加1ml，阳性率增加3%～5%。对婴幼儿和儿童，由于其血液中细菌浓度远高于成年人，因此，儿童血培养时一般静脉采血1～5ml。成人血培养的标本量为10ml。几乎所有现代的血培养系统（除儿童瓶外）每瓶加入血液量均推荐为10ml。一次静脉采血注入多个培养瓶中应视为单份血培养。研究证实，采集适量的血液，2～3套血培养足以检测出所有的菌血症和真菌血症。由于正常情况下机体的防御机制从血循环中清除细菌约需要30min，因此，两次血培养静脉采血至少间隔1h。

6.特殊的全身性和局部感染患者采集血培养

（1）怀疑急性原发性菌血症、真菌血症、脑膜炎、骨髓炎、关节炎或肺炎的患者，应立即采集2～3份血进行血培养。

（2）不明病因的发热，首先应采集2～3份血进行血培养。24～36h后，估计体温升高之前（通常在下午），再立即采集2套血液进行培养。

（3）怀疑菌血症或真菌血症，血培养结果持续阴性时，应改变血培养方法，如采用专门的真菌培养瓶，以便获得罕见的苛养微生物。

（4）对急性心内膜炎患者，应在1～2h采集3套血进行血培养。如果所有结果24h后为阴性，再采集2套以上的血进行血培养。

（5）入院前2周内接受抗生素治疗的患者，连续3d、每天采集2套血进行血培养。

7.菌血症通常来源于以下部位的感染，按发生频率的高低依次为泌尿生殖道、呼吸道、脓肿、外科伤口、胆道感染等，其他已知部位的感染占10%，未知部位的感染为25%。

8.目前引起血流感染的病原菌多为耐药的葡萄球菌和一些革兰阴性杆菌，如大肠埃希菌、其他肠杆菌科细菌、铜绿假单胞菌、嗜血杆菌及部分球菌，如粪肠球菌、肺炎双球菌、脑膜炎奈瑟菌、化脓性链球菌。其他能引起败血症的病原菌还有类白喉棒状杆菌、炭疽芽孢杆菌、产气荚膜梭菌、产单核李斯特菌、红斑丹毒丝菌、胎儿弯曲菌和梭杆菌及部分革兰阴性苛养菌，如嗜沫嗜血杆菌、伴放线放线菌、人型心杆菌、侵蚀埃肯菌、布鲁氏菌等。真菌性心内膜炎及静脉导管引起的败血症，多为假丝酵母（念珠菌）所致。伤寒和副伤寒病程的第1～2周，血液经培养后，伤寒及副伤寒沙门菌的检出率可达80%～90%，骨髓培养阳性率高于血液培养。革兰阴性杆菌所致的败血症临床常表现为双峰热，其他多为间歇弛张型。革兰阴性杆菌败血症患者皮肤可出现瘀点。溶血性链球菌败血症，患者的躯干、四肢、黏膜及口腔等处常出现皮疹。

9.血培养的三级报告制度临床微生物学实验室对全自动血培养仪阳性报警的血

培养标本，应立即以无菌手续从培养瓶中取肉汤 1～2 滴涂片，进行革兰染色，染色结果应尽快报告临床，同时做直接药敏试验和常规的培养、鉴定和药敏试验。约有 95% 的直接药敏试验结果与常规药敏试验结果一致。

10. 血培养假阳性的辨别方法　污染菌导致的血培养阳性是一个较普遍的问题，假阳性可导致不必要的抗生素治疗，延长住院时间，增加患者负担和细菌耐药性的选择性压力。准确辨别污染能极大减少相应的花费，并能有利于降低以后的污染率，但就目前来说，判断血培养污染的金标准并不存在，比如凝固酶阴性葡萄球菌（CNS）既是最常见的污染菌，也是现在常见的菌血症病原菌之一，其临床意义的判定仍是一个世界性的难题，需要临床医师和实验室人员相互沟通，综合考虑。阳性血培养临床价值的判定主要从以下几个方面：微生物鉴定、阳性检出时间、重复培养结果，以及临床特征（如发热）、影像学检查结果及白细胞计数等感染性指标等。

微生物菌种鉴定对判断阳性血培养临床价值的意义：当培养出细菌为金黄色葡萄球菌、肺炎克雷伯菌、大肠埃希菌，以及其他肠杆菌科细菌、铜绿假单胞菌、白假丝酵母时，90% 以上是菌血症病原菌。培养出化脓性链球菌、无乳链球菌、产单核李斯特菌、脑膜炎奈瑟菌、淋病奈瑟菌、流感嗜血杆菌属、部分拟杆菌属、其他假丝酵母和新型隐球菌则更代表患者感染。相反，一些微生物，比如类白喉棒状杆菌、微球菌、芽孢杆菌、草绿色链球菌和 CNS 等很少是菌血症的病原菌，当符合以下条件时可确定其为污染菌：如果做了 2 个以上血培养，但只有 1 瓶阳性，且分离株是以上某种可能的污染菌时，报告"可能是污染菌"，可以不做药敏试验，除非临床要求；如果只有一个血培养且分离出以上某种可能的污染菌，则这株细菌可能是病原菌，或临床意义不确定，或是污染菌，需要医师查看患者病例来辨别，若确定为污染菌则不必药敏试验，若是前两种情况则需做药敏试验；如果 2 个以上血培养 48h 内均检测出以上某种可能的污染菌，如菌种为甲型溶血性链球菌，或新生儿监护病房分离的 CNS，则归入病原菌，其他菌种还需临床辨别；如果 2 个以上血培养 48h 内均阳性报警，但检出菌种不同则判定至少一种是污染菌，报告"临床意义不确定，至少一种为污染菌"。另外，其他一些信息，比如菌株的生化反应特点、耐药谱是否相同等也有助于确定是否为同一细菌及是否污染。

血培养阳性瓶的数量对解释阳性血培养的临床意义也有帮助：比如心内膜炎或血行感染患者的所有或大部分血培养瓶为阳性，相反，血培养污染的常只有 1 瓶为阳性。这也是标准操作中推荐血培养至少应一套 2 瓶（双侧双瓶），最好 2 套 4 瓶的一个原因。需要注意的是，有 11% 的污染菌（尤其是 CNS）可重复培养阳性，而病原菌重复培养阳性率为 69%，因此单用这种方法判定是否为病原菌也存在误差。

另一个工具是检测时间（time to detection，TTD），前提是病原菌被检测生长的时间要早于污染菌，但实际上两者之间存在交叉，尤其是随着全自动血培养系统的应用，污染菌检测生长时间变短，病原菌与污染菌 TTD 的差别变得更窄，其鉴别价值也就变得更加模糊。

血培养的自动化已在医院普及，一些医院发现污染菌的比例要高于以往，可能的原因是：全自动血培养系统改善了检测微生物生长的算法，从而可以检出以往难以检出的少量细菌生长，也导致较少的污染菌就能被错误的检出；中央静脉导管等的应用越来越多，从这些部位留取血培养标本也是血培养污染增多的一个重要原因，因为这种方法要彻底消毒相对皮肤消毒要困难得多，虽然临床医护人员认为这种方式能减少患者痛苦和额外的穿刺抽血，实际上一旦发生污染就会导致多次培养、错误诊断、不必要的抗生素治疗等额外的花费和负担。

总之，目前血培养污染的判断仍缺少独立的金标准，只有通过临床医护人员与实验室的不断沟通，才能一方面减少将污染菌当作病原菌的概率，另一方面也宣传了正确的血培养采集、处理方法，进一步减少污染发生的可能，形成良性循环，才能最大限度地减少血培养污染的发生及其对临床诊治的干扰。

二、脑脊液（cerebrospinal fluid，CSF）

【参考区间】

正常人的脑脊液是绝对无菌的。若在脑脊液中检出细菌，且排除标本在采集和检验过程中造成的污染，则都应看作是病原菌。

【临床标本采集和处理的注意事项】

1.穿刺采集脑脊液的过程要严格无菌操作，通常收集标本总量为 10ml。一般收集 3 管，第一管脑脊液用于生化检验，然后将第二管标本（1 ~ 3ml）注入培养瓶中做微生物学检验，这样做的目的是减少皮肤寄生菌污染的机会，剩余部分送检细胞计数或其他检查。

2.最好在疾病早期、应用抗生素治疗前采集标本。

3.低温对脑膜炎奈瑟菌、流感嗜血杆菌有杀灭作用，肺炎链球菌能产生自溶酶，离体后迅速自溶，因此，采集标本后必须立即送检或做床边接种，送检时要注意保温（25 ~ 37℃），切忌冷冻保存。

【临床解读】

1.在病理情况下，血-脑屏障受到破坏，病原微生物及其产物进入脑脊液，引起中枢神经系统损害。此时在脑脊液中可检出病原微生物。脑膜炎分为急性和慢性，急性脑膜炎通常由化脓性细菌引起，慢性脑膜炎的病原体包括结核分枝杆菌、梅毒螺旋体、布鲁氏菌、钩端螺旋体等，症状至少持续 4 周。

2.化脓性脑膜炎可由多种细菌引起，其中以脑膜炎奈瑟菌引起的流行性脑脊髓膜炎最多见，主要临床表现为高热、头痛、呕吐、皮肤瘀点及颈项强直等脑膜刺激征，脑脊液呈化脓性改变。本病属乙类传染病，接诊医师及微生物室人员应及时填写传染病卡并按规定及时上报。

肺炎链球菌引起的化脓性脑脊髓膜炎主要见于老年人和婴幼儿，也可见于其他年龄段，常继发于肺炎链球菌性肺炎兼有败血症的病程中，也可继发于中耳炎、乳突炎、鼻窦炎，还可继发于颅脑外伤、颅骨骨折或脑外科手术后。多次发作的复发性脑膜炎的病原菌常为肺炎链球菌。临床表现多是在原发疾病的基础上有高热、头痛、呕吐、嗜睡、昏迷以及颈项强直、凯尔尼格征阳性等脑膜炎症状。

葡萄球菌和链球菌性脑膜炎多为继发性，前者多继发于败血症、局部病变和损伤等；后者多继发于耳鼻喉感染，尤以乳突炎和中耳炎多见。

在3个月至5岁儿童的细菌性脑膜炎中，最常见的致病菌是流感嗜血杆菌。常有上呼吸道感染的症状，可在数小时内突然地或数天后逐渐地发展为脑膜炎，其症状与其他细菌性脑膜炎相似。

李斯特菌病的病原体是产单核细胞李斯特菌，约3/4的患者临床表现为化脓性脑膜炎的症状，不同的是脑脊液中多以单核细胞为主。

3.脑部外伤、神经外科手术和脊髓麻醉等引起的脑膜炎，病原菌通常为大肠埃希菌、变形杆菌、克雷伯菌、枸橼酸杆菌、不动杆菌和肠球菌。脑脊髓分流术所致脑膜炎约有75%为表皮葡萄球菌感染。腰椎穿刺、小脑延髓池穿刺等情况下发生的脑膜炎（接种性脑膜炎），常为铜绿假单胞菌经医疗器械进入髓腔所致。

4.厌氧菌一般不会引起脑膜炎，通常不要求做脑脊液的厌氧菌培养。但是，对脑脓肿、硬膜下积液及硬膜外脓肿应做厌氧菌培养。多达85%的脑脓肿可发现厌氧菌，常见病原菌有类杆菌属、梭状杆菌属、放线菌属、韦荣球菌属和消化链球菌属的细菌，有时可查及厌氧菌和需氧菌（主要是金黄色葡萄球菌和链球菌）的混合感染。

5.下列情况的脑脊液标本需做分枝杆菌检测：来自获得性免疫缺陷综合征（简称AIDS或艾滋病）患者；脑脊液淋巴细胞增多；脑脊液葡萄糖值或蛋白质的值异常。

6.隐球菌性脑膜炎的病原体是新型隐球菌，患者病死率较高，即使在正规抗真菌治疗中病死率仍高达25%～30%，存活者的复发率为20%～25%，且有近50%患者患者留有后遗症。多见于艾滋病以及免疫功能低下、患有自身免疫性疾病等患者。

7.病毒性脑膜炎是指由急性病毒性感染累及脑脊髓膜的一种临床综合征，主要临床表现为发热、头痛和脑膜刺激征，脑脊液检查为无菌性炎症改变。可由多种病毒引起，主要有肠道病毒中的柯萨奇病毒、埃可病毒和肠道病毒 70、71 血清型，虫媒病毒中的日本脑炎病毒和森林脑炎病毒，疱疹病毒中的单纯疱疹病毒、水痘－带状疱疹病毒、巨细胞病毒和 EB 病毒，呼吸道病毒中的 2 型和 3 型副流感病毒、流感病毒、腺病毒、腮腺炎病毒、风疹病毒和麻疹病毒及淋巴细胞脉络丛脑膜炎病毒、人类免疫缺陷病毒等。本病多数为良性、自限性过程，临床过程通常较短且预后好，但少数抗体缺乏患儿的肠道病毒脑膜炎易进展为脑实质受累的脑膜炎，病死率可高达 10% ～ 74%。限于目前实验室常规检测技术，引起病毒性脑炎的许多病毒还难以从临床标本中检测出，因此临床主要依靠流行病学特征（如各种病毒脑炎的发病高峰有明显的季节性）、脑膜炎的临床表现及无菌性脑脊液的检测结果做出相应的临床诊断。

三、其他无菌体液（other sterile body fluid）

其他无菌体液包括心包积液、胸腔积液、腹水、关节腔积液、鞘膜积液等。

【参考区间】

正常的体液应为无菌的，如果从中检出病原微生物，则可视为该部位炎症的病原菌。

【临床标本采集和处理的注意事项】

1.标本一般由临床医师行穿刺术抽取，必须严格无菌操作，以防污染。

2.体液标本可以用含有抗凝剂的试管送检，但常用的抗凝剂如肝素、枸橼酸盐、EDTA 等对某些细菌有抑制作用，因此最好在床边接种到血培养瓶中。另留一份抗凝的标本同时送检，以备直接涂片染色镜检。

【临床解读】

1.胸腔积液、腹水、心包积液的形成原因不同，其性质亦各异。细菌等病原微生物及寄生虫感染引起局部组织发炎所致的炎性积液多为渗出液；非炎症性、循环障碍所致的多为漏出液。

2.在渗出性胸腔积液中，最常见的是由结核分枝杆菌引起的结核性胸膜炎，其次为化脓性胸膜炎。炎症主要来自邻近器官炎症性病变的蔓延，也可为外源性污染所致，如穿透性创伤、置胸导管、食管穿孔或其他手术等。常见病原菌有金黄色葡萄球菌、化脓性链球菌、大肠埃希菌、克雷伯菌、变形杆菌、沙门菌、铜绿假单胞菌、荧光假单胞菌、嗜麦芽窄食单胞菌、肺炎链球菌、流感嗜血杆菌等。其他少见病原菌有土拉热弗朗西斯菌、炭疽芽孢杆菌及鼠疫耶尔森菌等。在需氧菌感染的同时，常伴有厌氧菌的混合感染。肺炎支原体、流感病毒及柯萨奇 B 组病毒、隐球菌、念珠菌和曲霉菌等也可引起渗出性胸腔积液。

3.细菌性腹水主要见于腹膜炎、横膈膜下脓疡、腹腔内脓疡的患者。细菌性腹膜炎的病原菌大多为结核分枝杆菌、肺炎链球菌、葡萄球菌、链球菌、肠球菌、铜绿假单胞菌及肠杆菌科的大肠埃希菌、变形杆菌、克雷伯菌、沙雷菌等，这些细菌因胃肠道穿孔或穿透性外伤而进入腹腔导致感染。引起穿孔的最常见原因是阑尾炎、憩室炎、消化性溃疡、胆囊坏疽、坏疽性小肠阻塞和癌肿。肠穿孔腹膜炎的腹水中，厌氧菌的检出率较高。

4.渗出性心包积液系感染所致，常见的有结核性心包炎、化脓性心包炎和病毒性心包炎。化脓性心包炎的病原菌主要有金黄色葡萄球菌、β-溶血性链球菌、肺炎链球菌、肺炎克雷伯菌、流感嗜血杆菌、铜绿假单胞菌等，常发生于风湿热或继发于败血症、脓毒血症、猩红热、牙感染病灶、肺炎、脓胸、感染性心内膜炎、外伤、心胸手术和免疫抑制剂治疗。病毒性心包炎患者的心包积液中可分离出柯萨奇病毒、流感病毒、腮腺炎病毒、单纯疱疹病毒和腺病毒。急性心包炎还可见于梅毒、真菌感染，但比较少见。

5.关节液、关节囊内发生炎症渗出主要是由细菌性关节炎所致，通常是细菌血行播散到滑膜而引起，还可并发于关节内镜检查、关节内糖皮质激素注射或关节修复术后。75%的病原菌为革兰阳性球菌，其中金黄色葡萄球菌、肺炎链球菌、A群溶血性链球菌占多数。人工关节感染主要是表皮葡萄球菌。慢性进行性关节炎则多为结核分枝杆菌引起，较常侵犯膝、髋、腕、踝和手部小关节。慢性肉芽肿性关节炎的病原菌为不典型分枝杆菌，如堪萨斯分枝杆菌、海水分枝杆菌、胞内鸟分枝杆菌等。其他可能的病因有真菌性关节炎、病毒性关节炎、螺旋体性关节炎等。

四、尿液（urine）

【参考区间】

正常人尿液无菌。

【临床标本采集和处理的注意事项】

1.任何方法采集尿液都应严格遵守在用药前进行，因为治疗中所用药物或其分解产物，绝大多数是通过尿液排泄，容易造成假阴性结果。

2.一定要严格无菌操作，必要时导尿或膀胱穿刺留尿标本，也可在无菌操作下取尿道脓液或分泌物标本。

3.通常收集晨起第一次尿液的清洁中段尿立即送检，不能立即送检的应冷藏保存，否则尿中病原菌可在室温中增殖而影响细菌计数的准确性。

4.尿液标本中不得加防腐剂及消毒剂，否则会影响检出的阳性率。

【临床解读】

1.泌尿道感染包括尿道炎、膀胱炎、肾盂肾炎和无症状的菌尿症等。泌尿系统感染的发病率高，彻底治愈率低。上尿路感染主要是肾盂肾炎，下尿路感染主要为尿道炎和膀胱炎，上、下尿路感染往往并存，发生在任何部位的感染灶如不能早期发现和及时治疗，病变迟早都会侵犯整个系统，一部分病例反复发作能引起肾进行性损害，甚至发生尿毒症或肾性高血压，因此对泌尿系统感染必须予以足够的重视。

2. 单有细菌侵入泌尿系统不一定引起感染，常同时伴有其他危险因素，如先天性泌尿系畸形、尿路梗阻、代谢性疾病、尿路的器械检查、输尿管逆流、尿路结石等。

3. 正常人尿液是无菌的。但尿道口正常情况下存在多种细菌，主要是凝固酶阴性葡萄球菌，其次是肠球菌、类白喉棒状杆菌、枯草芽孢杆菌、微球菌、大肠埃希菌、变形杆菌、卡他布兰汉菌等，采用非侵入手段采集尿标本时易被污染。同时，这些细菌又是尿路感染中常见的病原菌。因此，一方面，尿液标本的采集必须严格无菌操作；另一方面，定量培养、菌落计数是必要的，以便将共生菌与潜在的病原菌区分开。

（1）每毫升尿液细菌数 $< 10^4$ 时可能没有尿路感染，但如果尿液是通过膀胱穿刺直接来源于膀胱，每毫升细菌数 $< 10^4$ 时也有临床意义。

（2）若每毫升尿液中细菌数目为 $10^4 \sim 10^5$ 且患者没有症状，则应重复检测一次，如果两次定量培养结果相同，则有临床意义。

（3）若每毫升尿液中细菌数目为 $10^4 \sim 10^5$，患者有尿路感染症状，尿液中只存在一种或两种细菌，则有临床意义。

（4）若每毫升尿液细菌数 $> 10^5$，且只存在一种或两种细菌，则有临床意义，包括无症状的女性患者。

（5）有3种以上细菌生长时应考虑污染，重新留取标本。

4. 下列情况可影响定量培养的结果，需要临床医师和临床实验室人员综合考虑：

（1）在应用了对病原菌低敏感性的抗菌药物、高尿酸浓度、高渗透压、尿液pH失常（pH在5.0以下或8.5以上）等情况时，虽有感染存在，但尿液能抑制细菌繁殖，使细菌数减少。

（2）患者因大量饮水、大量输液或应用利尿药，而使尿液被过度稀释。

（3）尿频时，膀胱内细菌停留时间短则细菌数少。

5. 泌尿道感染常见病原菌：60% ～ 80%为革兰阴性杆菌，其中以大肠埃希菌最为常见，占70%以上，其次为变形杆菌、铜绿假单胞菌、克雷伯菌、肠杆菌、沙雷菌、产气肠杆菌、沙门菌等。20%为革兰阳性菌，其中以肠球菌多见，其次为葡萄球菌、链球菌、结核分枝杆菌，少数为厌氧菌等。支原体、衣原体、真菌感染呈上升趋势。

6.钩端螺旋体引起的钩端螺旋体病能造成多器官广泛损害，其中肾损害主要累及肾小管，严重者可有急性肾小管坏死。在发病后第2周起至恢复后一段时间内，尿中钩端螺旋体检出阳性率较高。引起非淋菌性尿道炎（NGU）的主要病原体是解尿脲原体（Uu）、人型支原体（Mh）和生殖道支原体（Mg）。引起尿路感染的病毒常为单纯疱疹病毒和巨细胞病毒。溶血性尿毒症综合征（HUS）的病原体可为多种病毒，最常见的是肠道病毒属中的柯萨奇病毒和埃可病毒，其他病毒有流感病毒、鼻病毒、腮腺炎病毒、EB病毒等。

五、上呼吸道标本（upper respiratory tract specimens）

【参考区间】

正常人的上呼吸道中有许多共生菌存在。

【临床标本采集和处理的注意事项】

1.采集咽喉标本的正确方法：明亮的光线从检查者的肩膀上方照射进张开的口腔，让患者深呼吸，然后发"啊"音，用压舌板轻轻压舌，然后用拭子来回刮擦咽后部（注意不要接触到口腔和舌黏膜）。收集标本后，拭子放入运送培养基中立即送检。

2.怀疑为白喉棒状杆菌感染，应取疑为白喉假膜边缘部的分泌物；检查麻风分枝杆菌应取鼻黏膜标本；口腔长期存在未治疗的黏膜溃疡时应考虑是真菌性疾病，将溃疡及其周边组织刮下后送检；检查上呼吸道病毒，则采集鼻咽部标本要优于喉部标本。

3.采取标本时应戴口罩和手套，以防传染。

【临床解读】

1.上呼吸道通常指的是口咽部和鼻咽部，由于中耳通过咽鼓管连接后咽部，因此也将其归为上呼吸道的一部分。正常人的上呼吸道有许多常居菌寄生，主要有α溶血性链球菌、奈瑟菌属、表皮葡萄球菌、金黄色葡萄球菌、嗜血杆菌、类白喉棒状杆菌以及大量的厌氧菌。在正常情况下，这些细菌是不致病的，但在机体全身或局部抵抗力降低或其他外因影响下，它们可以致病，并可以侵入下呼吸道引起感染。因此，在上呼吸道标本的微生物学检验中，几乎每一份鼻、咽、喉拭子都是有细菌的，分离出来的病原微生物是否与疾病有关，需要临床医师和微生物学检验人员共同根据病原微生物的特点及其检出数量、患者的临床症状等各方面综合分析，做出正确判断。

2.急性咽炎是上呼吸道最常见的感染。主要有3种病原：A群链球菌、病毒及白喉杆菌。猩红热一般继发于A族链球菌引起的上呼吸道感染，患者治疗前咽拭培养的阳性率可高达97.9%。白喉杆菌大多在儿童中引发感染，表现为蓝白色或灰色的膜覆盖咽后部，伴有下部及周围组织水肿，从而区别于急性链球菌性咽炎（火红的咽喉）。最常见的是病毒感染，常由腺病毒、EB病毒、柯萨奇A病毒引起。检测患者鼻咽分泌物细胞内的病毒抗原，可获得早期快速诊断。还可取患者急性期和恢复期的双份血清标本进行抗体检测，抗体滴度有4倍以上升高时，提示为近期感染，有助于诊断。

3.急性细菌性鼻炎、鼻前庭炎、鼻腔疖、鼻中隔脓肿、鼻窦炎等的主要病原菌是金黄色葡萄球菌、溶血性链球菌、肺炎链球菌和流感嗜血杆菌，铜绿假单胞菌、脑膜炎奈瑟菌也可致鼻窦炎。慢性鼻窦炎多数为厌氧菌和需氧菌混合感染所致。

4.咽拭子标本有助于确定会厌炎的病原体，多是由流感嗜血杆菌b型引起，也可由金黄色葡萄球菌或肺炎链球菌引起。病程进展快的蜂窝织炎有可能引起气道阻塞。

5.寄生于口咽部的草绿色链球菌是亚急性细菌性心内膜炎最常见的病原菌。医院感染引起的支气管炎或肺炎，常为寄殖于咽部的肺炎克雷伯菌、产气肠杆菌等肠杆菌科细菌所致。流行性脑脊髓膜炎带菌者的鼻咽拭子中可分离出脑膜炎奈瑟菌，主要用于带菌者调查。

6.百日咳是一种急性呼吸道感染性疾病，由百日咳鲍特菌引起，在无免疫力的婴幼儿病情尤为严重。发病初期，患者鼻咽拭子的细菌检出率最高。

7.急性坏死性溃疡性咽峡炎、扁桃体炎的病原体是奋森螺旋体和梭杆菌，这两种病原体寄生于正常人口腔牙龈部，属条件致病菌，当机体抵抗力下降，如局部组织损伤、维生素A和维生素C等缺乏或严重感染时大量繁殖，协同致病。因此通常出现在口腔卫生不好的成年人及患有严重基础疾病的患者。此病多伴有败血症，因此应同时考虑做血培养。

六、下呼吸道标本（lower respiratory tract specimens）

【参考区间】

下呼吸道基本保持无菌状态。下呼吸道标本主要是痰和支气管分泌物，包括支气管刷检物、支气管灌洗液和支气管肺泡灌洗液等。由于经过咽喉及口腔排出的痰液标本中混有上呼吸道的共生菌，因而要注意区分病原菌和上呼吸道的正常菌群。

【临床标本采集和处理的注意事项】

1.痰液标本的采集应尽可能在应用抗生素前留取标本。

2.标本采集是否合格直接影响到检验结果的正确性。以清晨为好（多数患者清晨痰量较多，且含菌量也多），先用盐水或凉开水漱口3次（包括咽部），气管深部咳痰，为防止气管壁分泌物污染，弃第一口痰，留取第二口痰。如果痰液标本不易留取，可使用气管或支气管直接吸出法采集标本，也可用45℃ 10%氯化钠溶液雾化吸入导痰。采集的标本应立即送检，不能及时送检时应冷藏保存。

3.厌氧菌培养的标本应取气管吸出物，不可用痰液做厌氧菌培养。

【临床解读】

1.下呼吸道标本主要用于确定肺炎病因。其中，社区获得性肺炎最常由肺炎链球菌引起，四季皆可发生，诱因有受凉、淋雨、疲劳、醉酒等。痰直接涂片可见革兰阳性双球菌，其在白细胞内意义更大。有条件的实验室可测定肺炎链球菌的荚膜多糖抗原。患者咳粉红色或铁锈色黏痰是肺炎链球菌感染的临床特征之一，这种标本肺炎链球菌的检出率较高。葡萄球菌性肺炎多为金黄色葡萄球菌引起，大多继发于病毒性肺部感染后或由血行播散所致，婴幼儿多见。流感嗜血杆菌引起的肺炎占12%～15%，多发生在4月龄至4岁的婴幼儿，免疫功能受损的大龄儿童和成年人同样易感。肺炎支原体、肺炎衣原体、军团菌、病毒等是社区获得性肺炎常见的非典型病原体。

2.医院获得性肺炎有70%～80%是由细菌所引起。医院内革兰阴性杆菌或葡萄球菌的口咽部寄殖似乎是发生医院内肺炎的前提，口咽部细菌的吸入在肺炎的发病机制中占最重要的地位。此外，患者仰卧位、胃食管反流、鼻胃管留置、气管插管或气管切开均可增加口咽部病原菌的寄殖和肺炎的发生。医院内肺炎多发生于老年、体弱、原有慢性基础疾病、长期使用糖皮质激素或其他免疫抑制药治疗、胸腹部手术后、应用呼吸治疗仪器等的患者，临床表现常不典型，不易及时诊断。医院内肺炎的常见病原菌中50%以上是革兰阴性杆菌，主要有铜绿假单胞菌、大肠埃希菌、肺炎克雷伯菌、沙雷菌属和肠杆菌属、不动杆菌属、流感嗜血杆菌等。革兰阳性菌则主要是金黄色葡萄球菌。厌氧菌感染约占医院内肺炎的30%，尤其是在老年、患有食管反流、留置鼻胃管和易致误吸的患者中发生率高。

3.从痰液中检出嗜肺军团菌、结核分枝杆菌、放线菌及诺卡菌具有重要临床意义，是确定诊断和治疗的依据。

4.肺部真菌病可由多种真菌引起，最为常见的是白假丝酵母和曲霉菌，曲霉菌中主要为烟曲霉菌、黄曲霉菌、土曲霉菌及黑曲霉菌等。其次是新型隐球菌和毛霉菌，而芽生菌、孢子丝菌、组织胞浆菌及球孢子菌较少见。曲霉菌与毛霉菌的鉴别有重要临床价值，直接关系到临床真菌治疗药物的选择，即使不能鉴定到具体的种，至少也要根据它们的孢子和菌丝的形态加以初步鉴别。曲霉菌多为分生孢子和有隔菌丝，毛霉菌则有大孢子囊和无隔菌丝。

5.支原体肺炎是由肺炎支原体引起，发病率以青少年最多。从患者痰液中分离出肺炎支原体可明确诊断，但由于培养条件苛刻、所需时间较长，临床实验室常采用血清学检查等方法，有助于早期诊断。衣原体也是呼吸道的重要致病菌。沙眼衣原体可引起婴幼儿的呼吸道疾病，肺炎衣原体可在所有年龄段致病，但多是幼儿和老年人易感。鹦鹉热衣原体常存在于鸟粪中，在某些有观赏鸟类习惯的地区，约10%以上的肺炎是由鹦鹉热衣原体引起。

6.急性呼吸道感染可由多种病毒引起，其中绝大部分累及上呼吸道，但下呼吸道也可受累，特别在年轻人群中。最常见的为流行性感冒病毒，其他为副流感病毒、鼻病毒、冠状病毒、腺病毒、人偏肺病毒、单纯疱疹病毒和某些肠道病毒，如柯萨奇病毒、埃可病毒等，在婴幼儿肺炎和细支气管炎中常见呼吸道合胞病毒。

七、生殖道标本（genital tract specimens）

【参考区间】

正常人的内生殖道无菌，外生殖道及尿道口有正常菌群存在。

【临床标本采集和处理的注意事项】

1.生殖器官是开放性器官，标本采集中要严格遵循无菌操作。采集阴道及宫颈口标本时应在窥阴器下操作，尽可能不触及阴道壁黏膜。

2.淋病奈瑟菌抵抗力弱，并能自溶，所以最好床边接种后立即培养。

3.衣原体为细胞内寄生，标本中必须含有上皮细胞。所以，采集标本时应在宫颈的移行上皮处或距尿道口3～5cm的内尿道停留几十秒，转动并擦取内壁上皮细胞。尿道分泌物和尿液不适于分离衣原体。

4.支原体对热和干燥敏感，取材后宜立即接种，或置于保养液中4℃保存。

【临床解读】

1.生殖道标本通常用来确定一些临床并发症，如女性的外阴道炎、细菌性阴道炎、生殖器溃疡、尿道炎、宫颈炎、子宫内膜炎、输卵管炎、卵巢囊肿和男性的尿道炎、附睾炎、前列腺炎、生殖器溃疡等的病因。正常人的内生殖道是无菌的，但男女外生殖器和尿道口等部位均有正常菌群存在，生殖道标本易被生殖道或皮肤表面的正常菌群污染，因此要注意鉴别正常微生物与潜在的病原体。有些病原体，如淋病奈瑟菌、沙眼衣原体、杜氏嗜血杆菌等是常见致病菌，而其他细菌如肠杆菌、金黄色葡萄球菌、B群链球菌则只有在具有某些临床表现时才能视为致病菌。从产科阴道和会阴部标本分离出B群链球菌有重要意义，因为B群链球菌可引起严重的脓毒血症和（或）新生儿脑膜炎。

2.生殖系统感染可由多种病原微生物引起。在生殖道感染中，性传播疾病是一大类与性有关的传染性疾病，常见的有淋病、非淋菌性尿道炎、梅毒、尖锐湿疣、念珠菌性阴道炎、细菌性阴道炎、生殖器疱疹、软性下疳等。大多通过性接触传播，也有少数通过其他途径传播。

3.慢性前列腺炎常见为葡萄球菌、链球菌、大肠埃希菌或肠球菌、不动杆菌、变形杆菌等细菌的混合感染。老年男性因尿道器械检查而继发的附睾炎多由革兰阴性杆菌引起。细菌性阴道病是生育期妇女常见的感染性疾病。

4.外阴阴道念珠菌病由假丝酵母（又称为念珠菌）引起，其中白假丝酵母约占80%。放线菌属能引起使用宫内节育器的女性患上盆腔炎。

八、粪便（stool）

【参考区间】

肠道内有大量细菌寄居，主要是厌氧菌和革兰阴性菌，为肠道正常菌群。

【临床标本采集和处理的注意事项】

1.大便标本应收集在干净容器中，容器要带有密闭的盖。肛拭子则应插入含有改良 Stuart's 培养基的试管中送检。

2.急性腹泻患者应尽量在急性期（3d 以内）、用药前采集新鲜标本送检。按照操作标准，临床微生物实验室可以拒收住院超过 3d 的急性腹泻患者的大便标本。

3.应留取脓血、黏液、糊状、米泔样等性状异常的粪便标本及时送检。

4.沙门菌引起的肠热症，通常在发病后 1～2 周采集血液或骨髓标本，2～3 周则留取尿液和粪便标本进行细菌学检验。

5.对怀疑由气单胞菌属、邻单胞菌属、弧菌属、致泻型大肠埃希菌、艰难梭菌等引起胃肠炎的患者，标本送检时要特殊申请或在申请单上特别注明，因为它们的选择分离培养基与常规大便的细菌培养完全不同。

6.对疑似细菌性食物中毒的患者，除粪便标本外，还应同时采取呕吐物、可疑剩余食物、胃肠冲洗液及血清等标本，分离致病菌或检测毒素。某些食物中毒是由细菌毒素所致，单纯粪便培养结果为阴性并不能排除食物中毒。

【临床解读】

1.正常成人每克粪便中的菌量达 10^{11}～10^{12} 个，其中99%为厌氧菌，主要是类杆菌、真杆菌、双歧杆菌、优杆菌和消化链球菌。这些正常菌群的种类受食物等因素影响，母乳喂养的婴儿肠道内以革兰阳性菌为主（主要是双歧杆菌、乳酸杆菌），其他人均以革兰阴性菌占优势。肠道病原菌与正常菌群同时存在。

2.引起肠道疾病的微生物多种多样，临床常见的有志贺菌、沙门菌、致泻性大肠埃希菌、耶尔森菌、霍乱弧菌、副溶血弧菌、气单胞菌、类志贺邻单胞菌、弯曲菌、金黄色葡萄球菌、蜡样芽孢杆菌、肉毒芽孢梭菌、产气荚膜芽孢梭菌、酵母菌、曲霉菌、隐孢子虫、阿米巴、贾第鞭毛虫、轮状病毒等。婴儿肠炎亦可由肺炎克雷伯菌、奇异变形杆菌引起。

3.引起肠道疾病的微生物种类很多，不少要求较特殊的培养。临床微生物实验室不可能提供适合所有病原菌生长的培养条件，通常是将腹泻标本接种一个分离沙门菌、志贺菌的强选择培养基（如 SS 琼脂）和一个弱选择的肠道鉴别培养基，有些实验室还加一个用于检测肠道中优势生长的微生物，如酵母菌、金黄色葡萄球菌、铜绿假单胞菌的非选择性培养基（通常用 5% 羊血琼脂）。因此，很多时候培养结果为阴性，得到的报告为"无志贺、沙门菌生长"。若怀疑肠道疾病是由其他病原菌引起，则需要临床医师依据患者临床症状、病史、近期旅游史、粪便性状及当地常见腹泻致病菌等提出特殊检查的申请，并在化验申请单上注明。

4. 特定病原的典型临床症状：① 脓便。见于阿米巴、志贺菌、肠侵袭性大肠埃希菌（EIEC）感染。② 血便。见于沙门菌、弯曲菌、志贺菌、EIEC、产志贺毒素大肠埃希菌（VETEC）感染。③ "米汤样"便。提示霍乱弧菌感染。④ 亚急性或慢性腹泻、腹胀。提示贾第鞭毛虫病。⑤ 阑尾炎症状。提示耶尔森菌感染。⑥ 短潜伏期地剧烈呕吐。提示葡萄球菌性食物中毒。⑦ 冬秋季婴幼儿腹泻。考虑为轮状病毒或其他病毒感染。

5. 细菌性痢疾由志贺菌属的细菌引起，潜伏期为 24 ～ 48h，典型的症状为脓血、黏液样便，从自愈到严重脱水症状各不一样。沙门菌是由食物引起胃肠炎最常见的原因，在我国发病率很高。沙门菌感染可造成小肠结肠炎、肠伤寒、菌血症、局灶性感染或尿道、肠道长期带菌。沙门菌引起的肠热症，血培养是确诊依据，骨髓培养阳性率较血培养高，特别是已应用抗生素治疗、血培养阴性者。伤寒及副伤寒患者于发病 2 ～ 3 周时进行粪便细菌学检验，阳性率可达 75%，但粪便培养阳性的临床意义应结合临床表现，单纯大便培养阳性可为伤寒带菌状态。肥达反应等血清学试验也是临床诊断伤寒的重要指标。对于沙门菌属和志贺菌属分离株，第一、二代头孢菌素和氨基糖苷类在临床上无效，通常选用氨苄西林、喹诺酮（不适用于儿童）和复方磺胺甲噁唑（复方新诺明）。对沙门菌属的肠道外感染分离株，还可选用氯霉素和某些第三代头孢菌素。

6. 致泻性大肠埃希菌主要有肠毒素大肠埃希菌（ETEC）、肠致病性大肠埃希菌（EPEC）、肠侵袭型大肠埃希菌（EIEC）、肠出血型大肠埃希菌（EHEC）、肠凝聚型大肠埃希菌（EaggEC）等。其中，EHEC 最常见的血清型是 O157∶H7，所致感染可以表现为无症状感染、轻度腹泻、出血性肠炎（HC）、溶血性尿毒综合征（HUS）、血栓性血小板减少性紫癜（TTP）。以出血性肠炎最多见，典型临床表现为腹部剧烈疼痛，先期水样便，继而有类似下消化道出血的血性粪便，低热或不发热，粪便中无炎性排出物。溶血性尿毒综合征主要包括 3 个症状：急性肾衰竭、血小板减少症和微血管异常溶血性贫血，是引起儿童急性肾衰竭的主要病因。血栓性血小板减少性紫癜典型症状包括发热、血小板减少症、微血管异常溶血性贫血、肾功能异常和神经系统症状。所有血便患者均应常规做 O157∶H7 的培养，尤其在发病季节有指征的患者的粪便检查应包括 O157∶H7 培养。

7.在我国引起胃肠道感染最常见的弧菌是霍乱弧菌和副溶血弧菌。霍乱是人类烈性肠道传染病，急性霍乱主要表现为呕吐、腹泻（米泔样便）、脱水、电解质紊乱，不治易致死亡。非O1群霍乱弧菌很少引起霍乱样症状，只有胃肠道症状。自O139型霍乱弧菌在印度发现以后其已成为重要流行株，在常规检验中必须同时使用O1和O139型霍乱弧菌抗血清对疑似霍乱弧菌进行鉴定。副溶血弧菌感染主要表现为腹部不适、恶心、呕吐，不发热，多能自愈，抗生素无效。

8.因肠道菌群失调而发生的腹泻、肠炎等，常为念珠菌、金黄色葡萄球菌、变形杆菌及铜绿假单胞菌等所致。（假膜性肠炎由葡萄球菌、蜡样芽孢杆菌和厌氧菌中的艰难梭菌引起）。抗生素性腹泻多由艰难梭菌产生的毒素引起，需要通过检测大便中的毒素做出诊断。肠结核由结核分枝杆菌引起，常继发于开放性肺结核。炭疽的病原菌为炭疽芽孢杆菌，从肠炭疽患者腹泻时的水样便中可检出炭疽芽孢杆菌。

9.病毒性胃肠炎的重要病原菌是轮状病毒和诺如病毒。脊髓灰质炎病人患者发病1周的粪便标本中可分离到脊髓灰质炎病毒。

九、脓液及创面分泌物（pus and wound secretion）

【参考区间】

脓液及创面分泌物中不存在正常菌群，但所有创伤表面均可有细菌污染，但不一定发生感染，细菌学检查对局部细菌感染的病原学诊断有重要意义。

【临床标本采集和处理的注意事项】

1.开放性感染和已破溃的化脓灶采集标本前先用无菌生理盐水冲洗表面污染菌，然后用灭菌拭子采取脓液及病灶深部的分泌物。如果为慢性感染，则往往污染严重，很难分离到致病菌，可取感染部位下的组织送检，并要求做细菌定量。

有几种眼部感染的标本可采集用于微生物学检验，如用拭子或无菌刮勺采取的结膜标本用以诊断结膜炎；结膜刮取物做吉姆萨染色，检查上皮细胞中的嗜碱性胞质包涵体可诊断沙眼衣原体感染；用刮勺刮取的角膜标本用以诊断角膜炎；玻璃体液用以诊断眼内炎；化脓性标本用以诊断蜂窝织炎等。

导管治疗引起的感染，应及时采血培养和做导管尖端培养。对瘘管内脓液，用灭菌拭子挤压瘘管，选取脓液中的"硫黄样颗粒"送检，也可将灭菌纱布塞入瘘管，次日取出送检。对蜂窝织炎、坏疽组织，应先用无菌生理盐水或70%乙醇擦拭清洁感染部位，然后注射器吸取少量无菌生理盐水后抽取标本。针管抽取的位置应是炎症最严重的区域（一般在中心）。对烧伤部位，采集标本前要清创，若要做定量培养，则要采取 $3 \sim 4mm^3$ 的活检组织切块。

对切口部位，也要尽量抽取标本或将拭子插入伤口深处采集标本。采自其底部或脓肿壁上的标本检出率最高，从暴露在空气中的感染灶表面采集的标本容易被污染。

对压疮溃疡部位，原则上不采用拭子标本，应组织活检取材或针管抽取，只有在活检标本难以获得时，才可用拭子在伤口底部采集标本。

2.闭锁性脓肿对毛囊炎、疖、痈和皮下软组织化脓感染，用2.5% ～ 3%碘酊和75%乙醇消毒周围皮肤，然后穿刺抽取脓液，尽量避免送检拭子标本，只有在切开排脓时可以用拭子采集标本；对乳腺脓肿、肺脓肿、肝脓肿、胆囊炎、脑脓肿、肾周脓肿、阑尾脓肿、心包积液等要通过手术引流采集脓液；对胸腔积液、腹水、关节腔积液、盆腔脓肿、肛周脓肿，采用穿刺术抽取标本后送检。

【临床解读】

1.确定某些皮肤常居菌是否是创伤感染的病原菌时，要注意该菌是否在数量上占优势。目前临床上区分是创伤感染还是污染，主要看细菌向活组织深部侵入的程度及每克组织含细菌量是否达到一定阈值。一般认为每克组织内细菌数量在$10^5 \sim 10^6$以上时即可造成伤口感染。

2.软组织急性化脓性炎症，如毛囊炎、疖、痈最常见的病原菌是金黄色葡萄球菌；急性蜂窝织炎的致病菌大多是溶血性链球菌或金黄色葡萄球菌、厌氧菌；丹毒是皮肤及网状淋巴管的急性炎症，由β-溶血性链球菌从皮肤黏膜的细小伤口入侵所致。

3.化脓性疾病，如甲沟炎、脓性指头炎等亦多由金黄色葡萄球菌引起；细菌性角膜炎的致病菌包括肺炎链球菌、流感嗜血杆菌、葡萄球菌，偶有脑膜炎奈瑟菌、淋病奈瑟菌；鼻窦炎的常见致病菌是肺炎链球菌、葡萄球菌、卡他布兰汉菌、流感嗜血杆菌、肠杆菌科细菌和真菌；牙病多由厌氧菌引起；心包炎的常见细菌有葡萄球菌、链球菌、肺炎链球菌等；化脓性骨髓炎、化脓性关节炎的主要致病菌是金黄色葡萄球菌，其次为溶血性链球菌、肺炎链球菌、大肠埃希菌、伤寒沙门菌等；其他化脓性疾病还有化脓性扁桃体炎、急性化脓性中耳炎、急性化脓性乳突炎、气性坏疽、胆囊炎及结核性腹膜炎等。

4.脓肿，如扁桃体脓肿、咽部脓肿，常见致病菌为金黄色葡萄球菌、β-溶血性链球菌及α-溶血性链球菌；肾皮质化脓性感染、肾皮质脓肿的常见病原菌是金黄色葡萄球菌。脑脓肿以耳源性脑脓肿最多见，多因慢性化脓性中耳炎或乳突炎并发胆脂瘤引起；鼻源性脑脓肿继发于鼻旁窦的化脓性炎症，较少见；隐源性脑脓肿是原发感染灶不明确的脑脓肿，多是血源性脑脓肿的隐匿型。肺脓肿是由多种细菌引起的肺部化脓性炎症、坏死，形成脓肿；其他部位的脓肿有肝脓肿、脓胸、腹腔脓肿、肾周脓肿及直肠肛周脓肿等。

5.创伤感染，常见的有术后切口感染和导管感染等，近年来导管引起的感染和败血症的发病率明显上升，主要病原菌是金黄色葡萄球菌和革兰阴性杆菌，凝固酶阴性葡萄球菌如表皮葡萄球菌等也较常见。

6.烧伤创面在早期是无菌的，12h后会出现大量细菌。引起烧伤创面感染的细菌种类很多，以铜绿假单胞菌和金黄色葡萄球菌占首位，其次是变形杆菌、溶血性链球菌、大肠埃希菌、粪产碱杆菌、普罗菲登斯菌和鲍曼不动杆菌等。

7.耳部位的标本主要有拭子（诊断耳炎）和外耳、中耳液体（诊断中耳炎）。这两个部位潜在感染的细菌有所不同。铜绿假单胞菌常引起外耳炎，也可有其他细菌，但不会有厌氧菌。来自呼吸道的菌群，包括肺炎链球菌、流感嗜血杆菌、卡他布兰汉菌、金黄色葡萄球菌和一些革兰阴性杆菌都可能引起中耳炎，厌氧菌也可引起中耳炎。

十、组织标本（tissue sample）

【参考区间】

组织标本中不存在正常菌群，即正常情况下为无菌的。

【临床标本采集和处理的注意事项】

1.采集组织标本做细菌学检查时，应同时采集组织标本做病理检查。做病原体分离的组织标本，不可用甲醛溶液固定。

2.表浅的感染组织和各种窦道标本可用小刀刮取、穿刺抽吸或手术切除，对窦道和瘘管应深部刮取，获得部分管壁组织。

3.深部组织标本可在手术过程中采取或穿刺活检，也可使用相应的内镜采集活检标本。标本置于无菌容器，并加入少量生理盐水以保持湿度，或置肉汤增菌液中送检。如怀疑为军团菌感染，肺组织切片不要滴加生理盐水（能抑制军团菌生长）。如果怀疑为厌氧菌感染，应把组织放入厌氧的输送系统内立即送检。

4.疑有污染的较大组织块，可用烧红的烙铁烧灼其表面或置沸水中5～10s，使表面变白消除污染后再用无菌器械切开，取中央部位组织送检。

5.尸检标本应于死后迅速采集。室温保存应在4h内取材，4℃保存应在20h内解剖采集，以防肠道菌群等侵入引起污染。

【临床解读】

1.表浅的皮肤、黏膜感染有炎症或坏死的组织，如细菌或真菌引起的皮肤烧伤创面感染；厌氧菌引起的牙周炎；真菌引起的各种体癣、头癣等。

2.深部组织感染由病原微生物引起的深部组织感染，包括心脏瓣膜、支气管、肺、肝、胆、脾、胃、十二指肠、直肠、结肠、肠系膜、肾、淋巴结、扁桃体等器官的病变，一般都比较严重，甚至危及生命，且久治不愈，只有通过内镜和手术获得相应的组织标本，才能帮助诊断和治疗。

3.亚急性细菌性心内膜炎最常见的病原菌为草绿色链球菌，其次为金黄色葡萄球菌、肠球菌、革兰阴性杆菌、真菌、布鲁氏菌等，一般多由口腔、泌尿生殖道或表浅的皮肤感染侵入，导致菌血症，然后引起心内膜炎。幽门螺杆菌是非自身免疫慢性胃炎的主要致病菌，活检胃组织的培养和药敏试验可以明确诊断和选择合适抗菌药物治疗。肠结核多由人型结核杆菌引起，占肠结核患者的90%以上，如果饮用未经消毒的带菌乳制品，也可发生由牛型结核杆菌引起的肠结核。

4.组织定性培养与定量培养，组织或活检标本在培养前应研磨成均匀的悬液，注意无菌操作。但用组织标本做真菌培养时，只能用无菌剪刀把组织剪碎，而不能研磨组织碎片，否则可能损坏真菌菌丝。未用完的组织匀浆可在4℃保存几周，以供重复培养或其他培养使用。某些时候需要分析从组织中培养出的细菌是否有临床意义，则需要做定量组织培养。如果每克组织细菌数量≥10^5CFU则认为此组织上存在细菌感染。

十一、厌氧菌培养标本
（sample for anaerobic bacteria culturing）

【参考区间】

绝大多数无芽孢厌氧菌均存在于人和动物体内，特别是口腔、肠道、上呼吸道、泌尿生殖道等处，同需氧菌与兼性厌氧菌共同构成机体的正常菌群。

【临床标本采集和处理的注意事项】

1.在一般情况下，应从无正常菌群寄居的部位采取标本，用无菌操作抽取体液标本，包括血液、关节液、心包液、腹水、胸腔积液和膀胱穿刺液等、深部脓肿渗出物、经气管抽取的肺渗出物或直接从肺抽取渗出物以及其他组织穿刺液等。

2.采取标本时绝对不能被正常菌群污染。应尽量避免接触空气，多使用针筒抽取，减少标本与空气接触的机会。

3.做厌氧菌培养，最理想的是能取得组织标本，因厌氧菌在组织中比在渗出物中更易生长，而且组织标本可真实地反映出感染过程的细菌学变化。

4.标本采集后要立即送检，送检过程也必须保持在无菌条件下进行，具体方法可以采用无菌注射器送检（抽取标本后要排尽空气，并将针头插入无菌橡胶塞）、标本充盈法送检（标本装满标本瓶，驱除空气，加盖后立即送检。粪便做难辨梭菌培养可用此方法），或用商品化的无氧小瓶送检。

5.在正常情况下，厌氧菌可寄居于皮肤和黏膜，此等部位所培养出的厌氧菌不一定是真正的病原菌，故下列标本无送检价值，不宜做厌氧菌培养：鼻咽拭子；牙龈拭子；痰和气管抽取物；胃和肠道内容物、肛拭；接近皮肤和黏膜的分泌物；压疮溃疡及黏膜层表面；排出的尿或导尿；阴道或子宫拭子；前列腺分泌物。

【临床解读】

1.厌氧菌感染多是一种内源性感染，病种遍及临床各科。人体各种器官和组织都可发生厌氧菌感染，大部分是与需氧菌混合感染。常规细菌培养阴性，需考虑厌氧菌感染的可能。即使常规细菌培养阳性，也不能排除厌氧菌混合感染的可能性。

2.厌氧菌感染的临床指征

（1）感染组织局部产生大量气体，造成组织肿胀和坏死，皮下有捻发音，是产气荚膜梭菌所引起感染的特征。

（2）感染易发生在黏膜及其周围创面上，口腔、肠道、鼻咽腔、阴道等黏膜，均有大量厌氧菌寄生，如果这些部位及其附近有破损，极易发生厌氧菌感染。

（3）深部外伤如枪伤后及人被动物咬伤后的继发感染，均可能是厌氧菌感染。

（4）分泌物有恶臭，或为暗红色，并在紫外线下发出红色荧光，均可能是厌氧菌感染。分泌物或脓汁中有硫磺样颗粒，为放线菌感染。

（5）患者的分泌物涂片经革兰染色，镜检发现有细菌，而常规培养阴性；或在液体及半固体培养基深部长的细菌，均可能为厌氧菌。

（6）长期应用氨基糖苷类抗生素治疗无效的病例，可能是厌氧菌感染。

（7）最近有流产史及胃肠手术后患者易发生厌氧菌感染。

（8）常规血培养阴性的细菌性心内膜炎，并发脓毒症血栓性静脉炎，伴有黄疸的菌血症等，应考虑可能有厌氧菌感染。

3.易感因素

（1）全身免疫功能下降者或慢性病患者，如糖尿病患者易并发厌氧菌性胆囊炎、下肢溃疡、蜂窝织炎；晚期肿瘤患者感染发热部分是由厌氧菌引起的；接受类固醇激素治疗或使用免疫抑制剂的器官移植及胶原病患者；接受放疗和化疗的患者；慢性肝、肾病晚期，慢性酒精中毒者；严重外伤，包括开放性骨折和大面积创伤；口腔、胃肠和女性生殖道进行大手术而严重损伤机体抵抗力者；老年、婴幼儿和早产儿等免疫功能受损或不足，易并发厌氧菌感染；分娩产程过长，羊膜早破引起羊膜炎和子宫内膜炎者，母子均易发生厌氧菌感染。

（2）局部免疫力下降，并具备厌氧菌感染条件者，如因血管损伤、烧伤、动脉硬化、水肿、肿瘤压迫、包扎过紧和有异物等，造成局部组织缺血、缺氧、低氧化还原电势，厌氧菌可进入组织并大量生长繁殖，导致感染；大面积外伤有需氧菌混合感染，需氧菌耗尽环境中氧气，有利于厌氧菌的繁殖；拔牙或外科手术破坏机体屏障结构，使厌氧菌进入血液。

4.厌氧菌感染　临床上常见的厌氧菌感染有如下疾病：

（1）中枢神经系统感染，如非外伤性脑脓肿、厌氧性脑膜炎。

（2）呼吸系统和胸腔内感染，如吸入性肺炎、坏死性肺炎、肺脓肿、脓胸、上呼吸道感染（扁桃体脓肿、鼻窦炎、慢性中耳炎、乳突炎、咽峡炎）。

（3）腹腔内感染，如腹膜炎、肝脓肿、阑尾炎、膈下脓肿、肾脓肿、胆道系统感染、腹腔手术后感染等。

（4）女性生殖系统和盆腔厌氧菌感染，女性生殖道厌氧菌感染很普遍，可引起外阴、阴道感染、子宫内膜炎和子宫积脓、盆腔脓肿、输卵管－卵巢脓肿、妇科术后感染、血栓性盆腔静脉炎、分娩前的羊膜腔炎、感染性流产和产褥感染等。

（5）口腔厌氧菌感染，如牙髓炎、根尖周炎、牙周炎、牙龈脓肿。

（6）骨和关节感染，如化脓性骨髓炎、化脓性关节炎等。

（7）血液及心血管系统的厌氧菌感染，如厌氧菌性败血症、心内膜炎。

（8）皮肤和软组织的厌氧菌感染，如坏疽、坏死性蜂窝织炎、慢性窦道性溃疡、口腔面峡部感染、压疮、烧伤创面感染、肛周脓肿等。

（9）新生儿厌氧菌感染，如脐炎、新生儿肺炎、坏死性小肠结肠炎。

（10）以外毒素致病的厌氧菌感染，如产气荚膜梭菌感染引起的气性坏疽、食物中毒及急性出血性坏死性肠炎，破伤风，肉毒症，抗生素相关性肠炎等。

第二节 细菌检验

一、革兰阳性球菌

革兰阳性球菌在自然界分布很广，多存在于环境中和人与动物的皮肤、黏膜等部位。这使从患者标本中分离出该菌的临床意义有时难以确定，还需有临床的典型感染症状支持。革兰阳性球菌可致局部或全身性感染，但局部感染菌也可由其外毒素或酶的作用而损及全身。如葡萄球菌的毒素可致食物中毒、剥脱性皮炎和中毒休克综合征。

（一）葡萄球菌属（staphylococcus）

【临床解读】

1.葡萄球菌属是从临床标本检出的革兰阳性球菌中最为常见的一群细菌，现已有33种之多，曾从临床标本中分离到其中17种，分为凝固酶阴性和凝固酶阳性两类。凝固酶阳性葡萄球菌主要是有金黄色葡萄球菌（S.aureus）、中间型葡萄球菌（S.intermedius）和家畜葡萄球菌（S.hyicus，见于其他动物），其中金黄色葡萄球菌（SA）是致病菌，常引起毛囊炎、疖、蜂窝织炎、肺炎、脓毒血症、败血症、食物中毒、假膜性肠炎、剥脱性皮炎和中毒性休克等。凝固酶阴性葡萄球菌（CNS）有表皮葡萄球菌（S.epidermidis）、腐生葡萄球菌（S.saprophyticus）、人型葡萄球菌（S.hominis）、溶血葡萄球菌（S.haemolyticus）、华纳葡萄球菌

（S.warneri）、模仿葡萄球菌（S.simulans）、头状葡萄球菌（S.capitis）、孔氏葡萄球菌（S.cohnii）、木糖葡萄球菌（S.xylosus）、施氏葡萄球菌（S.schleiferi）、耳葡萄球菌（S.auricularis）、巴氏葡萄球菌（S.pasteuri）、山羊葡萄球菌（S.caprae）、普氏葡萄球菌（S.pulvereri）以及解糖葡萄球菌（S.saccharolyticus）等。

2.金黄色葡萄球菌（以下简称金葡菌）是临床最重要的致病菌之一，存在于环境和20%～40%的成人体表，也可见于皮肤皱褶、皮脂腺和阴道，在适当的条件下可致严重的机会感染。金葡菌所致的皮肤感染包括单纯的疖、毛囊炎、脓疱疹、脓肿、皮下组织感染，也可分离自手术后的伤口部位，并可发展为全身感染。金葡菌所致医院感染性肺炎常发生于阻塞性肺疾病、插管和人工呼吸患者。金葡菌性菌血症的危险因素是恶性疾病，且常转移至其他部位致心内膜炎、骨髓炎、化脓性关节炎和转移性脓肿，尤其易发在皮肤、皮下组织、肺、肝、肾和脑，还可引起连续性腹膜透析患者的腹膜炎。金葡菌产生的毒素可引起中毒性休克综合征等。金葡菌还能产生肠毒素，摄入被金葡菌污染的食物，产生的肠毒素（一般认为约$1\mu g/kg$）刺激呕吐中枢而导致以呕吐为主要症状的食物中毒。

3.耐甲氧西林金黄色葡萄球菌（MRSA）是获得mecA基因使外膜上的β-内酰胺类抗生素靶位改变，导致几乎对所有β-内酰胺类抗生素耐药的金葡菌。MRSA分为社区获得性MRSA（CA-MRSA）及医院获得性MRSA（HA-MRSA），其中CA-MRSA主要感染皮肤软组织，也可进入血液，感染心瓣膜、肺、脑膜等，敏感人群包括幼儿、青少年、同性恋者、贫困的密集人群、HIV感染者及静脉吸毒者，多产生Panton Valentine Leukocidin毒素（PVL），具有自己的mecA基因亚型（主要是SCC型Ⅳ），对许多药物（如克林霉素）尚保持敏感；HA-MRSA很少产生PVL毒素，mecA基因亚型多为SCC型Ⅰ、Ⅱ、Ⅲ，常表现为对除万古霉素、利奈唑胺外几乎所有的抗生素耐药，给临床治疗带来很大困难，加重患者痛苦，甚至危及生命，在包括婴儿室、重症监护室及烧伤病房等特护病房在内的各病区内引起严重感染。

4.对万古霉素、糖肽类不敏感的金葡菌包括3类：①高水平耐受万古霉素的金葡菌（VRSA），其最小抑菌浓度（MIC）≥32mg/L。②中耐万古霉素的金葡菌（VISA），其MIC值为4～8mg/L。③异质性VISA（hVISA），其MIC值为2～4mg/L。这3类菌株是临床微生物实验室检测的重点。

5.凝固酶阴性葡萄球菌（CNS）：过去CNS被认为是污染菌，但目前已肯定其为人类疾病的重要病原菌。与临床疾病有关的CNS中，表皮葡萄球菌占50%～80%，所致感染包括天然和人工瓣膜性心内膜炎、静脉导管感染、脑脊液分流感染、腹膜透析性腹膜炎、菌血症、骨髓炎、血管移植物感染、人工关节感染、纵隔炎、泌尿系感染等。在CNS中腐生葡萄球菌之所以引起重视，是因为已肯定它是年轻的、性活跃期妇女急性尿道感染的病原菌。在致膀胱炎方面它仅次于大肠埃希菌而居第二位，还可引起导管相关性尿道感染、老年人前列腺炎，也常引起成人、儿童的急性无症状尿道感染，偶可见于菌血症心内膜炎。表皮葡萄球菌（SE）和腐生葡萄球菌可引起尿路感染、败血症和心内膜炎等各种机会感染，属条件致病菌。临床使用的各种导管、人工瓣膜及其他侵袭性检查治疗用品受表皮葡萄球菌污染的频率很高。另外，即使在理想的消毒条件下，仍有3%～5%的血培养中混有污染菌，主要来源是皮肤寄生的凝固酶阴性葡萄球菌。近年来凝固酶阴性葡萄球菌引起的感染逐渐上升，且耐药菌株不断增加，临床需密切注意。

（二）链球菌属（Streptococcus）

【临床解读】

1.链球菌是革兰阳性球菌中另一类常见的细菌，可以单独引起感染，也可与其他细菌共同引起混合感染，感染类型包括原发性感染和继发性感染，还可导致变态反应性疾病。

2.根据其溶血性状分为α、β、γ三种类。

（1）α-溶血性链球菌（草绿色链球菌）为口腔及呼吸道正常寄居的条件致病菌群，可因龋病或拔牙引起菌血症，是亚急性心内膜炎的常见病原菌之一，也可引起上呼吸道感染、扁桃体炎、尿路感染、新生儿脑膜炎等。

（2）β-溶血性链球菌又称化脓性链球菌，分为多种血清群，致病者主要为A群和B群，C、D、G群也有致病性。A群链球菌又称化脓性链球菌，其致病力强，可引起疖、痈、淋巴管炎、扁桃体炎、蜂窝织炎、产褥热及败血症等，产生红疹毒素的菌株可致猩红热，某些A群化脓性链球菌在引起扁桃体炎或咽峡炎后可诱发变态反应性疾病，如风湿热等导致心肌和瓣膜损伤的心肌病、急性肾小球肾炎等。B群化脓性链球菌主要菌种是无乳链球菌，寄居于女性生殖道，可引起产妇的感染及新生儿的败血症、脑膜炎和肺炎。C群链球菌可引起脑膜炎、肾炎、心内膜炎、蜂窝织炎和持续性败血症等。

（3）γ-链球菌不溶血，一般无致病力，偶尔引起细菌性心内膜炎及尿路感染等。

3.肺炎链球菌可引起大叶性肺炎、化脓性脑膜炎、心内膜炎、中耳炎等，是引起社区获得性肺炎的主要病原菌。一直以来，肺炎链球菌对青霉素具有高度的敏感性，临床上把青霉素用作治疗肺炎链球菌感染的首选药物。目前这一传统治疗经验受到了挑战。近年来出现耐青霉素及多重耐药的肺炎链球菌（PRP），由于青霉素结合蛋白PBPs改变（以PBP-2b突变多见），导致其与青霉素结合力下降，须引起高度重视。青霉素敏感的肺炎链球菌对氨苄西林、阿莫西林、阿莫西林/克拉维酸、氨苄西林/舒巴坦、头孢克洛、头孢地尼、头孢吡肟、头孢他美、头孢克肟、头孢噻肟、头孢丙烯、头孢布烯、头孢曲松、头孢呋辛、头孢泊肟、头孢唑肟、厄他培南、亚胺培南、氯碳头孢和美洛培南等均敏感，所以不需要再测定这些药，而对青霉素耐药的肺炎链球菌，这些药的临床治疗有效率较低。

（三）肠球菌属（Enterococcus）

【临床解读】

1.肠球菌曾被归入D群链球菌，但种系分类法证实它不同于链球菌属细菌，现单列为肠球菌属。临床上常见的粪肠球菌（E.faecalis）和屎肠球菌（E.faecium）是目前医院内感染最重要的病原菌之一。肠球菌最常引起泌尿系感染，其中绝大部分为医院感染，多数与尿路的器械操作、留置导管和尿道结构异常有关。其次可引起腹部及盆腔的创伤和外科感染。肠球菌引起的菌血症常发生于有严重基础疾病的老年人、免疫功能低下患者及长期住院接受抗生素治疗的患者，原发感染灶常为泌尿生殖道、腹腔化脓性感染、胆管炎和血管内导管感染等。

2.对于肠球菌属，头孢菌素、氨基糖苷类、克林霉素和甲氧苄啶－磺胺甲噁唑可以在体外显示活性，但临床上无效。不断上升的肠球菌感染率与广泛使用抗生素出现的耐药性及广谱抗生素的筛选有密切关系。对肠球菌的耐药性应高度警惕，避免高耐药、多重耐药菌株的出现和播散。

3.肠球菌的耐药性分为天然耐药和获得性耐药。对于一般剂量或中剂量氨基糖苷类耐药和对万古霉素低度耐药常是先天性耐药，耐药基因存在于染色体。近年来获得性耐药株不断增多，表现为对氨基糖苷类高水平耐药和对万古霉素、肽可霉素高度耐药。

4.由于屎肠球菌的耐药性明显强于粪肠球菌，而鹑鸡肠球菌和铅黄肠球菌对万古霉素低水平天然耐药，因此，临床应要求微生物实验室将肠球菌鉴定到种。

（四）微球菌属（Micrococcus）

【临床解读】

微球菌存在于环境、人和哺乳动物的表皮中，常可从上呼吸道标本等分离出，一般源于黏膜表面、皮肤和环境的污染菌，但对特定的宿主可致机会感染，如导管相关血流感染、连续腹膜透析所致腹膜炎等。本菌属有9个菌种，临床常见的是藤黄微球菌（M.lafeus）、玫瑰色微球菌（M.roseus）及易变微球菌（M.varians）3个菌种。

（五）无色藻菌属（Leuconostoc）

【临床解读】

无色藻菌属（又称为明串珠菌属）也是革兰阳性球菌，菌体常呈扁豆形，成双或成对排列。在血平板上为α-溶血，菌落类似草绿色链球菌。它的一个重要特征是对万古霉素天然耐药，因此，临床无色藻菌感染多发生在使用万古霉素治疗革兰阳性球菌感染过程中，可引起菌血症、心内膜炎、败血症及脑膜炎。无色藻菌对青霉素敏感，如能及时明确诊断，可迅速控制感染，使大部分病例治愈。

二、革兰阴性球菌

（一）脑膜炎奈瑟菌（Neisseria meningitidis）

【临床解读】

脑膜炎奈瑟菌通常寄居于宿主的鼻咽腔内、口腔黏膜上，通过呼吸道分泌物或空气微滴核传播。它是流行性脑脊髓膜炎的病原体，多为隐性感染，仅表现为鼻咽部带菌状态，2%～3%的人可表现为流行性脑脊髓膜炎的症状。当宿主抵抗力降低时，先引起呼吸道感染，细菌进入血液时导致菌血症，大量繁殖入侵淋巴结到达脑脊膜，即发生急性化脓性脑膜炎。标本的及时采集与送检、实验室的及时分离培养及抗体的检测，对流行性脑膜炎的预防与诊断均相当重要。根据临床病程不同采集的标本也有所不同，菌血症期采集血液；出现瘀点或瘀斑者可取瘀斑或渗出液；上呼吸道感染者可取鼻咽分泌物。采集的标本应立即送检，因本菌有自溶酶，不宜置于冰箱，以免导致假阴性。发病高峰为冬末春初，感染者多为学龄儿童、青少年，病后可产生群特异性抗体，但不持久。治疗药物首选青霉素。

（二）淋病奈瑟菌（Neisseria gonorrhoeae）

【临床解读】

1.淋病奈瑟菌　是常见的性传播疾病—淋病的病原菌，主要通过性接触直接侵袭感染泌尿生殖道、口咽部和肛门直肠的黏膜。淋病的临床类型可分为以下几种。

（1）单纯淋病：大部分患者表现为本型。男性感染后7d内发生急性尿道炎，表现为尿频、尿急、尿痛，尿道口有脓性分泌物，不及时治疗可继发附睾炎、前列腺炎和尿道狭窄。妇女的原发部位是子宫颈内膜，表现为子宫颈红肿、阴道分泌物增多和排尿困难。在女性单纯淋病患者中，无症状和轻微症状患者较多，易被忽视，故常不能及时就医而继发合并症，并成为传染源而继续感染他人。

（2）盆腔炎性疾病：单纯淋病女性患者不及时治疗可发生盆腔炎性疾病。本病是造成女性生殖系统损害的严重合并症，表现为子宫颈内膜炎、输卵管炎、盆腔炎和输卵管脓肿等。

（3）口咽部和肛门直肠淋病：前者表现为轻度咽炎，后者表现为里急后重、局部灼痛和脓血便。

（4）结膜炎：多见于新生儿，因分娩时接触患淋病产妇的产道分泌物所致，不及时治疗可导致失明。

（5）播散性淋病：1%～3%的淋病患者可发展为播散性淋病，尤其见于补体功能缺陷的患者，表现为畏寒、发热、皮肤病变和多关节肿痛，少数患者可发生化脓性关节炎和脑膜炎。

2.淋病的实验室检测　主要有分泌物的涂片检查、PCR、淋病奈瑟菌（简称淋球菌）的分离培养及药敏试验等。

3.分泌物的涂片检测

（1）男性患者：急性患者的分泌物涂片检查到多形核白细胞内革兰阴性双球菌即可诊断。病期较长的患者涂片见到的菌体常在细胞外，此时需结合病史，必要时做淋球菌培养。另外，如涂片时涂擦过于用力，也会使细胞破裂或变形，细菌从细胞内逸出，从而造成诊断上的混淆，故需引起注意。

（2）女性患者：宫颈分泌物中如找到典型的细胞内革兰阴性双球菌，结合病史（不洁性交史），可报告涂片查到革兰阴性双球菌并确定诊断。由于女性子宫颈和阴道中杂菌较多，有的杂菌单纯从形态上很难与淋球菌区分，所以，如果女性患者症状轻或无症状时，单靠涂片结果难以做出明确诊断，需做淋球菌培养等检查。

不推荐用涂片检查来诊断淋球菌性直肠和咽部感染，也不推荐用来判断预后。

4.淋球菌分离培养　主要用于某些临床症状疑似淋病但涂片检查阴性的患者，或症状不典型而涂片中有些细菌像淋球菌的患者做进一步诊断。有时为了某些特殊的目的，如做淋球菌药物敏感性试验等也需要淋球菌培养。另外，淋球菌的培养对无症状或症状很轻的女性患者或男性患者都很敏感，是确诊的可靠方法。

分离培养阳性可以确诊淋病。但一次培养阴性不能完全排除淋病，还要考虑取材的部位和方法是否准确。对淋球菌培养阴性，病史和体征怀疑为淋病的也可做PCR检测淋球菌DNA以协助诊断。淋病经治疗后，症状和体征全部消失，治疗结束后4～7d取材培养和涂片检查均为阴性，即可判为痊愈。

5.淋病的聚合酶链反应（PCR）检测　PCR检测敏感性高，对已服药治疗的患者尤其适合。

（三）卡他莫拉菌（Moraxella catarrhalis）

【临床解读】

卡他莫拉菌，曾称卡他布兰汉菌（Branhamella catarrhalis），寄生于儿童或成年人的上呼吸道，是导致中耳炎、鼻窦炎和慢性阻塞性肺炎的病原体，对免疫缺陷者可致菌血症、心内膜炎，甚至脑膜炎。

三、需氧革兰阳性杆菌

（一）白喉棒状杆菌（corynebacterium diphtheriae）

【临床解读】

白喉杆菌通过呼吸道传染，引起白喉，是一种急性呼吸道疾病。除好发于咽喉部、气管鼻腔等处外，亦可偶发于眼结膜、阴道及皮肤等处。白喉杆菌在侵犯的局部增殖，产生大量的外毒素，具有强烈的细胞毒作用，能抑制敏感细胞蛋白质合成，引起局部黏膜上皮细胞坏死。渗出液中纤维蛋白将炎性细胞、黏膜坏死细胞和菌体凝结在一起，形成白色膜状物，称为假膜（pesudomembrance）或伪膜，其与黏膜紧密相连，不易拭去，若假膜延伸至喉内或假膜脱落，则可造成呼吸道阻塞，严重者可因窒息死亡，是白喉早期致死的主要原因。白喉杆菌产生的外毒素由局部进入血液，造成毒血症，侵害心肌和外周神经，引起心肌炎和软腭麻痹等白喉的各种临床症状。本病病死率较高，死亡的病例50%以上是由于心肌炎发展至充血性心力衰竭所致。临床上怀疑为白喉时，将棉拭子用力涂擦所有炎症损害的表面，以获得适合临床实验室检查的标本，不要取前鼻腔的标本。

近几年来，白喉发病率有升高趋势。调查人群在感染或计划免疫后对白喉是否产生免疫力，可用白喉外毒素做皮内试验，又称锡克试验（Schick test）。治疗白喉患者最重要的制剂是白喉抗毒素，另外，青霉素和红霉素可用于消除上呼吸道的白喉杆菌或排除携带者。

（二）其他棒状杆菌

【临床解读】

棒状杆菌属（corynebacterium）是一群革兰阳性杆菌，广泛分布在自然界，在土壤、水、人和动物的皮肤和黏膜上均可发现。除白喉棒状杆菌以外的其他棒状杆菌统称为类白喉棒状杆菌，多数不致病，有一些可能是条件致病菌，如溃疡棒杆菌（C.ulcerans）感染是在有咽炎或白喉样疾病的基础上发生的，包括假膜的形成、中枢神经系统或心脏中毒，与白喉相似。极小棒状杆菌（C.minutissimum）是红癣的病因，特点是感染浅表皮肤，在趾、指和腋部形成小的棕红色区域。假结核棒状杆菌（C.pseudotuberculosis）可引起家畜感染，包括化脓性淋巴结炎、脓肿和肺炎，当人接触动物或被其污染物品时，可发生化脓性肉芽肿淋巴结炎。溃疡棒状杆菌（C.uleerans）可引起渗出性咽炎、白喉样疾病及其他组织感染。解脲棒状杆菌（C.urealyticum）可从膀胱炎和尿道结石患者尿中分离到；JK棒状杆菌可引起败血症、心内膜炎、皮肤与软组织感染等。干燥棒状杆菌（C.xerosis）可引起心瓣膜置换术后心内膜炎及外伤后深部组织感染。红霉素、青霉素、第一代头孢菌素或万古霉素可用于治疗类白喉杆菌感染。

（三）产单核细胞李斯特菌（Listeria monocytogenes）

【临床解读】

人类李斯特菌的主要传染源是健康带菌者，传播途径是粪-口，很可能是细菌通过胃肠道黏膜屏障进入血流，有食物引起的流行以及散发两种。产单核李斯特菌还可通过胎盘和产道感染新生儿，引起新生儿、婴儿化脓性脑膜炎、败血症性肉芽肿等，病死率为23%～70%。妊娠妇女感染后可引起流产。偶尔还可引起成人心内膜炎、败血症、结膜炎等。有报告表明，产单核李斯特菌的易感人群是孕妇及其胎儿、老年人及免疫功能低下者（如AIDS患者）。

（四）炭疽芽孢杆菌（bacillus anthracis）

【临床解读】

炭疽芽孢杆菌引起的炭疽病遍及世界各地，四季均可发生。人类炭疽根据感染的途径不同，分为体表、肠道及吸入性感染，可分别引起皮肤炭疽、肠炭疽、肺炭疽和纵隔炭疽，其各自具有如下临床特征。

（1）皮肤炭疽：较多见，占95%以上，多发于暴露的皮肤部位。1～2d出现症状，开始似蚊虫叮咬一样的痒，然后出现斑疹、疱疹、严重水肿，继而形成无痛性溃疡，中心有血性渗出物并结成黑痂。常伴有局部淋巴结肿大、发热、头痛，并发败血症，可发生中毒性休克。

（2）肺炭疽：感染后12h就可出现症状。初期类似感冒，然后突然高热、寒战、胸痛、出血，咯血性痰，很快出现呼吸衰竭，中毒性休克死亡。

（3）肠炭疽：感染后一般12～18h出现症状。主要为急性胃肠炎表现，恶心、呕吐、腹痛、发热、血性水样便，因中毒性休克死亡。

这3型炭疽均可并发败血症和炭疽性脑膜炎。患者病后可获得持久免疫力，再次感染甚少。必须注意的是，怀疑炭疽患者时，应直接由当地的省、市卫生专业部门来处理和预防。对炭疽芽孢杆菌感染的任何材料进行工作时，实验室的安全防护都极其重要。处理标本及用过的器械必须高压灭菌，对于直接接触芽孢菌液、污染过的动物组织或污染过的毛发的工作人员应事先进行严格的免疫接种。

（五）蜡样芽孢杆菌（bacillus cereus）

【临床解读】

蜡样芽孢杆菌广泛分布于土壤、水、尘埃、淀粉制品、乳及乳制品中，可引起食物中毒，并可致败血症。蜡样芽孢杆菌引起的食物中毒有两种类型：一种是腹泻型，出现胃肠炎症状，潜伏期平均为10～12h，病程一般约2h；另一种是呕吐型，于进餐后1～6h发病，病程平均不超过10h。

疑为蜡样芽孢杆菌引起的食物中毒时，应收集在流行病学上有关的食物，因为该菌可存在于健康人群的粪便中，仅就与该菌有关的食物中毒患者的粪便作分离和鉴定确定蜡样芽孢杆菌感染还缺乏足够的证据。

（六）红斑丹毒丝菌（erysipelothrix rhusiopathiae）

【临床解读】

红斑丹毒丝菌病是一种急性传染病，主要发生于家畜、家禽，人也可感染发病。红斑丹毒丝菌是丹毒丝菌属中唯一感染人的个种，人接触动物或其产品后本菌经皮肤损伤处引起类丹毒，大多发生于手部，始于伤口，随后局部皮肤红肿，有水疱，局部淋巴结肿大，有时伴有关节炎，也可引起急性败血症或心内膜炎。

（七）乳酸杆菌属（lactobacillus）

【临床解读】

临床实验室遇到的乳酸杆菌大多是人体共生菌，属正常菌群，无临床意义。只有当它们引起败血症、肺炎、心内膜炎、脑膜炎或局部感染时才有临床意义。

（八）溶血隐秘杆菌（arcanobacterium haemotyticum）

【临床解读】

溶血隐秘杆菌以前称溶血棒杆菌，大多从有症状的咽炎、发热、偶尔伴有皮疹、有时在咽喉和扁桃体有假膜及有下颌下淋巴结病的年轻人（15～25岁）中分离到。该菌还可从各处创伤处分离到，包括皮肤溃疡和蜂窝织炎、败血症、心内膜炎、脑脓肿和其他部位脓肿等。

（九）短杆菌属（brevibacterium）

【临床解读】

短杆菌属的某些种可能感染人类，可从被感染者的血液、脑脊液或其他无菌体液中分离到。

四、诺卡菌属（Nocardia）

【临床解读】

我国90%诺卡菌（又称为奴卡菌）病是由星形诺卡菌引起，少数由巴西诺卡菌、类鼻疽诺卡菌引起。诺卡菌属是一类机会致病菌，其感染常发生于白血病、恶性淋巴瘤、结核病、哮喘、慢性阻塞性肺疾病、肝硬化、激素治疗及移植术后的患者。主要通过呼吸道引起原发性、化脓性肺部感染，可出现类似结核的症状，可通过血流播散，到达机体的任何器官。约有1/3的诺卡菌病的患者患转移性脑脓肿，患者有头痛、癫痫发作等神经异常，但是血液培养和脑脊液培养常为阴性。星形诺卡菌可能是呼吸道的正常菌群，有些患者痰培养诺卡菌阳性，但没有诺卡菌病的临床证据，因此分离物存在的意义有赖于临床判断。

巴西诺卡菌常引起皮下感染，累及部位主要是足和腿部，故称为足分枝菌病。本病常发生在拉丁美洲。

诺卡菌病的治疗首选磺胺类，可单独使用，也可与亚胺培南、四环素、链霉素、氨苄西林等联用。我们曾从一淋巴瘤患者肩部脓肿中分离出一株耐磺胺药的鼻疽诺卡菌。

五、阴道加德纳菌（Gardnerella vaginalis，GV）

【临床解读】

1.加德纳菌革兰染色从革兰阴性到革兰弱阳性，以前曾隶属于棒状杆菌属和嗜血杆菌属。阴道加德纳菌是本属的唯一的一个种，与细菌性阴道炎（BV）有关。BV的临床特征是阴道排出物增多，并有恶臭气味，症状可不典型。其诊断依据是：

（1）阴道排出物增多，分泌物稀薄、均质、灰白色，有恶臭味，pH＞4.5。

（2）有线索细胞，即阴道上皮细胞被革兰阴性小杆菌覆盖。

（3）胺试验阳性：10%KOH滴到阴道分泌物上，立即出现鱼腥味和氨味。

2.一般在诊断细菌性阴道炎时，常做临床简易试验协助诊断，不需要做分离培养，这是因为无症状的妇女也常可培养出GV。患BV的妇女阴道加特纳菌呈100～1000倍增加，提示在BV中本菌可能起重要作用。BV可导致多种严重的妇科并发症，如子宫全切术后感染、绒毛膜炎、羊水感染、早产等，还能引起新生儿致死性和非致死性败血症等。可以利用唾液酸酶测定来诊断细菌性阴道病，BV妇女阴道分泌物中的细菌能产生唾液酸酶而引起阴道分泌物唾液酸酶活性增高，该法不受阴道毛滴虫、阴道念珠菌、淋球菌和支原体等感染的影响，具有简便、快速、准确等优点，尤其适用于妊娠期筛查。

六、分枝杆菌属（mycobacterium）

【临床解读】

1.分枝杆菌属归属于放线菌科。已发现的分枝杆菌有100余种，广泛分布于土壤、水、人体和动物体内，主要引起肺部病变，尚可引起全身其他部位的病变，常见的有淋巴结炎、皮肤软组织和骨骼系统感染，对严重细胞免疫抑制者还可发生血源性播散。

2.临床将分枝杆菌分为结核分枝杆菌、非结核分枝杆菌、麻风杆菌及腐物寄生性分枝杆菌（无致病性）。

（1）结核分枝杆菌：是人类分枝杆菌病最主要的病原体，因其胞壁含有大量脂质成分，抵抗力强，能耐低温、耐干燥，在干燥的痰中可存活6～8个月，含有结核分枝杆菌痰液的尘埃可保持8～10d的传染性。该菌对湿热敏感，60℃ 30min，80℃以上5min以内可死亡，在煮沸条件下可完全杀菌，所以对于痰液污染物可通过焚烧灭菌。另外，结核分枝杆菌对紫外线抵抗力差，日光直射4h可死亡。虽然在70%～75%乙醇中数分钟即被杀死，但由于乙醇能使痰中的蛋白质凝固，因此不宜用于痰的消毒。

对人类致病的结核分枝杆菌包括人结核分枝杆菌、牛结核分枝杆菌、非洲分枝杆菌,统称为"结核分枝杆菌复合群"。不同结核分枝杆菌复合群引起的临床症状相似,治疗也相同。我国以人结核分枝杆菌感染的发病率最高,其主要通过呼吸道、消化道和损伤的皮肤等多途径感染机体,引起多种脏器组织的结核病。其中以肺结核最为多见,开放性肺结核患者咳嗽时排出带菌颗粒形成气溶胶,当易感者吸入气道达肺中后引起感染。原发病灶多见于与肺尖、下叶的上部接近胸膜处,多能自愈,形成纤维化或钙化灶。一般来讲,机体内有潜在感染灶者有10%可能复发,在感染的最初几年危险性最高。在AIDS患者中,肺结核多为原发性,进展迅速,经血行播散,局部的纤维化和干酪样病变较少。从93%未经治疗的患者中分离到的结核分枝杆菌对抗结核药物敏感,对两药或三药治疗方案反应良好。但由于发生基因突变,目前2/3以上的临床分离株对多种抗结核药物产生耐药性。

对于结核病的治疗必须坚持以下原则:结核分枝杆菌的自发性耐药突变相当多,如果对这些患者仅用一种抗结核药物,则会很快对这种药物产生耐药,造成治疗失败。因此,至少要2~3种以上的抗结核药物联合治疗,防止耐药菌株出现;为了获得成功的治疗,即使痰中检测不出抗酸杆菌也仍需继续治疗;尽管治疗前药敏试验对于结核病的初始治疗作用不大,但为了公众的利益必须进行。

结核分枝杆菌感染的临床诊断,除传统的影像学检查、抗酸杆菌检查和PPD试验外,结核抗体检测因其方便、快捷而深受临床和实验室人员欢迎。细胞免疫随结核病变的加重而减弱,体液免疫随病变加重或血行播散而增强,这种细胞免疫与体液免疫分离的现象在结核感染中表现得很明显,活动性结核患者体内升高的主要是IgG类特异性抗体,可以通过ELISA甚至斑点免疫渗滤试验等来检测,但有一定比例的假阴性和假阳性。正常人中有5%~8%的假阳性率,可能原因有:抗原特异性局限;隐性感染,即可使感染者产生适量的结核抗体,但不表现临床症状,也不发病。有统计显示,单纯结核抗体阳性者2年内结核发病率为5%。假阴性的原因:部分活动性结核病患者结核抗体与抗原同时存在,形成循环免疫复合物;某些患者,如血液病患者,因体液免疫功能低下而不产生结核抗体。

结核抗体检测还可用于肺外结核病的诊断,如结核性胸膜炎、结核性脑膜炎、肾结核等,可以分别检测胸腔积液、腹水、脑脊液或尿液中的结核抗体。

(2)麻风分枝杆菌:是麻风病的病原菌。麻风病是由于细胞免疫缺陷,使感染的麻风分枝杆菌大量繁殖,形成局部肉芽肿所致,可影响皮肤、周围神经,表现为皮肤感觉缺失和周围神经增厚。从鼻肉芽肿上脱落的菌体是传播的主要原因,可因密切接触引起感染。麻风杆菌在体外不能培养。

(3)非结核分枝杆菌(NTM):NTM属于环境分枝杆菌,主要来源于污水、土壤、气溶胶。非结核分枝杆菌感染具有以下特点:①多发生于机体免疫力低下时,为机会性感染,患者多为老年慢性肺疾病者、使用激素或免疫抑制剂者、AIDS患者等；②该菌的致病力较结核分枝杆菌低，它所导致的疾病往往进展缓慢、病程较长，且病灶范围小、症状轻；③人类免疫缺陷病毒感染者易感染NTM，NTM是AIDS患者的主要机会致病菌，最常感染的是鸟-胞内分枝杆菌；④可与结核分枝杆菌合并感染，多见于有空洞的肺结核病患者；⑤对抗结核药具天然的耐药性，临床疗效不佳；⑥肺部症状与X线胸片表现程度不符，非结核分枝杆菌引起的肺部感染症状较轻，但X线胸片可表现为广泛的病灶。

NTM中与人类疾病相关性最常见的是鸟-胞内分枝杆菌，所致局部感染多发生于肺、胃肠道和外周淋巴结，AIDS晚期患者最易感染。其次是堪萨斯分枝杆菌，最常侵犯的部位是肺。偶发龟分枝杆菌引起皮肤及皮下软组织感染、肺部感染和其他感染，医院感染多为手术切口感染和注射部位感染。典型的海分枝杆菌感染是皮肤感染（如游泳池性肉芽肿）。瘰疬分枝杆菌是儿童颈淋巴结炎的主要致病菌。

我国NTM的感染率并不低，流行病学显示NTM的感染率日趋上升。其流行特点是：东南沿海气候温暖的海南、福建省感染率高于气候寒冷的北方诸省，男性高于女性，农村高于城镇。目前一般认为其主要传播途径可能是经呼吸道吸入悬浮于空气中的病原体，皮肤黏膜接触为传播途径之一。健康人呼吸道可能有非结核分枝杆菌，当呼吸道感染、局部及全身免疫功能遭到破坏时即可引起发病。

七、肠杆菌科（enterobacteriaceae）

杆菌科细菌是临床标本中最常见的革兰阴性杆菌。正如其名，肠杆菌科细菌在人类和动物的肠道内大量存在，随人和动物的排泄物广泛分布于土壤、水和腐败物中。大多数肠杆菌科细菌是肠道的正常菌群，但当宿主免疫力降低或细菌侵入肠道外部位（移位定植）等特定条件下可成为条件致病菌而引起疾病。有些肠杆菌科细菌是致病菌，主要有伤寒沙门菌、志贺菌、致病性的大肠埃希菌、耶尔森菌等。

近年来，肠杆菌科细菌的耐药性问题越来越突出，特别是由β-内酰胺酶介导的耐药性问题。由于能水解新底物的β-内酰胺酶不断出现、对β-内酰胺酶抑制药敏感性降低的β-内酰胺酶的出现及在同一个细菌体内有几种β-内酰胺酶型别同时出现等情况，使一些临床常见肠杆菌科细菌获得了更强的针对β-内酰胺类抗生素的耐药能力，导致治疗失败，给临床诊断和感染控制带来巨大的挑战。目前，临床上主要的β-内酰胺酶有4种：

1.超广谱β-内酰胺酶（ESBLs） 经典的ESBLs最早由克雷伯菌属和大肠埃希菌等肠杆菌科细菌产生，对所有第一、二、三代头孢菌素，氨曲南均耐药，部分还可水解第四代头孢菌素，对碳青霉烯类（如亚胺培南）、头霉烯类（如头孢西丁、头孢美唑、头孢替坦）等敏感，体外对酶抑制药敏感。由于耐药质粒的播散，从肠杆菌科其他菌中也可分离出 ESBLs。大肠埃希菌、肺炎克雷伯菌、产酸克雷伯菌和奇异变形杆菌的 ESBLs 检测已经是临床微生物实验室常规检测和监测项目。

　　ESBLs 可分为 4 大类：TEM 型、SHV 型、CTX-M 型和 OXA 型，还有少数不属于以上任何一类。TEM 型和 SHV 型 ESBLs 在大肠埃希菌和肺炎克雷伯菌中广泛分布，TEM 型在大肠埃希菌中更常见，而 SHV 型在肺炎克雷伯菌中更流行。上述两类的共同特点是对第三代头孢菌素中头孢他啶的水解能力远远高于头孢噻肟。均在欧美国家有广泛分布，在亚洲主要分布于日本、韩国，在中国相对较为少见。CTX-M 族酶包括 CTX-M 型酶和 Toho-1、Toho-2 酶，对头孢噻肟的水解能力远远高于头孢他啶，主要分布于南美、亚洲和东欧，是国内最为流行的 ESBLs。OXA 型 ESBLs 与其他各类不同，属于 Bush2d 型、Am-blerD 类酶，其特点是能够高效水解苯唑西林和邻氯西林，较难被克拉维酸抑制，在大肠埃希菌、肺炎克雷伯菌中均有分布，但数量较少。

　　2. 对 β- 内酰胺酶抑制药敏感性下降的 β- 内酰胺酶　可从大肠埃希菌、肺炎克雷伯菌和奇异变形杆菌中检出。表型特征是对阿莫西林和替卡西林耐药，对阿莫西林/克拉维酸和替卡西林/克拉维酸中介或耐药，而对头孢菌素敏感。

　　3. AmpC β- 内酰胺酶　产 AmpC 酶的菌株表现为对第一至三代头孢菌素、头孢霉素类耐药，不能被克拉维酸抑制，但对碳青霉烯类和第四代头孢菌素敏感。AmpC 酶主要存在于肠杆菌属、枸橼酸杆菌属和沙雷菌属中，尤其是阴沟肠杆菌、弗劳地枸橼酸杆菌和黏质沙雷菌，菌株产生去阻遏突变而持续高产染色体介导的 AmpC 酶。染色体型 AmpC 酶的表达是可诱导的，在 β- 内酰胺类抗生素中，碳青霉烯类和头霉素类的诱导能力最强，单酰胺类最弱。但诱导能力不一定与临床危险性相关，因为快速杀菌作用能在足量的酶产生之前将细菌杀死（如亚胺培南、美罗培南）。CLSI 指出，肠杆菌属、枸橼酸杆菌属和沙雷菌属在使用第三代头孢菌素治疗 3 ～ 4d 以后，原本敏感的菌株有可能产生耐药，因此，应对从同一患者、同一部位分离出的同一菌株进行重复药敏测定。

　　大肠埃希菌和肺炎克雷伯菌所携带的 AmpC 酶主要为质粒介导，且不能被诱导。

　　AmpC 酶干扰 ESBLs 的检测，现有氨基酚－硼酸盐抑制 AmpC 的简易纸片，能够方便证实 AmpC 酶的存在，免除将产生 AmpC 酶的菌株误报为产 ESBLs 株，从而失去可使用第四代头孢菌素的机会。

　　4. 碳青霉烯水解酶　是指所有能水解碳青霉烯类的 β- 内酰胺酶。目前随着我国碳青霉烯类抗生素使用的增多，由细菌产生碳青霉烯水解酶而造成的耐药性也在上升。该酶具有更为广泛的底物谱，几乎对所有 β- 内酰胺酶类抗生素均耐药，需要积极开展碳青霉烯水解酶的检测和监测。

2001年，美国报道了首例产KPC酶的肺炎克雷伯菌，导致其对碳青霉烯类抗生素耐药，随后在产酸克雷伯菌、大肠埃希菌、阴沟肠杆菌、铜绿假单胞菌及黏质沙雷菌等细菌中也分离出了质粒介导的KPC酶，KPC酶能够水解青霉素、头孢菌素、单酰胺菌素和碳青霉烯类，多合并外膜通透性下降，造成临床治疗困难，可使用多黏菌素和替加环素治疗，合并碳青霉烯类（延长滴注时间）可能有效。部分碳青霉烯水解酶为金属酶，如NDM-1，联合碳青霉烯类无效。

（一）埃希菌属（Escherichia）

埃希菌属包括5个种，其中以大肠埃希菌最重要。它们一般不致病，是人类和动物肠道的正常菌群。大肠埃希菌在婴儿出生后数小时就进入肠道并终身伴随。当机体抵抗力降低或发生定位转移时可造成感染，以化脓性炎症最为常见。某些特殊菌株致病性强，能直接导致肠道感染。

【临床解读】

大肠埃希菌属是医院感染的主要病原菌之一，也是食物和饮料的卫生学标准。所致疾病可分两类：

1.肠道外感染以泌尿系感染为主，如尿道炎、膀胱炎、肾盂肾炎。还可引起血流感染、肺炎、腹膜炎、胆囊炎、阑尾炎、术后创口感染及新生儿的脑膜炎等，属条件致病菌感染，多见于婴儿、老年人和免疫功能低下者。

2.肠道内感染主要为引起腹泻。引起肠道感染的大肠埃希菌主要有以下5种。

（1）产肠毒素型大肠埃希菌（ETEC）：是婴幼儿和旅游者腹泻的重要病原菌，经粪-口感染，由质粒介导产生耐热肠毒素（ST）和不耐热肠毒素（LT）而引起腹泻，不侵犯肠黏膜上皮。可为轻度水样腹泻或类似霍乱的严重腹泻，可伴恶心、呕吐、腹痛和发热等症状。

（2）肠致病性大肠埃希菌（EPEC）：是婴幼儿腹泻的主要病原菌，严重者可致死，成人少见。EPEC多不产生肠毒素（某些菌株产生类志贺毒素），病菌在十二指肠、空肠和回肠上端大量繁殖形成微菌落，导致肠黏膜的刷状缘破坏、绒毛萎缩、上皮细胞排列紊乱和功能受损而造成严重腹泻。表现为发热、呕吐、腹泻，粪便常为黏液性。

（3）肠侵袭性大肠埃希菌（EIEC）：相对较少见，不产生肠毒素，菌死亡后产生内毒素，导致肠黏膜上皮发生炎症或溃疡。临床表现为细菌性痢疾样症状。腹泻呈脓血便，有里急后重，主要侵犯较大的儿童和成人。

（4）肠出血性大肠埃希菌（EHEC）：其代表血清型为O157：H7。所有血便患者均应常规做O157：H7的培养，尤其在发病季节有指征的患者其粪便检查应包括O157：H7的培养。O157：H7大肠埃希菌感染可以表现为无症状感染、轻度腹泻、出血性肠炎（HC）、溶血性尿毒症综合征（HUS）、血栓性血小板减少性紫癜（TTP）。出血性肠炎最多见。典型的出血性肠炎临床表现为腹部剧烈疼痛、先期水样便，继而有类似下消化道出血的血性粪便，低热或不发热，粪便中无炎性排出物。引起出血性肠炎的EHEC还有其他血清型，如O104H21、O26H11、O48H21等。溶血性尿毒症综合征主要包括3个症状：急性肾衰竭、血小板减少症和微血管异常溶血性贫血，是引起儿童急性肾衰竭的主要病因。血栓性血小板减少性紫癜典型症状包括：发热、血小板减少症、微血管异常溶血性贫血、肾功能异常和神经系统症状。

（5）肠黏附性大肠埃希菌（EAggEC）：主要见于慢性腹泻的儿童，症状主要为水样腹泻、呕吐、脱水，偶有腹痛。

（二）志贺菌属（Shigella）

【临床解读】

1.该属是主要的肠道病原菌之一，包括痢疾志贺菌、福氏志贺菌、鲍氏志贺菌及宋内志贺菌4种。本菌属是人类细菌性痢疾最常见的病原菌，其致病物质主要是侵袭力和内毒素，临床呈现典型的黏液脓血便。痢疾志贺菌1型还能产生一种外毒素（称志贺毒素），具有神经毒性、细胞毒性和肠毒性，因此痢疾志贺菌引起的细菌性痢疾症状最重，宋内志贺菌最轻。我国以福氏志贺菌和宋内志贺菌引起的细菌性痢疾最为多见，福氏志贺菌感染易转变为慢性，病程迁延，慢性患者和恢复期带菌常见。无动物宿主。

2.急性中毒性细菌性痢疾以小儿为多见，多无明显的消化道症状，主要表现为全身性中毒症状，由内毒素大量释放引起，病死率高，各型志贺菌都有可能引起。

3.治疗志贺菌感染的药物很多，但该菌易出现多重耐药性。临床实验室常规药敏仅测试和报告氨苄西林、复方磺胺甲噁唑和一种喹诺酮类抗生素。第一代及第二代头孢菌素和氨基糖苷类抗生素在体外测试可能为敏感，但临床无效。

（三）沙门菌属（Salmonella）

【临床解读】

1.沙门菌致病物质主要有3种。

（1）表面抗原：沙门菌的表面有O抗原及Vi抗原。有Vi抗原的菌株比无Vi抗原的菌株致病力强。

（2）内毒素：沙门菌有较强的内毒素，可引起机体发热、白细胞变化、中毒性休克，并能激活补体系统，产生多种生物效应。

（3）肠毒素：某些沙门菌（如鼠伤寒沙门菌）能产生类似大肠埃希菌的肠毒素。

2.沙门菌所致疾病主要有两类，最常见的沙门菌感染是急性胃肠炎。由摄入大量鼠伤寒沙门菌、猪霍乱沙门菌、肠炎沙门菌等污染的食物引起。潜伏期为6～24h。主要症状是发热、恶心、呕吐、腹痛、腹泻，一般在3～5d较快恢复，偶尔持续不愈。常为集体食物中毒。沙门菌广泛分布于各种脊椎动物的肠道内，随粪便排出后经常污染水体和土壤，引起人和动物的感染，如20世纪70年代美国的家养宠物小乌龟曾是沙门菌病的重要传染源。

3. 沙门菌所致另一类重要疾病是伤寒和副伤寒。伤寒和副伤寒是一种独特的急性全身性发热性单核细胞内感染，主要由沙门菌属中的伤寒沙门菌和甲型、乙型、丙型副伤寒沙门菌引起，偶尔由鼠伤寒沙门菌引起。伤寒与副伤寒患者外周血白细胞总数往往降低，大多为（3～4）×10⁹/L，伴中性粒细胞减少及嗜酸粒细胞消失。病原菌的检出是本病的确诊依据，疾病早期以血培养为主，第1周阳性率最高，可达90%，病程后期以骨髓、粪、尿等培养为主，骨髓培养阳性率较血培养高，对应用抗生素治疗后血培养阴性者尤为适用。粪、尿培养一般于病程第3～4周阳性率较高，粪便培养阳性应结合临床表现，单纯大便培养阳性可为伤寒带菌状态。另外，取玫瑰疹刮取物或活检切片进行培养，也可获阳性结果。

4. 伤寒沙门菌和副伤寒沙门菌的菌体（O）抗原、鞭毛（H）抗原及Vi抗原能刺激机体产生相应的抗体。肥达反应是测定患者血清中O、H抗体效价的一种传统血清学诊断方法，肥达反应与细菌分离培养同时进行或在后者失败的情况下，能辅助诊断伤寒、甲、乙、丙型副伤寒沙门菌引起的肠热症。通常伤寒与副伤寒发病1周后肥达试验开始出现阳性，第3～4周阳性率可达90%，其效价随病程演进而递增，第4～6周达高峰，病愈后阳性反应可持续数月之久。其结果解释应注意以下事项。

（1）参考区间：各地区有所不同，一般O＞1:80，H＞1:160，A、B、C＞1:80才有临床意义；或在疾病早期及中后期分别采集两次血清，若第2份血清比第1份的效价增高4倍以上具有诊断价值。

（2）O抗原刺激机体产生的抗体为IgM，出现较早，存在于血清内的时间较短；H抗体为IgG，出现较迟，持续存在的时间较长。①O高H不高：可能为疾病的早期；沙门菌属中其他菌种感染引起的交叉反应；或H-O变异的沙门菌引起的感染等。建议1周后复查。如1周后H也有升高，可证实为肠热症。②H高O不高：可能为疾病的晚期；以往患过伤寒、副伤寒或接受过预防接种；回忆反应等。

（3）伤寒沙门菌与甲型、乙型副伤寒沙门菌有部分共同的O抗原，可使体内产生相同的O抗体，故O抗体特异性较低，增高时只能诊断为伤寒类疾病的感染。而伤寒与副伤寒时产生的H抗体特异性较高，在免疫学反应中不发生交叉凝集，因此某一种鞭毛抗体（"H""A""B""C"）的升高，对伤寒与各型副伤寒有鉴别诊断意义。

Vi 抗原存在于新从患者分离的伤寒沙门菌及丙型副伤寒沙门菌菌体最表层。患者感染后，Vi 抗体的升高，往往在病程第 3 ～ 4 周之后，Vi 凝集试验≥ 1 : 5 者提示为伤寒带菌，对本病的早期诊断没有意义。

5. 肥达反应试验结果的影响因素：

（1）过去曾预防接种伤寒、副伤寒疫苗者，H 抗体效价明显升高，并持续数年，而 O 抗体低于参考区间。

（2）以往患过伤寒病或曾接种伤寒菌疫苗，新近又感染流行性感冒或布鲁氏菌病，可产生高效价 H 抗体，O 抗体则较低，但 H 抗体很快消失，此种反应称为回忆反应。

（3）由于人们在日常生活中可能发生隐性感染而产生抗体，尤其在流行地区正常人凝集效价可稍增高，故在判断结果时应考虑本地区正常人群的自然凝集价水平，以作为参考。

（4）沙门菌属各菌种之间有某些共同抗原，在凝集试验中可能出现类属交叉凝集反应，但效价较低。

（5）阴性结果不能完全排除伤寒的可能，应注意有 10% 左右已确诊为伤寒者，在整个病程中抗体效价始终不升高，这可能与早期应用抗生素、免疫耐受和免疫缺陷有关。

（6）肥达反应特异性不强，机体免疫功能紊乱、结核病、败血症、斑疹伤寒、病毒性肝炎及部分急性血吸虫病患者，可出现假阳性反应。

（7）血清溶血、菌液过浓等均会影响结果。菌液过期或产生自凝者不宜使用。

6. 沙门菌偶尔还可引起肠道外的各种炎症，如胆囊炎、肾盂肾炎、脑膜炎、骨髓炎、心内膜炎和内脏脓肿。

7. 与志贺菌属相同的是，临床微生物实验室常规仅测试和报告沙门菌对氨苄西林、一种喹酮类药和复方磺胺甲噁唑的敏感情况。对于胃肠外分离的沙门菌属还要测试并报告氯霉素及某一种第三代头孢菌素的结果。对于胃肠外分离的沙门菌属，奈啶酸耐药、喹诺酮类敏感时，用喹诺酮类治疗可能出现临床治疗失败或延迟反应。

（四）枸橼酸杆菌属（**citrobacter**）

【临床解读】

按照 DNA 相关度分析，枸橼酸杆菌属分为 11 个 DNA 同源群。肠道内最常见的是弗劳地枸橼酸杆菌群，是肠道的正常菌丛成员，为条件致病菌，与腹泻和某些肠道外感染有关，常致尿道感染、血流感染和肺炎、腹膜炎、创伤感染、新生儿脑膜炎、脑脓肿，是血库血及血浆的常见污染菌，临床分离的菌株常具有多重耐药性。柯瑟枸橼酸杆菌最常从尿和呼吸道标本中分离出，其引起新生儿脑膜炎和脑脓肿的病例有上升趋势，病死率高达1/3，且至少有75%的患儿发生严重的神经损害。

（五）克雷伯菌属（Klebsiella）

【临床解读】

克雷伯菌属包括肺炎、催娩、土生、植生、产酸克雷伯菌，肺炎克雷伯菌又分肺炎、臭鼻、鼻硬节3个亚种，从临床标本中分离的克雷伯菌属95%为肺炎克雷伯菌肺炎亚种，是国内医院感染中最多见的细菌之一。肺炎克雷伯菌主要栖生于肠道，在口咽部带菌不常见。但机体虚弱，如酒精中毒、糖尿病和慢性阻塞性肺疾病时，口咽部寄居的细菌可成为肺部感染的来源。肺炎克雷伯菌菌所致的原发性肺炎可使肺部广泛坏死出血，产生铁锈色或红色果酱状痰。常并发胸膜炎，引起胸痛。还可引起肺外感染，如尿道感染、败血症、伤口感染、脑膜炎等。臭鼻亚种可致臭鼻症，尚可引起败血症、泌尿系统感染和软组织感染。鼻硬结亚种可使人鼻咽、喉及其他呼吸道结构发生慢性肉芽肿，使组织坏死。本菌对氨苄西林天然耐药。20世纪90年代以来，肺炎克雷伯菌的多重耐药性引起全世界的广泛重视，它是最主要的产超广谱β-内酰胺酶（ESBL）的细菌之一，导致第三代、第四代头孢菌素治疗失败，造成临床治疗困难。2001年，美国报道了首例产KPC酶的肺炎克雷伯菌，导致其对碳青霉烯类抗生素耐药，随后在产酸克雷伯菌、大肠埃希菌、阴沟肠杆菌、铜绿假单胞菌及黏质沙雷菌等细菌中也分离出了质粒介导的KPC酶，能够水解青霉素、头孢菌素、单酰胺菌素和碳青霉烯类，多合并外膜通透性下降，造成临床治疗困难。

（六）肠杆菌属（enterobacter）

【临床解读】

1.肠杆菌属现有15种，最常见的两个种是产气肠杆菌和阴沟肠杆菌，是肠道正常菌丛的一部分，认为不会引起腹泻，广泛存在于自然环境中，能引起多种肠道外的条件致病性感染，如泌尿道、呼吸道和伤口感染，亦可引起菌血症和脑膜炎。坂崎肠杆菌能引起新生儿脑膜炎和败血症，病死率高达75%。日勾维肠杆菌能引起泌尿道感染，亦可从呼吸道和血液中分离到本菌。致癌肠杆菌可引起多种临床感染，包括伤口感染、尿道感染、菌血症、肺炎等。

2.此类细菌常编码产生染色体介导的BushⅠ（AmpC）型的β-内酰胺酶，表现为对第一、二、三代头孢菌素，头霉素类及加酶抑制剂类抗生素均耐药，但对碳青霉烯类、第四代头孢菌素敏感。肠杆菌属细菌可在第三代头孢菌素的治疗过程中产生多重耐药性，即最初敏感的菌株在开始治疗3～4d就可变成耐药菌株，因此需反复测试重复分离的菌株。多重耐药的阴沟肠杆菌引起的败血症有很高的病死率。阴沟肠杆菌和产气肠杆菌对头孢西丁天然耐药。

（七）沙雷菌属（Serratia）

【临床解读】

沙雷菌属是水和土壤中的常见菌。其中黏质沙雷菌是引起肠道外感染的重要条件致病菌之一，常引起人类各种感染，特别是肺炎、败血症。接受化疗的网状内皮组织恶性变患者更易感染。与肠杆菌属细菌类似的是在第三代头孢菌素的治疗过程中可诱导形成多重耐药性，最初敏感的菌株在开始治疗 3 ～ 4d 就可变成耐药菌株，因此需反复测试重复分离的菌株。沙雷菌属对头孢呋肟、呋喃妥因及四环素天然耐药。

（八）耶尔森菌属（Yersinia）

【临床解读】

耶尔森菌属细菌共有 10 个种，其中 3 个种是人的致病菌。鼠疫耶尔森菌是烈性传染病鼠疫的病原菌，主要在啮齿动物间流行。假结核耶尔森菌可引起人肠系膜淋巴结炎、腹泻和败血症。小肠结肠炎耶尔森菌是 20 世纪 30 年代引起注意的急性胃肠炎型食物中毒的病原菌，为人畜共患疾病。典型症状常为胃肠炎症状、发热、亦可引起阑尾炎。耶尔森菌还引起反应性关节炎，可致胃肠炎、菌血症和败血症、肠系膜淋巴腺炎、关节炎等。耶尔森菌属引起动物源性感染，通常先引起小动物和鸟类感染。人对本菌的感受性没有年龄和性别差异，而取决于受感染的方式。人类主要通过吸血节肢动物叮咬或食用污染食物等途径而受感染。

（九）变形杆菌属（proteus）

【临床解读】

变形杆菌亦是医源性感染常见机会菌。本属细菌常出现于土壤、水和被粪便污染的物体上。奇异变形杆菌在人体最常见，特别是作为尿路感染和创伤感染的病原菌，与结石形成有一定关系。普通变形杆菌常从免疫力受到抑制的患者和长期接受抗生素治疗的患者标本中分离到。潘氏变形杆菌可继发于泌尿道感染引起菌血症，还可引起伤口感染、胃肠炎、肾炎、心内膜炎、乳腺炎、败血症、脑膜炎等感染。奇异变形杆菌对呋喃妥因和四环素天然耐药；普通变形杆菌对第一代头孢菌素、氨苄西林和头孢呋辛天然耐药。

（十）普鲁威登菌属（Providencia）

【临床解读】

普罗菲斯菌属包括 5 个种：产碱、拉氏、斯氏、雷氏和海氏普罗菲登斯菌。本菌属与变形杆菌一样，有可能促进尿中结晶形成，与泌尿系结石的形成有关。雷氏普罗菲登斯菌和斯氏普罗菲登斯菌可致泌尿道感染和其他肠道外感染，并可引起许多医院感染的暴发流行。产碱普罗菲斯菌一般由患者粪便中，特别是小儿的粪便中检出。拉氏普罗菲登斯菌较少从人类标本中分离到。海氏普罗菲登斯菌可从动物标本中分离到。

（十一）摩根菌属（Morganella）

【临床解读】

摩根菌属亦为机会菌，可引起尿路感染和创伤感染，还可引起腹泻。

其他可作为条件致病菌的肠杆菌科细菌还有聚团多源菌（Patoeaagglo-merans，曾用名：聚团肠杆菌）、哈夫尼亚菌属（Hafnia）、爱德华菌属（Ed-wardsiella）、克吕沃尔菌属（Kluyvera）、拉恩菌属（Rahnella）、西地西菌属（Ce-decea）、塔特姆菌属（Tatumella）等，临床较为少见，在此不再一一赘述。

八、非发酵菌

非发酵菌的全称是"不发酵葡萄糖的革兰阴性杆菌"，指的是一群因缺乏糖酵解的酶类，而只能在有氧的环境中以有氧方式，而不能以厌氧或兼性厌氧方式进行代谢的需氧菌。非发酵菌的类别很多，其中与临床感染关系密切的有假单胞菌属、不动杆菌属、产碱杆菌属、莫拉菌属等。除了铜绿假单胞菌和其他几种极少见的菌种外，非发酵菌的毒力一般较低，主要引起体弱者或免疫力低下者的医院内感染。但是，由于严重疾病患者在住院患者中的比例日益增高，特别是一些恶性肿瘤患者、导管插入术、介入治疗及长期应用抗生素、激素治疗等因素日益普遍，导致非发酵菌成为多种感染性疾病的重要病原菌。尤其是像铜绿假单胞菌、嗜麦芽窄食单胞菌、鲍曼不动杆菌等多是多重耐药菌株，造成临床治疗困难。

大多数非发酵菌在不同环境中都有其自然定植部位，可成为人类感染的潜在传染源，如医院环境中的各种水源，包括洗漱间、水房、消毒液、雾化器等，各种仪器、用具表面，包括体温计、拖把、毛巾、纱布等及身体的某些潮湿部位，如腹股沟、腋窝等。

（一）假单胞菌属（pseudomonas）

【临床解读】

1.假单胞菌属均为环境菌群和机会菌。其分布广泛，存在于正常人皮肤或粪便中。假单胞菌属按rRNA同源性分为5群及未确定rRNA同源群有关的种，其中第Ⅰ群可分为：荧光假单胞菌DNA同源群、斯氏假单胞菌DNA同源群、产碱假单胞菌DNA同源群，包括临床最常见的铜绿假单胞菌、荧光假单胞菌、恶臭假单胞等12个菌种。第Ⅱ群为萨拉那塞假单胞菌DNA同源群，包括假鼻疽假单胞菌、洋葱伯克霍尔德菌等7个菌种。第Ⅲ群食酸假单胞菌DNA同源群，包括食酸丛毛单胞菌等7种。第Ⅳ群微小假单胞菌DNA同源群，包括微小假单胞等8种。第Ⅴ群嗜麦芽单胞菌-黄单胞菌DNA同源群，包括嗜麦芽窄食单胞菌等64个种。

2.常见于医源性感染，以本属中的铜绿假单胞菌最多见和致病力最强，其是医院内感染最主要的病原菌之一。

（1）铜绿假单胞菌的感染多发生于烧伤、囊性纤维化、急性白血病、器官移植患者及年老体弱、免疫力差的患者，感染多位于潮湿部位，可引起伤口感染、烧伤后感染、败血症、肺部感染、尿路感染、化脓性中耳炎、眼部感染（可导致角膜穿孔）等各种化脓性感染及婴儿腹泻等，还可通过血流播散导致心内膜炎、脑膜炎、脑脓肿、骨和关节感染等，且大多数心内膜炎需手术置换瓣膜，否则感染难以清除。

（2）铜绿假单胞菌耐药性强，天然耐受第一、二代头孢菌素、第一代喹诺酮类抗生素、复方磺胺甲噁唑，除产生多种 β- 内酰胺酶外，还与其外膜通透性低以及主动泵出机制等有关。铜绿假单胞菌还常在感染的部位形成生物膜（BF），具有更强的抗生素抗性（与浮游细菌相比，形成 BF 的细菌对抗生素的抗性高 $10 \sim 1000$ 倍）。铜绿假单胞菌慢性感染的囊性纤维化患者的呼吸道分泌物中常可见一种异常的黏液样形态的铜绿假单胞菌，这是由于其产生的大量多糖（藻酸盐）包围菌体所致，而藻酸盐的产生导致诊断、治疗的困难。因此，临床感染的铜绿假单胞菌常难以完全清除。

3.荧光假单胞菌和恶臭假单胞菌：可见于水和土壤中，都可作为咽部的正常菌群存在，是人类少见的条件致病菌，毒性较低，其中荧光假单胞菌能在 4℃ 生长，是血制品的常见污染菌。

4.洋葱伯克霍尔德菌：旧称洋葱假单胞菌。可从各种水源和潮湿表面分离到，能在某些消毒剂如铵盐、聚维酮碘、氯己定（洗必泰）等中生长。本菌作为条件致病菌出现，可引起心内膜炎、败血症、肺炎、伤口感染、脓肿等多种感染，在慢性肉芽肿和肺囊性纤维化的患者中常引起高病死率和肺功能的全面下降。

5.嗜麦芽窄食单胞菌：也称嗜麦芽寡养单胞菌，旧称嗜麦芽假单胞菌、嗜麦芽黄杆菌等。其分布广泛，可引起条件感染，是目前医院获得性感染的常见病原菌之一，可致多种疾病，包括肺炎、菌血症、心内膜炎、胆管炎、脑膜炎、尿路感染和严重的伤口感染等。引起本菌定植和感染的危险因素有：机械通气，广谱抗生素的预防性应用，化疗，插管和中性粒细胞减少等。本菌对临床常用的大多数抗生素天然耐药，包括碳青霉烯类的亚胺培南、美洛培南等。

（二）不动杆菌属（acinetobacter）

【临床解读】

不动杆菌属广泛分布于外界环境，是人类和动物的皮肤、呼吸道、胃肠道、生殖道的正常菌群。本菌属是机会致病菌，在非发酵菌中出现的频率仅次于铜绿假单胞菌而占第二位。临床标本中常能分离到的不动杆菌属细菌有鲍曼不动杆菌、醋酸钙不动杆菌、洛菲不动杆菌、溶血不动杆菌、琼氏不动杆菌和约翰逊不动杆菌，最常见的是鲍曼不动杆菌。对氨基青霉素类、第一代、二代头孢菌素和第一代喹诺酮类抗生素均天然耐药。洛菲不动杆菌的耐药性相对要差得多。不动杆菌属最常见的分离部位是呼吸道、尿道和伤口，所致的疾病包括肺炎、心内膜炎、脑膜炎、皮肤和伤口感染、腹膜炎、尿路感染等。

由于不动杆菌能获得多重耐药性（在医院感染病原菌耐药性的传递中发挥重要作用）和能够在大多数环境表面生存，所以，由不动杆菌引起的医院内感染增高的趋势明显，且多是多重耐药菌株。多重耐药（MDR）的鲍曼不动杆菌，是指对7类抗生素（包括抗假单胞菌的青霉素、头孢菌素、碳青霉烯类、单酰胺类、喹诺酮类、氨基糖苷类及黏菌素/多黏菌素类）中至少5种以上耐药，甚至泛耐药（PDR）的鲍曼不动杆菌（对除黏菌素/多黏菌素类、替加环素以外的抗生素均耐药），MDR经常从临床标本中分离到，造成临床治疗极大困难，是目前院内感染控制的重点之一。

（三）产碱杆菌属（alcaligenes）

【临床解读】

产碱杆菌属有临床意义的主要有木糖氧化产碱杆菌木糖氧化亚种（多见）、木糖氧化产碱杆菌脱销亚种（少见）和粪产碱杆菌（最多）。通常是人和动物肠道的正常菌群，在皮肤和黏膜也能分离到本菌，水和土壤中等潮湿环境中均有本属细菌的存在。在很多临床标本中也可以分离到，为条件致病菌，主要引起肺炎、菌血症、脑膜炎、尿路感染等。

（四）鞘氨醇单胞菌属（sphingomonas）

【临床解读】

鞘氨醇单胞菌属中的少动鞘氨醇单胞菌广泛分布于环境中，可从各种临床标本中分离到，包括血液、脑脊液、腹水、伤口、阴道及医院环境中，所致感染有菌血症、腹膜炎等。

（五）希瓦菌属（Shewanella）

【临床解读】

希瓦菌属中的海藻希瓦菌、腐败希瓦菌被认为与皮肤溃疡、耳感染、骨髓炎、菌血症及持续腹膜透析患者的腹膜炎有关。

（六）鲍特菌属（Bordetella）

【临床解读】

鲍特菌属与产碱杆菌属同属于产碱杆菌科，前者与人类关系密切的有3种：百日咳鲍特菌、副百日咳鲍特菌和支气管败血鲍特菌。人类是百日咳鲍特菌、副百日咳鲍特菌的唯一宿主，支气管败血鲍特菌存在于多种动物体内，偶尔与人类感染有关。前两者为苛养菌，尤其是百日咳鲍特菌的初代培养需特殊培养基，副百日咳鲍特菌营养要求稍差，在血平板和巧克力平板上能够缓慢生长。支气管败血鲍特菌则在普通血平板、巧克力平板、麦康凯培养基上均易于生长。百日咳鲍特菌通过飞沫传播，传染性强，无免疫力者的感染率可达90%，主要感染未经免疫接种的幼儿，感染源则多为未经确诊的成人感染者，疾病全程常为3个月，故名百日咳。副百日咳鲍特菌也与人的百日咳类似疾病有关，只是程度较轻，淋巴细胞升高不显著。

（七）苍白杆菌属（ochrobactrum）

【临床解读】

人苍白杆菌（Ochrobactrumanthropi）可从各种环境和人体部位中分离到，在常规培养基上生长良好，主要来自于插管所致菌血症的患者，对氨基糖苷类、喹诺酮类、复方磺胺甲噁唑等敏感，对其他抗生素多耐药。

（八）黄杆菌属（flavobacterium）

【临床解读】

最近对黄杆菌属的菌种做了较大修订，原来临床常见的产吲哚黄杆菌、脑膜炎败血黄杆菌等归为一个新属——金色杆菌属（Chryseobacterium），为环境菌群，在医院主要存在于有水的环境和潮湿表面，常污染医疗器械和材料，引起医源性感染。产吲哚金色杆菌是本属临床标本中最常分离到的菌株，但临床意义不确定；脑膜炎败血金色杆菌是本属与人类疾病最密切相关的菌种，对早产儿具有高致病性，可致新生儿脑炎，病死率较高。短黄杆菌则重新分类为短稳杆菌，其临床意义不确定。

（九）莫拉菌属（Moraxella）

【临床解读】

莫拉菌亚属，隶属于奈瑟菌科，与布兰汉亚属共同构成莫拉菌属。莫拉菌属是黏膜表面的正常菌群，致病力较低，通常位于呼吸道，较少位于生殖道，偶尔可导致全身感染。医学上重要的莫拉菌为腔隙莫拉菌，其能引起眼和上呼吸道感染，如结膜炎、角膜炎、慢性鼻窦炎和心内膜炎；非液化莫拉菌、奥斯陆莫拉菌、亚特兰大莫拉菌、苯丙酮酸莫拉菌偶尔可引起败血症、脑膜炎、肺炎、肺脓肿及泌尿系统感染。大多数莫拉菌对青霉素敏感，临床分离株一般可不做药敏试验，但随着耐药菌株的日益增加，β-内酰胺酶检测还是很有必要的。

（十）巴斯德菌属（Pasteurella）

【临床解读】

巴斯德菌属细菌常寄生于哺乳类动物的上呼吸道和肠道黏膜（少见于人类），在血平板上生长良好。其中临床最常见的多杀巴斯德菌为动物病原菌，人类可因被猫或狗咬伤而感染，也可因接触病畜或尸体而感染；所致疾病可为肺部感染、菌血症、脑膜炎、脑脓肿、肾感染、骨髓炎、阑尾脓肿、腹膜炎、产褥热和肝脓肿等。

九、弧 菌 科

弧菌科对人类致病的菌属有3个属：弧菌属、气单胞菌属、邻单胞菌属。

（一）弧菌属（vibrio）

【临床解读】

1.弧菌属目前共有36种，14个种与人类感染有关。包括引起肠道感染的O1群霍乱弧菌、非O1群霍乱弧菌、拟态弧菌、河流弧菌、副溶血弧菌、豪氏弧菌。其中以霍乱弧菌和副溶血弧菌最为重要，分别可引起霍乱和食物中毒。根据菌体抗原，O1群霍乱弧菌分为小川型、稻叶型和彦岛型；根据生物学特性，O1群霍乱弧菌又分为古典生物型和埃尔托（ElTor）生物型。进食副溶血弧菌污染的海产品可导致急性胃肠炎和食物中毒。副溶血弧菌的肠道外感染多见于伤口。其他能引起伤口感染、中耳炎和败血症等肠外感染的弧菌有解藻酸弧菌、辛辛那提弧菌、创伤弧菌、弗氏弧菌、少女弧菌、麦氏弧菌和鲨鱼弧菌。凡在流行季节有腹泻症状并有食用海产品史或与海水、海洋动物接触后发生伤口感染的患者均应高度怀疑弧菌属细菌的感染。

霍乱弧菌的主要致病因素是霍乱毒素（choleratoxin，CT），是目前已知的致泻毒素中最强烈的毒素。霍乱的临床表现以剧烈腹泻开始，先为稀便，进而发展为水样便、黏液便和特征性的米泔水样便。典型的霍乱病程可分为4期。①前驱期：无明显的症状或仅表现为轻度的腹鸣、腹胀和不适；②吐泻期：可持续2～3d，造成体内水分大量丢失，可多达12L；③脱水虚脱期：因体内大量水分丢失而导致脱水，可致脱水貌、洗衣工手等症状，进而可发展为代谢性酸中毒、循环衰竭和肾衰竭；④恢复期：脱水情况得到纠正，患者各种症状减轻，逐渐恢复正常。霍乱传播由食入污染的食物或饮用污染的水引起，传染源为患者或携带者，在人口密集、卫生条件差的地区极易流行。

2.治疗霍乱需补充水和电解质，纠正脱水，用抗生素的目的是缩短腹泻时间以减少脱水。大多数弧菌对四环素敏感，但也有多重耐药现象。副溶血弧菌感染为自限性，一般可自愈，抗生素不能明显缩短病程。

（二）气单胞菌属（aeromonas）

【临床解读】

1.目前气单胞菌属共有10个菌种，其广泛存在于淡水、海水、土壤、鱼类和脊椎动物肠道中，人类接触后可引起感染，临床常见的有嗜水气单胞菌、豚鼠气单胞菌和维隆气单胞菌等，是人类急性腹泻的重要病原菌。特别是5岁以下的儿童易发生气单胞菌性腹泻，大多数病例属于这一年龄段。气单胞菌引起的胃肠炎通常呈症状较轻的水样泻，症状严重、呈血性粪便且便中有大量白细胞者（类似细菌性痢疾）较少见。

除了胃肠炎，气单胞菌还与伤口感染、骨髓炎、腹膜炎、败血症、呼吸道感染等有关。呼吸道标本中分离出的气单胞菌绝大多数不是原发性感染。气单胞菌感染引起的肺炎可从呼吸道和血中分离到相应的病原菌，这些感染多与水接触感染如游泳、溺水有关。

2.对严重气单胞菌性腹泻的患者可给予特殊抗感染治疗。嗜水气单胞菌对头孢噻吩、氨苄西林、羧苄西林耐药，四环素敏感性不定，对广谱头孢菌素大多敏感。嗜水气单胞和温和气单胞菌通常对复方磺胺甲噁唑、喹诺酮、氨基糖苷类抗生素敏感。

（三）邻单胞菌属（pleisomonas）

【临床解读】

邻单胞菌属只有一个种，即类志贺邻单胞菌，普遍存在于水和土壤表面。本菌主要引起胃肠炎，好发于夏季，主要与食入生的海产品有关。临床症状可以是短时间的水样腹泻或痢疾样腹泻。邻单胞菌也能引起肠道外感染，主要是败血症，在机体免疫力降低时，还可引起蜂窝织炎、骨髓炎、脑膜炎等。

十、革兰阴性苛养菌

革兰阴性苛养菌是一类在人工培养时需要特殊营养物或条件、临床分离较少见但可导致人类或动物严重感染的革兰阴性菌。

（一）嗜血杆菌属（haemophilus）

【临床解读】

1.嗜血杆菌属主要寄居于人和动物的咽喉和口腔黏膜，少数见于生殖道，能引起原发性化脓性感染及严重的继发感染。本属细菌对营养要求严格，人工培养时必须供给新鲜血液才能生长而得名。目前嗜血杆菌属包括14个种，其中9个种寄居于人体，分别是流感嗜血杆菌、副流感嗜血杆菌、溶血嗜血杆菌、副溶血嗜血杆菌、嗜沫嗜血杆菌、副嗜沫嗜血杆菌、副溶血嗜沫嗜血杆菌、杜克雷嗜血杆菌和惰性嗜血杆菌。嗜血杆菌属主要引起人类急性化脓性感染（急性咽炎、喉炎、气管炎、肺炎、中耳炎、败血症、脑膜炎等）。

2.此菌是1月龄～2岁儿童细菌性脑膜炎最常见的原因，2～6岁儿童则与脑膜炎奈瑟菌的发生率相当，在6岁以上儿童中并不常见。从脑膜炎病例得到的分离株超过90%属于有荚膜的b血清型，它具有传染性，4岁或更小的接触者有继发感染的危险。肺炎链球菌和流感嗜血杆菌是急性中耳炎的最常见病因，b型流感嗜血杆菌还是会咽炎的最常见病因，这种感染通常急性发病，突然出现阻塞性咽喉水肿。流感嗜血杆菌在急性鼻窦炎感染中是主要的病原因子。流感嗜血杆菌肺炎为大叶性、节段性、化脓性，类似于肺炎链球菌性肺炎。菌血症则是b型流感嗜血杆菌急性感染的常见及早期表现。流感嗜血杆菌也能引起心内膜炎，但副流感嗜血杆菌、嗜沫嗜血杆菌、副嗜沫嗜血杆菌是嗜血杆菌中最常在心内膜炎和血管内感染患者中分离出的菌种。

3.副流感嗜血杆菌是口咽和鼻腔的正常寄生菌，正常人中10%～25%可以分离出，心内膜炎是与副流感嗜血杆菌有关的全身性感染中最常见的，通常表现为急性发作、低热、不适、寒战和呼吸道症状，细菌是通过上呼吸道和牙周区进入血液。副流感嗜血杆菌还与静脉给药者的心内膜炎病例有关。它还能引起其他类型的感染，如支气管炎、鼻窦炎、肺炎、脓胸等。

4.嗜沫嗜血杆菌和副嗜沫嗜血杆菌常与心内膜炎有关，常发生于口腔或牙损伤之后，也常与心瓣膜损伤、心瓣膜置换术致菌血症有关，也可源于口腔或血行播散而引起头颈等身体其他部位感染。

5.埃及嗜血杆菌（目前认为它是流感嗜血杆菌的一个生物变种）可引起急性结膜炎，俗称"红眼病"，有高度传染性。

6.溶血嗜血杆菌、副溶血嗜血杆菌、副溶血嗜沫嗜血杆菌全部是呼吸道正常菌群，很少与感染有关。

7.杜克雷嗜血杆菌是软下疳的致病因子，与梅毒的主要损害"（硬）下疳"不同的是，软下疳的皮损边缘破烂、柔软，而不像梅毒下疳那样边缘清楚，有硬结。软下疳的实验室检测可分为杜克雷嗜血杆菌的分离培养、直接涂片、组织病理学检查、PCR等方法。直接涂片法检测杜克雷嗜血杆菌简便快速，但假阴性与假阳性率高，只宜作初步检查。培养法比涂片可靠，获得菌可做进一步鉴定，是目前常用的方法。PCR法也是检测生殖器溃疡病中杜克雷嗜血杆菌较有价值的方法之一。软下疳组织病理学比较特殊，典型者有诊断意义，其中央为溃疡，溃疡边缘表皮增生，溃疡下方呈现3个炎症带，垂直排列。

8.治疗嗜血杆菌感染通常首选青霉素类。对流感嗜血杆菌的耐药监测通常只需检测β-内酰胺酶以及进行氯霉素的耐药性检测，而不需要检测对其他抗生素敏感性。在绝大多数情况下，β-内酰胺酶试验可以成为检测细菌对氨苄西林与阿莫西林耐药性的快速方法。β-内酰胺酶阳性提示对青霉素、氨苄西林和阿莫西林均耐药。在进行β-内酰胺酶试验时，每一个平板中应取1个以上的菌落进行检测，这一点至关重要：因为从同一个患者样本中可以同时分离出β-内酰胺酶阳性或阴性的菌株。

9.需要注意的是：有2%～4%的流感嗜血杆菌由于染色体介导的青霉素结合蛋白的改变，β-内酰胺酶阴性而氨苄西林耐药（BLNAR株），这类菌株对超广谱和广谱头孢菌素的敏感性也降低，即使一些BLNAR株体外药敏试验结果显示为敏感。

（二）HACEK 细菌群

【临床解读】

HACEK 细菌群系人类口腔、呼吸道、生殖道的正常菌群，在一定条件下可引起严重感染。HACEK 是由 5 个英文单词的字头组成，H 代表嗜血杆菌属（haemophilus），A 代表放线杆菌属（actinobacillus），C 代表心杆菌属（cardiobacterium），E 代表艾肯菌属（Eikenella），K 代表金氏菌属（Kingella）。其共同特征是生长缓慢（需 48～72h 才见菌落），生长需要 CO_2，只有营养丰富的培养基如巧克力血平板等才能支持其生长。

【临床解读】

1.伴放线杆菌是人类口腔的正常菌群，引起人感染的主要是内源性的。最初从放线菌病或类放线菌病及患有心内膜炎的血液中分离出来，所致的特征性疾病为青年性局限性牙周炎。

2.心杆菌属只有一个种即人类心杆菌，是人的鼻腔和咽喉部的正常菌群，可引起细菌性心内膜炎，大部分菌株从血液中分离，但亦曾自脑脊液或阴道分泌物中分离出来。对各种抗生素均较敏感。

3.艾肯菌属只有一个种，即侵蚀艾肯菌，是人类黏膜表面的常居菌之一。本菌是机会致病菌。近年来侵蚀艾肯菌引起的感染增多，且常有诱因，如免疫力低下、黏膜表面外伤致防御能力破坏，使其进入周围组织而发生感染。通常与链球菌、肠杆菌科细菌等一起引起混合感染，也可单独感染。可引起心内膜炎、脑膜炎、骨髓炎、脓性关节炎、肺炎及术后软组织脓肿等。

4.金杆菌属隶属于奈瑟菌科，已知该属包括 3 个种，即金氏金杆菌、产吲哚金杆菌及去硝化金杆菌。金氏金杆菌是人类咽部的正常菌群之一，条件致病菌，主要分离自血液，从骨、关节、咽喉部位也有分离到似有组织嗜性，如心、心瓣膜、关节腔、骨骼肌等，常导致菌血症、心内膜炎、骨和关节感染等。产吲哚金杆菌和去硝化金杆菌很少致临床感染。

（三）链杆菌属（streptobacillus）

【临床解读】

链杆菌属有一个种，即念珠状链杆菌，存在于正常鼠类的口咽腔中或病鼠体内，通过鼠咬或污染牛奶、水或食物而传染给人，引起"鼠咬热"。症状表现为突然寒战、发热、皮肤溃疡、皮疹、局部淋巴结肿大，并伴有严重的多发性关节炎等合并症。采集皮肤伤口分泌物、脓液、关节液或发病期的血液，用含血清或腹水的琼脂，在 5%～10% CO_2 环境中培养 2～3d 后才有菌落出现。

（四）布鲁氏菌属（Brucella）

【临床解读】

布鲁氏菌属是人畜共患病的重要病原。易感染牛、羊、猪等家畜。布鲁氏菌以皮肤接触感染为主，人类对布鲁氏菌普遍易感，当与病畜接触或食用病畜肉、乳及乳制品后可引起感染，表现为反复波浪式发热，因此，人类布鲁氏菌病又称波浪热，易转为慢性或反复发作，引起关节和神经系统症状。侵犯人的主要有羊种布鲁氏菌，其次是牛种布鲁氏菌和猪种布鲁氏菌。布鲁氏菌系细胞内致病菌，所以临床治疗应选择细胞穿透力强的药物。现推荐用多西环素与利福平至少6周。发生心内膜炎的患者治疗较困难，需加用复方磺胺甲噁唑。

（五）弗朗西斯菌属（Francisella）

【临床解读】

弗朗西斯菌属中的土拉热弗朗西斯菌是引起土拉热弗朗西斯菌病（旧称野兔热）的病原菌，是流行于野兔和啮齿动物中的自然疫源性疾病。其感染力较强，人与动物接触时若皮肤有损伤，本菌可侵入人体内。也可由呼吸道侵入肺内形成支气管肺炎，食入未熟的含菌兔肉或鼠类污染食品、饮水等，甚至被家猫咬伤也可感染。细菌室感染者也时有报道，故对本菌的检验及标本处理均应由富有经验的人员操作，并做好自身防护。本病潜伏期为1～10d，起病急骤，高热，伴寒战及毒血症状，临床表现呈现多样化。

（六）军团菌属（legionella）

【临床解读】

军团菌属是1976年美国费城退役军人集会时发生的一种引起呼吸道疾病暴发流行的致病菌。军团病在世界各地均有发病，但主要在经济发达国家流行，国内多属散发报道。军团菌广泛存在于自然界的水和土壤中，在空调设备、冷凝水中检出率最高。军团菌感染最常见的是肺炎型，但近年来，军团菌的临床谱已扩大，实际上其可累及全身任何器官系统。住院患者多有免疫损害，对军团菌比较敏感。如果免疫抑制患者，包括血液透析、肾移植、心脏移植及其他手术患者，有发热和肺部浸润，有对青霉素、头孢菌素、氨基糖苷类无应答的肺炎，或严重肺炎而没有其他显而易见的其他可替代诊断的肺炎，应高度怀疑军团菌病，而且是这些患者发病和死亡的主要原因。

军团菌的培养较困难且耗时较长，可采用化学免疫发光、间接免疫荧光试验（FIA）及核酸检测等方法检测军团菌抗体抗原或核酸。军团菌感染机体1周左右可检测出血清中特异性IgM抗体，2周左右可检测到血清特异性IgG抗体，1个月左右达到高峰，而尿抗原在感染后3～30d都有排出。抗生素的使用会影响机体抗军团菌抗体的产生，使Lp-IgM的检出率降低。患者体内军团菌抗原（Lp-Ag）、抗体

（Lp-Ab）的出现存在相互关系：Lp感染后机体存在Lp-Ag，当机体产生相应抗体后可促进抗原的清除排出，所以抗体检测阳性时抗原的检出率降低。反之，抗原检测阳性时抗体检测率低。所以，Lp-IgM用于早期诊断，IgG可作为流行病学的回顾性调查。尿Lp-Ag感染3d后即可在尿中发现，是早期诊断的较好的方法，但抗原排出时间过长，不能确定是新近感染或既往感染，所以可同时行Lp-IgM测定。

十一、微需氧菌

微需氧菌不是一个严格的细菌学定义，是一类在空气中和厌氧环境中均不能生长，只能在含有一定浓度（5% ～ 10%）CO_2和低浓度（5%左右）O_2的条件下生长的细菌的总称。临床上重要的微需氧菌主要包括弯曲菌属和螺杆菌属细菌。

（一）弯曲菌属（campylobacter）

【临床解读】

1.目前弯曲菌属共有18个菌种和亚种。其中，空肠弯曲菌是最常见的肠道致病菌种之一，它在动物中广泛传播，并已在各种家禽、家畜和野生鸟类中分离出来。由于鸟类体温为43℃，接近这种微生物的最佳生长温度，故弯曲菌适于在鸟类体内生存。自然界鸟类是空肠弯曲菌的主要寄生体。

2.弯曲菌的传播途径主要以食物和水的传播为多见，经口摄入是本菌最主要的传播方式。人通常因摄入被污染的水和食物而感染。弯曲菌属所致腹泻潜伏期为2 ～ 5d，明显长于其他肠道细菌感染。该菌亦可导致败血症、其他临床感染及胎儿感染。大肠弯曲菌也可引起肠道感染。胎儿弯曲菌胎儿亚种与猫、绵羊的感染性流产关系密切，其感染人体常引起全身症状。简明弯曲菌寄生于人类龈缝中，可引起牙周炎和牙周组织变性。

3.血清学检查通常用于空肠弯曲菌感染的流行病学调查。发病1周后，血清内可出现抗体，主要为IgM，正常人或带菌者血清效价可达1 : 2 ～ 1 : 8，急性期患者抗体效价可达1 : 8 ～ 1 : 32。由于血清抗体效价不高，须采取双份血清检测，以效价增高4倍作为诊断依据。

4.并非所有感染弯曲菌的患者都需抗感染治疗，只有约50%感染较严重的患者需要抗生素治疗。空肠弯曲菌对多种抗生素敏感，包括红霉素、四环素、氨基糖苷类抗生素、氯霉素、喹诺酮和克林霉素，红霉素是首选。大肠弯曲菌普遍耐红霉素和四环素。对于高热、血性腹泻或每天腹泻8次以上的患者或持续腹泻（＞1周）的患者要给予抗感染治疗。

（二）螺杆菌属（helicobacter）

【临床解读】

1.与临床相关的主要是幽门螺杆菌。幽门螺杆菌与消化性溃疡及胃肠道癌症的发生有关。现已证实幽门螺杆菌感染是引起消化性溃疡最主要的病因。

2.快速诊断方法包括直接镜检、脲酶试验、核素标记试验及PCR检测幽门螺杆菌等。

3.由幽门螺杆菌感染引起消化性溃疡的患者应进行抗菌治疗。由于幽门螺杆菌寄生在黏液层下的胃上皮细胞表面，因此即使体外药敏试验显示敏感，体内用药效果也难以令人满意。现多用药物联合治疗。具体治疗方案采用铋剂加两种抗生素，常用阿莫西林、甲硝唑、克拉霉素、四环素等。

十二、厌 氧 菌

1.**厌氧菌主要分为两大类** 一类是革兰阳性有芽孢厌氧梭菌，它们的抵抗力强，分布广泛，引起的感染有破伤风、气性坏疽、肉毒素中毒等严重疾病，并已应用类毒素与抗毒素进行特异治疗；另一类是无芽孢的革兰阳性和革兰阴性的球菌和杆菌，多系人体的正常菌群，常位于口腔、肠道、上呼吸道及泌尿生殖道等部位，所引起的疾病属条件致病的内源性感染。临床厌氧菌的感染，一部分为单纯厌氧菌感染，但大部分是与需氧菌或兼性厌氧菌混合感染。

2.目前医院常规细菌培养方法不能检出厌氧菌感染，常用抗生素（尤其是氨基糖苷类）多无效，是某些感染性疾病迁延不愈和反复发作的重要原因之一。临床遇到以下情况时应高度怀疑厌氧菌感染，及时做厌氧菌检查。

（1）感染局部产生大量气体，造成组织肿胀和坏死，皮下有捻发音。

（2）发生在黏膜附近的感染，口腔、肠管、鼻咽腔、阴道等黏膜，均有大量厌氧菌寄生，若这些部位及其附近有破损，极易发生厌氧菌感染。

（3）深部外伤如枪伤后，人被动物咬伤后的继发感染，均可能是厌氧菌感染。

（4）分泌物有恶臭，或为暗血红色，并在紫外光下发出红色荧光，分泌物或脓汁中有黑色或黄色硫磺样颗粒，均可能是厌氧菌感染。

（5）分泌物有恶臭、呈脓性，并含有坏死组织，涂片经革兰染色，镜检发现有细菌，而常规培养阴性；或在液体及半固体培养基深部生长的细菌，均可能为厌氧菌感染。

（6）长期应用氨基糖苷类抗生素治疗无效的病例，可能是厌氧菌感染。

（7）最近有流产史者及胃肠手术后发生的感染。

（8）常规血培养阴性的细菌性心内膜炎，并发脓毒性血栓静脉炎或伴有黄疸的菌血症等，很可能是厌氧菌感染。

3.厌氧菌感染以颅内、胸腔、腹腔、盆腔为多见，占这些部位感染的70%～93%，1/3～2/3为混合感染。

临床常见的厌氧菌感染如下。

（1）厌氧菌败血症：脆弱类杆菌和产气荚膜梭菌是引起厌氧菌败血症最常见的病原菌，这两种厌氧菌引起的败血症常伴有高胆红素血症和黄疸。类杆菌释放的内毒素可损伤机体血管的内皮细胞，引起血栓性静脉炎，血栓脱落后又可发展为迁徙性感染或脓肿。厌氧菌败血症易并发肺炎，尤其是婴幼儿患者。

（2）厌氧菌心内膜炎：风湿性心脏病、先天性心脏病和冠心病患者，或心瓣膜置换手术后患者，在拔牙或口腔手术后容易由消化链球菌、类杆菌、丙酸杆菌、梭杆菌等引起厌氧菌性心内膜炎。

（3）脑脓肿和厌氧菌性脑膜炎：牙周、中耳或鼻窦等部位的厌氧菌感染可直接浸润入脑；肺部、消化道或心源性感染等也可经血液传播至脑部。常见病原菌是消化链球菌等厌氧球菌和脆弱类杆菌。甲硝唑对大多数厌氧菌有抗菌作用，又易通过血－脑屏障，故常作为首选抗生素。

（4）厌氧菌性吸入性肺炎、肺脓肿、脓胸：临床较常见，多发生于老年人和婴幼儿。成年人在酗酒、癫痫发作、全身麻醉等情况下也可发生。常见病原菌是口腔寄生菌，如产黑素普雷沃菌、脆弱类杆菌、梭杆菌和厌氧链球菌等。

（5）腹膜炎、肝脓肿和其他脏器脓肿：胃肠道的各种厌氧菌通过腹腔脏器的各种炎症、手术、外伤或穿孔进入腹腔，引起继发性感染，这种感染通常为厌氧菌和需氧菌或兼性厌氧菌的混合感染。常见病原菌是脆弱类杆菌、具核梭菌和消化链球菌等。

（6）生殖系统感染：女性生殖道厌氧菌感染常见。因正常女性阴道内有大量细菌包括厌氧菌寄生，在分娩、流产、妇科手术或检查、放置避孕装置等可损伤阴道黏膜或将细菌带到子宫腔内，引起外阴和阴道感染、子宫内膜炎和子宫积脓、盆腔脓肿、输卵管－卵巢脓肿、羊膜腔炎、感染性流产和产褥感染等。多为厌氧菌和需氧菌或兼性厌氧菌的混合感染。常见病原菌是脆弱类杆菌、产黑素普雷沃菌、具核梭菌和消化链球菌等。

（7）口腔感染：口腔寄生有大量厌氧菌，可通过龋洞侵入根管引起牙髓感染，通过牙周袋侵入牙周组织引起牙周感染，或通过口腔其他破损处引起口腔其他部位的厌氧菌感染。

（8）皮肤和软组织的厌氧菌感染：皮肤表面缝隙中有厌氧菌寄生，尤其是皮肤皱褶处和口腔、肛门周围。外伤、咬伤、烧伤或其他皮肤损伤及压疮等，均可引起皮肤及周围软组织发生厌氧菌感染。咬伤引发的主要为产黑素普雷沃菌、消化链球菌等口腔寄生菌感染，肛周感染主要是粪便中的脆弱类杆菌、梭菌和消化链球菌感染。其他部位主要是皮肤表面寄生菌如丙酸杆菌、厌氧球菌、梭菌和类杆菌等感染。

4.厌氧菌感染的临床治疗

（1）局部厌氧菌感染的治疗：最重要的是暴露疗法，即外科手术清创引流，包括局部坏死组织清创、刮除和脓肿切开、引流等，再结合应用敏感的抗生素，能有效控制厌氧菌的局部感染。

（2）全身厌氧菌感染的治疗：主要依靠抗生素治疗。不同种类抗生素对厌氧菌的活性不同，不同种属的厌氧菌对各种临床常用抗生素的敏感性也不同。

1）对厌氧菌无效或低效的抗生素：氨基糖苷类抗生素、氨曲南对其无效；磺胺类药物对临床上最常见的脆弱类杆菌、产气荚膜梭菌和放线菌等无效，不用于抗厌氧菌感染治疗。四环素类、红霉素对产黑素普雷沃菌、真杆菌、放线菌和梭杆菌等有抑菌活性，但耐药性严重，也很少用于抗厌氧菌感染的治疗。

2）对厌氧菌敏感或有效的抗生素：头孢菌素对大多数厌氧菌，尤其是革兰阳性厌氧球菌具有较好的抗菌活性，但第一代、第二代头孢菌素，甚至部分第三代头孢菌素对临床最常见的脆弱类杆菌无效。第四代头孢菌素、头霉素类、碳青霉烯类对包括脆弱类杆菌在内的绝大多数厌氧菌有效，可用于治疗各种类型的厌氧菌感染或混合感染。甲硝唑、替硝唑是目前公认的抗厌氧菌感染的基本和首选药物。

（一）有芽孢革兰阳性杆菌——梭状芽孢杆菌属

梭状芽孢杆菌属（clostridium，简称梭属），是一大类厌氧或需氧的革兰阳性粗大杆菌，菌体中央或次级端有耐热的圆形或卵圆形芽孢，使菌体膨胀呈梭状。与临床有关的梭菌有产气荚膜梭菌、破伤风梭菌、肉毒梭菌、艰难梭菌、诺维梭菌等。

1.产气荚膜梭菌（clostridium perfringens）

【临床解读】

产气荚膜梭菌，可致肌肉坏死（气性坏疽）、坏死性胆囊炎、败血症、流产后血管内溶血、胸膜厌氧感染等。气性坏疽的局部症状典型（感染局部严重水肿、气肿、剧痛，有捻发音和腐败恶臭味），在感染灶的深部组织中查见革兰阳性粗短杆菌（在体内一般不形成芽孢）或多种形态的细菌（混合感染多见），即可做出初步诊断。气性坏疽的首要治疗手段是感染局部清创、减压手术，同时配合抗感染治疗（青霉素可作为首选抗生素）、抗毒素治疗，有条件的还可选择高压氧疗法。

梭菌某些型别可引起食物中毒和坏死性肠炎。产气荚膜梭菌还与抗生素相关性腹泻有关。值得注意的是，产气荚膜梭菌引起的食物中毒和坏死性肠炎较难诊断，这是因为此菌系胃肠道和皮肤的正常菌群，培养阳性结果的临床意义必须结合临床症状才能确定。

2. 破伤风梭菌（clostridium tetani）

【临床解读】

破伤风梭菌又称为破伤风杆菌。本菌的芽孢在自然界广泛存在，主要以芽孢形式存在于土壤中，也可从空气、水和人畜（尤其是马）的粪便中分离出。破伤风杆菌引起的感染称为破伤风，是一种发病急、病死率高的感染性疾病，患者常有刺伤或深部伤口，土壤中或附着在生锈铁钉、铁器表面的破伤风梭菌通过皮肤破损处进入人体引起感染，新生儿破伤风则主要通过脐带感染（俗称脐带风）。它产生的毒性仅次于肉毒梭菌的外毒素，对中枢神经系统有特殊的亲和力，尤其是对脑干神经和脊髓前脚运动神经细胞。发病早期表现为伤口周围的肌肉痉挛，随后发展为咀嚼肌痉挛，引起牙关紧闭和吞咽困难，后期累及躯干和骨骼肌，引起肌肉痉挛性收缩，表现为"角弓反张"等典型症状，也可引起膈肌持续性痉挛，导致患者呼吸困难，窒息而死。

根据破伤风典型临床表现即可做出诊断。在特殊情况下或临床症状不典型时，需做镜检和分离鉴定，局部感染灶查见鼓槌样细菌可提示诊断。

破伤风发病急、病死率高，治疗效果不好，应以预防为主。包括我国在内的许多国家采用白百破三联疫苗（DPT）免疫儿童，其中含有白喉类毒素、百日咳死菌苗和破伤风类毒素，可同时获得对三种病原菌的免疫力。皮肤或软组织开放性损伤后则应及时清创，并及时注射破伤风类毒素（主动免疫）和破伤风抗毒素（被动免疫）作为紧急预防。

3. 肉毒梭菌（clostridium carnis）

【临床解读】

肉毒梭菌可产生极其强烈的外毒素——肉毒毒素，是目前已知毒性最强的毒性物质。与所有的其他细菌产生的外毒素不同，肉毒毒素并非肉毒梭菌生长、繁殖过程中产生和释放，而是现有肉毒梭菌产生无毒的毒素前体，待细菌死亡、裂解后释放出来，经肠道内胰蛋白酶或其他细菌产生的蛋白酶处理、激活后才具有强烈的毒性作用。肉毒毒素能抵抗胃酸和消化酶的破坏作用，但对热敏感，煮沸1min即可使其失活。

肉毒毒素能与胆碱能神经结合，阻断乙酰胆碱在外周神经末梢的释放，导致肌肉弛缓性麻痹。人食入毒素后，潜伏期18～72h，患者出现急性松弛性瘫痪，起于面肌（包括眼皮），然后头部、咽部、唇至胸、横膈、四肢，常因呼吸衰竭而死亡。

按照感染对象和感染途径，肉毒梭菌感染分为以下4种类型。

（1）成人肉毒病：食入被肉毒梭菌污染且食用前未加热烹调的罐头食品、肉类腌制品（如火腿、腊肠等）、发酵的豆制品和甜面酱或冰箱中长期储存的奶酪、色拉等食物，其中已经产生的毒素被食入，经蛋白酶等处理激活后发挥毒性作用而引起的食物中毒。属单纯性毒素中毒，不是细菌感染。

（2）婴儿肉毒病：正常成人和儿童误食少量肉毒梭菌芽孢，由于正常菌群的屏障作用等，该芽孢一般不会在肠道内发芽、繁殖，也不会引起临床中毒症状。而出生2～8个月的婴儿肠道内正常菌群尚未完全建立，局部免疫机制也不完善，肉毒梭菌芽孢可在这个特定环境中发芽、生长、繁殖，并产生毒素，引起感染和中毒。属于感染性中毒。临床患儿常先有便秘，1～2周后出现颈部肌肉软弱、吮吸无力、吞咽困难、眼睑下垂、全身肌张力减退等神经麻痹症状。其临床治疗不主张使用抗生素和抗毒素，主要应对症治疗和营养等支持疗法，大部分患儿在1～3个月可自然恢复。

（3）创伤性肉毒病：肉毒梭菌通过患者伤口或外科手术切口侵入人体，在组织深部厌氧环境中生长、繁殖，并产生肉毒毒素，也属于感染性中毒，临床很少见，因其缺乏食物中毒病史，容易造成误诊。

（4）其他：极少数病例有肉毒毒素中毒的临床症状，但找不到其感染或传播途径。

肉毒梭菌在自然界中分布广泛，各种标本中都有污染可能，因此无论涂片镜检还是培养对于成人肉毒病无诊断价值。婴儿粪便中如果查见大量肉毒梭菌（103～108CFU/g粪便）则可确诊婴儿肉毒病。怀疑为创伤性肉毒病时，从患者局部伤口的坏死组织或分泌物中查见肉毒梭菌有诊断价值。

4.艰难梭菌（clostridium difficile）

【临床解读】

艰难梭菌又称为难辨梭菌，因其对分子氧非常敏感，分离培养很困难而得名，是假膜性肠炎（PMC）的主要病原菌之一。艰难梭菌可产生多种毒性因子，其中毒素A（是一种肠毒素）和毒素B（是一种细胞毒素）最重要，结肠端的肠黏膜细胞对它们最敏感，是主要病变部位。本菌与假膜性结肠炎、抗生素相关性肠炎有关。在自然界广泛存在，约有3%正常人的粪便中可分离出此菌，但住院患者粪便中的分离率达到13%～30%，因此认为，艰难梭菌与医院感染及抗生素的应用有关，是引起医院内成人腹泻的主要原因之一。临床表现可从无症状到抗生素相关性腹泻、非特异性结肠炎、假膜性结肠炎和中毒性巨结肠。抗生素相关性腹泻的临床症状相对较轻，多发生在长期大量应用作用于肠道细菌的抗生素后，主要表现为腹泻，有时伴腹痛，多无全身症状。外界环境中的艰难梭菌也可通过各种途径（如粪－口途径）进入机体，引起假膜性结肠炎，多病情重、病程急。

对艰难梭菌相关疾病的微生物学诊断有争议。长期使用作用于肠道细菌的广谱抗生素后引起的肠炎应考虑艰难梭菌感染的可能。当然还要排除长期使用抗生素引起的菌群失调和真菌感染（粪便标本直接涂片染色镜检，检查球杆比例和有无真菌）。由于艰难梭菌本身即为肠道的正常菌群，粪便培养无诊断意义。

艰难梭菌耐药性强，除对氨基糖苷类耐药外，对氨苄西林、头孢菌素、克林霉素、红霉素、四环素等也耐药。通常对万古霉素、甲硝唑和非达霉素比较敏感。因此艰难梭菌产毒株感染引起的伪膜性结肠炎首选甲硝唑治疗，疗效不佳者可改用万古霉素。抗生素相关性腹泻和结肠炎的首要治疗方法是立即停用作用于肠道细菌的广谱抗生素，一般不主张应用抑制艰难梭菌的抗生素。治疗须用万古霉素或甲硝唑等。

5.临床标本中的其他梭菌

【临床解读】

多枝梭菌（clostridium ramosum）正常存在于大肠，居临床标本中梭菌的第二位，主要引起外伤所致的腹内感染，其临床重要性在于此菌耐受青霉素G、克林霉素和其他抗生素。诺维梭菌（clostridium novyi）和败毒梭菌（clostridium septicum）也是气性坏疽的常见病原菌。

（二）临床常见无芽孢革兰阴性厌氧杆菌

革兰阴性无芽孢厌氧杆菌是临床最常见的厌氧菌，这类细菌种类繁多，临床最常见的类（拟）杆菌属、梭杆菌属、普雷沃菌属和卟啉单胞菌属。大多是人体正常菌群的主要组成部分，部分菌株可作为条件致病菌，导致机体厌氧菌感染。

1.类杆菌属（bacteroides）

【临床解读】

类杆菌属是临床标本中分离最多的无芽孢革兰阴性厌氧杆菌。类杆菌常寄生于人的口腔、肠道和女性生殖道，是一种条件致病菌，主要引起内源性感染，可见于女性生殖系统感染、脓胸、颅内感染及菌血症等。现有18个种，在临床标本中以脆弱类杆菌（C.fragilis）最多见，约占临床厌氧菌分离株的25%，占类杆菌分离株的50%，居临床厌氧菌分离株的首位。

在口腔、肠道或女性生殖道等脆弱类杆菌寄生部位周围黏膜或软组织发生的感染，分泌物有恶臭，且全身症状不明显，常规细菌培养阴性（混合感染时可分离出厌氧菌或兼性厌氧菌），而镜下查见染色不匀、形态各异（多形性）的革兰阴性杆菌，应考虑脆弱类杆菌感染可能。

2.梭杆菌属（fusobacterium）

【临床解读】

梭杆菌属存在于正常人的口腔、上呼吸道、胃肠道和泌尿生殖道，是这些部位的正常菌群。可致人严重感染，如菌血症等。其中以具核梭杆菌（F.nucleatum）最为常见，可引起厌氧性胸膜炎、吸入性肺炎、肺脓肿、脑脓肿、慢性鼻窦炎、骨髓炎、化脓性关节炎、肝脓肿及腹腔内感染等。血液病患者或化疗过程中白细胞减少者的感染有较高的病死率。死亡梭杆菌（F.mortiferum）可引起人胃肠和泌尿生殖道的软组织感染。坏死梭菌（F.necrophorum）的毒力很强，可在儿童和青年人中引起严重的感染，感染源多来自于咽扁桃体炎，有时并发单核细胞增多症，它是青年人扁桃体周围脓肿最常分离到的厌氧菌。

3. 普雷沃菌属（Prevotella）

【临床解读】

普雷沃菌属是近年来从类杆菌属中分出的一个新菌属，包括20个种，最常见的是产黑素普雷沃菌（P.melaninogenica）。主要聚集于正常人体的口腔、女性生殖道等部位，构成这些部位的正常菌群，仅次于脆弱类杆菌。普雷沃菌属主要与人和动物的牙周病有关，如牙龈炎、牙周炎、根尖周炎等，也可引起女性生殖道炎症，与结缔组织的分解有关。

4. 卟啉单胞菌属（Porphyromonas）

【临床解读】

卟啉单胞菌属是从类杆菌属分出的一个新菌属，与人类健康有关的主要有3种，即不解糖卟啉单胞菌属、牙髓卟啉单胞菌和牙龈卟啉单胞菌属。主要寄生于人和动物口腔，也可存在于人类的肠道和泌尿生殖道，可从多种临床标本中分离出来，可引起牙周感染及泌尿生殖道等部位感染。

（三）临床常见无芽孢革兰阳性厌氧杆菌

1. 丙酸杆菌属（Propionibacterium）

【临床解读】

丙酸杆菌属与临床关系密切的主要是痤疮丙酸杆菌（P.acnes），为皮肤上的优势菌群，存在于正常皮肤的毛囊和汗腺中，与痤疮和酒渣鼻有关。在做血液、脑脊液或骨髓穿刺液培养时，本菌是常见的污染菌之一。此外，痤疮丙酸杆菌在植入修复物或器械引起的感染中也起重要作用，如引起人工瓣膜术后的心内膜炎、人工关节置换术后的关节炎等。

2. 优（真）杆菌属（Eubacterium）

【临床解读】

优（真）杆菌属有45种，是人和动物口腔与肠道的正常菌群，对机体有营养、生物拮抗和维持肠道微生态平衡等功能。临床常见的是迟钝优杆菌（E.siraeum）和黏液优杆菌（F.limosum），对人致病作用不显著，可与其他厌氧菌或兼性厌氧菌造成混合感染，引起心内膜炎等疾病。

3. 双歧杆菌属（Bifidobacterium）

【临床解读】

（1）双歧杆菌属多达33个种，是人和动物肠道的重要生理菌群，在口腔和阴道中也有双歧杆菌栖居，在体内起到调节和维持人体微生态平衡的重要作用。其生理学功能主要体现在以下方面。

1）含有的许多糖代谢酶是动物和人所不具有的，这可大大提高人类和动物对某些食物的利用率。

2）具有磷蛋白磷酸酶，帮助提高蛋白消化率。

3）双歧杆菌中的二肽酶、三肽酶和羧肽酶具有血管活性功能，能发挥降血压和降血脂的效应。

4）能合成各种维生素，供宿主利用。

5）对多种细菌有拮抗作用，抑制外来细菌的生长和繁殖。

6）在肠道内通过诱导免疫反应，提高肠道产生浆细胞的能力，达到防病效果。

7）通过激活吞噬细胞活性增强免疫，抑制和分解致癌剂，抑制癌基因的活化和靶向性定植肿瘤组织，并竞争营养而达到抗肿瘤作用。

（2）双歧杆菌无致病作用，不引起临床感染，一般不需要分离、鉴定。双歧杆菌目前临床多用于以下情况。

1）保健：给婴幼儿，特别是人工喂养婴幼儿适当补充活的双歧杆菌制剂，可帮助尽早建立肠道内正常菌群和微生态平衡，增强肠道免疫功能和促进维生素B等营养物质吸收。

2）菌群失调的临床治疗：抗生素相关性腹泻时肠道内双歧杆菌多被杀死，因此除及时停用抗生素外，还应该及时给予双歧杆菌制剂，可获得较好疗效。

3）抗衰老。

4.乳杆菌属（lactobacillus）

【临床解读】

乳杆菌属是消化道、阴道的正常共生菌，对致病菌的繁殖有抑制作用，对维持肠道和阴道的微生态平衡起着重要作用，尤其是在维持阴道的自洁作用方面起主导作用。细菌性阴道炎的一个重要表现就是乳酸杆菌的数量显著减少。口腔中寄生的乳酸杆菌与龋病，特别是儿童龋病的形成有关。它也广泛存在于乳制品中。乳酶生（lactasinum）是一种活的乳酸菌制剂，在肠道中可分解糖类生成的乳酸，增加肠道酸度，从而抑制肠道病原菌的繁殖，防止蛋白质水解，可用于治疗消化不良和婴儿腹泻等。

（四）厌氧球菌

1.消化链球菌属（peptostreptococcus）

【临床解读】

在临床标本分离株中，厌氧消化链球菌属占20%～35%，仅次于脆弱类杆菌，居第二位。消化链球菌引起人体各部组织和器官的感染，以混合感染居多，其可与金黄色葡萄球菌或溶血性链球菌协同引起严重的创伤感染，即厌氧链球菌肌炎。该菌常可引起细菌性心内膜炎，主要由原发病灶口腔、牙周和尿道感染引起。

2.消化球菌属（peptococcus）

【临床解读】

消化球菌属通常寄生在人的体表和与外界相通的腔道中，是人体正常菌群成员之一。在临床上可引起人体各部组织和器官的混合感染。

3.韦荣球菌属（veillonella）

【临床解读】

韦荣球菌属有小韦荣球菌和产碱韦荣球菌，它们都是口腔、咽部、胃肠道及女性生殖道的正常菌群。大多见于混合感染，致病力不强，小韦荣球菌常见于上呼吸道感染中，而产碱韦荣球菌则多见于肠道感染。

十三、L型细菌

【临床解读】

某些情况下，细菌的细胞壁可部分或全部丧失而细胞膜保持完整，细菌的形态呈现高度多形性改变。1935年，由Lister研究所首先发现这类细菌，称为L细菌。细菌形成L型可以是自发的，也可以是诱导的。几乎所有细菌在体内外多种诱导因素的作用下，均可发生细胞壁不同程度的缺损。形成L型是含细胞壁微生物的通性，是细菌适应环境变化的重要的生存手段。

引起细菌细胞壁缺损的因素很多，大体可分为5种：①如β-内酰胺类、糖肽类抗生素能阻断细胞壁主要成分肽聚糖的合成；②某些因素可直接作用破坏细胞壁，如溶菌酶、尿液中的尿素、胆汁和胆盐等；③特异性抗体、抗原与补体协同作用下诱导细菌变为L型；④影响某些DNA发生改变的因素如紫外线照射等；⑤其他因素，如细菌自溶酶、细菌自身代谢产物蓄积等。

细菌致病因素多数与细胞壁有关，细菌变成L型后，一方面，其致病性随之减弱；另一方面，其抗原性下降，提示L型细菌在体内可逃避免疫攻击而得以长期存活，使疾病迁延。某些L型细菌的黏附力也增强，有些还能引发免疫性疾病。细菌L型回复后其致病力增强，细菌型与L型之间可呈动态平衡。当应用作用于细胞壁的抗生素治疗后可出现L型细菌，临床症状缓解，但在急性发作或复发时出现大量回复菌。

一般认为，L型细菌与某些慢性和反复发作性感染有关，如尿路感染、风湿热、类风湿关节炎、亚急性细菌性心内膜炎、慢性葡萄球菌感染、沙门菌感染、脑膜炎、结核病等。研究已经证实L型细菌与泌尿系统感染关系密切，尤其是慢性肾盂肾炎时，细菌培养阳性率偏低，L型是造成漏检的原因之一。在血液中检出的L型细菌种类甚多，在无症状者血液中检出 L 型细菌时要排除污染和一过性菌血症，若能 2 次重复分离出同样的 L 型细菌，则可作为诊断依据。还发现 L 型细菌与妇科疾病，如子宫颈炎、不孕症、流产等有关。

临床用药时，不仅要考虑到细菌的药敏，也要考虑到 L 型的药敏。药敏试验表明，L 型细菌对作用于细胞壁合成的青霉素类耐药，对作用于核酸与蛋白质合成的药物较敏感（编码其耐药性的基因多位于染色体上不易丢失）。由于临床分离的 L 型细菌细胞壁缺陷程度不同，且常不稳定，许多病例分离出的 L 型细菌对作用于细胞壁的头孢菌素也敏感，故建议临床最好将作用于细胞壁以及胞质的两类抗生素联合使用。

十四、内毒素定量测定（endotoxin quantitative analysis）

【参考区间】

鲎试剂定量法　＜0.01EU/ml。

【临床标本采集和处理的注意事项】

1. 内毒素测定要求非常严格，标本采集和运送过程要严格操作，避免外源性污染。

2. 试验所用器皿必须经除内毒素处理；操作人员必须经过严格培训，避免人为污染。

【临床解读】

革兰阴性菌细胞壁的外膜由脂质双层、脂蛋白和脂多糖（LPS）三部分组成。其中 LPS 又包括脂质 A、核心多糖和特异性多糖三个组成部分，习惯上将革兰阴性菌细胞壁中的 LPS 分子作为一个整体，称为细菌内毒素，脂质 A 是内毒素生物活性的主要组分。

1. 内毒素的生物学活性　包括以下几种。

（1）发热反应：内毒素作用于肝枯否细胞、中性粒细胞等使之释放内源性热原质，后者再刺激下丘脑体温调节中枢所致。

（2）白细胞反应：注射内毒素 1～2h 后，LPS 诱生中性粒细胞释放因子刺激骨髓释放中性粒细胞进入血流，使其数量显著增加，且有核左移现象。

（3）内毒素休克：内毒素作用于血小板、白细胞、补体系统、激肽系统等，形成和释放组胺、5-羟色胺、前列腺素、激肽等血管活性介质，使小血管收缩和舒张功能紊乱而造成微循环障碍，严重时可导致以微循环障碍和低血压为特征的内毒素休克。

（4）弥散性血管内凝血（DIC）：凝血系统被激活，血小板被激活并大量聚集，红细胞被破坏，白细胞促凝物质释放。

（5）Shwartzman现象：是内毒素引起DIC的一种特殊表现，有局部和全身两种类型。

（6）直接或间接损害肝，引起糖、蛋白质代谢紊乱。

（7）其他：少量内毒素能激活B细胞，产生多隆抗体，促进T细胞成熟，激活巨噬细胞和NK细胞活性，诱生干扰素、TNF、CSF、IL-6等免疫调节因子。临床上出现的症状通常是内毒素数种生物学活性综合作用的结果。

2.**内毒素血症** 根据其发生机制分为内源性内毒素血症和外源性内毒素血症，其中外源性内毒素血症是由于输入大量内毒素污染的液体而导致，常见于输注被内毒素污染的液体或透析用液体。内源性内毒素血症又分为：①菌血症或其他部位严重感染导致的内毒素血症；②肠源性内毒素血症。肠源性内毒素血症是不伴有革兰阴性菌感染的内毒素血症，正常情况下，肠道内有大量的细菌及内毒素，在某些疾病时，细菌及内毒素通过肠壁进入血液循环中。

肠源性内毒素血症的发生机制包括：①肠道内毒素生成和摄取增多（肠道微生物移位），主要是由于肠黏膜屏障功能障碍，如黏膜缺血、萎缩、破损、脱落等造成肠内微生物移位；机体免疫功能受损和肠黏膜免疫屏障被破坏，内毒素移位进入血液循环；肠道微生态环境破坏造成肠内微生物移位；广谱抗生素的长期应用减少了对抗生素敏感的厌氧菌的数量，导致革兰阴性菌大量繁殖，突破黏膜屏障而移位进入血液循环；营养不良，抵抗力低下，肠黏膜分泌减少，分泌型IgA产生不足；肠道淤血、肠腔内胆盐缺乏等都有利于有害菌生长。②肝对内毒素清除功能减退（肝网状内皮细胞能清除少量内毒素），内毒素未经解毒溢入体循环。③门-体系统功能障碍，出现门-体静脉分流，来自肠道的内毒素绕过肝，未经灭活解毒，进入体循环。④淋巴液生成增加，腹腔淋巴管-胸导管是内毒素进入体循环的重要替代途径。⑤各种原因造成的外周血灭活内毒素能力下降时，易发生肠源性内毒素血症。

当内毒素水平在$0.01 \sim 0.1$EU/ml时，提示轻度内毒素血症，可被视为革兰阴性菌感染的早期或终末期，或为脓毒症的早期或恢复期，建议每24小时动态检测一次；当内毒素水平为$0.1 \sim 1.0$EU/ml，提示为中度内毒素血症，可被视为革兰阴性菌感染的中期或活动期，或为重中度脓毒症，建议每12小时动态检测一次；若内毒素水平> 1.0EU/ml，提示为重度内毒素血症，可被视为革兰阴性菌感染细菌死亡后内毒素大量释放，或为脓毒症的危重期，极易发生内毒素的瀑布式反应，建议每8小时动态检测一次。

3.**内毒素定量检测的临床意义**

（1）**细菌感染性疾病**：内毒素定量测定能早期预测菌血症或败血症的发生。局部性细菌感染如肺炎、胆囊炎、烧伤合并感染、穿孔性腹膜炎、化脓性胆管炎、肝脓肿、肾盂肾炎、卵巢囊肿扭转伴尿路感染、非特异性出血性小肠炎及肾周围炎等，其致病菌多为革兰阳性杆菌，可造成内毒素血症。

（2）抗生素使用指导：抗生素是治疗感染性疾病的重要手段，但抗生素的应用可导致内毒素的释放。医师在使用抗生素时对其不良反应，如肝肾毒性、过敏反应、耳毒性等非常关注，但往往对使用抗生素治疗革兰阴性菌感染引起的内毒素释放问题控制不力。内毒素释放与患者死亡密切相关。

（3）原因不明发热：不明可导致发热的原因多种多样，而内毒素是临床上最主要、最常见的致热原。内毒素血症可能是免疫低下患者原因不明发热的因素之一。

（4）消化系统疾病：肝硬化并发内毒素血症十分常见，降低血浆内毒素水平可能有助于延缓慢性肝病的肝纤维化进程、减少并发症及改善预后。肝炎患者常并发内毒素血症，内毒素血症与肝炎病情程度有密切关系。内毒素浓度还与阻塞性黄疸的程度（血清胆红素）以及持续时间有一定关系，与术后并发症发生率也有密切关系，内毒素血症是阻塞性黄疸患者术后出现并发症和死亡的一个重要原因。

（5）MODS预防、救治：早期诊断是多器官功能障碍预防与救治的关键。血浆内毒素水平对MODS的阳性预测值高，对多器官衰竭有预警意义，动态观测内毒素水平变化，有助于其早期诊断与预防。

十五、艰难梭菌毒素检测
（clostridium difficile toxin analysis）

【影响因素】

艰难梭菌毒素室温下易降解，应于取样后2h内送检并立即检测。不能及时送检的样本应当储存在2～8℃，尽可能在样本采集后24h内进行检测。可将样本冷冻保存稳定1周，检测时避免反复冻融。不建议将粪便样本储存在稀释液中，样本保存和运输条件不当会影响检测结果。

【临床解读】

艰难梭菌是一种专性厌氧的革兰阳性芽孢杆菌，孢子可在自然环境中存活数月；主要通过粪-口传播，是人肠道正常菌群的成员之一。艰难梭菌感染主要是由产毒素艰难梭菌过度繁殖导致肠道菌群失调并释放毒素所引起，主要临床症状为发热、腹痛、水样便腹泻。艰难梭菌感染通常由长期或不规范使用抗菌药物引起，轻者引起腹泻，严重者引发假膜性肠炎，且常伴有中毒性巨结肠、肠穿孔、感染性休克等并发症，甚至会导致死亡。

艰难梭菌大多数产毒株因产生毒素A和毒素B而致病。毒素A导致消化道内液体分泌增加、黏膜炎症和结构损坏。毒素B通过干扰蛋白质的活性，调节肌动蛋白聚合，从而导致细胞骨架破坏，其毒力在胃肠道内的浓度几乎是毒素A的10倍，是导致感染的主要原因。一般情况下，艰难梭菌感染患者的恶化程度会因毒素量的增加而加重。

免疫层析法检测艰难梭菌A/B毒素能区分产毒株和非产毒株，特异性较高，检测周期短，数小时即可出结果。但敏感度较低，不能单独用于艰难梭菌感染的实验室诊断。目前，免疫层析法检测艰难梭菌A/B毒素常和谷氨酸脱氨酶检测或核酸扩增技术联合应用，实现艰难梭菌感染的两步法或三步法实验室诊断。

十六、结核菌感染T细胞检测
（T-cell assay for tuberculosis infection）

【结果判定】

测试培养管（T）含量＝a（pg/ml），本底对照培养管（N）含量＝b（pg/ml），阳性对照培养管（P）含量＝c（pg/ml），见表7-1。

表7-1 结核菌感染T细胞检测结果判定

b	a-b	c-b	结果判定
≤5000	≥14且≥25% of b	任何值	阳性
	<14	≥20	阴性
	≥14且<25% of b	≥20	
	<14	<20	不确定
	≥14且<25% of b	<20	
>5000	任何值	任何值	

【影响因素】

1. 免疫系统受损者、自身免疫性疾病患者血清中的γ-干扰素水平可能受到病情干扰。

2. 使用免疫抑制剂可能干扰检测结果。

3. 样本需为肝素抗凝的新鲜无菌全血，部分国产采血管内毒素含量高，可能会引起假阳性。

4. 样本采集后立即上下颠倒轻柔混匀，不要剧烈振荡；2h内将标本送到实验室检测。样本不可冰浴、冷冻，以防止细胞死亡。

5. 样本溶血释放的成分可能与T细胞、试剂发生反应，造成结果不准确。

【临床解读】

结核感染T细胞检测，通过检测患者体内针对结核分枝杆菌（mycobacterium tuberculosis，MTB）的特异性抗原刺激下产生的γ-干扰素来诊断结核病。

1.结果阳性：提示结核分枝杆菌感染（结核活动期感染，潜伏感染或隐性感染），但无法确定感染是处于活动性结核病状态还是潜伏性感染状态，需要结合临床症状、影像学检查等其他手段进行综合判断。也可因罕见分枝杆菌（如M. kansasii，M. szulgai，M. marinum）引起。

2.结果阴性：对于排除结核感染价值大，在人群的结核病筛查中具有很好的预测价值。

3.结果为不确定时：需要联合其他辅助检测方法及临床表现做出综合判断。

4.抗结核治疗过程中，γ-干扰素水平的降低可作为一项监测活动期结核病患者治疗成效的临床指标。

第三节　抗微生物药物敏感性试验报告解读

【临床解读】

药物敏感性试验（AST）报告，亦称药敏报告。是指使用体外试验的方法检测细菌的耐药性，为临床医师选择合适的抗生素提供试验依据，也有助于掌握患者多重耐药菌的情况，从而采取有效的防控措施。

1.报告的一般信息

（1）患者信息、标本信息、检验信息。

（2）微生物培养结果：病原菌名称、菌落半定量或定量结果。

（3）药敏结果：抗生素列表，药物敏感耐药结果、MIC值或抑菌圈大小、折点。药物敏感耐药结果分为4类。

敏感（S）：药物对病原体有效，推荐使用。

中介（I）：药物疗效不确定，可能需要高剂量或在特定部位使用。

剂量依赖性敏感（SDD）：药物有多个批准使用剂量时，需要高剂量或高频次才能达到疗效。

耐药（R）：药物对病原体无效，不建议使用。

MIC值：表示最小抑菌浓度，能够抑制细菌生长的最低浓度。由全自动药敏分析仪或肉汤稀释法或Etest条得出，通常值越小相对越敏感。抑菌圈大小为纸片扩散法（KB法）中抑制细菌生长的直径范围，通常圈越大相对越敏感。

折点：指细菌对抗生素敏感性的临界点，也就是判断细菌对抗生素敏感或耐药的标准。根据折点，我们可以预测临床治疗效果，并据此将敏感度分为敏感、中介、剂量依赖型敏感、耐药和非敏感等多个类别。

（4）报告说明与注释：与该药敏报告相关的报告解读及用药注意事项。

2.药敏报告常用术语

（1）多重耐药菌（multidrug resistant organisms，MDRO）：是指有多重耐药性的病原菌。其定义为一种微生物对三类（比如氨基糖苷类、大环内酯类、β-内酰胺类、喹诺酮类、可霉素类、四环素类）或三类以上抗菌药物同时耐药，而不是一类三种。

（2）广泛耐药（extensive drug resistance，XDR）：是指细菌对常用抗菌药物几乎全部耐药，革兰阴性杆菌仅对黏菌素和替加环素敏感，革兰阳性杆菌仅对糖肽类和利奈唑胺敏感。

（3）全耐药（pandrug resistant，PDR）：是指对所有种类的抗菌药物全部耐药，革兰阴性杆菌对包括黏菌素和替加环素在内的全部抗菌药物耐药，革兰阳性菌对包括糖肽类和利奈唑胺在内的全部抗菌药物耐药。

（4）产超广谱β-内酰胺酶（extended spectrum β-lactamases，ESBLs）：是由质粒介导的能水解青霉素类、头孢菌素及单环酰胺类氨曲南，且能被β-内酰胺酶抑制剂所抑制的一类β-内酰胺酶。

（5）耐碳青霉烯类肠杆菌科细菌（carbapenem-resistant Enterobacteriales，CRE）：美国疾病预防控制中心关于CRE的定义为满足以下任意一个条件：①对亚胺培南、美罗培南、厄他培南或多利培南任何一种碳青霉烯类耐药者；对于天然对亚胺培南低敏感性降低的细菌（如摩根菌属、变形杆菌属和普罗威登菌属等），需参考除亚胺培南外的其他碳青霉烯类抗菌药物的药敏结果。②产生碳青霉烯酶。

（6）耐甲氧西林金黄色葡萄球菌（methicillin-resistant Staphylococcus aureus，MRSA）：指含有mecA基因或者苯唑西林MIC＞2μg/ml（4mg/L）的金黄色葡萄球菌株。由编码青霉素结合蛋白2a的 *mecA* 基因突变，引起β-内酰胺类抗生素亲和力降低，导致对甲氧西林、苯唑西林及头孢菌素类耐药。

（7）甲氧西林耐药葡萄球菌（methicillin-resistant staphylococci，MRS）：是指含有mecA基因或者苯唑西林MIC＞2μg/ml（4mg/L）的葡萄球菌株。

（8）耐碳青霉烯鲍曼不动杆菌（carbapenem-resistant Acinetobacter baumannii，CRAB）：对一种或多种碳青霉烯类抗菌药物耐药的鲍曼不动杆菌。

（9）耐碳青霉烯铜绿假单胞菌（carbapenem-resistant Pseudomonas aeruginosa，CRPA）：对一种或多种碳青霉烯类抗菌药物耐药的铜绿假单胞菌。

（10）耐万古霉素肠球菌（vancomycin-resistant Enterococci，VRE）：肠球菌在使用糖肽类抗菌药物万古霉素治疗过程中，其自身代谢和结构发生改变，使细菌对糖肽类（万古霉素）抗菌药物敏感性下降，甚至出现敏感性完全丧失，即为临床的VRE感染。

3.葡萄球菌属药敏报告解读

（1）葡萄球菌属对于β-内酰胺类药物的敏感性，仅需测试青霉素和苯唑西林或头孢西丁即可预报所有具有抗葡萄球菌活性的β-内酰胺类药物的敏感性。青霉素敏感报告对所有具有抗葡萄球菌活性的β-内酰胺类包括不耐酶青霉素类药物敏感。青霉素耐药，而苯唑西林或头孢西丁敏感（即甲氧西林敏感葡萄球菌），报告对除不耐酶青霉素类以外的β-内酰胺类药物敏感。苯唑西林或头孢西丁耐药，即甲氧西林耐药葡萄球菌，报告对所有具有抗葡萄球菌活性的β-内酰胺类药物（除外头孢洛林等具有抗MRSA活性的药物）耐药。需注意头孢西丁和苯唑西林可能出现不一致的结果，此时可能是由mecC介导的MRS，典型MICs表现为对头孢西丁耐药但苯唑西林敏感。此外，头孢西丁仅为检测MRS的替代药物，不应报告头孢西丁结果为耐药或敏感。

（2）当青霉素MIC ≤ 0.12μg/ml或抑菌圈直径 ≥ 29mm时，采用头孢硝噻吩试验（适用于葡萄球菌属）和（或）青霉素抑菌圈边缘试验（仅适用于金黄色葡萄球菌）检测是否产β-内酰胺酶。如果β-内酰胺酶试验阳性，则报告青霉素结果为耐药。对于金黄色葡萄球菌，青霉素抑菌圈边缘试验优于头孢硝噻吩试验。

（3）红霉素、克拉霉素和阿奇霉素为等效性药物，可相互推测敏感性和耐药性。

（4）当红霉素耐药、克林霉素敏感或中介时，需补充克林霉素诱导性耐药试验（D试验）。如果D试验阳性，此时应将克林霉素药敏结果修改为耐药；如果D试验阴性，则应根据药敏结果报告克林霉素敏感或中介。而当红霉素敏感、克林霉素耐药时，可能是LinA对克林霉素腺苷酸化的修饰作用。

（5）环丙沙星和左氧氟沙星为等效性药物，可相互推测敏感性和耐药性。

（6）如用MIC法检测到金黄色葡萄球菌对利奈唑胺敏感，则可报告其对特地唑胺敏感；如检测到利奈唑胺耐药，如需特地唑胺结果，须用MIC法检测。

（7）以下情况需确认

1）未曾报告过或仅少见报告：万古霉素耐药金黄色葡萄球菌、脂糖肽类（达巴万星、奥利万星或特拉万星）不敏感金黄色葡萄球菌、拉姆法林不敏感金黄色葡萄球菌。

2）在大多数机构不常见：头孢洛林SDD或耐药金黄色葡萄球菌、万古霉素中介金黄色葡萄球菌、达托霉素不敏感金黄色葡萄球菌、喹奴普丁-达福普汀中介或耐药金黄色葡萄球菌、利奈唑胺耐药金黄色葡萄球菌、特地唑胺中介或耐药金黄色葡萄球菌、替加环素不敏感金黄色葡萄球菌及万古霉素不敏感、达托霉素不敏感、利奈唑胺耐药的其他葡萄球菌（除金黄色葡萄球菌外）。

3）如分离到在CAMHB培养基或无添加的MH平板上生长不良的金黄色葡萄

球菌，此时常规药敏方法检测MRSA不可靠，应使用诱导生长菌落，即在5%CO_2环境孵育24h后，选择BMHA培养基或血琼脂平板上头孢西丁纸片抑菌圈边缘的菌落检测mecA基因或PBP2a。

4.肠球菌属药敏报告解读

（1）对于肠球菌属，氨基糖苷类（除高水平耐药试验外）、头孢菌素、克林霉素和甲氧苄啶磺胺甲噁唑可以在体外显示活性但临床治疗无效，不应报告为敏感。

（2）氨苄西林敏感可预报阿莫西林敏感性。

（3）对于非产β-内酰胺酶的肠球菌属，青霉素敏感可预报氨苄西林、氨苄西林/舒巴坦、阿莫西林-克拉维酸、哌拉西林、哌拉西林/他唑巴坦的敏感性；氨苄西林敏感可预报阿莫西林/克拉维酸、氨苄西林/舒巴坦、哌拉西林、哌拉西林/他唑巴坦的敏感性。假如菌株为粪肠球菌，氨苄西林的敏感性还可预报对亚胺培南的敏感性；对氨苄西林敏感的肠球菌不能认为对青霉素也敏感。

（4）对于肠球菌属，因产β-内酰胺酶导致其对青霉素、氨基和脲基青霉素耐药比较罕见。因常规纸片扩散法和MIC法不能可靠检出产酶株，因此对于某些特殊病例，可采用头孢硝噻吩纸片法检测β-内酰胺酶，阳性预报肠球菌属对青霉素、氨基和脲基青霉素耐药。

（5）屎肠球菌与其他肠球菌所用达托霉素折点不同。

（6）呋喃妥因、四环素、环丙沙星、左氧氟沙星、诺氟沙星和磷霉素（仅限粪肠球菌，纸片法或琼脂稀释法）折点仅限尿道分离株。

（7）当使用纸片扩散法测试万古霉素敏感性时，应将平板孵育至24h以确保准确检测耐药性。使用透射光检查抑菌圈，在抑菌圈内出现雾状或任何生长均视为耐药。对于抑菌圈为中介的菌株，应用MIC法检测。

（8）如肠球菌属对庆大霉素高水平耐药，则应报告联合使用庆大霉素或除链霉素之外的其他氨基糖苷类药物将不再具有协同作用，反之则有协同作用，并针对链霉素高水平进行检测。如肠球菌属对链霉素高水平耐药，则应报告链霉素和青霉素类、糖肽类不再具有协同作用，反之则有协同作用。

（9）以下情况需确认

1）未曾报告过或仅少见报告：脂糖肽类（达巴万星、奥利万星或特拉万星）不敏感粪肠球菌（万古霉素敏感）。

2）在大多数机构不常见：达托霉素中介或耐药肠球菌属、利奈唑胺耐药肠球菌属、特地唑胺中介或耐药肠球菌属、替加环素不敏感肠球菌属。

3）假如在本机构不常见，须确认菌株鉴定和药敏结果：万古霉素耐药肠球菌属。

5.肺炎链球菌药敏报告解读

（1）对于脑脊液分离的肺炎链球菌，应用MIC法检测并按照脑膜炎折点报告青霉素和头孢噻肟、头孢曲松或美罗培南结果。如有必要，还可用MIC法或纸片扩散法检测并报告万古霉素。

（2）对于非脑脊液分离的肺炎链球菌，苯唑西林（纸片扩散法）可预报对青霉素的敏感性。当苯唑西林抑菌圈直径≥20mm，根据非脑膜炎折点和脑膜炎折点分别报告肺炎链球菌对青霉素敏感（MIC≤0.06μg/ml），同时可预报氨苄西林（口服或注射）、氨苄西林-舒巴坦、阿莫西林、阿莫西林-克拉维酸、头孢克洛、头孢地尼、头孢妥仑、头孢吡肟、头孢噻肟、头孢泊肟、头孢丙烯、头孢洛林、头孢唑肟、头孢曲松、头孢呋辛、多立培南、厄他培南、亚胺培南、氯碳头孢、美罗培南的敏感性。当苯唑西林抑菌圈直径≤19mm，应测定青霉素的MIC，根据非脑膜炎折点和脑膜炎折点分别报告青霉素MIC结果（如有需要，还应按口服青霉素折点报告青霉素结果）。此外，如有需要，应用MIC法检测头孢曲松、头孢噻肟及头孢吡肟，应根据非脑膜炎折点和脑膜炎折点分别报告结果。

（3）红霉素可预报肺炎链球菌对阿奇霉素、克拉霉素和地红霉素的敏感性和耐药性。当红霉素耐药、克林霉素敏感或中介时，需补充克林霉素诱导性耐药试验（D试验）。如果D试验阳性，此时应将克林霉素药敏结果修改为耐药；如果D试验阴性，则应根据药敏结果报告克林霉素敏感或中介。

（4）对左氧氟沙星敏感的肺炎链球菌可报告其对吉米沙星和莫西沙星敏感。但对左氧氟沙星中介或耐药肺炎链球菌，如需要吉米沙星和（或）莫西沙星结果，则应单独检测。

（5）以下情况需确认

1）未曾报告过或仅少见报告：头孢洛林、万古霉素、利奈唑胺或拉姆法林不敏感肺炎链球菌。

2）在大多数机构不常见：任何碳青霉烯类耐药、中介或不敏感，任何氟喹诺酮类、利福平或喹奴普丁-达福普汀中介或耐药的肺炎链球菌。

3）假如在本机构不常见，须确认菌株鉴定和药敏结果：第三代或第四代头孢菌素耐药（非脑膜炎折点）、青霉素或阿莫西林耐药（非脑膜炎折点）的肺炎链球菌。

6.草绿色链球菌群药敏报告解读

（1）使用草绿色链球菌群折点表的包括5个群，即变异链球菌群（S. mutansgroup）、唾液链球菌群（S. salivariusgroup）、牛链球菌群（S. bovisgroup）、咽峡炎链球菌群［S. anginosusgroup，具有A、C、F或G群抗原形成小菌落（≤0.5mm）的β-溶血菌株，以前称为"米勒链球菌"群］和缓症链球菌群（S. mitisgroup）。

（2）对于分离自正常无菌部位（如脑脊髓液、血液、骨髓）的草绿色链球菌，应使用MIC法检测青霉素并报告其药敏结果。青霉素或氨苄西林中介时，应报告需与一种氨基糖苷类药物联合治疗起杀菌作用。

（3）红霉素可预报阿奇霉素、克拉霉素和地红霉素的敏感性和耐药性。

（4）对于咽峡炎链球菌群，如用MIC法检测到利奈唑胺敏感，则可报告特地唑胺敏感；如检测到利奈唑胺非敏感，如需特地唑胺结果，须用MIC法检测。

（5）达巴万星仅对咽峡炎链球菌群（包括咽峡炎链球菌、中间链球菌和星座链球菌）进行检测和报告。

（6）需确认未曾报告过或仅少见报告：任何碳青霉烯类、万古霉素、脂糖肽类（奥利万星、特拉万星）利奈唑胺或特地唑胺不敏感的草绿色链球菌群，达巴万星不敏感的咽峡炎链球菌群和喹奴普丁-达福普汀中介或耐药的草绿色链球菌群。

7. β溶血链球菌群药敏报告解读

（1）β溶血链球菌群包括大菌落的化脓性菌株，携带有A（化脓链球菌）、C或G群抗原形成（＞0.5mm）链球菌和B群（无乳链球菌）抗原的菌株。

（2）批准用于治疗β溶血链球菌所致感染的青霉素类和其他β内酰胺类药物常规无须进行的药敏试验。如进行检测，发现任何非敏感β溶血链球菌应重新鉴定和药敏试验，需进行确认。

（3）对于β-溶血链球菌群，青霉素敏感可预报氨苄西林、阿莫西林、阿莫西林/克拉维酸、氨苄西林/舒巴坦、头孢唑林、头孢吡肟、头孢罗膦、头孢拉定、头孢噻吩、头孢噻肟、头孢曲松、头孢唑肟、亚胺培南、厄他培南和美罗培南的敏感性。此外，对于A群β溶血链球菌，青霉素敏感还可预报头孢克洛、头孢地尼、头孢丙烯、头孢布烯、头孢呋辛和头孢泊肟的敏感性。

（4）红霉素可预报菌株对阿奇霉素、克拉霉素和地红霉素的敏感性和耐药性。当红霉素耐药，克林霉素敏感或中介时，需补充克林霉素诱导性耐药试验（D试验）。如果D试验阳性，此时应将克林霉素药敏结果修改为耐药；如果D试验阴性，则应根据药敏结果报告克林霉素敏感或中介。

（5）对于无乳链球菌和化脓链球菌，MIC法检测利奈唑胺敏感可报告对特地唑胺敏感。注意某些对利奈唑胺非敏感的菌株可能对特地唑胺敏感。

（6）达巴万星仅用于化脓链球菌、无乳链球菌和停乳链球菌检测和报告，而特地唑胺仅用于化脓链球菌和无乳链球菌检测和报告。

（7）以下情况需确认

1）未曾报告过或仅少见报告：氨苄西林或青霉素、第三代或第四代头孢菌素、头孢洛林、任何碳青霉烯类、万古霉素、脂糖肽类（达巴万星、奥利万星、特拉万星）、达托霉素、利奈唑胺或特地唑胺不敏感的β溶血链球菌群。

2）在大多数机构不常见：喹奴普丁－达福普汀中介或耐药的化脓链球菌。

8.肠杆菌目（除外沙门菌属和志贺菌属）药敏报告解读

（1）对β-内酰胺类单药敏感，可推导对β-内酰胺复合制剂敏感；对β-内酰胺类单药中介或耐药，如需β-内酰胺复合制剂结果，则须单独检测；对β-内酰胺复合制剂敏感，如需β-内酰胺类单药结果，则须单独检测。

（2）头孢噻肟和头孢曲松为等效性药物，可相互推测敏感性和耐药性。

（3）氨苄西林测试结果可预报阿莫西林结果。

（4）对于大肠埃希菌、肺炎克雷伯菌和奇异变形杆菌引起的非复杂性尿路感染，头孢唑林可预测口服头孢菌素类，包括头孢拉定、头孢地尼、头孢克洛、头孢丙烯、头孢泊肟、头孢呋辛、氯碳头孢、头孢氨苄的结果。注意当头孢唑林耐药，如果需要使用头孢地尼、头孢泊肟或头孢呋辛治疗，须单独测试这些药物。

（5）对于体外药敏测试头孢吡肟结果为敏感或SDD的菌株，如果证实该菌株产碳青霉烯酶，应不报告头孢吡肟结果或者报告为耐药。

（6）对于头孢他啶/阿维巴坦抑菌圈直径为20～22mm的菌株，需用MIC法确认，以避免报告假敏感或假耐药结果。

（7）肠杆菌科需关注的耐药为产超广谱β-内酰胺酶（ESBLs）和碳青霉烯类耐药（CRE），前者是一类能水解青霉素类、头孢菌素类及单环类抗生素的β-内酰胺酶，其活性能被β-内酰胺酶抑制剂抑制；后者是指对亚胺培南、美罗培南、厄他培南任一碳青霉烯类药物耐药，主要包括A类酶（KPC酶）、B类酶（金属酶、NDM-1酶）、D类酶（OXA-23/OXA-48）。

（8）携带OXA-48样酶的肠杆菌目细菌体外药敏可能对美罗培南/韦博巴坦敏感，但临床治疗无效，因此如果检测到OXA-48样酶基因或酶，则不报告美罗培南/韦博巴坦或报告为耐药。

（9）注意亚胺培南/瑞来巴坦折点不适用于摩根菌科，包括但不限于摩根菌属、变形杆菌属和普罗维登斯菌属。

（10）对于变形杆菌属、普罗威登斯菌属和摩根摩根菌，仪器法检测到亚胺培南中介或耐药，需用纸片扩散法确认。

（11）在使用第三代头孢菌素治疗期间，由于AmpCβ-内酰胺酶的去阻遏作用，一些肠杆菌目细菌可能产生耐药性。这种去阻遏作用最常见于弗劳地柠檬酸杆菌复合群、阴沟肠杆菌复合群和产气克雷伯菌。最初敏感的分离株可能在治疗开始后数日内变得耐药。因此，当分离到以上细菌，即使体外药敏试验中第三代头孢菌素敏感，可不报告三代头孢菌素、报告耐药或报告以上细菌暴露于三代头孢菌素后可产生耐药，建议咨询感染病专家。

（12）如临床考虑使用拉氧头孢、头孢尼西、头孢孟多和头孢哌酮治疗大肠埃希菌、肺炎克雷伯菌、产酸克雷伯菌或变形杆菌属引起的感染，应进行ESBL试验。如果分离株ESBL试验阳性，应报告拉氧头孢、头孢尼西、头孢孟多和头孢哌酮结果为耐药。

（13）黏菌素和多黏菌素为等效性药物，可相互推测敏感性和耐药性。注意不能使用纸片扩散法和梯度扩散法检测黏菌素或多黏菌素B，仪器法检测结果需参照板卡/条限制性信息。

（14）CLSI中磷霉素折点仅限尿道分离的大肠埃希菌，可用纸片扩散法和琼脂稀释法检测。

（15）通过纸片扩散法和微量肉汤稀释法测定头孢地尔结果的准确性和可重复性明显受铁浓度和接种物制备的影响，并且可因纸片和培养基制造商的不同而有所不同。根据观察到的差异类型，可能会出现假耐药或假敏感结果。建议对后续分离的菌株进行测试。

（16）以下情况需确认

1）未曾报告过或仅少见报告：头孢地尔中介或耐药、普拉佐米星耐药（除奇异变形杆菌外）、黏菌素或多黏菌素B耐药。

2）在大多数机构不常见：头孢他啶/阿维巴坦耐药、亚胺培南/瑞来巴坦中介或耐药、美罗培南/韦博巴坦中介或耐药、任何碳青霉烯类中介或耐药、替加环素中介或耐药。

3）假如在本机构不常见，须确认菌株鉴定和药敏结果：庆大霉素、妥布霉素和阿米卡星耐药。

4）见矛盾表型需复核确认：左氧氟沙星耐药、环丙沙星敏感；阿米卡星耐药、庆大霉素敏感；碳青霉烯类耐药、广谱头孢菌素类敏感；酶抑制剂复合制剂耐药、广谱头孢菌素敏感；第二代头孢菌素耐药、第一代头孢菌素敏感；亚胺培南和美罗培南耐药、厄他培南敏感。

9.沙门菌属和志贺菌属药敏报告解读

（1）自肠道分离的非伤寒沙门菌属无须常规进行药敏试验，但所有志贺菌属分离株均应进行药敏试验。

（2）对于从类便中分离的肠沙门菌伤寒血清型、肠沙门菌副伤寒血清型A、B、C和志贺菌属，常规和报告测试氨苄西林、一种氟喹诺酮类药物（环丙沙星、左氧氟沙星、氧氟沙星）和甲氧苄啶/磺胺甲噁唑。

（3）在报告氨苄西林结果时，需说明用阿莫西林治疗志贺菌病可能无法与氨苄西林相比，疗效较差。

（4）对于非肠道分离的沙门菌属常规测试和报告氨苄西林、一种氟喹诺酮类药物（环丙沙星、左氧氟沙星或氧氟沙星）、甲氧苄啶/磺胺甲噁唑和第三代头孢菌素

（头孢噻肟或头孢曲松）的结果，需要时可测试并报告氯霉素的结果。头孢噻肟和头孢曲松为等效性药物，可相互推测敏感性和耐药性。

（5）注意沙门菌属和志贺菌属氟喹诺酮类药物折点不同。对于沙门菌属，环丙沙星MIC检测是评估其对氟喹诺酮类药物敏感性或耐药性的首选试验。如果左氧氟沙星或氧氟沙星是某些医疗机构治疗选择的氟喹诺酮类药物，则分别检测左氧氟沙星或氧氟沙星MIC。如果无法进行环丙沙星、左氧氟沙星或氧氟沙星MIC或环丙沙星纸片扩散试验，则可用培氟沙星纸片扩散法作为替代试验预报环丙沙星的敏感性，但培氟沙星无法检测沙门菌属中AAC（6）-lb-cr耐药机制。注意目前没有一种检测方法能够检测沙门菌中已发现的所有可能的氟喹诺酮耐药机制。

（6）对于环丙沙星、左氧氟沙星、氧氟沙星或培氟沙星不敏感的沙门菌属，应报告使用氟喹诺酮类治疗可能导致治疗失败或治疗反应延迟。

（7）阿奇霉素仅用于肠沙门菌伤寒血清型和志贺菌属。两者折点不同，其中肠沙门菌伤寒血清型折点基于MIC分布及有限的临床资料。用纸片扩散法检测志贺菌属对阿奇霉素敏感性时，抑菌圈可能会模糊难以测量（特别是宋内志贺菌）。如果发生了难以测量的情况，推荐用MIC法。注意不同培养基可能影响纸片扩散试验终点的判断。

（8）在大多数机构不常见需确认：第三代头孢菌素中介或耐药、阿奇霉素耐药、任何氟喹诺酮类中介或耐药。

（9）当沙门菌属和志贺菌属对以上药物均耐药时，可检测厄他培南、亚胺培南和（或）美罗培南。注意目前临床数据表明此药对治疗沙门菌病或志贺菌病的有效性有限。

10.铜绿假单胞菌药敏报告解读

（1）纸片扩散法和稀释法能可靠地测定从囊性纤维化患者分离的铜绿假单胞菌，但在报告敏感结果前，应将孵育时间延长至24h。

（2）对β-内酰胺类单药敏感，可推导对β-内酰胺复合制剂敏感；对β-内酰胺类单药中介或耐药，如需β-内酰胺复合制剂结果，则须单独检测；对β-内酰胺复合制剂敏感，如需β-内酰胺类单药结果，则须单独检测。

（3）注意哌拉西林/他唑巴坦中介折点只是为了提供缓冲区，以防止小的不受控制的技术因素导致解释上的重大差异。

（4）通过纸片扩散法和微量肉汤稀释法测定头孢地尔结果的准确性和可重复性明显受铁浓度和接种物制备的影响，并且可因纸片和培养基制造商的不同而有所不同。根据观察到的差异类型，可能会出现假耐药或假敏感结果。建议对后续分离的菌株进行测试。

（5）黏菌素和多黏菌素为等效性药物，可相互推测敏感性和耐药性。注意不能使用纸片扩散法和梯度扩散法检测黏菌素或多黏菌素B，仪器法检测结果需参照板卡/条限制性信息。

（6）CLSI中阿米卡星仅限尿道分离株。

（7）铜绿假单胞菌可能在使用所有抗微生物药物治疗期间产生耐药性。因此，最初敏感的分离株可能在治疗开始后数日内变得耐药，需要对重复分离株进行检测。

（8）以下情况需确认

1）未曾报告过或仅少见报告：头孢地尔中介或耐药、黏菌素或多黏菌素B耐药。

2）本机构不常见，须确认菌株鉴定和药敏结果：头孢他啶/阿维巴坦耐药、头孢洛扎/他唑巴坦中介或耐药、亚胺培南/瑞来巴坦中介或耐药、任何碳青霉烯类中介或耐药、妥布霉素和阿米卡星耐药。

3）少见矛盾表型需复核确认：环丙沙星耐药、左氧氟沙星敏感；阿米卡星耐药、妥布霉素敏感；头孢他啶/阿维巴坦耐药、头孢哌酮钠/舒巴坦和（或）哌拉西林/他唑巴坦敏感。

11.不动杆菌属药敏报告解读

（1）对β-内酰胺类单药敏感，可推导对β-内酰胺复合制剂敏感；对β-内酰胺类单药中介或耐药，如需β-内酰胺复合制剂结果，则须单独检测；对β-内酰胺复合制剂敏感，如需β-内酰胺类单药结果，则须单独检测。

（2）通过纸片扩散法和微量肉汤稀释法测定头孢地尔结果的准确性和可重复性明显受铁浓度和接种物制备的影响，并且可因纸片和培养基制造商的不同而有所不同。根据观察到的差异类型，可能会出现假耐药或假敏感结果。建议对后续分离的菌株进行测试。

（3）黏菌素和多黏菌素为等效性药物，可相互推测敏感性和耐药性。注意不能使用纸片扩散法和梯度扩散法检测黏菌素或多黏菌素B，仪器法检测结果需参照板卡/条限制性信息。

（4）以下情况需确认

1）未曾报告过或仅少见报告：头孢地尔中介或耐药、黏菌素或多黏菌素B耐药。

2）本机构不常见，须确认菌株鉴定和药敏结果：碳青霉烯类中介或耐药。

3）少见矛盾表型需复核确认：阿米卡星耐药、庆大霉素敏感；环丙沙星敏感、左氧氟沙星耐药。当仪器法检测CRAB出现"庆大霉素R、阿米卡星S"时，需用其他方法复核阿米卡星的药敏结果。

12.嗜麦芽窄食单胞菌药敏报告解读　通过纸片扩散法和微量肉汤稀释法测定

头孢地尔结果的准确性和可重复性，明显受铁浓度和接种物制备的影响，并且可因纸片和培养基制造商的不同而有所不同。根据观察到的差异类型，可能会出现假耐药或假敏感结果。建议对后续分离的菌株进行测试。

以下情况需确认：

①来曾报告过或仅少见报告：头孢地尔不敏感。

②本机构不常见，须确认菌株鉴定和药敏结果：甲氧苄啶/磺胺甲噁唑中介或耐药。

③左氧氟沙星和甲氧苄啶/磺胺甲噁唑不应单独用于抗微生物药物治疗。

13.洋葱伯克霍尔德菌复合群药敏报告解读 所有测试药物采用微量肉汤稀释法或琼脂稀释法，由于与参考微量肉汤稀释的相关性欠佳，纸片扩散折点被删除，并在获得更多数据后重新评估。2025年CLSI M100已重新更新流行病学界值折点（ECV）。

14.其他非肠杆菌目细菌药敏报告解读

（1）其他非肠杆菌目细菌：包括除铜绿假单胞菌外的假单胞菌，除不动杆菌属、洋葱伯克霍尔德菌复合群和嗜麦芽窄食单胞菌外的其他非苛养、非发酵葡萄糖的革兰阴性杆菌。

（2）对β-内酰胺类单药敏感，可推导对β-内酰胺复合制剂敏感；对β-内酰胺类单药中介或耐药，如需β-内酰胺复合制剂结果，则须单独检测；对β-内酰胺复合制剂敏感，如需β-内酰胺类单药结果，则须单独检测。

（3）所有测试药物仅限MIC法。

15.流感嗜血杆菌和副流感嗜血杆菌

（1）对于脑脊液分离株，常规测试并报告氨苄西林、任一种三代头孢菌素（头孢噻肟或头孢曲松或头孢他啶）、氯霉素和美罗培南。

（2）氨苄西林敏感性试验结果可预报阿莫西林的敏感性。氨苄西林耐药时须补充β-内酰胺酶试验。如β-内酰胺酶试验阴性即BLNAR菌株，即使某些BLNAR菌株对以下药物（阿莫西林/克拉维酸、氨苄西林/舒巴坦、头孢克洛、头孢孟多、头孢他美、头孢尼西、头孢丙烯、头孢呋辛、氯碳头孢和哌拉西林/他唑巴坦）药敏试验为敏感也报告耐药。

（3）对β-内酰胺类单药敏感，可报告对β-内酰胺复合制剂敏感；对β-内酰胺类单药中介或耐药，如需β-内酰胺复合制剂结果，则须单独检测；对β-内酰胺复合制剂敏感，如需β-内酰胺类单药结果，则须单独检测。

（4）头孢洛扎/他唑巴坦仅用于流嗜血杆菌测试和报告。

（5）CISI M100中利福平的折点仅用于接触者预防，不用于侵袭性流感嗜血杆菌病患者的治疗。

（6）以下情况需确认

1）未曾报告过或仅少见报告：头孢洛扎／他唑巴坦、第三代或第四代头孢菌素、头孢洛林、任何碳青霉烯类、任何氟喹诺酮类及拉姆法林不敏感的流感嗜血杆菌。

2）在大多数机构不常见：氨苄西林耐药但β-内酰胺酶阴性的或阿莫西林/克拉维酸耐药的流感嗜血杆菌。

第四节　螺旋体、支原体、衣原体、立克次体检验

一、螺旋体（spirochete）

螺旋体的基本结构与细菌相似，有细胞壁、核质，对抗生素敏感，分类学上归于细菌范畴。对人和动物致病的有3个属：疏螺旋体属（borrelia），其中对人致病的有回归热螺旋体和伯氏螺旋体；密螺旋体属（treponema），对人致病的有梅毒螺旋体、雅司螺旋体和品他螺旋体等；钩端螺旋体属（leptospi-ra）。螺旋体所致疾病主要涉及性传播和自然疫源性疾病。不同种螺旋体所致疾病的种类、传染源、传播途径及临床症状等均不相同，应根据各自的不同特征，在临床不同病期采集合适标本，采用有效检测方法才能确诊，这对预防和治疗螺旋体引起的传染性疾病有着重要意义。

（一）梅毒螺旋体（treponema pallidum，TP）

【临床解读】

1.梅素螺旋体亦称苍白螺旋体，是性传播疾病（sexually transmitted disease，STD）梅毒的病原体。在自然情况下只感染人类，即人是梅毒的唯一传染源。梅毒患者的早期损害如硬下疳、扁平湿疣和黏膜白斑最具传染力，其皮肤、黏膜的溃烂或破损区及渗出物中有大量病原体，与之直接接触可传染梅毒。STD主要的传播途径是性接触传播，其次是胎传及密切接触，如接吻、哺乳等，输入梅毒患者的血液亦可致感染。临床上以早期梅毒（一期、二期梅毒）最多见，属性病中危害较严重的一种，几乎可侵犯全身各组织和器官，应采取措施予以控制和治疗，防止疾病的进一步扩散。

2.微生物学检验方法的比较与选择

（1）显微镜检查：暗视野显微镜检查是早期梅毒可靠的实验室方法，尤其对已出现硬下疳而梅毒血清反应仍呈阴性者的意义更大。直接免疫荧光检查具有高特异性和敏感性，适用于暗视野显微镜法适用的标本。

（2）血清学实验是诊断梅毒的主要方法，分为两大类。一是非特异性密螺旋体抗原试验，多用牛心肌的心脂质作为抗原，测定患者血清中的反应素（抗脂质抗体）。初期梅毒病灶出现后 1～2 周，血清中反应素的阳性率为 53%～83%，二期梅毒的阳性率可达 100%，晚期梅毒的阳性率为 58%～85%，胎传梅毒的阳性率为 80%～100%。

常用的试验方法有不加热血清反应素试验（USR）、快速血浆反应素环状卡片试验（RPR）、甲苯胺红不加热血清试验（TRUST）。其中 USR 的方法改进了抗原制备方法，使血清不必加热灭活；RPR 是在 USR 抗原中加入胶体碳作为指示剂，使试验结果容易判读；TRUST 的原理和方法与 RPR 完全相同，只是用甲苯胺红染料颗粒代替胶体碳作为指示剂。此类试验简便、快速、价廉，尤其是 RPR 和 TRUST，便于在一般实验室推广使用。不仅适用于一、二期梅毒的诊断、疗效观察以及复发或再感染的检测，也适用于大量人群的筛查、婚检、产前检查和其他健康查体等。此类试验阳性时需用密螺旋体抗原试验进行确证。

由于此类试验为非特异性抗原试验，因而易发生假阳性反应。生理性假阳性见于妊娠和老年人。生物性假阳性主要见于结缔组织病和自身免疫性疾病等。

HIV 感染者的梅毒血清反应有时出现难以解释的现象，其梅毒血清学试验呈阴性反应，故对怀疑梅毒者，建议同时做 HIV 抗体检查。

（3）免疫化学发光技术检测患者血清中特异性抗体，具有更高的特异性和敏感性，在一期梅毒的头几天就可检测出特异性抗体，主要用于梅毒的确证，不适用于疗效观察。

需要注意的是，当患者体内抗体浓度较高时，由于免疫反应的 Hook 效应（钩状效应），检测可出现假阴性结果。对临床高度怀疑为梅毒，但此类检测结果为阴性的患者，还需将其血清稀释后复查，或再用其他方法检测确认。对仍有疑问的结果，最终还得依靠免疫印迹试验确认，但一般临床实验室目前尚不具备进行免疫印迹确认试验的条件，还需到当地专门的疾病控制中心等机构进行确认。

（4）对以上实验方法的选择，WHO 推荐用 TRUST、RRP 法对血清进行过筛试验，出现阳性者用 TPPA 和免疫印迹试验等方法做确认试验。

（二）非性病密螺旋体

【临床解读】

1. 非性病密螺旋体是一组对人致病、但不引起 STD 的密螺旋体。主要有：梅毒螺旋体细长亚种（T.pallidum subspecies pertenue），俗称雅司螺旋体，是雅司病的病原体，见于南北回归线之间潮湿而温暖的地区，20 世纪 40 年代我国江苏省曾有流行，可累及皮肤和骨骼，临床表现与梅毒相似。梅毒螺旋体皮下亚种，引起地方性非性病性梅毒，在非洲、中东、东南亚等地流行，侵犯皮肤、黏膜和骨骼，但胎传染及心血管、神经系统受累极为罕见。斑点病螺旋体，引起品他病，仅累及皮肤，主要流行于中南美洲。

2.以上三种非性病性螺旋体病的传染源均为人，青少年多见，非性传播，主要通过直接接触感染的皮肤受损处传播，苍蝇也可作为媒介在人与人之间传播。它们的微生物学检验方法与梅毒螺旋体相同，常规方法难以将它们区分开来，需结合流行病学及临床表现加以区分。

（三）钩端螺旋体（leptospira）

【临床解读】

1.致病性钩端螺旋体能引起人、动物和家畜的钩端螺旋体病（Leptospirosis），此病是一种典型的人畜共患性疾病。人类接触带菌的野生动物和家畜，或被它们污染的水源、土壤等时钩端螺旋体经皮肤进入人体而导致感染。钩端螺旋体在中性的湿土或水中可存活数月，这在传播上有其重要意义。也可通过胎盘感染而导致流产。钩端螺旋体对酸和热的抵抗力弱，60℃、1min即死亡，0.2%甲酚溶液、1∶2000氯化汞、1%苯酚10～30min即可杀死。对青霉素敏感。钩端螺旋体病为急性传染病，临床表现为高热、全身酸痛，尤其是腓肠肌疼痛，严重者可表现为全身内脏出血和坏死，甚至导致死亡。

2.钩端螺旋体感染的标本采集方法

（1）血液：于发病1周内的钩端螺旋体血症期，在抗生素治疗前以无菌操作抽取静脉血，即刻接种进行培养或动物实验，此时的阳性检出率较高。患者于发病1周左右开始出现特异性IgM，IgG继之，于病程1个月左右其效价达高峰，抗体可持续数月至数年。常于发病初期和恢复期采集双份血液，测定血清抗体滴度的消长；或采集单份血样测定IgM，有助于早期诊断。

（2）尿液：发病第二周起患者尿中逐渐出现钩端螺旋体，第三周达高峰。由于肾中钩端螺旋体不受血液中特异性抗体的影响，故患者持续从尿液中排菌可达数周之久。留取标本前需碱化尿液。

（3）脑脊液：发病1周内患者可出现脑膜炎症状，在抗生素治疗前于无菌条件下作腰穿，收集脑脊液。

（4）组织：当疑有钩端螺旋体病的患者或动物死亡后，在最短的时间内取其肝或肾组织。

3.微生物学检验方法：病原学检验包括直接镜检，如直接暗视野镜检、改良镀银染色、直接荧光抗体检查，分离培养（在致病性螺旋体中，钩端螺旋体较易培养成功）及动物实验等。

4.血清学试验的方法

（1）显微镜凝集试验又称为凝集溶解试验。螺旋体与特异性抗体结合发生凝集现象，在暗视野显微镜下明显可见，若加入补体凝集的钩端螺旋体，则可发生溶解现象。本试验特异性和敏感性较高，单份血清效价为 1 : 400 或恢复期抗体效价较急性期有 4 倍以上升高即有诊断意义。

（2）间接凝集试验：将钩端螺旋体特异性抗原吸附在载体颗粒上，若待检血清有相应抗体存在，可出现凝集现象。此方法快速简便，但特异性较差，可用于标本的筛选和基层实验室使用。

5. PCR 技术检测钩端螺旋体核酸特异性强可快速诊断。

（四）伯氏疏螺旋体（Borrelia burgdorferi，Bb）

【临床解读】

1. 伯氏疏螺旋体又称为莱姆螺旋体（Lyme spirochete），其可引起由硬蜱传播的自然疫源性疾病——莱姆病（Lyme disease，LD）。临床上主要表现为皮肤慢性移行性红斑（ECM）以及神经系统、心脏、关节等多脏器、多系统损伤。该病好发于春夏季，在美洲、欧洲、澳洲及我国东北林区都有发现，黑龙江省海林市林区是我国的高发区，患者多有蜱叮咬史，在我国 10 多个省区已分离到 Bb。

2. 实验室诊断通常采用血清学试验方法，如间接免疫荧光测定（IFA）、IgM 检测以及免疫印迹法等。PCR 技术已广泛应用于 LD 的诊断和 Bb 的遗传学分析。

（五）其他疏螺旋体

【临床解读】

1. 回归热是一种以周期性反复发作为特征的急性传染病。引起该病的疏螺旋体有两种：一种是回归热螺旋体（B.recurrentis），以体虱为传播媒介，引起流行性回归热，目前该病在世界范围内已基本消灭；另一种是赫姆疏螺旋体（B.hermsii），以软蜱为传播媒介，引起地方性回归热，我国主要见于南疆、山西等地，比较少见。两者临床表现基本相同，为急起急退的发热，全身肌肉酸痛、肝脾大，前者更重。

2. 奋森螺旋体（Borrelia vincenti）正常情况下与梭杆菌等寄居于人类口腔牙龈部。机体抵抗力下降时可引起奋森咽峡炎、牙龈炎、溃疡性口腔炎等，对青霉素、四环素多敏感。

二、支原体（Mycoplasma）

支原体是一类没有细胞壁的原核细胞微生物，通常被划分为远离一般细菌的范畴。实际上真正的支原体仅仅是退化了的芽孢梭菌属细菌。支原体科分为支原体（Mycoplasma）和脲原体（Upreaplasma）两个属。支原体属有 70～100 种，其中对人致病的主要是肺炎支原体，生殖支原体也有一定致病性；脲原体属则只有解脲脲原体和人型支原体。支原体因其无细胞壁而对理化因素的影响比细菌更敏感，容易被清洁剂和消毒剂灭活，但对醋酸铊、甲紫的抵抗力大于细菌。支原体对干扰细胞壁合成的抗生素，如青霉素类、头孢菌素类、多肽类等耐药，但对干扰蛋白质合成的抗生素，如大环内酯类的红霉素、阿奇霉素、四环素类、氯霉素等多敏感。

（一）肺炎支原体（M.pneumoniae，Mp）

【临床解读】

1. 肺炎支原体是引起非典型性肺炎的最常见的病原体。易感人群主要是儿童和老年人。支原体肺炎同时具有地方性和周期性流行的特点，流行周期一般为 3～7 年。Mp 感染可发生在一年中的任何季节，没有明显的季节流行特征。

2. Mp 没有细胞壁，因此对 β-内酰胺类抗生素天然耐药，磺胺类一般对其也没有作用，治疗的首选药物为大环内酯类，也可选用四环素类（老年人）和喹诺酮类。

3. Mp 抗原检测及核酸 PCR 已为用作临床常规检测，其对诊断及流行病学调查有一定意义。

4. Mp 感染后，可用各种血清学试验检测体内产生的特异性抗体。肺炎支原体特异性的 IgM 或 IgA 水平升高提示 Mp 的新近感染，其中 IgM 抗体在发病后不久即可出现升高，1～4 周达到峰值。急性感染后 IgM 的水平和持续时间在不同个体中差异较大。儿童的 IgM 反应一般强于成人，阴性结果时并不能排除 Mp 感染的可能性。

目前，临床实验室常用的肺炎支原体抗体明胶颗粒凝集试验采用惰性明胶颗粒作为载体，使用高度纯化的 Mp 抗原，使非特异性反应大大减少。通过检测肺炎支原体的总抗体（IgG＋IgM＋IgA），最大限度地提高敏感性。以滴度形式报告抗体测定结果，当滴度达到 1∶160 以上时可判定为 Mp 的新近感染，在疾病早期即可做出诊断，而且，样品进行梯度稀释后测定，避免了前带现象，强阳性标本不会因假阴性反应而漏检。

（二）解脲支原体（U. urealyticum，Uu）、人型支原体（M. hominis，Mh）和生殖支原体（M. genitalium，Mg）

【临床解读】

1. Uu、Mh 和 Mg 是人类泌尿生殖道最常见的寄生菌之一，在特定的环境下可以致病，与一些新生儿疾病及成人的泌尿生殖系统疾病有关。它们的主要传播途径为性接触传播和垂直传播。其所引起的新生儿疾病主要表现为呼吸道感染和支气管、肺发育不良及新生儿中枢神经系统感染等。现已将其引起的泌尿生殖道感染列为性传播性疾病（STD）。

（1）Uu 可致非淋病性尿道炎、慢性前列腺炎，其通过尿道上行感染前列腺，称为"脲原体相关性前列腺炎"。还可导致尿路结石。生殖系统 Uu 感染可导致不孕不育症、自发性流产、早产及死胎等。

（2）Mh 在性成熟女性的子宫或阴道的携带率较高，与女性的激素水平、性经历、避孕方式和文化程度等密切相关。男性携带率低。Mh 主要引起输卵管炎、子宫颈炎、盆腔炎及新生儿感染等。

（3）生殖支原体（Mg）具有特殊的结构和黏附性，也是泌尿生殖道的重要致病因子，可能与女性的上生殖道感染、新生儿的呼吸道感染等有关。

2. Uu、Mh 和 Mg 的临床实验室诊断方法主要如下所述。

（1）分离培养法：分离培养是试验诊断支原体感染的可靠方法。支原体分离培养阳性伴有尿道炎症状是非淋菌性尿道炎的指征。现已有商品化的支原体培养试剂盒。

（2）PCR 法：具有特异、灵敏、快速的特点，但要注意避免发生假阳性或假阴性的结果。

三、衣原体（chlamydia）

衣原体是一类专性细胞内寄生、有独特发育周期、能通过细菌滤器的原核细胞型微生物。由于它具有一些与细菌类似的生物学特性，现归属于广义的细菌范畴。衣原体广泛寄生于人类、鸟类及哺乳动物。不同衣原体所致疾病不同，有些只引起动物疾病，如沙眼衣原体中的鼠亚种和鹦鹉热衣原体中的大多数菌株。有些只引起人类疾病，如沙眼衣原体中的沙眼亚种和性病淋巴肉芽肿亚种及肺炎衣原体。有些是人兽共患病原体，如鹦鹉热衣原体中的部分菌株。

（一）沙眼衣原体（C.trachomatis）

【临床解读】

1. 沙眼衣原体分为 3 个生物变种，即沙眼生物变种（biovar trachoma）、性病淋巴肉芽肿生物变种（biovar lymphogranuloma venereum，LGV）和鼠生物变种（biovar mouse）。

2. 沙眼生物变种专门寄生于人类，易感部位是黏膜的鳞状上皮细胞。人与人之间的传播方式有两种明显不同类型：在沙眼流行地区，主要通过眼 - 眼及眼 - 手 - 眼传播，引起地方性致盲沙眼；另一种系性接触传播，是 STD 中最常见的病原体，可引起泌尿生殖系感染、新生儿经产道时感染及其他合并症，主要有新生儿包涵体结膜炎、新生儿肺炎、非淋菌性尿道炎、附睾炎、前列腺炎、宫颈炎、输卵管炎和直肠炎等，且在女性可易致不育和异位妊娠等严重后果。

3. 对急性期沙眼或包涵体结膜炎患者，以临床诊断为主，实验室检查可取眼穹隆部及眼结膜分泌物做涂片，染色检查上皮细胞内有无包涵体。

4. 对泌尿生殖道感染，临床症状不典型，主要依靠实验室检查，可采集泌尿生殖道标本做吉姆萨或碘液染色检查包涵体，但其敏感性差，阳性率仅约40%。细胞培养法是目前生殖道衣原体检测的最好方法。而且是评价其他实验室诊断方法的"金标准"。衣原体分离培养阳性并伴有尿道炎症状是非淋菌性尿道炎的诊断指征。PCR技术检测衣原体特异性基因片段，用单克隆抗体快速诊断衣原体抗原等诊断方法。

5. 人是性病淋巴肉芽肿亚种（LGV）的天然宿主，LGV经性接触传播，主要侵犯淋巴组织，引起多种临床症状，典型症状是男性腹股沟淋巴肉芽肿。在女性侵犯会阴、肛门和直肠，可形成肮皮肤瘘管；也可引起会阴-肛门-直肠狭窄和梗阻。

（二）肺炎衣原体（C.pneumoniae）

【临床解读】

1. 肺炎衣原体只有一个血清型，即TWAR株，可引起急性呼吸道疾病。社区获得性肺炎、支气管炎和鼻窦炎5%～10%由肺炎衣原体引起，其还可引起心包炎、心肌炎和心内膜炎，与冠状动脉病疾病有关。TWAR只寄生于人类，人与人之间经飞沫或呼吸道分泌物传播。感染的扩散缓慢，患者之间的传播间隔期平均为30d，在密集人群中流行可持续6个月。TWAR的感染具有散发和流行交替出现的周期性。散发发病通常持续3～4年，有2～3年的流行期，在流行期间可有数月的短暂暴发。

2. TWAR感染的实验室诊断，包括病原体分离、血清学检查和特异性核酸片段PCR检测。宿主感染TWAR后抗体的出现表现为两种模式：在青少年经常出现初次感染后的免疫反应，早期出现的是补体结合抗体，Micro-IF的抗体出现缓慢，发病3周后不能检测出可达诊断水平的IgM抗体效价，IgG抗体通常6周后才出现；在成年人则表现为再次感染的免疫反应，迅速出现对TWAR的Micro-IF的IgG抗体，但补体结合抗体通常不出现，IgM抗体不出现或效价偏低（1:64～1:32）。用TWAR抗原进行Micro-IF检测时，急性感染的诊断标准是：双份血清抗体效价有4倍以上升高，IgM抗体效价≥16；IgG抗体效价≥512。值得注意的是，血液循环中的类风湿因子可以干扰Micro-IF的结果。

3. 实验室可采用特异性核酸PCR检测的方法做出诊断。

（三）鹦鹉热衣原体（C.psittaci）

【临床解读】

鹦鹉热衣原体主要引起禽畜感染，少数可因吸入病禽或病兽的感染性分泌物而传染到人，引起呼吸道症状甚至发生肺炎或不明原因的发热，临床上称为鹦鹉热和鸟疫。

四、立克次体（rickettsia）

立克次体是一类严格细胞内寄生的原核细胞型微生物。其生物学性状与细菌类似，革兰染色阴性，具有细胞壁，有DNA和RNA，对多种抗生素敏感。其共同特点是：大多是人畜共患病；所致疾病多数为自然疫源性疾病，与节肢动物关系密切，或为寄生宿主，或为储存宿主，或同时为传播媒介；专性细胞内寄生；多形态性，主要为球杆状，大小介于细菌和病毒之间。

对人类致病的立克次体包括4个属：立克次体属（rickettsia）、柯克斯体属（Coriella）、巴尔通体属（Bartonella，原称为罗沙利马体属）和埃里希体属（Ehrlichia）。立克次体属又分为3个生物型：斑点伤寒群和斑点热群和恙虫病群。立克次体是引起斑疹伤寒、恙虫病、Q热等传染病的病原体，虽然其在流行病学上各自有所不同，但临床表现多有共同之处。潜伏期多为3～14d，约有50%的病例为突然起病，以发热、皮疹为主要特征。

（一）斑疹伤寒群立克次体（typhus group）

【临床解读】

1.三种分型：一种是引起流行性（虱传）斑疹伤寒的普氏立克次体（R.prowazekii）；第二种是引起地方性（鼠型）斑疹伤寒的莫氏立克次体（R.mooserii）；第三种是引起加拿大斑疹伤寒的加拿大立克次体（R.Canada）。普氏和莫氏立克次体所致的斑疹伤寒症状相似，以头痛、高热、全身皮疹为主要特征。加拿大立克次体所致疾病表现为高热、头痛、畏寒、手掌和腿及腹部出现皮疹。

2.普氏立克次体（又称为典型或复发性）斑疹伤寒主要传染源是患者，传播媒介为（人）体虱，可引起大规模流行。由莫氏立克次体所致鼠型斑疹伤寒的传染源是鼠类，传播媒介是蚤类，临床表现较轻，多散发或地方性暴发，病死率可高达4.7%。由加拿大立克次体引起的斑疹伤寒以野生动物为传染源，血蜱为媒介，人受血蜱叮咬而致病，主要流行在加拿大林区。

3.外斐试验（又称为外斐反应）是临床上诊断立克次体病常用的血清学试验，为非特异性凝集反应。外斐凝集素可早在发病4～6d出现，多于2～3周退热前后达最高滴度，然后很快下降，维持数月，5个月后基本消失。外斐试验宜取双份或3份血清标本（初入院、病程第二周和恢复期），滴定效价达1：160即为阳性，效价有4倍以上增长者具有诊断意义。尽管外斐试验有不能分型及特异性较差等缺点，但由于其抗原易于获得和保存，操作简便，故仍被应用。

4.由立克次体引起的疾病在外斐试验中的特点如下：

（1）斑疹伤寒患者能产生高滴度的OX19凝集素及低滴度的OX2凝集素，阳性率较高，但不与OXk发生凝集。流行性斑疹伤寒患者血清在起病第5～6天时即可与OX19发生阳性凝集反应，其凝集效价于第三周达到高峰，一般超过1：320，有时可达1：2560，阳性率以第四周最高，继而效价迅速下降，于3～6个月转为阴性。地方性斑疹伤寒患者的血清与变形杆菌OX19发生凝集反应的凝集效价一般较流行性斑疹伤寒为低，大多在1:640～1:160，阳性反应出现于发病的第5～17天，平均为第11～15天。

（2）恙虫病患者血清可与变形杆菌OXk株发生凝集反应，阳性反应最早在起病第4天即出现，第1周阳性率不高，仅为30%左右，第2周末为60%，第3～4周80%～90%的患者可呈阳性。凝集效价1:80～1:1280以上不等，多数在1:80～1:640，第1周开始上升，随病程而逐渐增高，第3～4周凝集效价达高峰，第5周开始下降，至第8～9周多数为阴性。

（3）落矶山斑点热或蜱传斑点热患者的血清能产生OX19与OX2凝集素，通常为OX19高于OX2，但也有OX2较高者。若仅出现OX2高滴度阳性，则对斑点热有特殊意义。

（4）立克次体痘、Q热及战壕热患者血清中的特异性抗体不能与变形杆菌抗原发生凝集反应，故外斐试验呈阴性结果。

（5）变形杆菌尿路感染、伤寒、钩端螺旋体病、回归热、疟疾、严重的肝病患者、孕妇等常出现假阳性反应。因此，对其试验结果应结合临床慎重分析和判断。

5. PCR技术检测核酸是其特异性方法，为实验室首选使用。

（二）斑点热群立克次体（spotted fever group rickettsia，SFGR）

【临床解读】

1. SFGR是立克次体中最复杂的一群，与节肢动物关系密切，蜱既是传播媒介，又是保存宿主。人感染后出现发热、焦痂、淋巴结肿大、皮疹及头痛等斑点热症状。自20世纪70年代以来该病的发病率不断上升，原有疫源地扩大，新病原体不断出现。我国已从病原学上证实了斑点热的存在。氯霉素及四环素类抗生素对斑点热有效。

2. 斑点热群立克次体感染的临床诊断通常依靠血清学试验，常用方法有外斐反应（WF）、乳胶凝集试验（LA）、免疫荧光法（IF）、ELISA等。除外斐反应外，其余试验均具有较高的敏感性和特异性。由于血清学方法以检测抗体为主，而数周内患者血清中常无抗体出现，所以血清学试验通常只作为斑点热的回顾性诊断，对急性期治疗并无指导意义。目前实验室核酸扩增PCR检测为首选方法。

（三）恙虫病群立克次体（tsutsugamushi group rickettsia）

【临床解读】

1. 恙虫病立克次体又称为东方立克次体（R.orientalis），是恙虫病的病原体，由恙螨叮咬侵入人体，对人致病力强，临床症状发热，虫咬处发生溃疡、皮疹，淋巴结肿大等。本病流行地区主要是亚洲东南部与大洋洲。我国已经病原学证实的恙虫病分布地区有广东、海南、福建、广西、浙江、云南、四川、西藏、台湾等省区，并有往北扩散的可能。总之，凡有潮湿丛林和杂草丛生适于恙螨和鼠类寄居的地方都可能成为疫源地。

2.恙虫病群立克次体的血清学检测方法主要是外斐反应、免疫荧光试验、ELISA 等。分子生物学方法检测核酸等。

（四）Q热立克次体

【临床解读】

1. Q热立克次体学名为贝氏柯克斯体（Coxiella burnetii），因它是Q热的病原体，故习惯上称之为Q热立克次体。Q热立克次体对人的感染力特别强，是立克次体中唯一能通过气溶胶（不必借助于媒介节肢动物）使人及动物发生感染的病原体。近年来，以心内膜炎为特征的慢性Q热患者的病死率高，抗生素疗效不佳，需引起足够重视。

2.柯克斯体属的DNA碱基组成克分子百分比与其他属之间区别明显，表明它们之间的亲缘关系较远。Q热立克次体与嗜肺军团菌碱基序列相似率达91.3%，提示两者关系密切。Q热立克次体还是目前立克次体中唯一证明携带质粒的病原体。

3.血清学试验是Q热最常用的实验室检查和特异性诊断方法。常用的是微量凝集试验、间接免疫荧光技术、ELISA、免疫印迹等。多种分子生物学方法也应用于Q热立克次体的检测。

4.由于Q热立克次体存在类似革兰阴性杆菌S→R变异的位相变异，即随宿主不同可表现两相抗原性。Ⅱ相和Ⅰ相抗体效价之比有助于鉴别Q热的临床类型：两者比例＞1为急性Q热；而≤1则多为Q热性心内膜炎。

（五）其他对人致病的立克次体

其他对人致病的立克次体有汉塞巴尔通体（Bartonella henselae），是猫抓病的主要病原体；五日热巴尔通体（Bartonella quintana），可引起急性传染病战壕热（又称五日热）及腺热埃利希体和恰菲埃利希体等。

第五节　真菌检验

【临床解读】

1.真菌和其他病原微生物一样，可以引起各种类型的疾病，临床真菌性疾病有不断增加的趋势。这与广谱抗生素、激素、免疫抑制剂、抗肿瘤药物的使用增多及器官移植、导管手术、AIDS等密切相关。人类的真菌感染多起源于外环境，通过吸入、摄入或外伤植入而获得，内源性感染也不少见。少数真菌可对正常人致病，大部分只在某些特殊条件下致病。任何一种可以在宿主体温（37℃）和低氧化还原状态（受损组织的一种状态）下生存的真菌均属于潜在性人类致病菌。

2.医学上重要的真菌按照形态特点主要分为霉菌（molds）和酵母菌（yeasts）

两大类。在霉菌，其营养阶段主要有分枝的丝状体或菌丝组成菌丝体；酵母菌则是一种单细胞真菌，通过自表面发芽产生同样的子细胞进行繁殖。另外，有一类特殊的致病菌，在不同温度条件下可产生不同的形态学特征。如在人体内部寄生或在37℃条件下为酵母菌，在室温条件下则为霉菌（菌丝相），称为双相真菌。这种转化与培养温度、培养基成分、CO_2 和 O_2 的浓度变化有关。主要包括几种致病真菌，如荚膜组织胞浆菌、申克孢子丝菌、马尔尼菲蓝状菌等。由于双相真菌通常生长缓慢，一般需要培养 7～21d 才可出现菌落，因此大部分临床实验室分离率不高，只有当标本中菌量较多时才能检出。

3.真菌在临床上最常见、危害最大的致病形式是病原真菌向组织内侵入、增殖引起的真菌感染，也可以通过释放各种毒素引起真菌中毒症。致病性真菌则通过刺激人体免疫系统产生变态反应而引起真菌过敏症。真菌感染性疾病根据真菌侵犯人体的部位分为四类：浅表真菌病、皮肤真菌病、皮下组织真菌病和系统性真菌病。前两者合称为浅部真菌病，后两者合称为深部真菌病。

4.临床最常见的是肺部真菌感染，感染的途径可有以下3种。

（1）吸入性感染：如曲霉菌、隐球菌、组织胞浆菌、球孢子菌等往往通过吸入真菌孢子而发生感染。

（2）内源性感染：念珠菌等可寄生于人与外界相通的腔道，当机体抵抗力下降时发生感染。

（3）血行感染：皮肤等肺外部位的真菌感染，可通过血液循环播散到肺和其他脏器。

10%～20%的健康人痰中也能找到念珠菌、酵母样孢子和假菌丝，如痰培养连续3次以上阳性，或少于3次，但有大量念珠菌生长，或经接种于动物证明了其致病力，再结合患者因素临床表现方可临床诊断为念珠菌肺部感染。留取痰标本时为减少上呼吸道真菌污染，要先用清水或3%过氧化氢溶液含漱数次，并最好摒弃最初的一两口痰。

5.真菌病临床标本的检验，主要有显微镜直接镜检、真菌培养、真菌病的组织病理学检查、真菌的动物接种（致病力检查）、血清免疫学、分子生物学和质谱检测方法等。

（1）直接镜检：是临床真菌病诊断的首选方法。将临床标本制片后在显微镜下观察，在涂片内找到菌丝、孢子或菌体即为阳性，可初步判断为真菌感染。许多真菌标本不需要染色即可直接镜检，如癣病标本多用KOH湿片检查法，有些真菌标本需作染色（乳酸酚棉蓝染色、革兰染色、墨汁染色、荧光染色等）后观察。直接镜检阳性的意义：①有诊断意义，如浅部真菌病、隐球菌病、皮肤黏膜假丝酵母病等；②代表组织相，直接镜检看到的真菌形态就是该真菌的组织形态，如假丝酵母的菌丝、浅部真菌的厚膜孢子等；③确定某些致病性真菌属或种，如皮肤癣菌、曲霉菌等；④判断某些真菌种的致病性等。但其也有明显不足：一般不能单凭直接镜检确定为何种真菌感染；受限于种种因素，阳性率不高，直接镜检阴性不能完全除外真菌感染的存在。

（2）真菌培养：随着系统性深部真菌病的日益增多，临床标本真菌培养的重要性日益显现，尤其是无菌体液和组织标本真菌培养阳性结果有重要临床意义，但也要注意消化道、呼吸道、生殖道等真菌正常寄居部位真菌培养阳性结果的临床意义的辨别。另外，不同真菌的生长速度差异较大，其中，48～72h生长为快速，4～6d为较快，7～10d为中速，10d以上为较慢，3周仅有少许生长为慢速。一般浅部真菌超过2周、深部真菌超过4周仍未生长可报告阴性。

（3）真菌血清免疫学检测：真菌D-葡聚糖检测是一种新的真菌抗原检测方法。1,3-β-D-葡聚糖为真菌细胞壁特有成分，通过检测血液中的1,3-β-D-葡聚糖成分来了解是否有真菌感染。健康人血中1,3-β-D-葡聚糖浓度基本在20pg/ml以下，而真菌感染时基本在20pg/ml以上。念珠菌和曲霉菌的葡聚糖成分较多，对G试验反应较敏感；而隐球菌的葡聚糖成分较少。需要指出的是，该实验有助于判断是否有真菌感染，但不能鉴别为何种真菌感染。在如下情况，（1,3）-β-D-葡聚糖检测会出现假阳性的结果：透析、手术后纱布填充、使用球蛋白、使用多聚糖类药物（即使在3年前使用）、黄疸、高球蛋白血症。真菌感染的其他免疫学检测方法还有隐球菌特异性荚膜多糖抗原免疫检测等。GM（半乳甘露聚糖）试验则主要用于侵袭性肺曲霉菌病（IFA）的临床诊断。

（4）蛋白质谱技术及分子生物学技术检测真菌已逐渐在实验室开展应用。

6.临床标本采集是否得当直接关系到检验结果的可靠性，在采集和处理过程中应注意以下几点。

（1）保质：最好由经过培训的专业技术人员，针对疾病的临床特点及病理改变的特征采集适宜的标本。比如，黄癣的病发标本应选污秽、弯曲、失去光泽、松动的毛发；体癣则要在环状损害的边缘，新发受损部位阳性率高；怀疑放线菌病或奴卡菌病时要在脓肿、瘘管内的脓液、换药纱布上或引流条上寻找硫黄样颗粒。

（2）保量：标本量应能保证同时做镜检和培养的需要。毛发和皮屑标本应尽可能多留，骨髓、血液、脑脊液标本不得少于2ml，其他无菌体液不得少于20ml。

（3）保鲜：采集的标本应立即送检，2h内处理完毕，否则应立即放入冰箱保存。

7.由于真菌感染的不断增多且耐药性的出现，抗真菌药物敏感试验的重要性也日趋明显。但由于真菌的形态、生长速度、最佳培养条件等多不相同，因此抗真菌药敏试验很难取得一致性结果。抗真菌药物主要分成四类。

（1）多烯类抗生素，主要是两性霉素B、制霉菌素及两性霉素B含脂质剂等。

两性霉素对大多数深部致病真菌具有活性，如组织胞浆菌、新型隐球菌、念珠菌、申克孢子丝菌等，但其不良反应大，且只能静脉给药。皮肤和毛发癣菌大多耐药。

（2）吡咯类，包括咪唑类（常用者有酮康唑、咪康唑、克霉唑等，后两者主要为局部用药）和三唑类（氟康唑、伊曲康唑、伏立康唑，主要用于治疗深部真菌病）等。酮康唑对念珠菌、球孢子菌属等有抗菌活性，对毛发癣菌亦具抗菌活性。氟康唑对念珠菌、隐球菌具有较高抗菌活性。对此类药物的耐药是一种渐进的现象，即耐药是微小突变不断积累的结果，在任何吡咯类药物的选择压力下，氟康唑的抑菌圈都会逐渐减小。因此，需要在治疗过程中不断监测其耐药性的变化。目前感染真菌中非白假丝酵母、曲霉菌日益增多，对氟康唑多不敏感。伊曲康唑、伏立康唑等对白假丝酵母、非假丝酵母、曲霉菌等均有效，但对毛霉无效，且价格昂贵。

（3）其他类如氟胞嘧啶，为窄谱抗生素，对假丝酵母、新型隐球菌等有较高抗菌活性，对其他真菌抗菌作用差，易产生耐药性，故常和两性霉素B联合使用。

（4）棘白菌素类：主要有卡泊芬净、米卡芬净等，分子量比较大，口服生物利用度低，故多采用静脉注射给药。主要在肝脏代谢，几乎不影响肾功能。联合三唑类或多烯类药物有协同作用，因此临床常将棘白菌素类和其他药物联合使用治疗侵袭性深部真菌感染，但价格较高，给患者带来一定经济负担。棘白菌素类抗真菌药仅对念珠菌和曲霉菌感染有较高活性，对隐球菌、毛孢子菌、结合菌和镰刀菌感染无效。

特比萘芬主要用于浅部真菌病的治疗。临床应用中尚需依据患者感染部位、感染严重程度、患者的基础情况以及抗真菌药物在人体内分布特点和毒性大小，综合考虑选用不同的药物及治疗方案。

一、浅部真菌

（一）浅表真菌

【临床解读】

浅表真菌是指侵犯皮肤角质层和毛干最外层而不破坏毛发结构的一些癣菌，包括花斑癣菌、掌黑癣菌及毛结节菌等。

花斑癣菌除引起花斑癣外，还可引起糠秕孢子菌毛囊炎，近年又证实其还可能是脂溢性皮炎的重要发病原因之一。掌黑癣菌包括东方掌黑癣菌和西方掌黑癣菌，前者主要分布于亚洲，后者则主要分布于欧美。亚洲型毛结节菌与欧洲型毛结节菌分别引起黑色和白色毛结节癣，见于热带及亚热带地区，主要侵犯人。亚洲型毛结节菌主要侵犯头发，引起黑色结节，排列疏松，紧密围绕毛干。欧洲型毛结节菌除侵犯头发外，还可侵犯胡须。

（二）皮肤癣菌

【临床解读】

皮肤癣菌是寄生于皮肤浅层角蛋白组织的浅部真菌，包括毛癣菌属（trichophyton）、表皮癣菌属（epidermophyton）、小孢子菌属（microsporum），每属有若干菌种。该组真菌的一个突出特点是亲角质性，所引起的毛发、甲、皮肤角质层的真菌感染称为皮肤癣菌病，在临床上一般根据感染的部位来命名，如头癣、甲癣、足癣等。我国幅员辽阔，皮肤癣菌种的分布有一定的地区差异，并随时间出现一定的变化。通常小孢子菌不侵犯甲，表皮癣菌不侵犯毛发。其鉴定主要根据菌落的形态及镜下结构。

二、深部真菌

（一）酵母菌（yeast）

酵母菌是糊状或膜样发育形态菌群的总称，多数为芽生，很少为裂殖的单细胞性真菌，其菌落平滑湿润，乳酪样或薄膜样，无毛样气生菌丝。近年来各种原因引起的免疫受损等人群急剧扩大，酵母菌所致的机会真菌感染病例不断增多。与人类致病有关的酵母菌包括属于不全酵母的假丝酵母菌、马拉色菌、毛孢子菌、红酵母菌，属于子囊菌的酵母菌，属于担子菌的隐球菌等6个菌属30余种，地霉菌虽不是酵母菌，但其产生的关节孢子与毛孢子菌（丝孢酵母）产生的关节孢子十分相像，所以一般也归在酵母菌中进行讨论。其中以白假丝酵母菌和新型隐球菌最为常见，也最重要，来自任何部位的新型隐球菌的分离都有意义。

1. 念珠菌属（Candida）

【临床解读】

（1）念珠菌种类颇多，其中临床上最常见的是：白念珠菌（C. albicana），热带念珠菌（C. tropicalis），光滑念珠菌（C. glabrata，），克柔假丝酵母菌（C. krusei），近平滑念珠菌（C. parapsilosis）等。其中以白念珠菌在临床上最常见，致病力也最强，占临床分离株的50%～70%。近年来，非白念珠菌感染率在逐年上升，且不断有新种致病的报告。

感染来源分内源性和外源性两种：①内源性。消化道，包括口腔和肠道，带菌率最高，占正常人的30%～50%，其次为阴道，占健康妇女的20%左右。其中白假丝酵母菌占口腔分离株的60%～80%、生殖道的80%～90%，并不致病。②外源性。假丝酵母菌可寄生于水果、奶制品等食品，使人接触受染，此外，尚有性伴传染、母婴传染、院内暴发感染等。

（2）白念珠菌是引起深、浅部感染念珠菌病的主要菌种，但其他菌种引起严重深部感染的比例在上升。热带念珠菌，其致病性仅次于白念珠菌，常是中性粒细胞缺乏患者的重要致病菌。近平滑念珠菌感染更多见于接受肠道外营养疗法的患者。其他重要的病原菌，如光滑白念珠菌、葡萄牙念珠菌、克柔念珠菌可对某些抗真菌药物耐药，提示治疗前要鉴定到种、做药敏试验有助于指导选择治疗方案。该属大部分菌种为双相形，白念珠菌也可产生菌丝，但光滑念珠菌从不形成菌丝或假菌丝，在现有血培养瓶中常生长缓慢，在厌氧血培养瓶中不生长，常需专用真菌培养瓶。

（3）大多数深部念珠菌病患者是内源获得性感染，由单一菌种引起的念珠菌病暴发常是由于院内患者的交叉感染。致命的深部真菌病倾向于两组患者：一组是自身恶病质状态或治疗引起的中性粒细胞缺乏患者；另一组是外科或烧伤患者，虽虚弱但无粒细胞缺乏，自然解剖屏障的破坏使病原菌得以进入血液循环。接受器官移植或心脏、胃肠道手术的患者风险性更大。

（4）建立深部念珠菌病的诊断较困难。一是由于临床表现多不特异；二是由于微生物学和血清学试验结果解释较困难。本属的许多成员是呼吸道或胃肠道的正常寄居菌，因此，从痰或粪便标本中分离出少量念珠菌不能证实诊断，应特别注意对痰培养结果的解释，因其取材常受口腔寄生菌的污染，用气管镜获取的支气管分泌物的培养结果更可靠。若分离菌来自血液或其他无菌体液或其他密闭部位或大结节性皮肤损害，则可认为是深部感染的可靠证据。所有怀疑深部念珠菌病的患者均应做血培养。从尿液中分离出念珠菌常表明有严重感染，不要自留置尿路导管留取标本。从尿液中分离出热带念珠菌比白念珠菌更提示播散性念珠菌病。当菌落形成单位＞10^4/ml时，提示非导管留置患者念珠菌感染的可能。从脑脊液中分离出病原菌是念珠菌性脑膜炎的可靠证据，但常需大量液体重复培养。

2.隐球菌属（cryptococcus）

【临床解读】

（1）隐球菌属的共同特征是细胞呈圆形或卵圆形，偶有伸长形或多样形，大部分菌株有荚膜，在固体培养基中大部分菌种呈黏液状，无假菌丝或假菌丝发育不完全。主要致病菌种为新型隐球菌、罗伯特隐球菌、浅黄隐球菌和浅白隐球菌等。

新生（型）隐球菌（C. neoformans）是隐球菌属中的主要病原菌，广泛分布于自然界，土壤中广泛存在，鸽子和鸽粪中含量较多，是主要的传染源。本菌属外源性感染，原发感染常在肺部，经呼吸道侵入人体，由肺经血行播散时可侵犯所有脏器和组织，主要侵犯肺、脑及脑膜，脑膜炎是其常见的临床表现。

（2）新型隐球菌病偶可引起正常个体发病，但更易发免疫低下患者，如AIDS、恶性肿瘤、糖尿病、器官移植及大剂量使用糖皮质激素者感染，新型隐球菌病已成为AIDS最常见的并发症之一，是AIDS死亡的首要原因。

（3）新型隐球菌的致病物质是荚膜。荚膜较菌体大1～3倍，折光性强，一般染色法不易着色。因此，该菌的特异性检查为涂片墨汁负染色，在黑色背景下可镜检到透亮菌体和宽厚荚膜。非致病性隐球菌无荚膜。

（4）新型隐球菌具有荚膜多糖抗原，用乳胶凝集试验、免疫层析法、ELISA等免疫学方法检测隐球菌荚膜多糖特异性抗原，已成为临床上的常规诊断方法，其中以乳胶凝集试验、免疫层析法常用。此法简便、快速，特别对直接镜检和分离鉴定阴性者更有诊断价值。

（5）PCR通过扩增新型隐球菌的特异性基因片段来检测其存在，灵敏度高，但需要专业的实验室设备和人员。

3. 马拉色菌属（Malassezia）

【临床解读】

马拉色菌属为嗜脂性酵母，代表菌种是糠秕马拉色菌，主要特征为球形及卵圆形细胞，单级芽生孢子，真、假菌丝均不常见。可引起花斑癣、糠秕孢子菌毛囊炎等浅部感染，该菌还是头皮屑和脂溢性皮炎的病原菌之一。

4. 毛孢子菌属（trichosporon）

【临床解读】

毛孢子菌属的代表菌种是白吉利毛孢子菌（Trichosporon beigelii），主要特征是有丰富的假菌丝，部分真菌丝，分隔成关节孢子。该菌为皮肤正常菌群之一，广泛分布于自然界，主要侵犯人体毛发，引起人类白色毛结节菌病。

5. 酵母属（saccharomyces）

【临床解读】

酵母属常见的是啤酒酵母，其在环境中普遍存在，也是胃肠道和皮肤的正常菌群成员。可致真菌血症、心内膜炎、腹膜炎及播散性感染。

6. 地霉属（geotrichhum）

【临床解读】

地霉属代表菌种为白地霉。虽不是酵母，但其产生的关节孢子与毛孢子菌（丝孢酵母）产生的关节孢子十分相像，所以一般也归在酵母菌中进行讨论。酵母样菌落，表面湿润有皱纹，乳酪样。镜检可见分枝分隔的菌丝，称为关节菌丝。可从正常人呼吸道和消化道分离出，当人体抵抗力低下时引起机会性感染，以支气管感染最为多见，偶可致全身性播散感染。

（二）双相真菌

凡是在组织内或在特殊培养基上，37℃培养时呈酵母相，室温培养时呈菌丝相的一类真菌统称为双相真菌。双相真菌既可引起皮肤感染，又可引起内脏感染，甚至引起全身播散性感染。临床主要的双相真菌有申克孢子丝菌、粗球孢子菌、荚膜组织胞浆菌和马尔菲尼篮状菌等。

1.申克孢子丝菌（sporotrix schenckii）

【临床解读】

申克孢子丝菌呈世界性分布，在我国分布也很广泛。本菌在自然环境中主要存在于植物表面，易从皮肤损伤的局部侵入，多因接触芦苇、草原、木材等造纸原料或腐烂植物而感染。可引起皮肤、皮下慢性结节或溃疡为特点的真菌病，病原菌也可侵入肺部和脑脊液。感染后局部形成急性或慢性肉芽肿样疾病，临床上可分为以下几种类型：皮肤型（淋巴管炎型、固定型、黏膜型、血源型），非皮肤型（病变发生在骨、眼等处），一般不侵犯肺及中枢神经系统。孢子丝菌病的诊断主要依靠培养确诊。

2.粗球孢子菌（coccidioides immitis）

【临床解读】

粗球孢子菌在土壤中及28℃培养时呈丝状菌落，在动物组织及某些体外生长时则呈生孢子的圆形菌体。可引起人和动物的原发性皮肤感染以及继发肺、脑膜、皮肤、脾、骨骼、肌肉、肾上腺、肾和生殖器等感染。多发于北美地区。生活在流行区的人，大多数会被感染，表现为原发性球孢子菌病，多为急性、良性、自限性的呼吸器官疾病，有自愈倾向。但少数可发展为进行性球孢子菌病，此时，则成为慢性、恶性、播散性球孢子菌病，可以侵袭皮肤、内脏和骨骼，严重者可以致命。

3.荚膜组织胞浆菌（histoplasma capsulatum）

【临床解读】

荚膜组织胞浆菌又称为小孢子型组织胞浆菌。本菌在寄生时呈圆形小体，周围有一层荚膜。这种小体常存在于网状内皮组织内。此菌可引起深部真菌病，主要侵犯网状内皮系统和淋巴系统，但也侵犯皮肤和黏膜及其他内脏和肺等器官，为慢性肉芽肿性感染，称为组织胞浆菌病。约95%的患者无临床症状或有自限性，发病的严重程度与直接感染和吸入量有关。除人类可感染外，犬、鼠也可感染。

检测血清中组织胞浆菌抗体，以补体结合试验的敏感性和特异性最高，发病两三周阳性率可达90%。补体结合试验的抗体效价在1∶32以上为阳性，或抗体效价4倍增长为阳性。

4.马尔尼菲青霉菌（penicillium marneffei）

【临床解读】

马尔尼菲青霉菌现更名为马尔尼菲篮状菌，是青霉菌属中唯一的双相型真菌。25℃培养时呈青霉相，37℃是呈酵母相。感染人类可引起皮肤结节、皮下脓肿及周围淋巴结肿大。该菌引起的深部真菌病可累及多个系统，常见于青壮年，起病急，病情凶险，不及时治疗预后不良。

（三）毛霉目真菌（fungi）

【临床解读】

毛霉目真菌广泛分布于土壤、粪便和其他腐败有机物上。少数为寄生菌，引起人和动物感染称毛霉病。毛霉目真菌为条件致病菌，免疫功能低下者易感染，尤其是慢性消耗性疾病，如糖尿病、白血病、长期化疗、用皮质激素的患者易感染。临床上常见到眼眶及中枢神经系统的毛霉病，也可见全身播散性毛霉病，预后较严重。此外，肺部、胃肠道、皮肤黏膜等处均可发生毛霉病。常见的毛霉菌目真菌有毛霉属（milucor）、根霉属（rhizopus）、犁头霉属（absidia）、根毛霉属（rhizomucor）、被孢霉属（mortierella）、共头霉属（syncephalastrum）和瓶霉属（saksenaea）等。

标本来源有皮屑、脓液、血液、痰、尿液、组织或尸检标本等。直接镜检可见粗大菌丝（90°分叉），无隔或少数分隔，壁薄，偶见孢子囊和孢子囊梗。在培养基上生长快速，表面呈棉花样，初为白色，逐渐变为灰色至灰褐色或其他颜色，顶端有黑色小点。

因毛霉目真菌在自然界中到处存在，所以从与外界相通部位采集标本分离出的毛霉目真菌不一定有临床意义，必须从同一部位反复多次（3次以上）分离培养出同一种菌方有诊断价值。

（四）曲霉菌属（aspergillus）

【临床解读】

曲霉菌属属于散囊菌目曲霉菌，其广泛地分布于自然界，一些种属条件致病菌，是白血病及晚期肿瘤患者等继发感染的重要病原菌；少数是致病菌，可引起皮肤、耳、眼或其他组织和器官的感染。主要侵入支气管和肺，引起炎症或坏死，甚至形成真菌球，严重者可引起曲霉败血症，甚至导致死亡。引起的疾病统称为曲霉菌病。目前，在免疫低下患者的条件性系统性真菌感染中，发病率仅次于假丝酵母菌，其中又以烟曲霉最为常见，可寄生于肺内，引起肺结核样症状，是肺曲霉菌病的主要病原菌，也可产生毒素，常可致死。

标本来源有皮屑、眼分泌物、痰、脓液、尿、粪便、组织及尸检标本等。直接镜检可见分枝分隔菌丝，45°分叉，有时可见分生孢子梗、顶囊及小梗。在葡萄糖蛋白胨琼脂培养基上，室温生长迅速，48h后即有大量菌丝及分生孢子头出现。菌落初为白色，不久颜色加深。

除烟曲霉外，临床重要的曲霉菌还有黄曲霉（可引起肺、外耳道、脓皮病样曲霉病，有些可产生黄曲霉毒素，引起中毒或致癌）、构巢曲霉（可引起外耳道、咽喉、肺等的曲霉病，也可产生杂色曲霉毒素）、黑曲霉（除引起曲霉病外，也能产生黑曲霉毒素）、杂色曲霉（可引起皮肤曲霉病，也可因产生杂色曲霉毒素而致肝癌、胃癌）等。

（五）青霉菌属（penicillium）

【临床解读】

1.青霉菌属丝孢目，同曲霉一样，广泛分布于自然界。其绝大多数不致病，有些种为条件致病菌，还有一些种可产生毒素，引起中毒和致癌，只有少数种为致病菌，可引起皮肤、眼等部位感染。有时引起全身播散性感染，如肺、脑、泌尿系统等感染，预后较差。

2.由于青霉菌是实验室最常见的污染菌，所以对首次分离出的青霉菌，特别是对一些与外界相通部位分离出的青霉菌，要慎重对待，可在报告中提示，须临床结合患者症状等综合考虑。从同一部位反复多次（3次以上）分离出同一种菌，结合直接镜检和病理检查，可以最后确诊青霉菌感染。

3.青霉菌常继发于白血病、淋巴瘤等，可引起呼吸道及肺部感染，青霉菌可在肺组织内形成分枝、分隔菌丝，呈放射状生长，能侵犯血管引起栓塞或出血症状。青霉菌也可因变态反应引起过敏性鼻炎及哮喘。许多种青霉菌还可产生真菌毒素，引起人和动物的真菌中毒症。

4.直接镜检可见分枝分隔的菌丝，部分能见到帚状枝（分生孢子梗分枝以上至产孢细胞的整个帚状分枝系统，是鉴别青霉菌的主要依据）。在培养基上青霉菌生长快，初为白色，逐渐变为灰绿色或其他颜色。菌落可呈绒状、絮状、绳状或束状。

（六）暗色孢科真菌（dematiaceae）

【临床解读】

1.暗色真菌（dematiaceousfungi）为一组真菌，因其在培养基上能产生黑色素、形成暗色菌落而得名。暗色真菌通常通过伤口进入皮肤，其临床致病特征为形成疣状结节、斑块、溃疡，发展缓慢，最后形成明显的乳头瘤状赘生损害，患者很少感到疼痛。较典型的两个特征是：皮损边缘清楚；周围由于自身接种可有卫星损害。病变通常局限于一侧肢体的某个部位，但随病变发展最后可侵及整个肢体，也可经淋巴和血行播散至其他部位。

2.本病主要集中在热带地区，但在世界范围内都有散发。裴氏着色真菌、皮炎瓶真菌、疣状瓶真菌和甄氏外瓶真菌等引起人体暗色真菌感染症。裴氏着色真菌和紧密着色真菌可引起皮肤着色真菌病，临床上以疣状或乳头瘤状病损为主要特征。本病常可从淋巴播散，极少数血行播散至脑，转变为系统性暗色丝孢霉病。疣状瓶真菌可以从树皮、土壤等处分离出来，并已被证明是致病菌，该真菌可能是通过皮肤外伤或是微小伤口进入体内引起感染，引起人的皮肤着色真菌病，也有引起血行播散的报道，但极罕见。甄氏外瓶真菌可以引起皮下组织暗色丝孢真菌病，也常引起足菌肿，偶可引起角膜炎。卡氏枝孢菌能引起皮肤着色真菌病，也可引起皮下组织暗色丝孢菌病。

（七）镰刀菌属（fusarium）

【临床解读】

镰刀菌属是常见的污染粮食和饲料的真菌，在一定的环境条件下能产生毒素，可引起人和家畜中毒。镰刀菌可因外伤引起角膜真菌病、真菌肉芽肿，如足菌肿、甲真菌病或创伤感染。在免疫力低下的患者中，镰刀菌感染逐渐增多，深部感染及系统性感染都可发生。

三、真菌（1,3）-β-*D*-葡聚糖检测［fungus（1,3）-β-*D*-glucananalysis］

【参考区间】

1.动态浊度法　＜100.5pg/ml。

2.化学发光法　＜90.00pg/ml。

【影响因素】

（1,3）-β-*D*-葡聚糖检测采用G试验，影响因素包括使用葡聚糖的静脉制剂或纱布等医用材料，含有羧甲基纤维素（盐）的激素（如注射泼尼松龙等），使用纤维素膜进行透析，服用多糖类抗肿瘤药物、菌菇类食物或输注免疫球蛋白，患多发性骨髓瘤，标本脂血，黄疸及污染等。

【临床解读】

（1,3）-β-*D*-葡聚糖是一种广泛存在于真菌细胞壁中的多糖成分，可通过特异性激活鲎变形细胞裂解物中的G因子，激发凝血级联反应，形成凝固蛋白后利用比色法或比浊法进行定量检测，故命名为G试验。侵袭性真菌感染时真菌被吞噬处理后，持续释放（1,3）-β-*D*-葡聚糖，此时检测血液或体液中（1,3）-β-*D*-葡聚糖抗原含量会显著增高。

1.G试验阳性　（1,3）-β-*D*-葡聚糖升高，见于念珠菌、曲霉、镰刀菌、毛孢子菌、枝顶孢霉、暗色真菌、肺孢子菌等感染时，为广谱诊断标记，是真菌感染的一个重要参考指标。但是G试验不能区分真菌种属。

2.G试验阴性　排除侵袭性真菌病的价值大。但隐球菌的细胞壁外有荚膜使β-葡聚糖很难释放出来，感染严重时方能检出。某些真菌感染但G试验呈阴性，如结合菌（头霉属、毛霉属、根霉属），因为结合菌细胞壁不含β-葡聚糖成分。定植菌不会使患者血液的β-葡聚糖升高，G试验呈阴性。

3.动态监测G试验　有助于疗效判断，为了尽量减少假阴性和假阳性，推荐动态连续监测，可每周检测1～2次。

四、半乳甘露聚糖检测（galactomannan analysis）

【参考区间】

1. ELISA 法　血清：＜0.50。

2. 化学发光法　血清：＜0.6ng/ml；肺泡灌洗液：＜0.8ng/ml。

【影响因素】

1. 氧哌嗪/三唑巴坦可能会引发患者血清学 GM 抗原阳性。服用半合成β-内酰胺类药物的患者检测出 GM 阳性，要谨慎用其他诊断方法确定。

2. 半乳甘露聚糖在许多食物中，特别是谷物，谷类制品和奶油甜点中存在。母乳中含高浓度的 GM。因此幼儿要考虑这一因素的影响，并且大多数患者有肠道屏障的改变。任何无临床症状的阳性反应都要谨慎解释。曲霉菌半乳甘露聚糖酶免检测试剂盒不能评估新生儿或幼儿的血清标本。

3. 真菌的其他属如青霉、交链孢霉、白地霉、拟青霉和组织胞浆菌对检测曲霉菌 GM 所用的大鼠 EBA-2 单克隆抗体也表现出反应性。

【临床解读】

半乳甘露聚糖（galactomannan, GM）是曲霉菌细胞壁特有的多糖成分，可以有效反映曲霉菌感染的程度，在血液和无菌体液中检出 GM 是侵袭性曲霉菌感染的重要标志。

曲霉菌感染主要发生在中性粒细胞减少的患者（在抗肿瘤治疗后）和使用免疫抑制剂（器官移植，特别是骨髓移植）或皮质类固醇的患者。

1. 血清中的可溶性 GM 抗原检测可辅助诊断侵袭性曲霉病。

2. GM 抗原检测结果阴性并不能排除侵袭性曲霉菌的诊断，对于高度怀疑侵袭性曲霉菌病的患者每周应进行两次检测。连续检测血清 GM 水平有助于监测病情变化和治疗效果。

3. 无临床症状的阳性反应：侵袭性曲霉病的血清 GM 抗原检测比临床症状和影像学改变出现得早，常在不久后被证实确有或可能有侵袭性曲霉病感染。

第六节　病毒检验

一、呼吸道病毒

呼吸道病毒包括正黏病毒科中的流感病毒、副黏病毒科中的副流感病毒、呼吸道合胞病毒、麻疹病毒、腮腺炎病毒以及腺病毒、鼻病毒、风疹病毒、冠状病毒等。这些病毒主要以呼吸道为侵入门户，引起呼吸道局部病变或伴有全身症状。对于大部分正黏病毒和副黏病毒感染的诊断是通过临床观察、细胞培养及分子诊断，血清学方法只能起辅助作用。

（一）流行性感冒病毒（influenza virus）

【临床解读】

1.流感是对人类健康威胁最大的传染病之一。分甲（A）、乙（B）、丙（C）3型。具有传染性强、发病率高、流行面广及病死率高等特点。多发于冬春季。

2.流感病毒的毒粒结构由外至内可分为3层，最外层为双层类脂质包膜。中间层为类脂膜下面的基质蛋白（M1）形成的球形蛋白壳，具有维持病毒外形及保护核衣壳的作用。最内层即裹在蛋白质壳内的核衣壳，呈螺旋对称，由病毒负链RNA和核蛋白组成核糖核蛋白体，并含3种RNA聚合酶。外层类脂质包膜来自病毒复制的宿主细胞，含有宿主细胞膜成分。包膜上散布着形态不一的蛋白突起，其中一种能凝集红细胞，称为血凝素（hemaggluti-nin，HA），另一种能使病毒颗粒从凝集的红细胞表面释放出来，称为神经氨酸酶（neleraminidase，NA）。流感病毒不断引起流感流行，主要是其HA和NA的抗原性容易发生变异所致，病毒逃避免疫系统的记忆识别所产生的抗原性变异与其HA抗原特性及结构改变关系密切。抗原性变异幅度的大小直接影响流感流行的规模。根据甲型流感病毒表面抗原HA和NA结构及其基因特性的不同又分为若干亚型，至今已发现甲型流感的HA有16个亚型（H1～H16），NA有10个亚型（N1～N10）。

3.流感病毒首先感染人的鼻黏膜纤毛上皮细胞，进而侵犯气管及支气管，若宿主未曾被类似毒株感染过，体内没有相应抗体，则病毒随即进入细胞，在4～6h复制，释放大量感染性病毒感染邻近细胞，引起进行性感染，在1～2d引起呼吸道的广泛炎症。流感的病程通常为数天，但少数抵抗力弱的患者因病毒向下呼吸道扩散，可引起间质性肺炎。流感综合征在开始时表现为突发性头痛、发热、寒战以及干咳，随后出现高热、肌肉痛、不适和畏食等症状。而在儿童中则以胃肠道综合征为主。在新生儿可引起更严重的感染。流感的全身中毒症状是由于呼吸道黏膜被破坏时，部分病毒及其产物（如HA、NA等）进入血液所造成的。流感引起死亡多为继发性细菌感染或体质弱并患有其他慢性病的患者。流感病毒可引起孕妇原发性病毒性肺炎，是否影响胎儿发育尚不清楚，心血管疾病患者患流感后易并发肺炎，在肺功能不全时常合并肺炎。

4.流感主要经飞沫及接触传播。主要传染源是患者和隐性感染者，从潜伏期末到发病的急性期（约7d）均有传染性。在发病初期1～3d患者鼻咽部分泌物中含有大量病毒，此时传染性最强。随着体温下降，排毒量减少，少数患者在发病后第7天仍可分离到病毒。人群对病毒普遍易感。新亚型的流行可发生于任何季节，在温带及寒带地区，主要发生于冬春季，在我国流感流行存在南北地区差异，在长江以南，主要发生在冬春季和夏季，而长江以北则主要发生在冬季。

5.随着流感病毒的抗原演变，在流行病学上也出现了一些新的特征。有效的流感监测对流感预防和控制有着极为重要的意义。通过监测可以了解到流感发生的地点、时间及有何种流感病毒流行、病毒活力的强弱。流感病毒不断引起流行，主要是其血凝素（HA）和神经氨酸酶（NA）的抗原性容易发生变异所致。抗原性变异幅度的大小直接影响流感流行的规模，可分析流行株的抗原特征，评估控制措施的效果，还可根据监测资料推荐控制流感的方法等。流感监测包括疾病监测和病毒学检测等方面。疾病监测主要是确定疾病流行的程度及严重性，区分流感和流感相似疾病，而病毒学检测，则可为研制新疫苗提供依据。规范实验方法及建立快速诊断技术是流感监测中的关键。

6.流感病毒对热、日光、紫外线敏感，56℃，30min 可将其灭活。在 pH 低于 3.0 或高于 10.0 时感染力会很快被破坏。流感病毒对氯仿、乙醚、丙酮、乙醇等有机溶剂及氧化剂，如高锰酸钾、升汞、碘酒和卤素化合物等也敏感。流感病毒流行时，在公共场所每 100m³ 空间，用 2～4ml 乳酸加 10 倍水混匀、加热熏蒸，能灭活空气中的流感病毒。

7.疫苗接种可降低发病率，但必须与流行毒株型别基本相同。WHO 根据以下三种数据确定每年推荐的流感疫苗株：①世界范围内分离的流行病毒株基因及抗原分析资料；②流行病学和病毒学数据确定是否有新的毒株在疾病暴发中出现；③已有疫苗株是否可诱导机体产生针对新发现毒株的抗体反应。

8.流感治疗至今尚无特效疗法，抗流感病毒药物，如神经氨酸酶抑制剂奥司他韦（Oseltamivir，达菲）和离子通道 M2 阻滞药金刚烷胺（Amantadine）和金刚乙胺（Rimantadine）、甲基金刚烷胺、利巴韦林及扎那米韦等有一定的治疗作用。此外，干扰素滴鼻及中草药板蓝根、大青叶等有一定疗效。

9.流感病毒的诊断

（1）病毒分离：病毒分离是唯一能发现新毒株的方法，采集标本的时间以发病头 5d 为宜，鼻咽分泌物作为病毒分离的标本，阳性检出率高于其他标本。

（2）快速诊断：取患者鼻咽部分泌物直接检查病毒抗原，采用分子生物学方法检测流感病毒核酸。

（3）血清学诊断方法：特异性 IgM 抗体检测：采用 ELISA 或 IFA 检测，有助于近期感染诊断。

（二）禽流感病毒（avian influenza virus，AIV）

【临床解读】

1.禽流感病毒是引起禽流感的病原体，根据国际兽疫局（OIE）制定的标准，分为低致病性、中致病性和高致病性 3 类。根据禽流感病毒包膜表面刺突（血凝素H和神经氨酸酶N）抗原性不同，分为16个H亚型（H1～H16）和10个N亚型（N1～N10）。目前发现最易感染人类的高致病性禽流感病毒亚型有H5N1、H9N2、H7N7、H7N2、H7N3、H7N9等，其中感染H5N1亚型的患者病情严重，致死率高。

2.禽流感是由禽流感病毒（甲型流感病毒的一种亚型）引起的传染性疾病，被国际兽疫局定为甲类传染病，又称真性鸡瘟或欧洲鸡瘟。1997年之前没有禽流感病毒感染人类的报道。1997年5月，我国香港特别行政区1例3岁儿童死于不明原因的多器官衰竭，同年8月经美国疾病预防和控制中心以及WHO荷兰鹿特丹国家流感中心鉴定为禽甲型流感病毒A（H5N1）引起的人类流感。这是世界上首次证实流感病毒H5N1亚型感染人类。感染H5N1者预后较差，其他影响预后的因素还包括患者年龄，是否有基础性疾病，治疗是否及时以及是否发生并发症等。

3.禽流感主要在鸟类中间传播，传染源主要是鸡、鸭，特别是感染了H5N1的鸡，世界上带禽流感病毒的鸟类达88种之多，偶可通过呼吸道、消化道、皮肤损伤和眼结膜等多种途径传播给人。

4.禽流感的临床表现与人类流行性感冒相似，主要为发热、流涕、鼻塞、咳嗽、咽痛、头痛、全身不适。部分患者可有恶心、腹痛、腹泻、稀水样便等消化道症状。但人禽流感症状重、并发症多、病死率高，疫苗接种无效，与普通流感有一定区别。

5.禽流感病毒是囊膜病毒，对去污剂等脂溶剂比较敏感，没有超常的稳定性，对病毒本身的灭活并不困难。在野外条件下，禽流感病毒常从病禽的鼻腔分泌物和粪便中排出，病毒受到这些有机物的保护极大地增加了抗灭活能力。禽流感病毒可以在自然环境中，特别是凉爽和潮湿的条件下存活很长时间。粪便中病毒的传染性在4℃条件下可以保持长达30～50d，20℃时为7d。

6.禽流感的预防措施

（1）加强禽类疾病的监测，一旦发现禽流感疫情，动物防疫部门立即按有关规定进行处理。

（2）加强对密切接触禽类人员的监测。当这些人员中出现流感样症状时，应立即进行流行病学调查，采集病人标本并送至指定实验室检测，以进一步明确病原，同时应采取相应的防治措施。

（3）接触人禽流感患者应戴口罩、戴手套、穿隔离衣。接触后应洗手。

（4）要加强检测标本和实验室禽流感病毒毒株的管理，严格执行操作规范，防止医院感染和实验室的感染及传播。

（5）注意饮食卫生，不喝生水，不吃未熟的肉类及蛋类等食品；勤洗手，养成良好的个人卫生习惯。

（6）药物预防，对密切接触者必要时可试用抗流感病毒药物或按中医药辨证施治。

（7）不要去疫区旅游。

（8）重视高温杀毒。

7.禽流感的治疗措施

（1）对疑似和确诊患者应进行隔离治疗。

（2）对症治疗，可应用解热药、缓解鼻黏膜充血药、止咳祛痰药等。儿童忌用阿司匹林或含阿司匹林及其他水杨酸制剂的药物，避免引起儿童Reye综合征。

（3）抗流感病毒治疗，应在发病48h内试用抗流感病毒药物，如神经氨酸酶抑制剂奥司他韦（oseltamivir，达菲）和离子通道M2阻滞药金刚烷胺和金刚乙胺。

8.禽流感的预防措施

（1）加强禽类疾病的监测，一旦发现禽流感疫情，动物防疫部门立即按有关规定进行处理。

（2）加强对密切接触禽类人员的监测。当这些人员中出现流感样症状时，应立即进行流行病学调查，采集患者标本并送至指定实验室检测，以进一步明确病原，同时应采取相应的防治措施。

（3）接触人禽流感患者应戴口罩、戴手套、穿隔离衣。接触后应洗手。

（4）要加强检测标本和实验室禽流感病毒毒株的管理，严格执行操作规范，防止医院感染和实验室的感染及传播。

（5）注意饮食卫生，不喝生水，不吃未熟的肉类及蛋类等食品；勤洗手，养成良好的个人卫生习惯。

（6）药物预防，对密切接触者必要时可试用抗流感病毒药物或按中医药辨证施治。

（7）不要去疫区旅游。

（8）重视高温杀毒。

（9）及早使用中医药治疗，清热、解毒、化湿、扶正祛邪。

（三）甲型H1N1流感病毒（A/H1N1 influenza virus）

【临床解读】

1. 2009年3月，在美国和墨西哥发生人感染猪流感病毒疫情，造成人员死亡，世界卫生组织初始将此次流感疫情称为"人感染猪流感"，但随着对疫情性质的深入了解，现已将其重新命名为"甲型H1N1流感"。研究发现，此次疫情的病原为变异后的新型甲型H1N1流感病毒，该毒株包含有猪流感、禽流感和人流感三种流感病毒的基因片段，可在人间传播。

2.甲型H1N1流感是由新型H1N1流感病毒引起的一种具有高度传染性的急性呼吸道疾病，可以通过飞沫、气溶胶、直接接触或间接接触传播，人群普遍易感。

传染期为发病前1d至发病后7d。若患者发病7d后仍有发热症状，提示仍具有传染性。儿童，尤其是幼儿，传染期可能长于7d。临床症状与流感相似，包括发热、咳嗽、咽痛、躯体疼痛、头痛、畏寒和疲劳等。有些人还会出现腹泻和呕吐，甚至引起严重疾病（肺炎和呼吸衰竭）和死亡。

3.实验室检查

（1）外周血象，白细胞总数一般不高或降低，重症患者多有白细胞总数及淋巴细胞减少，并有血小板降低。

（2）血清学诊断：可采用免疫学方法检测抗原或抗体。

（3）反转录-聚合酶链反应（RT-PCR）：具有简便、快速、灵敏和特异性强等特点，是目前甲型H1N1病毒基因检测和分子流行病学调查的主要检测方法。

（4）病毒分离：从患者呼吸道标本中（咽拭子、口腔含漱液、鼻咽或气管吸出物、痰或肺组织）分离甲型H1N1病毒。常用方法有鸡胚接种法和细胞培养法，较敏感，但需要2～3周时间。

4.人感染甲型H1N1流感病毒的诊断标准：人感染甲型H1N1流感应注意与流感、禽流感、上感、肺炎、SARS、传染性单核细胞增多症、巨细胞病毒感染、军团菌肺炎、衣原体或支原体肺炎等相鉴别。

（1）医学观察病例：曾到过疫区，或与甲型H1N1流感患者有密切接触史，1周内出现流感临床表现者。列为医学观察病例者，对其进行7d医学观察（根据病情可以居家或医院隔离）。

（2）疑似病例：曾到过疫区，或与甲型H1N1流感患者有密切接触史（也可流行病学史不详），1周内出现流感临床表现，呼吸道分泌物、咽拭子、痰液、血清H亚型病毒抗体阳性或核酸检测阳性。

（3）临床诊断病例：被诊断为疑似病例，且与其有共同暴露史的人被诊断为确诊病例者。

（4）确诊病例：从呼吸道标本或血清中分离到特定病毒，RT-PCR对上述标本检测有甲型H1N1流感病毒RNA存在，经测序证实，或两次血清抗体滴度4倍升高者。

5.甲型H1N1流感的个人预防措施：养成良好的个人卫生习惯，充足睡眠，勤于锻炼，减少压力，足够营养；避免接触流感样症状（发热，咳嗽，流涕等）或肺炎等呼吸道疾病患者；注意个人卫生，经常使用肥皂和清水洗手，尤其在咳嗽或打喷嚏后；避免前往人群拥挤场所；咳嗽或打喷嚏时用纸巾遮住口鼻，然后将纸巾丢进垃圾桶；如在境外出现流感样症状（发热，咳嗽，流涕等），应立即就医（就医时应戴口罩），并向当地公共卫生机构和检验检疫部门说明，注意室内保持通风等。

6.甲型H1N1流感的治疗：主要是综合对症支持治疗，注意休息、多饮水、注意营养，密切观察病情变化，发病初48h是最佳治疗期。药物治疗，可选用奥司他韦（Oseltamivir，达菲），对金刚烷胺和金刚乙胺耐药。中医辨证治疗，常用中成药有莲花清瘟胶囊、银黄类制剂、双黄连口服制剂、霍香正气制剂及清开灵、血必净等。

（四）SARS冠状病毒（SARS-CoV）

【临床解读】

1.冠状病毒为正链单股RNA病毒，含包膜。2002年底在我国广东省首先发现临床上类似肺炎的病例，称为"传染性非典型肺炎"（infectious atypical pneumonia）。2003年3月WHO命名为"严重急性呼吸系统综合征"（severe acute respiratory syndrome，SARS），同年4月正式确认冠状病毒的一个变种是引起SARS的病原体，称之为SARS冠状病毒（SARS-CoV）。

2.不同实验室的基因测序结果显示，SARS-CoV的基因序列基本一致。与已知人类冠状病毒基因同源性较低，与动物冠状病毒基因同源性较高。SARS-CoV可能是一个比较稳定的病毒，有利于宿主针对病毒产生特异性抗体，降低复发感染的可能，并增加疫苗研制的可行性，但也提示病毒随传代毒力降低的可能性减小，给控制SARS的流行增加了难度。

3.SARS-CoV易受各种理化因子的影响。对乙醚和乙醇敏感，紫外线照射、甲醛、高锰酸钾、去污剂可使病毒灭活。在痰、粪便、尿液和血液中，该病毒能长时间保持活力。在24℃条件下，在痰和粪便中可存活5d，在尿液中可存活10d，血液中可存活15d。在室内条件下，在物体表面可存活3d。56℃加热30min或100℃加热10min可杀死病毒。

4.传染源主要是患者，潜伏期患者传染可能性很小，治愈患者没有排毒现象，不存在传染性。在SARS流行早期，平均每个患者能传染2～4个健康人，即SARS的基本传染数约为3，但不同患者传播能力不同，有的患者排毒量大，排毒时间长，特别是咳嗽症状明显、行气管插管术时喷出飞沫量多者，可能是最危险的传染源。SARS主要通过近距离飞沫传播，这是医务人员受感染的主要途径。也可通过手接触患者呼吸道分泌物，经口、鼻、眼传播。此外，亦可能存在粪－口途径传播。

5.所致严重急性呼吸系统综合征（SARS）主要临床表现为起病急，以发热为首发症状，可伴有头痛、关节和肌肉酸痛、乏力、腹泻；常无上呼吸道卡他症状；可有咳嗽，多为干咳、少痰，偶有血丝痰；可有胸闷，严重者出现呼吸困难，进而发展为急性呼吸窘迫综合征、免疫功能低下和全身继发性感染。治疗不及时会危及患者生命。

6.患者发病7d内血清中通常检测不到抗SARS抗体。10～14d后，IgM和IgG抗体出现，并且IgM很快达到高峰。2个月后，约有1/2患者仍可检出IgM，IgG则达到高峰。3个月后，IgM基本消失，但IgG仍维持高水平，提示IgG可能是保护性抗体。

（五）副流感病毒（parainfluenza virus）

【临床解读】

副流感病毒是引起儿童和成人呼吸道感染的一类较重要病原体。当时根据新发现病毒生物学性质和其引起类似流感样症状的特点定名为副流感病毒，分4型。通常它在成年人中引起的疾病较轻，在儿童中有可能引起严重后果。1型和2型可以在2～6岁的儿童中引起哮吼（喉器官支气管炎）；3型是引起2岁以下儿童支气管炎的重要原因，感染高峰在春秋季。引起的局部免疫反应不牢固。4型引起的病症较轻，多引起成人和儿童的上呼吸道感染，通常不引起肺炎。

（六）呼吸道合胞病毒（respiratory syncytial virus，RSV）

【临床解读】

1. RSV是婴幼儿病毒性肺炎和毛细支气管炎的主要病原因子，人们早已认识到RSV会在幼儿园引起流行。它还能引起成年人特别是老年人的感染。RSV感染者是重要的传染源，发病早期住院患儿大量排出RSV，排毒时间可持续3周以上。最有效的传播方式是与患儿密切接触，在院内感染的主要传播途径是通过手→眼和手→鼻途径。

2. 我国RSV感染的特点是：①仍主要在婴儿中流行，＜1岁组发病率最高，1岁组次之，随年龄增长发病率下降；②南方、北方均可暴发流行，在南方多发生在春夏季，在北方多发生于冬春季；③常出现一种特殊的临床类型——流行性喘憋性肺炎，可致部分患儿死亡。

3. RSV感染所产生的免疫是很短和不完全的，无论其抗体水平和以前的感染次数如何，所产生的抗体只有部分保护作用。

4. RSV的病原学诊断主要是病毒分离，RT-PCR直接检测患者鼻咽分泌物中的RSV核酸，免疫荧光法检测患者鼻咽分泌物脱落细胞中的RSV抗原等，其中后一种方法是WHO推荐的快速诊断方法。

（七）麻疹病毒（measeles virus）

【临床解读】

1. 麻疹病毒是麻疹的病原体。麻疹曾是儿童时期最常见的急性传染病，在易感人群中的发病率几乎达100%，常因发生并发症而致命。自广泛应用麻疹减毒活疫苗后发病率大幅下降，发病年龄有后移现象，成人（17～25岁多见）麻疹较以往增多，临床表现明显不同于儿童麻疹，症状不典型。麻疹病毒还与亚急性硬化性全脑炎的发生有关。

2. 麻疹自然感染，一般可获得牢固免疫。减毒活疫苗主动免疫后抗体的持久性不如自然感染，一般持续 10 ～ 15 年，与减毒疫苗的减毒程度有关。

3.病原学诊断有病毒分离、核酸扩增、ELISA等血清学方法。

（八）腮腺炎病毒（mumps virus）

【临床解读】

1.腮腺炎病毒是流行性腮腺炎的病原体。人是其唯一宿主，但病毒可感染其他动物。病毒通过飞沫或唾液污染的食物、玩具传播。潜伏期2 ～ 3 周。临床表现为一侧或双侧腮腺肿大，若无合并感染，病程经1 ～ 2 周自愈。有时可引起睾丸炎、卵巢炎、无菌性脑膜炎或获得性耳聋等，是导致男性不育和儿童期获得性耳聋的常见原因。

2.不论何种类型的感染，均能获得持久的免疫力。

3.典型病例无须实验室检查。若怀疑是由其引起的无菌性脑膜炎，可取患者唾液或脑脊液进行病毒分离、血清学试验或分子生物学方法检测其特异性基因片段。

（九）腺病毒（adenovirus）

【临床解读】

1.腺病毒分布十分广泛，能侵犯呼吸道、眼结膜、淋巴组织、胃肠道和泌尿道，少数型别对动物尚有致癌性。主要通过呼吸道、眼结膜或胃肠道传播，引起婴幼儿上呼吸道感染、急性眼结膜炎、流行性角膜结膜炎，少数可引起病毒性原发性肺炎、腹泻、尿道炎、宫颈炎等。

2.病后机体产生的相应抗体对同型病毒有保护作用。

3.腺病毒耐酸、耐乙醚。紫外线30min或56℃、30min可被灭活。病原学诊断有病毒分离、分子生物学方法、血清学试验等（急性期和恢复其抗体滴度有4倍以上升高有诊断意义）。

（十）风疹病毒（rubella virus）

【临床解读】

1.风疹又称"德国麻疹"或三日疹，是病毒性出疹的感染性疾病，经呼吸道传播。人群对其普遍易感，但25%不出现症状。在儿童及青少年中通常为亚临床或轻微表现。症状通常为发热、斑丘疹，伴淋巴结肿大。妊娠期感染，尤其是头3个月，易垂直传播，可导致胎儿死亡、先天性畸形或先天性风疹综合征如先天性心脏病、耳聋、失明和精神发育迟滞。因此，育龄妇女及学龄前儿童应接种风疹疫苗。一般感染一次后能获得终身免疫，但也并非所有IgG抗体均可维持终身成为保护性抗体，血液中风疹病毒IgG抗体检测是目前多数医院开展的优生优育检测项目，抗体阴性者最好选择重新接种风疹疫苗。

2.早期检测风疹病毒感染相当重要。目前常用的方法是血清学试验，检测血清中特异性IgM和IgG抗体。初次感染风疹的患者，IgG和IgM抗体的出现与临床症状和体征的出现相关。IgM抗体在症状和体征出现后几天即可检测到，7～10d达到峰值。在之后的四五周，这些抗体的浓度迅速下降，直至临床上检测不到的水平。而在之后的7～21d，IgG抗体迅速生成，然后保持稳定或逐渐下降。被动免疫的IgG的半衰期约为1个月，因此人出生后的头3～5个月总体IgG水平下降，之后，婴儿开始产生自己的IgG，IgG水平就又会升高。患者血样中出现IgM抗体说明最近感染过风疹病毒，在多数情况下，感染就发生在上个月。与出生后感染风疹的患者相比，受感染的婴儿可持续数月产生特异性IgM抗体，后者成为此期间的主要抗体。

3.建议同时检测新生儿及其母亲的血样。新生儿血清中出现IgM抗体才能考虑为胎传感染。另外，如果婴儿的确是胎传感染，则其IgM与IgG抗体水平会持续或升高；若抗体来自母亲，其抗体水平的下降会与其半衰期相一致。检测不到风疹病毒IgM抗体并不能排除最近或目前的风疹病毒感染，应在5～7d后再次采样，重新测定。对免疫抑制患者的血清学结果必须慎重解释。另外，某些抗核抗体会导致假阳性反应。

（十一）鼻病毒（rhinovirus）

【临床解读】

鼻病毒耐乙醚，对酸敏感，pH3.0迅速失活，该特性可与肠道病毒区别。鼻病毒通过飞沫传播，在感染后2～4d，鼻分泌物含大量病毒，传染性强。1/3的成人普通感冒是由其引起。除卡他症状外，有时伴有低热。婴幼儿可引起支气管炎或支气管肺炎。不感染胃肠道。

（十二）新型冠状病毒（2019-nCoV或SARS-CoV-2）

【临床解读】

1.新型冠状病毒为单股正链RNA病毒，属于冠状病毒科β属。该病毒与SARS、MERS同属于冠状病毒科，在基因序列上具有高度的同源性，属于另外的一个亚群分支。2020年1月世界卫生组织将该病毒命名为2019新型冠状病毒（2019-nCoV），将该病毒所致的肺炎称为新型冠状病毒肺炎（COVID-19），2020年2月国际病毒分类委员会将该病毒命名为SARS-CoV-2。该病毒在传播过程中不断变异，产生了多种变异株，如阿尔法（Alpha）、德尔塔（Delta）、奥密克戎（Omicron）等。不同变异株的传播能力、致病力和免疫逃逸能力有所不同。

2.新型冠状病毒的传播途径一般分为3种，呼吸道飞沫传播、密切接触传播和气溶胶传播。病毒可以通过患者咳嗽、打喷嚏、说话时产生的飞沫进入易感者的呼吸道黏膜；或与患者密切接触时，通过直接接触或接触被病毒污染的物体表面后触摸口鼻眼等黏膜部位；同时，在相对封闭的环境中，长时间暴露于高浓度气溶胶情况下可能发生传播。该病毒为人群普遍易感，老年人、有慢性基础疾病者、免疫功能缺陷或减退者、肥胖人群、晚期妊娠和围产期女性、重度吸烟者等是重型/危重型高危人群。该病毒的潜伏期一般为1～14d，多为3～7d，其中奥密克戎（Omicron）变异株平均潜伏期缩短，为2～4d。

3.新冠病毒感染的临床表现多样，可分为无症状感染、轻型、中型、重型和危重型。无症状感染者感染后无明显临床症状，但核酸检测呈阳性。轻型以发热、干咳、乏力为主要表现，少数患者伴有鼻塞、流涕、咽痛、腹泻等症状，影像学检查未见肺炎表现。中型：发热、呼吸道症状等，影像学可见肺炎表现。重型符合下列任何一条：出现气促，呼吸频率≥30次/分；静息状态下，吸空气时指氧饱和度≤93%；动脉血氧分压（PaO$_2$）/吸氧浓度（FiO$_2$）≤300mmHg；临床症状进行性加重，肺部影像学显示24～48h病灶明显进展＞50%者。危重型符合以下情况之一者：出现呼吸衰竭，且需要机械通气；出现休克；合并其他器官功能衰竭需ICU监护治疗。

4.新冠病毒感染的诊断一般分为疑似病例和确诊病例。疑似病例：结合流行病学史和临床表现综合判断，流行病学史包括发病前14d内有病例报告社区的旅行史或居住史、接触过新型冠状病毒感染的患者、聚集性发病等；临床表现包括发热和（或）呼吸道症状等新冠肺炎相关临床表现、具有新冠肺炎影像学特征、发病早期白细胞总数正常或降低，淋巴细胞计数正常或减少等。确诊病例：疑似病例具备以下病原学或血清学证据之一者：实时荧光RT-PCR检测新型冠状病毒核酸阳性；病毒基因测序，与已知的新型冠状病毒高度同源；新型冠状病毒特异性IgM抗体和IgG抗体阳性；新型冠状病毒特异性IgG抗体由阴性转为阳性或恢复期IgG抗体滴度较急性期呈4倍及以上升高。

5.多数新冠病毒感染患者的预后良好，少数患者病情危重。影响预后的因素包括患者的年龄、基础疾病、病情严重程度等。部分患者出院后可能存在一些后遗症，如乏力、嗅觉和味觉障碍、肺功能减退等，需要进行康复治疗和随访。

（十三）人偏肺病毒（human metapneumovirus，HMPV）

【临床解读】

1.人偏肺病毒是一种引起急性呼吸道感染的常见病毒，属于肺炎病毒科、偏肺病毒属。2001年，荷兰科学家首次从儿童呼吸道感染样本中分离出该病毒，但血清学研究表明，它已在人类中存在超过60年。人偏肺病毒是一种有包膜的单股负链RNA病毒，病毒颗粒呈多形性球体，平均直径约200nm。该病毒对热敏感，60℃下30min可灭活，对乙醚、氯仿等有机溶剂及多种消毒剂（如含氯消毒剂、碘伏等）敏感。

2.人偏肺病毒一般通过飞沫传播、接触传播和气溶胶传播，潜伏期一般为3～9d，多为3～6d，全人群普遍易感，但症状严重程度因人而异，一般5岁以下儿童、老年人和免疫功能低下者为高危人群。该病毒全年均可检出，但冬末和春初是高发季节，可在人群密集场所引起暴发流行，因该病毒感染后产生的机体免疫保护时间短，容易造成多次感染。

3.人偏肺病毒感染大多为轻型感染，多表现为上呼吸道感染症状，如发热、咳嗽、鼻塞、流涕、声音嘶哑等，多数为自限性，1～2周自愈；高危人群可能发展为下呼吸道感染（如肺炎、支气管炎），表现为呼吸困难、持续高热、血氧饱和度下降等。目前该病毒感染尚无特效抗病毒药物和疫苗，治疗以对症支持为主，预防以常规呼吸道传染病措施为主。

4.人偏肺病毒的检测主要依靠病毒核酸检测，可采集鼻咽拭子、咽拭子、痰液等标本，通过荧光定量PCR或病毒基因测序检测HMPV核酸；也可进行病毒抗原检测，但灵敏度低于核酸检测，适用于早期筛查。

二、肠道病毒

肠道病毒是一大群寄居于人消化道并在肠道细胞内增殖的病毒，主要有72个型别。主要有脊髓灰质炎病毒、柯萨奇病毒、埃可病毒及新型肠道病毒68～71型等。临床表现多样。经粪-口途径传播。病毒经消化道侵入，先在肠道细胞内增殖，但所致疾病多在肠道外，包括中枢神经、心肌损害及皮疹等。急性胃肠炎病毒感染的症状相似，多产生急性呕吐和腹泻，但通常较轻且是自限性的，并不引发炎症，也不发生出血性腹泻。

（一）脊髓灰质炎病毒（poliovirus）

【临床解读】

1.脊髓灰质炎病毒是脊髓灰质炎的病原体。病毒侵犯脊髓前角运动神经细胞，引起暂时性或弛缓性肢体麻痹，故亦称小儿麻痹症，多见于儿童。主要通过粪-口途径传播，粪便中排毒量大，人群普遍易感，但临床上95%以上为隐性感染，部分患者有轻度上呼吸道或肠道感染症状，出现神经系统症状者仅占极少数。

2.病后对同型病毒具有牢固的免疫力。由于不同型间具有部分共同抗原，所以对异型也有低滴度保护力。我国自1986年实行2月龄小儿开始连服3次三价口服脊髓灰质炎减毒活疫苗（TOPV）后，脊髓灰质炎的发病率持续下降。

3.病原学诊断有病毒分离，分子生物学方法如核酸杂交、PCR、寡核苷酸指纹图谱、限制性酶切片段多态性（RFLP）分析等，血清学试验急性期和恢复其抗体滴度有4倍以上升高有诊断意义。

（二）柯萨奇病毒（Coxsackievirus，CV）A、B组

【临床解读】

1.CV的生物学形状与脊髓灰质炎病毒基本类似，隐性感染多见，表现为轻微

上呼吸道感染或腹泻症状。偶尔侵犯中枢神经系统，损害脊髓前角运动神经细胞，引起弛缓性肢体麻痹，但一般较脊髓灰质炎轻。B组柯萨奇病毒能引起病毒性心肌炎，新生儿感染后引起的心肌炎病死率高。CV还能引起肌肉系统疾病，如流行性肌痛、多发性肌炎、皮肌炎；在夏季能引起广泛的发热型感冒和咽痛，并可导致肺炎；CVA24能引起传染性极强的急性出血性结膜炎；CVA9、CVA16常致手足口病（在这些部位出现以溃疡性疱疹为特征的综合征）；柯萨奇病毒还可能是1型糖尿病的病原体。

2.病原学诊断有病毒分离、血清学试验抗体滴度有4倍以上升高，或一次血清抗体检测滴度＞1∶320有诊断意义，还可采用化学发光法检测特异性IgM、IgG抗体。分子生物学方法有膜相核酸杂交、原位杂交、PCR等。

（三）埃可病毒（ECHO virus）

【临床解读】

埃可病毒（entericcytopathogenic human orphan virus，ECHO），理化性质与脊髓灰质炎病毒和柯萨奇病毒类似，是20世纪50年代初期在脊髓灰质炎流行期间，偶尔从健康儿童的粪便中分离出来的。在下列情形时必须考虑到ECHO病毒：无菌性脑膜炎在夏季流行时；有红疹的发热病（尤其是幼儿）在夏季流行时；暴发性婴幼儿腹泻，但不能发现致病性肠道菌时。

（四）轮状病毒（rotavirus，RV）

【临床解读】

1.轮状病毒分A～F共6群。其中A、B、C3群可感染人。所致婴幼儿腹泻是儿童仅次于呼吸道感染的第二位常见多发病，也是婴幼儿死亡的主要原因之一。发病集中在2岁以内，又以6月龄至1岁婴幼儿最多。起病急，症状主要有呕吐、腹泻、水样便，排便较急、量多、无脓血。轮状病毒胃肠炎引起的障碍不在于肠道分泌功能，而在于肠道吸收功能。感染一般局限于肠道，除引起腹泻外很少在其他疾病中发现RV。

2.本病传染性强，家庭内和医院内传播迅速。大多经粪-口途径传播。急性期患者粪便中含有大量病毒，起病后第3～4天排出多，排毒最长可达23d。因此，当患者被怀疑是由于病毒性胃肠炎住院时应采取适当措施防止传染。轮状病毒对理化因子的作用有较强的抵抗力。耐酸、耐碱，耐乙醚、氯仿、反复冻融和超声波处理。粪便中的轮状病毒可在外环境中存活数日乃至数周。不耐热，50℃、30min后感染性消失90%。可被氯气、臭氧、过氧乙酸、70%～90%乙醇、碘、酚等灭活。

3.临床实验室最常用的诊断方法是通过各种酶免疫方法鉴定病毒的抗原和RT-PCR检测核酸。

（五）诺如病毒（Noro virus）

【临床解读】

曾被称为诺瓦克病毒，是一种属于杯状病毒科的RNA病毒，诺如病毒根据基因结构特征可分为至少7个基因群GI-GVII，其中GI、GII和GIV可感染人类，是引起急性胃肠炎的常见病原体。抵抗力强，$0 \sim 60℃$均可存活，耐酸、耐碱、75%乙醇消毒无效。具有高度的传染性，容易在学校、托幼机构等相对封闭的环境中引起暴发。传播途径多样，主要包括：气溶胶传播、接触传播、食源传播、水源传播。感染后通常$24 \sim 48h$出现症状，潜伏期为$12 \sim 48h$，主要症状包括：腹泻、呕吐、胃痛、发热，成人多以腹泻为主，而儿童更容易出现呕吐。此外，一些患者还可能出现恶心、腹痛、头痛、畏寒和肌肉疼痛等症状。诊断主要依靠临床表现和实验室检查。实验室检查是诊断的重要手段，常用的检查方法有免疫法检测诺如病毒抗原，RT-PCR法检测诺如病毒核酸。

（六）肠道病毒71型（enterovirus type71，EV71）

【临床解读】

1.肠道病毒71型（EV71）是一种单股正链RNA病毒，属于小RNA病毒科（Picornaviridae）肠道病毒属（Enterovirus），A组EV，具有明显的嗜皮肤和嗜神经特性。病毒呈无包膜、二十面体结构，直径为$20 \sim 30nm$，基因组大小约为7.4kb。病毒的编码区域分为P1、P2和P3三部分，分别编码结构蛋白（如VP1、VP2、VP3、VP4）和非结构蛋白。肠道病毒EV71对酸、热和干燥环境耐受性强，可在污水中存活$3 \sim 5d$，对酒精和普通清洁剂不敏感，但对含氯消毒剂（如漂白水）敏感。

2. EV71主要通过粪-口途径传播，也可通过飞沫、直接接触或接触污染物品传播。该病毒感染全年散发，春夏季高发，尤其在温暖潮湿的环境中传播更快，常见于托幼机构等密集场所，主要感染5岁以下儿童，尤其是3岁以下婴幼儿；成人因免疫系统较成熟，感染较少。

3. EV71感染潜伏期一般为$2 \sim 10d$，平均$3 \sim 5d$。轻型的感染临床表现为发热（$38 \sim 39℃$）、口腔黏膜疱疹或溃疡（疼痛明显）、手足臀部红斑或疱疹，部分患儿仅表现为疱疹性咽峡炎，多数病例$1 \sim 2$周自愈，无后遗症。1%～3%的患儿可发展为重症，表现为脑炎、脑膜炎、急性弛缓性麻痹，甚至神经源性肺水肿或心肺衰竭。目前无特效抗病毒药物，治疗以对症支持为主。

4. EV71可通过咽拭子、粪便或疱疹液检测病毒核酸（PCR）或分离病毒，也可通过血清学进行快速抗原筛查，检测特异性IgM或IgG抗体，但灵敏度较低，需结合临床判断。

5.肠道病毒71型（EV71）是一种重要的儿童致病性病毒，主要引起手足口病和中枢神经系统感染。虽然多数感染为轻症，但重症病例可能危及生命或导致严重后遗症。预防措施和疫苗接种是控制EV71感染的关键。

三、肝炎病毒（hepatitis virus）

【临床解读】

肝炎病毒是一组以肝细胞为主要感染靶细胞的病毒。迄今为止，肝炎病毒大致分为甲、乙、丙、丁、戊、己、庚型肝炎病毒共7型。近来还发现一种新型肝炎病毒——输血传播肝炎病毒。各型肝炎病毒的病毒特征及临床表现等均不相同。参见第6章临床免疫学检验第四节。

另外，还有一些DNA病毒，如单纯疱疹病毒、巨细胞病毒、EB病毒、腺病毒等，某些RNA病毒，如黄热病毒、腮腺炎病毒等，也能引发肝炎，但都属于继发性感染，不被列入肝炎病毒之列。

四、虫媒病毒（arbovirus）

虫媒病毒又称为节肢动物媒介病毒（arthropod borne virus），是指一大类通过吸血的节肢动物（蚊、蜱、白蛉等）叮咬人、家畜及野生动物而传播疾病的病毒，具有自然疫源性。现已发现对人致病的达100多种。在我国主要有属于黄热病毒科的流行性乙型脑炎病毒、森林脑炎病毒和登革病毒，以及属于布尼雅病毒科的新疆出血热病毒。

（一）流行性乙型脑炎病毒（epidemic B encephalitis virus）

【临床解读】

1.流行性乙型脑炎病毒简称乙脑病毒，曾被称为日本脑炎病毒。人感染乙脑病毒后，绝大多数表现为隐性或轻型感染，只有少数引起中枢神经系统症状，发生乙型脑炎（简称乙脑）。严重者病死率高，幸存者可留下神经性后遗症。

2.乙脑病毒抗原性稳定，很少变异，不同地区、不同时期分离的病毒株之间无明显差异，应用疫苗预防的效果良好。

3.乙脑主要在东南亚地区流行。我国的流行季节主要在夏季。主要传染源是（幼）猪，其次是鸟和驴。蚊是传播媒介，也是病毒的长期储存宿主，可带病毒过冬。三代喙库蚊是传播乙脑的最强的蚊种。防蚊和灭蚊是预防乙脑的关键。

4.乙脑病毒分离条件要求严格，临床应用价值不大。现多采用血清学试验或分子生物学方法检测。人体感染乙脑病毒后约1周出现特异性IgM抗体，第二周达到高峰，IgG抗体在感染2周后出现，持续时间可达5～15年，均为中和抗体。脑脊液中IgM出现早于血清，有早期诊断价值。现在常用的血清学方法有免疫酶技术、直接或间接免疫荧光和单克隆抗体技术等，原来的血凝抑制试验、补体结合试验等由于操作烦琐、影响因素多等原因已渐被临床实验室淘汰。

（二）登革病毒（Dengue virus，DV）

【临床解读】

1.登革病毒是登革热（Dengue fever，DF）的病原体，包括4种不同的血清型。初次感染DV一般只引起发热和疼痛等轻微症状，可自愈，称为登革热；当再次感染异型登革病毒时，部分患者出现严重的登革出血热或登革休克综合征，常可导致死亡。

2.登革热的流行是热带和亚热带地区，特别是东南亚、西太平洋、中南美洲地区的一个严重的公共卫生问题。目前尚无安全有效的疫苗。主要传播媒介是伊蚊，防蚊和灭蚊是预防本病的基本措施。传染源是登革热患者或隐性感染者。人对登革病毒普遍易感。在新流行区，任何年龄均易感；在地方性流行区，发病主要是儿童。

3.病毒分离主要有动物接种（乳小鼠脑内腹腔联合接种）和组织细胞培养法，费时、烦琐，一般不被临床实验室采用。血清学测定比较简单、迅速，双份血清抗体效价升高4倍以上有诊断意义，但由于登革病毒与其他黄病毒之间存在交叉反应，因此有时可发生假阳性。分子生物学技术，如斑点杂交、原位杂交、RT-PCR技术等，在登革热的诊断中应用日益广泛。准确的诊断有时需要应用几种方法综合判断。

（三）森林脑炎病毒（forest encephalitis）

【临床解读】

森林脑炎病毒是森林脑炎（又称苏联春夏脑炎、远东脑炎）的病原体。传播媒介是蜱，因此是自然疫源性疾病。我国东北、西北的一些林区曾有流行，多为散发，4～8月份为多发季节。人群普遍易感，但感染后仅有1%出现症状。临床症状为突发高热、头痛、意识障碍、脑膜刺激征、瘫痪等。常有后遗症，病死率高。病后免疫力持久。微生物学诊断方法与乙脑相似。

（四）新疆出血热病毒（Xinjiang hemorrhagic fever virus）

【临床解读】

新疆出血热病毒是一种真正的蜱传虫媒病毒，分布准确定位于hyalomma，属硬蜱的分布区域内，我国报道的病例主要在新疆南部塔克拉玛干沙漠的北、东缘，属自然疫源性疾病。亚洲璃眼蜱是其传播媒介。发病有明显的季节性，患者主要出现在4～6月份。临床表现为发热、全身疼痛、中毒症状和出血。病后免疫力牢固。

五、出血热病毒

【临床解读】

1.出血热是临床上以发热和出血为主症的一类疾病的统称。它可由多种病因引起，可能的病原体包括病毒、衣原体（鹦鹉热）、弓形体、立克次体（斑点热、斑点伤寒、Q热）、细菌（各种败血症）、真菌（假丝酵母菌病、组织胞浆菌病）、螺旋体（钩端螺旋体、回归热螺旋体）、原虫（恶性疟疾、锥虫病）等。病毒性出血热特指其中的某些由节肢动物或啮齿类动物传播的病毒感染。在我国已发现的出血热病毒有汉坦病毒、新疆出血热病毒、登革病毒（后两者在虫媒病毒中已作叙述）。

2.汉坦病毒（Hantaan virus，HV）是流行性出血热（epedimic hemorrhagic fever，EHF），又称为肾综合征出血热（hemorrhagic fever with renal syndrome，HFRS）的病原体，主要分布于亚洲和欧洲，我国疫情最重。HV有广泛的动物宿主，但主要宿主动物和传染源均系啮齿类动物鼠，在我国主要是黑线姬鼠和褐家鼠。人群普遍易感，接触宿主动物的排泄物，或吸入其污染尘埃形成的气溶胶而感染。本病流行有明显的季节性（以冬春季多见）、周期性和易变性。

3.HV隐性感染率低。EHF的主要病变是全身小血管和毛细血管广泛损伤。典型临床表现为高热、出血和肾损害，常伴有"三痛"（头痛、眼眶痛、腰痛）和"三红"（面、颈、上胸部潮红），眼结膜、咽部及软腭充血，软腭、腋下、前胸等处有出血点。病死率高达10%。

4.HV病毒分离费时长，对EHF诊断无意义，仅用于回顾性流行病学调查。血清学试验，如免疫荧光、ELISA、McAb等，是目前的主要诊断方法。患者感染后抗体出现早，发热第3天即可检测出特异性IgM抗体，第7～10天达高峰。IgG抗体在第3～4天出现，第10～14天达高峰，可持续多年（属中和抗体，所以病后可获得持久免疫力）。原位杂交、RT-PCR等也已用于HV感染的诊断。

六、疱疹病毒（herpes virus）

现已发现100多种疱疹病毒有100种之多。根据其生物学特性分为3个亚科。①α疱疹病毒：如单纯疱疹病毒（HSV）、水痘－带状疱疹病毒（VZV），宿主范围广，能迅速繁殖，细胞病变作用强，可在神经组织中建立潜伏感染；②β疱疹病毒：如巨细胞病毒（CMV）、疱疹病毒6型（HHV-6）和疱疹病毒7型（HHV-7），宿主范围较窄，生长周期较长，可在涎腺、肾、单核巨噬系统细胞中潜伏存在；③γ疱疹病毒：如EB病毒（EBV）、疱疹病毒8型（HHV-8）宿主范围很窄，属于自然宿主，感染的靶细胞主要是B细胞或T细胞，可在淋巴细胞内长期潜伏。疱疹病毒感染机体后，由于细胞的敏感性和机体的免疫力不同，可引起多种感染形式，如增殖性感染、潜伏感染、整合感染及胎传感染等。

（一）单纯疱疹病毒（herpes simplex virus，HSV）

【临床解读】

1. HSV是所有人类病毒性疾病中最常见的病毒。与HSV感染有关的主要临床疾病为龈口炎、角膜炎、结膜炎、皮肤疱疹、无菌性脑膜炎、脑炎、生殖器疱疹及新生儿疱疹。新生儿感染可局限在皮肤，或者泛发，严重的可累及中枢神经系统、眼、皮肤及其他器官。HSV还可能与宫颈癌的高发有关。

2. 新生儿感染疱疹病毒的高发病率和高病死率决定了在孕产妇中开展HSV感染状况检测的重要意义。大多数新生儿HSV感染发生在产道中，可以通过剖宫产来防止感染的发生，特别是当孕产妇表现有感染症状时。

3. 大多数HSV感染为症状轻微的隐性感染，人初次感染HSV后，病毒即在中枢神经系统潜伏。大多数人是在一生中长期携带，并受到它频繁发作的困扰。其中HSV-Ⅰ主要引起生殖器以外（也有例外）的皮肤、黏膜和器官感染，感染后在三叉神经节的感觉神经细胞中潜伏；HSV-Ⅱ主要引起生殖器及腰以下的皮肤疱疹，感染后多潜伏在腰骶背根神经节的感觉神经细胞内。外因和环境因素诱发激活病毒后，引起皮肤的疱疹性损害，特别是在面、唇和鼻部。

4. HSV的传染源是患者和健康携带者眼、咽或生殖器分泌物。HSV-Ⅱ通过性接触传播，或由母亲的生殖器感染传递给新生儿。HSV-I主要通过非性途径传播，通常是由于接触了感染者的唾液而受到传染。除新生儿疱疹外，儿童时期的大多数HSV感染均是由HSV-I引起的。

5. 病原学检查主要有病毒分离、免疫电镜，以及核酸杂交、PCR等分子生物学方法。对分离自生殖道的HSV进行分型可以为预后判断提供非常有价值的信息，因为与Ⅱ型相比，HSV-Ⅰ感染生殖道（约占1/3）后复发的病例要少得多。临床实验室最常用的方法是检测HSV抗体。由于大多数人在20岁之前就已感染过HSV，只有进行特异性IgM抗体检测才能提示有近期感染。

（二）水痘-带状疱疹病毒（varicella-zoster virus，VZV）

【临床解读】

1. VZV在儿童感染时引起水痘，皮疹分布呈向心性，只偶发病毒性脑炎或肺炎。儿童在水痘痊愈后，病毒能长期潜伏于脊髓后根神经节或脑神经的感觉神经节中。中年以后，当机体免疫力下降，疾病或某些治疗损害了宿主的免疫状态，潜伏的VZV被激活，复发，表现为沿感觉神经支配的皮肤分布的带状疱疹。所以称之为水痘-带状疱疹病毒。

2. 不论成人还是儿童患带状疱疹，都能成为儿童水痘的传染源，引起暴发流行。带状疱疹复发一次以上者极为罕见。如果成人是首次感染VZV，常发生病毒性肺炎，病死率高。孕妇患水痘可引起胎儿畸形、流产或死产。

3.人是VZV的唯一自然宿主，皮肤是VZV的主要靶器官。VZV主要经呼吸道侵入人体，直接接触破损的水疱也可以感染。患病后可获得终身免疫，但体内的抗体不能清除潜伏在神经节中的VZV，所以若干年后仍可发生带状疱疹。由于临床症状典型，故一般不依赖实验室检测。

（三）巨细胞病毒（cytomegalovirus，CMV）

【临床解读】

1.CMV如所有疱疹病毒一样广泛存在，除胎传感染、器官移植、输血及潜伏病毒被激活等原因外，其他传染方式均不明了。人巨细胞病毒（HC-MV）感染在人群中普遍存在，35岁以上的人有抗体（IgG）者占80%。HC-MV在健康人群中绝大多数表现为隐性或轻症状感染。病毒可长期存在于咽部、涎腺、子宫颈、阴道分泌物、精液、乳汁及血液中。当人免疫功能低下时，常导致严重的感染，部分病例可因此丧生。如1/3以上的骨髓移植患者可并发有症状的CMV感染并导致间质性肺炎，是目前导致骨髓移植失败的重要原因之一。

2.年龄相关性发病率研究提示，在人的一生中围生期和生殖期发生CMV感染的危险性增高。围生期感染可通过宫颈分泌物和母乳传播，而在性成熟期血清转化的突然升高则提示性病传播的可能性。虽然产前CMV感染的发生频率较低，但它可通过胎盘由母亲传递给胎儿，并成为新生儿精神发育迟缓和其他先天性缺陷的主要感染性原因。

3.在出生最初3周的新生儿尿液、呼吸道分泌物或其他体液分离出HCMV是胎传感染最敏感和特异的确诊依据。尿液所含的病毒量较高，因此为首选的标本。由于母体IgG抗体能被动通过胎盘，IgG抗体测定在HC-MV胎传感染诊断方面的应用价值有限。由于母体的IgM不会通过胎盘屏障，因此新生儿血清中出现CMV特异性IgM抗体，高度提示胎传感染或新生儿感染的可能性。如果婴儿具有典型症状，其HCMV抗体的滴度持续与母体的相当或者更高，存在胎传感染的可能性很大。如果母体和婴儿的HC-MVIgG抗体均为阴性，可排除先天性HCMV感染。

4.实验室检查有病毒分离、分子生物学技术检测核酸、IgM特异性抗体阳性或IgG特异性抗体水平显著升高，结合临床诊断CMV感染。

（四）EB病毒（Epstein-Barr virus，EBV）

【临床解读】

1.EBV是一种嗜B细胞的人疱疹病毒，主要侵犯B细胞。感染非常普遍，涎液是EBV传播的主要方式。大多数初次感染发生在幼儿时期，没有明显的临床症状，但终身携带病毒。我国5岁以下儿童90%以上存在EBV抗体。青春期发生原发感染，有50%～75%出现传染性单核细胞增多症（IM）。此外，EBV与非洲儿童恶性淋巴瘤（又称Burkitt淋巴瘤）、鼻咽癌、霍奇金病、艾滋病或移植患者的淋巴瘤具有密切关系，因此被认为是可能致癌的人类肿瘤病毒之一。

2.目前临床实验室普遍应用的仍是EBV的血清学检查和PCR技术。

七、人类免疫缺陷病毒
（human immunodeficiency virus，HIV）

【临床解读】

1. HIV是获得性免疫缺陷综合征（acquired immunodeficiency syndrome，AIDS，简称艾滋病）的病原体。对HIV敏感的细胞都带有OKT4/Leu3α表型受体，最重要的靶细胞是CD4$^+$淋巴细胞。

2. HIV在体内的潜伏期为1～10年，平均5～8年，感染HIV在10年内发展为艾滋病的患者在发病后几年内年内死亡。艾滋病患者的特征是B淋巴细胞相对正常，T淋巴细胞显著减少，辅助性T细胞（CD4$^+$）减少，抑制性T细胞（CD8$^-$）增加或正常，CD4$^+$/CD8$^-$下降。

3. HIV感染后的临床疾病谱非常广。由于免疫功能遭受破坏，艾滋病患者易患各种机会性感染，主要的病原体有卡氏肺孢子菌、鸟型分枝杆菌、CMV等。

4. HIV在室温可保存活力达7d。HIV对理化因素的抵抗力较弱。耐碱、不耐酸，56℃ 30min可使病毒的酶破坏，但不能完全灭活血清中的HIV，60℃ 3h或80℃ 30min可使病毒感染性消失。HIV对射线有抵抗力。对化学试剂敏感，0.5%次氯酸钠、70%乙醇、0.1%含氯石灰、5%苯酚、0.3%过氧化氢或0.5%甲酚溶液处理5min，对病毒均有灭活作用。

5. HIV的传染源是HIV携带者和艾滋病患者。从其血液、精液、阴道分泌物、乳汁、唾液、脑脊液、骨髓、皮肤及中枢神经组织标本中均可分离到HIV病毒。传播方式主要有3种：①通过同性或异性间的性接触传播；②输入含HIV的血液或血制品、器官或骨髓移植、人工授精、静脉药瘾者共用污染的注射器及针头；③母婴垂直传播，包括经胎盘、产道或经哺乳等方式引起的传播。日常生活接触不传播HIV，即以下行为不传播HIV：握手、接吻、共餐、生活在同一间房或办公室、共用电话、接触门把、便具、汗液、泪液及蚊子或其他昆虫叮咬。

6.检测HIV的方法有很多，根据检测的程序分类有初筛方法和确认方法，初筛实验主要检测HIV的抗体、抗原、抗体/抗原，常用的方法有酶联免疫法、化学发光法；确认试验主要检测特异性抗体条带和病毒核酸，常用方法有抗体免疫印迹试验（Western Blot，WB）、条带免疫试验（Line Immunoassay，LIA）、HIV-1核酸检测（NAT）。实际应用时可以根据用途、检测条件、检测对象和检测目的选择不同的检测方法。

7.没有一种检测方法是绝对准确的，而HIV检测又要求有尽可能高的准确性，任何一种错误的结论，不论是假阳性还是假阴性都有十分严重的后果。为了最大限度地保证检测结果的准确性，HIV检测采用特殊的策略，即用敏感性高的方法初筛以后，再用特异性强的方法进行确认。HIV初筛检测的目的是发现所有的阳性者，要求具有较高的敏感性，因而难免出现假阳性。为了识别真正的阳性，排除假阳性，对初筛阳性的结果必须用特异性好的方法确认才能下结论。因此ELISA阳性的结果不是最终的结果，必须用蛋白质印迹法试验确认后，方可确认阳性或排除假阳性结果。

8.HIV筛查实验的基本程序是①初筛试验：标本验收合格后，用初筛试剂进行抗体检测，如呈阴性反应，报告HIV抗体阴性；对呈阳性反应的标本，须进行重复检测。②重复检测：对初筛试验呈阳性反应的标本，用两种不同原理或不同厂家的试剂重复检测，如两种试剂复测均呈阴性反应，则报告HIV抗体阴性；如均呈阳性反应，或一阴一阳，需送艾滋病确认实验室进行确认。应尽可能将重新采集的受检者血液标本和原有标本一并送检。

9.ELISA法检测抗HIV阳性而确认实验阴性是HIV检测经常出现的情况，说明ELISA的阳性结果为假阳性。假阳性反应的原因多数尚不清楚。经验证明，一些含有针对HLA抗原的抗体和患自身免疫性疾病（如系统性红斑狼疮、风湿病等）、寄生虫病（如疟疾等）、其他病毒病（如病毒性肝炎等）患者以及孕妇、经常输血的患者的血清标本容易出现假阳性。越是在传染病流行率高、病种复杂的地区，发生假阳性反应者越多，这可能是由于一些传染病病原体与HIV某些抗原决定簇有交叉反应，在分析初筛试验结果时必须考虑到这些因素。

10.HIV确认实验的结果"HIV抗体不确定"，指的是HIV抗体确认不是阴性，但又不能满足判断阳性的标准。原因一般有两个方面：一种情况可能是处于HIV感染的早期，在这一时期HIV抗体应答还不完善，特征性的抗体还没有出现；另一种情况是假阳性。对不确定结果都应进行随访，随访时间为1～6个月。如果6个月以后，带型消失或没有进展，可以排除HIV感染；如果在随访的过程中出现了带型的进展，特别是出现了包膜抗原的条带，可以确定是早期HIV感染。持续的不确定结果则提示非特异反应，如高球蛋白血症、饮食或由于其他病原微生物感染导致存在交叉反应的抗体等。

11.常用的检测HIV感染的方法是检测血液中的HIV抗体，但是抗体不是感染以后立刻就会在血液中出现，抗体产生并达到能够检测的水平需要一定的时间，这个时期一般称为窗口期。因此有过危险行为者需要等窗口期过了以后再检测。多数人在感染以后3个月内可以产生抗体，平均是1个月，个别情况下可能延迟到6个月，因此，现在一般推荐在可疑感染后3个月和6个月各检测1次，6个月以后检测

HIV抗体阴性基本可以确认没有感染HIV。

12.抗-HIV检测不适用于婴儿感染的早期诊断，这是因为婴儿可以在出生前通过胎盘和出生后通过乳汁被动获得母体的抗-HIV IgG，在出生后8～14个月抗体逐渐消失，18个月以后，婴儿的免疫系统才能产生自己的抗体。因此，HIV阳性母亲所生婴儿检出抗-HIV不一定表明已受到HIV感染。动态观察HIV阳性母亲所生婴儿的抗-HIV，将发现出生后其抗-HIV为阳性，经过一段时间后，抗体将会转为阴性。如果18个月以后，婴儿的血清又出现HIV抗体阳性反应，提示婴儿真正感染了病毒。检测HIV的核心蛋白（P24）、PCR方法检测HIV核酸和HIV的体外分离培养有助于婴儿HIV感染的早期诊断。P24出现于感染的早期，此时感染者具有高度的传染性，当P24抗体出现时，P24与其结合形成免疫复合物，P24不再能被检测到。到AIDS的晚期，P24抗体的滴度下降，P24又出现。P24的检测有助于多数急性感染者血清抗体阳转之前的诊断，大约可使抗体的窗口期缩短1周，抗原检测的阳性结果，特别是抗体阴性者的抗原阳性结果可以有效地预示早期感染。因此，P24的检测有助于筛选HIV抗体阴性的、处于窗口期的HIV感染者，可提高输血安全；P24的检测也有助于新生儿HIV感染的诊断。

八、人乳头瘤病毒（human papilloma virus，HPV）

【临床解读】

1. HPV的宿主范围极窄，仅在有一定分化程度的上皮角蛋白细胞内增殖，在基底干细胞内呈潜伏状态，与人类皮肤和黏膜的良性与恶性肿瘤关系较密切。HPV共有62型，其中与人类疾病关系密切的有2、3、6、11、16、18等型。其中HPV6、11型引起的生殖器尖锐湿疣传染性强，在性传播性疾病中有重要地位。本病的传播途径主要是性接触传染，约2/3与尖锐湿疣患者有性接触的人可发生本病，婴幼儿尖锐湿疣近年来也在增多，主要是分娩过程中感染或出生后与母亲密切接触而感染。临床表现多种多样，常在皮肤黏膜交界部位出现多发性乳头瘤样或疣状损害。位于温度较低、干燥部位的生殖器疣，表现为小而扁平疣状；湿热、湿润部位的病变常呈丝状或乳头瘤状，易融合成大团块。小的湿疣可有患处痛痒不适、疼痛感。

2.尖锐湿疣的实验室检测可分为细胞学检查、组织病理检查、DNA杂交法和PCR检测法等。由于HPV不能在体外组织细胞中增殖，所以现在还没有血清学方法对HPV进行确诊及分型。

（1）细胞学检查：尖锐湿疣的疣组织有特殊的组织学改变。取疣组织做成涂片，经巴氏染色检查出特殊形态的细胞时有助于诊断。取阴道、子宫颈或包皮、阴茎头的疣体组织涂片，做巴氏染色，结果在涂片中可见空泡细胞及角化不良细胞，这两种细胞常可混合存在，见到这两种特征性细胞时有助于诊断。

（2）组织病理检查：尖锐湿疣的早期损害主要表现为局限性表皮增生、真皮乳头受压呈扁平，成熟期损害表现为角化不全、棘层高度肥厚、表皮突增厚延长呈乳头瘤样增生、表皮与真皮之间界线清楚。

（3）DNA杂交法：尖锐湿疣时，HPV6/11DNA多数为阳性，极少数可同时含HPV6/11DNA和HPV16/18DNA或仅含HPV16/18DNA，但也有的尖锐湿疣两种DNA皆阴性。

（4）PCR检测法：应用PCR检测分泌物HPVDNA及分型具有效率高、敏感性高、特异性强、快速和简便等优点，已广泛应用。间接原位PCR在尖锐湿疣的诊断中具有敏感性高、特异性强、定位准确、背景清晰、结果可靠、容易判定等优点，在尖锐湿疣的诊断中具有重要意义。

3. HPV16、HPV18型主要感染子宫颈，感染的妇女患子宫颈癌的发病率高于正常人群。孕妇的免疫力下降，易导致HPV感染，是婴幼儿感染HPV的主要原因。此外，HPV1、HPV4是跖疣和寻常疣的病因；HPV3和HPV10主要引起皮肤扁平疣。

九、狂犬病毒（rabies virus）

【临床解读】

1.狂犬病毒是弹状病毒科的一种嗜神经元性病毒。目前全世界绝大部分地区均有流行，对狂犬病的控制是目前WHO优先考虑的任务之一。病毒的动物感染范围较广，有野生动物如狼、狐狸、臭鼬、浣熊、蝙蝠等以及家畜如犬、猫等。人主要是被毒兽或带毒动物咬伤而受感染，亦可因破损皮肤黏膜接触含病毒材料而致感染。潜伏期一般为1～3个月，亦有短至1周或长达数年才出现症状者。典型临床表现是神经兴奋性增高，吞咽或饮水时喉头肌肉痉挛，甚至听到水声或其他轻微刺激均可引起痉挛发作，故又称恐水病。最后因脑实质损伤导致呼吸和循环衰竭而死亡，病死率达100%。

2.人被动物咬伤后要立即用20%肥皂水、0.1%苯扎溴铵（新洁尔灭）或清水反复冲洗伤口，再用70%乙醇或碘仿涂擦，并及早接种疫苗，可以预防发病。

3.实验室诊断多采用直接或间接免疫荧光法检测取自患者或动物标本中的病毒抗原。免疫酶法则适用于广大基层医疗单位和现场的大规模流行病学调查。中和试验重复性好、特异、可靠、稳定，但费时、费力，一般用于评价狂犬病疫苗的免疫效力，也是评价其他新方法的参考方法。

十、人类细小病毒（human parvovirus B₁₉，HPV B₁₉）

【临床解读】

1.骨髓的红细胞系前体细胞表面的P抗原是HPV B$_{19}$的受体。P抗原，即红细胞糖苷脂（Gb4），不仅存在于红细胞，也可存在于其他细胞膜上，如血小板、单核巨噬细胞、粒细胞、肝、滑膜液和胎盘内皮等多种细胞。HPVB$_{19}$常通过呼吸道、密切接触和宫内感染，可引起儿童及成人的无症状感染、传染性红斑和关节炎，也可引起溶血性贫血患者发生一过性再生障碍性贫血危象和免疫缺陷患者的慢性贫血，有时引起血小板减少和血管性紫癜。HPV B$_{19}$宫内感染可导致胎儿水肿、流产等。

2.临床实验室检测多采用血清学试验，如ELISA、RIA和IFA等检测特异性抗体。其他检测方法有核酸杂交、PCR技术等。